国家科学技术学术著作出版基金资助出版

中药五味药性理论现代研究

刘昌孝　张铁军　主编

科学出版社

北　京

内 容 简 介

本书为首部中药五味药性理论现代研究专著，是作者在承担完成的国家自然科学基金重点项目"活血化瘀中药五味药性功效的化学及生物学基础研究"的基础上，基于传统五味药性理论的系统辨识，采用现代科学方法，对中药五味药性进行客观的研究和表征，贯通古今，形成系统的理论和实验研究专著。全书分上中下三篇和结语，上篇两章系统梳理了中药五味药性理论的源流、发展历程和基本构成，提出五味药性理论研究路径；中篇三章介绍了中药五味药性现代表征方法，分别从基于味觉与嗅觉特征、基于生物学效应和基于体内过程三个方面介绍了中药五味药性现代表征方法；下篇三章是中药五味药性理论现代研究实例，介绍了研究成果，展示了研究路径和技术方法；结语总结归纳了本书的研究思路与核心内容，对五味药性现代研究方向进行了展望。

本书适合广大从事中药研究、教学、临床工作者和学生参考使用。

图书在版编目（CIP）数据

中药五味药性理论现代研究 / 刘昌孝，张铁军主编. --北京：科学出版社，2024. 6. -- ISBN 978-7-03-078896-2

Ⅰ. R285.1

中国国家版本馆 CIP 数据核字第 20243B6D43 号

责任编辑：鲍　燕／责任校对：刘　芳
责任印制：徐晓晨／封面设计：陈　敬

科 学 出 版 社 出版
北京东黄城根北街 16 号
邮政编码：100717
http://www.sciencep.com
北京中科印刷有限公司印刷
科学出版社发行　各地新华书店经销

*

2024 年 6 月第 一 版　开本：787×1092　1/16
2024 年 6 月第一次印刷　印张：30 1/2
字数：723 000
定价：188.00 元
（如有印装质量问题，我社负责调换）

编 委 会

主　编　刘昌孝　张铁军

副主编　许　浚　何　新　张　卫　贾　鹏

编　者（按姓氏笔画排序）

王嘉伦（中国中医科学院）

刘昌孝（天津药物研究院）

许　浚（天津药物研究院）

纪瑞锋（广东药科大学）

杨应战（中国中医科学院）

吴美琪（天津药物研究院）

何　新（广东药科大学）

宋紫腾（天津药物研究院）

张　卫（中国中医科学院）

张洪兵（天津药物研究院）

张铁军（天津药物研究院）

武卫党（天津药物研究院）

罗旖璐（广东药科大学）

贾　鹏（天津药物研究院）

夏榕灿（中国中医科学院）

徐佳新（天津药物研究院）

梁翠柳（中国中医科学院）

韩彦琪（天津药物研究院）

曾子玲（中国中医科学院）

序

党的十八大以来，在国家的大力支持下，中医药事业成就卓著。作为中医药大厦基石的中医药理论，在传承与发展方面，也面临着许多严峻的问题。一是目前中医药从业人员对中医药理论的理解尚不全面、不系统、不深入、不真切，以致中医理论对临床实践和科研的指导日渐弱化。二是缺乏对中医药理论原创特色的具体认识与深入研究；基于现代语境的中医核心理论诠释不足；基于现代科学的基础研究，尚难以全面揭示中医药理论内涵。三是中医药理论创新不足，切合现代临床新需求的理论研究相对缺乏，难以满足人民群众日益增长的健康需求。四是对现代以来的基础实验和临床研究缺乏回顾性的理论分析、评价与总结。五是专业化理论研究人员的信念和能力尚有待加强，传统理论研究团队总体力量不足。六是支持和保障中医药理论研究的体制机制和政策环境亟待优化；中医药理论研究经费投入相对不足。要解决上述问题，需要通过不忘本来、吸收外来、面向未来，多层次、多途径深化与加强中医药理论研究，全面改善发展环境和条件，极力避免陷入"无往焉而不知其所至，去而来不知其所止"的境地。

中医药理论研究既要坚守"道统"，守住中医经典之"正"，遵循中医药理论创新发展的历史规律；坚守"道统"，应当以守正清源为正道，以"继承不泥古，发扬不离宗"为准则；讲清楚中医药理论形成与发展的科学文化背景和临床实践基础，讲清楚不同历史时期中医药理论演化脉络的发展与创新。同时，又要"守正创新"，建立中医药理论与现代科学技术方法的桥梁，在新的语境下诠释中医药理论，指导中医临床用药。

中药药性理论是中医药理论宝库的精华，其中，五味药性理论是其重要内容。长期以来，五味药性理论的现代研究滞后，在一定程度上制约了五味药性理论的传承发展和临床应用。为此，国家自然科学基金委员会专列重点项目，支持该项研究。天津药物研究院刘昌孝院士负责承担了国家自然科学基金重点项目"活血化瘀中药五味药性功效的化学及生物学基础研究"，该书是在总结五味药性研究成果的基础上撰写形成的，具有以下特点。

一是溯源性

该书对五味药性概念的内涵、起源、发展脉络、理论构成等进行了系统梳理，作为现代研究和表征的依据。

二是系统性

该书基于对传统药性理论的理解，提出现代研究路径，进一步基于物质组的辨识与拆分，气味、滋味的界定，生物效应表征，以及体内过程研究，建立五味药性的拆分和表征方法，并应用于药材的五味药性的拆分与表征、复方中药的药效/药性物质基础研究和方剂气味配伍规律研究，贯通古今，具有极强的系统性。

三是示范性

该书以代表性的辛、苦味药材，辛-苦性味配伍的复方中药为范例进行示范性研究，具有很好的示范作用，其所提出的研究方法和路径，亦可为其他研究提供参考。

该书为阐释五味药性的科学原理提供了新的思路方法和可参照的研究范式；并可指导临床实践，具有很高的理论创新和应用价值。是为序。

中国工程院院士

中国中医科学院院长

二〇二三年十二月

前　言

人有体质禀赋，药有性味归经。药物性味"法于四时""入腹知性"。临证治法、遣药制方亦须遵照气味法度。中药药性理论源于象思维，成于演绎推理，一直以来疏于现代研究，特别是五味药性理论的现代研究更是中药现代研究的重点和难点。从中医药的具象思维、演绎推理到现代实验证据的桥接，具有相当大的难度和挑战，药性研究既要遵循"继承不泥古，发扬不离宗"，又要找到传统理论与现代研究桥接的路径和方法。针对五味药性理论客观实质现代表征研究的关键科学问题，此书主编刘昌孝院士负责承担完成了国家自然科学基金重点项目"活血化瘀中药五味药性功效的化学及生物学基础研究"，形成系列成果，并结合对五味药性理论的认识，撰成此书。

本书为首部中药五味药性理论现代研究专著，全书分上中下三篇和结语，上篇两章系统梳理了中药五味药性理论的源流、发展历程和基本构成，提出五味药性理论研究路径；中篇三章介绍了中药五味药性现代表征方法，基于五味药性本质内涵，应用仿生模型方法、分子对接、受体结合、谱-效分析及网络药理学等方法，建立系统的气味滋味、生物效应及体内过程的表征方法，诠释五味药性的物质基础及其生物效应表达规律；下篇三章是中药五味药性理论现代研究实例，分别从中药材（饮片）药性/药效物质基础表征研究、中药复方药性/药效物质基础与作用机制研究和基于五味药性理论的复方中药配伍规律研究三个方面，介绍了研究成果，展示了研究路径和技术方法；结语总结归纳了本书的研究思路与核心内容，对五味药性现代研究方向进行了展望。

本书基于传统五味药性理论的系统辨识，采用现代科学方法，对中药五味药性进行客观的研究和表征，贯通古今，形成系统的理论和实验研究专著，适合广大从事中药研究、教学、临床工作者和学生参考使用。

编者

二〇二三年十二月

目　　录

上　篇　中药五味药性理论概述及研究思路

中　篇　中药五味药性现代表征方法研究

下　篇　中药五味药性理论现代研究实例

上　篇

中药五味药性理论概述及研究思路

中药五味药性理论是中药药性理论的重要组成部分。中药五味的称谓及其理论产生于秦汉时期，早在《神农本草经》《黄帝内经》中已有记载。然而，早期医家和药学家对药物的五味认识侧重点不同。早期药学家将五味作为药物的自然属性与四气、毒性等并列书写，但并不太关心药味的临床应用。而早期医学家所关注五味理论及其临床应用多来源于食物之味。宋代以后，医学家和药学家的认识逐渐融合，形成了用于说明药物功效、指导临床应用的中药五味理论，并在天-人-药的大框架下不断补充与完善，形成中药药性理论中最为关键的一个组成部分。本章主要对中药五味的含义、中药五味理论的形成历史及中药五味理论系统的具体内容加以阐释。

第一节　五味药性理论形成与发展源流

1. 中药五味的含义

1.1　中药药味的含义

新中国成立以来的权威著作对中药药味的认识主要有以下几方面。

高等医药院校教材（中医、中药、针灸专业）《中药学》中指出："至于药味的确定，是由口尝而得，从而发现各种药物所具有不同滋味与医疗作用之间的若干规律性的联系。因此，味的概念，不仅表示味觉感知的真实滋味，同时也反映药物的实际性能。"

《中药药性论》中指出"在本草中，药味的记载比疗效要晚，或是说，古人先认识药效，后认识药味。药味同药效又有许多联系，提示：药味的认识来自药效。这应该是药味产生的主流""当然，也确实有相当一部分药物与尝出的滋味一致"。可见，《中药药性论》也认为药味包含口尝滋味与药效反推两部分，而且推断功效反推应为药味的主流。

普通高等教育中医药类规划教材（中医药类专业）《中药学》中指出"五味的本义是指药物和食物的真实滋味。药物和食物的滋味不止五种，辛甘酸苦咸是五种最基本的滋味。此外还有淡味和涩味。由于长期以来将涩附于酸，淡附于甘以合五行配属关系，故习称五味""味的确定最初是依据药物的真实滋味，后来由于将药物的滋味与作用相联系，并以味解释和归纳药物的作用。随着用药实践的发展，对药物作用的认识不断丰富，一些药物的作用很难用其滋味来解释，因而采用了以作用推定其味的方法"确定味的主要依据，一是药物的滋味，二是药物的作用"。可见，这段论述已经相对明确地指出了药味的确定依据一是药物的滋味，二是药物的作用反推，药味既包含口尝滋味，也包含功效反推的味。

由于药味与药物作用不尽相符，《中国药典》（2010年版）在药物"性状"条与"性味归经"条分列药物药味，其"性状"条所列为药物真实滋味，而"性味归经"条所列为传统认识。

以上不同著作中所阐发的内容可以总结为以下两点。

1）中药药味又可称为中药五味，但其所包含的滋味并非仅为五种，还有淡味、涩味等，中药五味的称谓与五行思想关系密切。

2）中药药味由并非仅反映药物是由口尝感知的真实滋味，而且反映药物的作用功效，发展到药味认识的主流来自以药物的作用推定药物的药味，再到《中国药典》（2010年版）将同一药物药味分列药物真实滋味和传统性味两条。

1.2　中药五味理论的含义

对于中药五味理论的含义目前没有明确的定义，笔者认为中药五味理论是中药药性理论的重要组成部分，是研究药物五味（"药有酸、苦、甘、辛、咸五味"，当然医书中所记载的药味不止五种，还有淡味、滑味、涩味等）与药物功效及其临床应用之间的关系理论，包括五味功效理论、五味苦欲补泄理论、五味配属理论等。

2.　中药五味药性理论的起源、形成和发展

2.1　味的起源——远古至西周

从春秋时期的文献中可以看到大量的关于味的记载与讨论，说明了当时人们对于味已经有了比较深入的了解。

春秋战国时期，"味"作为"滋味""口味"的含义在当时的文献中屡有所见，如《列子·汤问》曰"华实皆有滋味，食之皆不老"；《吕氏春秋·本生》曰"故圣人之于声色滋味也，利于性则取之，害于性则舍之，此全性之道也"；《礼记·月令》曰"薄滋味毋致和"；《韩非子·说难》曰"忘其口味"；《管子·戒第》曰"是故圣人齐滋味而时动静"；等等。另有一些文献如《晏子春秋》曰"酒醴之味，金石之声"；《管子·宙合》曰"食饮不同味"；《论语注疏·述而》曰"子在齐，闻韶三月不知肉味"；等等。这些文献中虽不将"滋""味"二字连用，但根据文义可以判断"味"乃"滋味"或"口味"之义。

虽然现代一些学者认为古时味的含义并非口味或滋味，而是指用鼻子闻东西所得到的感觉。但这种观点基本站不住脚。因为西汉之前，用鼻子闻东西所得到的感觉用"臭"来表达，往往与"味"相并列。如《吕氏春秋·孟春》中说"其味酸，其臭膻"；《列子·汤问》中说"臭过兰椒，味过醪醴"等，均将"味"与"臭"并列。"臭"在当时也被称为"气"，

即《尚书·洪范》中所说"臭之曰气，在口曰味"。因此可以说"滋味""口味"之义涵盖了春秋战国时期"味"的全部含义。

任何事物的形成与发展都不是一蹴而就的，春秋战国时期对于"味"的深入认识和了解必然来源于更早的人类实践经验。因此，早在春秋以前，人们必然对"味"这个概念已经有所认识。通过事物发展的延续性和继承性我们基本可以推测春秋之前人类便认识到"味"具有"滋味"或"口味"的含义。而春秋之前是人们对于"味"认识的最初阶段，因此，我们可以说"味"的本义为"滋味"或"口味"。这一层逻辑关系也是比较清晰的。

东汉时期产生的我国第一部"字典"《说文解字》中载："味，滋味也……从口未声。无沸切。"书中也将"味"作为"滋味"理解，这从一个侧面也为"滋味"之义为"味"的本初含义提供了另一佐证。

明确了"味"的本初之义有助于我们进一步考察最初"味"是如何获得的。

迄今为止，学术界对于味最初的获得方式主要有两种观点。

第一种观点认为"味"最初是通过口尝活动获得的，口尝是获得药物之味的主要途径。如《帝王世纪》载"伏羲氏……乃尝味百药而制九针，以拯夭枉焉""（黄）帝使岐伯尝味草木，典主医药，经方、本草、素问之书咸出焉"，即认为"味"最初由伏羲氏、岐伯口尝而得；又如皇甫谧《针灸甲乙经·序》载"上古神农，始尝草木而知百药"及《通鉴外记》载"民有疾病，未知药石，炎帝始味草木之滋……尝一日而遇七十毒，神而化之，遂作方书，以疗民疾，而医道立矣"，即认为"味"由神农氏口尝获得。文献中所引用的伏羲氏、岐伯、神农氏均为传说中的医学人物，对于这些人物的引用无非是想说明事件发生的时间是处于人类社会的早期，而其要表达的观点即为"早期人类是通过口尝来获得味的"。本文即持此观点。因为作为对"味"认识的延续，春秋战国时期的文献中有关"味"通过口尝获得的记载也屡见不鲜。如《荀子·正名篇》说"甘、苦、咸、淡、辛、酸、奇味以口异（奇，异也）"；《春秋左氏传》说"必尝异味"；《荀子·哀公》中载"非口不能味也"。从这些文献判断，有理由认为春秋之前的"味"是通过口尝获得的。

除了依靠历史文献之间的逻辑关系外，认识发生学的研究成果也为"味"最初通过口尝获得这一论点提供了有力的支持。瑞士的儿童心理学家皮亚杰通过系统深入地研究分析儿童认识发生发展过程，撰写了《发生认识论原理》一书，在认识发生学研究史上具有里程碑式的性质和意义。该书指出："认识起因于主客体之间的相互作用，这种作用发生在主体和客体之间的中途，因而同时既包含着主体又包含着客体，但这是由于主客体之间的完全没有分化，而不是由于不同种类事物之间的相互作用"，而在主体与客体之间起中介作用的是"可塑性要大得多的活动本身"。无疑，这两段话都在强调"相互作用"即"活动"在认识中的关键性作用，换句话说，可以这样理解"认识起源于活动"。

从整个人类的发展史来看，上古时期是人类对事物认识的起源时期。在这一时期中，对于"味"的认识而言：该认识的主体是人类，认识的客体就是人类所需要认识食物（或药物）的滋味或口味，在两者（主体与客体）之间充当中介的活动只能是"口尝"。当然人类认识外界事物的其他类似活动还有吮吸、注视、把握等，但这些活动都不能在人类和滋味之间起到桥梁或中介作用。认识发生学将这一认识阶段规定为"感知认识阶段"，即"人类通过活动所直接获得认识"，是认识的起源阶段，"在这一阶段没有思维或逻辑的参与"。

因此，我们认为人类对于食物（或药物）滋味的认识起源于口尝。

第二种观点认为药物"味"的最初获得并非通过口尝，而是通过药物功效进行反推的结果。如《医学溯洄集》说："其神农众疾具备，而历试之乎？况污秽之药，不可尝者，其亦尝乎？"高晓山《中药药性论》说："在本草中，药味的记载比疗效要晚，或是说，古人先认识药效，后认识药味。药味同药效又有许多联系，提示：药味的认识来自药效。这应该是药味产生的主流。"持这种观点的学者主要是从药物的实用性出发，充分考虑了药味与功效之间的关系。例如，辛味具有能散、能行的作用，麻黄能够发汗解表，符合辛味能散、能行的作用特点，因此麻黄具有辛味。然而，从认识发生学的角度来看，这种认识属于前运演和具体运演的思维阶段的认识，是比感知认识更高级的认识阶段。正如《发生认识论原理》说"人类通过活动所直接获得认识的这一阶段被称为感知运动阶段，在这一阶段没有思维或逻辑的参与。随着人类的认识能力和水平的逐渐发展，逻辑和思维进入认识领域，产生了前运演和具体运演的思维阶段"。通过功效反推滋味属于逻辑和思维进入了味的认识领域，这一阶段必然晚于口尝获得滋味的感知运动阶段，必然不是对于药物"味"认识的起源。

此外，在医学著作中还有通过药物的形、色、质、气等属性运用五行理论对"味"进行反推者，如青色、酸味五行均属木，具有青色的药物具有酸味等，这些认识方法都与功效反推属一个认识阶段的认识，均晚于口尝这一感知认识阶段，不应作为人们对于"味"认识的源头。

因此，"味"的含义为滋味，滋味最初是通过口尝活动获得的。

2.2　五味理论形成——春秋至唐代

《尚书》中首次规定了与五行相配属的五种滋味，即酸、苦、甘、辛、咸，但并未称其为五味。《尚书·洪范》载"润下作咸，传水卤所生；炎上作苦，传焦气之味；曲直作酸，传木实之性；从革作辛，传金之气；稼穑作甘，传甘味生于百谷。（卷十一）"。唐代大儒孔颖达引征先秦其他文献对《尚书》中的这段论述作了进一步的补充与阐释，"水性本甘，久浸其地变而为卤，卤味乃咸，说文云卤，西方咸地，东方谓之斥，西方谓之卤，《禹贡》云海滨广斥，是海浸其旁地使之咸也。《月令·冬》云：其味咸其臭朽是也。火性炎上焚物则焦，焦是苦气。《月令·夏》云：其臭焦，其味苦，苦为焦味，故云焦气之味也。臭之曰气，在口曰味。木生子实其味多酸，五果之味虽殊，其为酸一也，是木实之性然也。《月令·春》云：其味酸其臭膻是也。金之在火别有腥气，非苦非酸，其味近辛，故辛为金之气味也。《月令·秋》云：其味辛其臭腥是也。甘味生于百谷。谷是土之所生，故甘为土之味也。《月令·中央》云：其味甘其臭香是也"。

这段补充性文字主要是针对《尚书》中对于五味与五行的对应关系的阐释不够明确而发，引征《尚书·禹贡》《尚书·月令》所作的进一步解释说明。如孔颖达所说：水的滋味本来应为甘味，但由于长久浸泡在土地中变为咸味，如海水就是一例；火能焚烧事物，事物被火焚烧后产生焦气，焦气为苦味；木所结的果实大多是酸的；金经过火的焚烧产生腥气，腥气的滋味接近于辛味；甘味产生于各种谷物，而谷物是从土中培育生长出来的，因此土味甘。

可以看出，孔氏的这段诠释性文字为顺应《尚书》本义而阐发。可以说这种对应关系体现了古人非常质朴的唯物思想，其思想来源于实践的经验。但这种经验并无太多规律可循：他们在阐释关系时或强调事物本身的滋味，如水、金；或强调事物的功能所表现的滋味，如木、火、土。而且这种推导本身也有问题：水长久浸泡在地中一定会变为咸味吗？金属经过火的焚烧产生腥气是辛味吗？但恰恰是这种有问题的而且没有规律可循的经验推导成为后世五味与五行对应关系的源头。虽然，《尚书·洪范》以经验为依据，但我们不得不承认当时人们已经开始寻找五行与各种事物之间的某种联系（五味便是其一），这也就是西方人所谓中国的"关联思维"（correlative thinking）。李约瑟在分析《尚书·洪范》五行后指出"根据这样的看法，五行理论乃是对具体事物的基本性质做出初步分类的一种努力，所谓性质，就是说只有在它们变化时才会显现出来的性质……《书经》这一段显然是很有趣的一个方面，就是它把五行和五味联系起来"。我们从后世的医学文献中可以看到《尚书》中所呈现的这种五味与五行的对应关系即土-甘、木-酸、火-辛、金-苦、水-咸被引入医学，成为唯一的标准，被固定下来。

医学文献《黄帝内经》中则有多处暗示，指明五味即上述五种味，如《素问·宣明五气》中载："五味所入：酸入肝，辛入肺，苦入心，咸入肾，甘入脾，是谓五入"，《神农本草经》序例中也提到"药有酸、咸、甘、苦、辛五味"。因此，五味最初是指酸、辛、咸、苦、甘五味。

值得注意的是，"五味"虽然可以用酸、苦、甘、辛、咸五种滋味来代替，但并不等同于上述五种滋味。"五味"称谓自产生时起便与五行一样，被赋予了功能性的内涵。在滋味这个整体里酸、苦、甘、辛、咸五种滋味就像是自然界中木、火、土、金、水被抽象出来一样，并非指具体的某种滋味感受，而是体现一类滋味，而这类滋味是通过他们在人体中具有共同功能或相同的性质被联系到了一起。换句话说，"五味"中的酸、苦、甘、辛、咸是一类滋味功能（性质）的体现，这是与春秋之前所说的滋味之味截然不同的。

随着"五味"的称谓引入医学并与阴阳五行的哲学思想相融合，构建了"五味"理论的框架，五味理论在《黄帝内经》中也得以形成。在《黄帝内经》中以指导食物应用的五味理论主要体现在以下几个方面：①基于五行理论的五味配属理论，如酸、苦、甘、辛、咸五味配属五行木、火、土、金、水五行（表1-1）；②五脏苦欲补泻"五味"理论（后文论述）；③五味功效理论（表1-2）；④气味阴阳薄厚理论；⑤五味宜忌理论等。但产生于东汉时期的《神农本草经》及宋代以前的本草文献中并未出现与药物相关联的五味理论，与此相反，本草家往往表现出对五味理论的漠视。如南北朝时期陶弘景所著《本草经集注》书中绪论部分明确指出"其甘、苦之味可略，有毒、无毒易知，唯冷、热须明"，即认为甘、苦之五味是可以被忽略的，而冷、热之四气则是必须明确的，表明了作者对于四气、五味截然不同的重视程度。唐代《新修本草》孔志约序中曰："窃以动植形生，因方舛性；春秋节变，感气殊功。离其本土，则质同而效异；乖于采摘，乃物是而时非。名实既爽，寒温多谬。用之凡庶，其欺已甚；施之君父，逆莫大焉"，指出动植物药因为地域、节气、产地、采摘不同都会导致药性的变化。其前代本草对于药物的记载出现了药物名实、寒温不符的错误，会造成治疗的失当，因此有必要重新修订本草。故他提出要修订药物的寒温（"四气"），而对"五味"也只字不提。该书在"总论"的"诸病通用药卷"中将药物都明确地标注出寒、热、温、凉"四气"，却未标注五味。医书中与五味相关的药物功效理论也极少，而且是不成体系的，除《黄帝内经》中的相关五味理论外，医家还将五味与运气相关联，产生了一系列运气五味理论。但总而言之，这一时期的五味理论偏重于食物的五味理论，并未与药物发生关联。

表 1-1　《黄帝内经》中五味五行属性配属

项目	酸	苦	甘	辛	咸
五行（类）	木	火	土	金	水
五阴阳	阳中之少阳	阳中之太阳	至阴	阳中之太阴	阴中之少阴
五方	东	南	中	西	北
五色	青	赤	黄	白	黑
五日	甲乙日	丙丁日	戊己日	庚辛日	壬癸日
五星	岁星	荧惑星	镇星	太白星	晨星
五音	角	徵	宫	商	羽
五气候	风	热	湿	燥	寒
五数	八	七	五	九	六
五时	春	夏	长夏	秋	冬
五谷	麦（小豆）（麻）	黍（麦）	稷（粳米）	稻（黄黍）	豆（大豆）
五肉	犬肉	羊肉	牛肉	鸡肉	豕肉
五果	李	杏	枣	桃	栗
五菜	韭	薤	葵	葱	藿
五畜	鸡	羊	牛	马	彘
五臭	臊	焦	香	腥	腐
五入（脏）	肝	心	脾（胃）	肺	肾
五窍	目	耳	口	鼻	二阴
五病	惊骇	五脏病	肉病	背病	溪病
五志	怒	喜	思	忧	恐
五声	呼	笑	歌	哭	呻
五变动	握	忧	哕	咳	栗
五充	筋	血脉	肌	皮	骨
五本	罢极之本	生之本	仓廪之本	气之本	封藏之本
五处	魂之居	神之变	营之居	魄之处	精之处
经络	足厥阴	手少阴	足太阴	手太阴	足少阴
五华	爪	面	唇四白	毛	发

续表

项目	酸	苦	甘	辛	咸
五病位	筋	脉	舌本	皮毛	骨
五走	筋	血	肉	气	骨
五裁	病在筋，无食酸	病在血，无食苦	病在肉，无食甘	病在气，无食辛	病在骨，无食咸
五味所禁	筋病无多食酸	骨病无多食苦	肉病无多食甘	气病无多食辛	血病无多食咸
五宜	肝色青，宜食甘	心色赤，宜食酸	脾色黄，宜食咸	肺色白，宜食苦	肾色黑，宜食辛
五禁	肝病禁辛	心病禁咸	脾病禁酸	肺病禁苦	肾病禁甘

表 1-2　《黄帝内经》中的五味功效表

五味	功效
酸	酸收
苦	苦燥、苦泻、苦坚
甘	甘缓、甘补（阴阳俱不足）、甘令人中满
辛	辛散、辛润
咸	咸软、咸泄器津、咸胜血、咸令血凝

2.3　食物五味理论向中药五味理论的过渡与建构——宋金元明清

受宋明理学思想的影响，宋、金、元时期医药学家热衷于探讨药性之理，他们除了广泛地借鉴《黄帝内经》的五味理论外，还创造性地发明了一些五味理论，广泛地与实际药物相结合，用于阐释药物功效，指导药物应用等，中药五味理论系统较为全面地得以建立。这也体现了从实践积累到上升理论的这一事物发展的普遍规律。

源自医学理论模式与经验积累的五味理论已经高度发展，主要形成了五行配属五味理论体系、五脏苦欲补泻五味理论体系、运气五味理论体系、薄厚升降五味理论体系等，为阐释药味与药物功效之间的关系、指导药物应用及鉴别药味方面都打下了良好的基础。

北宋末年寇宗奭所著本草著作《本草衍义》及金初成无己所著的医方论著《注解伤寒论》中都将业已形成的五味理论引入对药物五味的理论性阐释与应用中。如五行配属五味理论，在《黄帝内经》中有"苦入心"的记载，在成无己《注解伤寒论》中则说"苦先入心，当归之苦，以助心血"，将"苦入心"的理论具体化，与药物的功效产生了联系。又如五味运气理论，在《黄帝内经》中有"热淫于内，治以咸寒，佐以苦甘"的论述，成无己在《注解伤寒论》中将其应用于阐释调胃承气汤的组方与功效，"芒硝咸寒以除热，大黄苦寒以荡实，甘草甘平，助二物，推陈而缓中"。继寇宗奭、成无己之后，金元医家刘完素、张元素、李东垣、王好古、朱丹溪等医家先后在中药五味理论方面进行发挥，除了将《黄帝内经》的五味理论引入药物的功效阐释中外，还将中药五味理论进行进一步归纳和演绎。如金元医家将法象思想进一步发扬光大，引入药物功效的理论探讨中。张元素所著《珍珠囊》专设"用药法象"一节，而李东垣更以《药类法象》为书名。受法象思想影响，金元时期在五味理论方面主要发展了《黄帝内经》中的气味阴阳薄厚理论，创建了五味薄厚升降浮沉理论体系等。如《药类法象》载"苦药平升，微寒亦平升。甘辛药平降，甘寒泻火"，味苦或气寒有抑制上升的作用，是因为味苦为味之厚，气寒为气之薄，均有下降的趋势；而甘、辛味药具有抑制下降的作用，也是因为甘、辛味为味之薄者，有上升的趋势。也就是说厚味与气薄均有下降的趋势，而味薄有上升的趋势。这与厚味法象地之阴、气薄法象天之阴，阴者下降；味薄法象地之阳，阳者上升有一定的关系。对于五味来说，即辛、甘、淡作用趋势向上，而酸、苦、咸作用趋势向下。此外，基于临床实践与药物应用，宋金元医家还发明了"甘温除热""酸甘补阴血""辛、苦、寒治湿热""苦寒安蛔""辛温润内寒"等一些五味及气味合用的功效理论。

伴随着理论的引入，中药的药味也随之而变，产生了诸多药物理论之味，配合相应的中药五味理论。其后无论本草著作抑或医书多遵循其法，一套相对完整的中药五味理论系统逐渐构筑起来。正如日本学者冈西为人所说"唐宋以前，虽然在概念上信奉气味之说，实际治方则依赖经验。金元以确立理论性治方为宗旨，以气味为药疗之基本，在五味的基础上再加淡味成六味，形成了以《素问》为基础的治方理论"。

值得注意的是，在宋、金、元时期，中药药性理论系统在这个时期得到真正的建立。中药五味理论系统（包含各种理论体系）不仅仅是孤立的存在，而是与中药其他药性理论系统（如四气理论系统、归经理论系统等）联合在一起，共同组成一个大的中药药性理论系统，来阐释中药的药效。刘完素《素问玄机原病式》中以药物的形、色、性、味、体五方面相结合来综合阐释药效的理论系统。他以形、色、性、味、体为主干，以五行、五色、五性、五味、五体为右侧支，以真假、深浅、急缓、厚薄、润枯为左侧支与右侧支相对应，即"形、色、性、味、体皆随脏腑所宜"。药物的功效是它的形、色、性、味、体五个方面共同作用于人体五脏的结果（图1-1）。

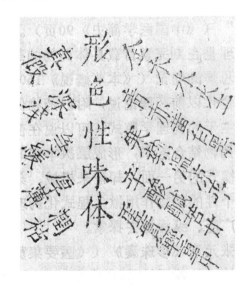

图 1-1　药性考辨图（摘自《素问玄机原病式》）

进一步探究中药五味理论的产生与演变，则可以得出以下结论。

1）在中医理论开始构建的先秦时期，气就被认为是世界的本原。《庄子》指出"通天下一气耳"。《荀子》说"水火有气而无生，草木有生而无知，禽兽有知而无义，人有气有生有知亦有义，故最为天下贵也"（《荀子·王制》）；《黄帝内经》中也说"人以天地之气生，四时之法成""天地合气，命之曰人"，即认为自然界各种物质形态，从动物到植物，虽然属性各有所别，但共同的本原都是物质的"气"。中医学理论的构建就是建立在"气"这一概念的基础上的，强调的是以宇宙一体、天人合一、整体不容分割的大视野来看待事物的整体性，气是系统整体观的本原，这就是气一元论思想。在五味理论的构建中，既然人与药物都由气构成，两者便可以通过"气"建立联系。进而，"万物负阴而抱阳，冲气以为和"（《老子》）；"天地之气，合而为一，分为阴阳，判为四时，列为五行"（《春秋繁露·五行相生》），气进一步可以分化成为阴阳与五行。前文所述，中药之味远多于五味，之所以称为五味以至于后来发展为五味理论，都是承认五行学说为前提的；《黄帝内经》中已经有五味薄厚的理论说明五味理论中也含有阴阳的观点。这也就说明了五味理论其本质是元气一统论下的以五行、阴阳为表现形式的理论体系。

2）宋代以前，五味理论虽然已经建立，但对于药物的使用，大多还处于一种以临床经验积累为主导的思维模式，这从早期本草著作的内容中不难判断。但药物经验的积累与中医学"气-阴阳-五行"思维模式的逐渐发展，两者在宋代进行了融合。随着药物的广泛应用，药味功效也得以归纳和抽象，同时以"气-阴阳-五行"为主体的思维模式已经确立，因此两者会自然进行连接。而两者的关联恰恰发生在宋代也有其特殊的历史原因。到了宋代，理学思想兴起，理学思想将气与理建立了进一步关联。《朱子语类》载"有理而无气，则理无所立；有气而后理，方有所立"（《朱子语类》中华书局1988第六册2318），古代元气论的发展出现第二个高峰。北宋理学家张载在《正蒙》中说"凡可状皆有也，凡有皆象也，凡象皆气也"，认为气是一切独立于人类意识之外的客观实在的现象。在"即物而穷理"思想的影响下，本草学家开始寻求药物功效产生之"理"，而这时在医学中已经形成的五味理论恰好可以满足本草学家从药味的角度来理解药物的功效的需求，于是本草学家开始用五味理论来阐释药物的功效。因此，从《本草衍义》起，由五味理论和中药五味两个子结构所构建的中药五味理论系统真正开始形成。

3）由于五行、阴阳的本体为气，因而，以五行、阴阳为形式来阐发药物的功效的落脚点仍在"气"，而此处的气则着重指的是人体内流动的气，或者说是医学中所重视的"生生之气"。药物作用于人体，其根本在于药物帮助人体"生生之气"，恢复"生生之气"的升降出入，实现其对人体的修复能力，从而达到治疗效果，此即所谓"方技者皆生生之具也"。而这种帮助作用就体现在药物的功效上，这种功效对药物来说是其本身之气的一种外在体现形式，通过人们在药物的长期临床实践中总结出来。气化而为五行、阴阳，因而药物的功效就与五行、阴阳思想所建立的五味理论产生了关联。由于药物治疗作用立足点在于人体的"生生之气"，因而药物的五味就出现了以功效反推的"功效之味"。进而，以"功效之味"代替药物"口尝之味"才是真正符合中医学认识规律的药味。

然而，仍有一点值得注意：当我们用五味理论去指导药物的使用时会发现这个理论有个重大的缺陷，就是理论的偶然性。比如五味理论中"辛味能行"，而本草书中很多标有辛味的药物并不具有"能行"的功效，而一些具有"能行"功效的药物也不具有辛味。我们认为这个缺陷的产生主要归于三方面的原因：第一，早期的五味理论是由食物五味总结而来的，这一理论与药物之间还有差距，因此五味理论在《黄帝内经》之后仍有不断的补充和完善，这一过程在明清时期仍在延续；第二，药物的药味标定存在着多种来源，有的药味来源于口尝，有的药味来源于功效的反推等，药物药味的标定并未在古代任何一部医书中采用统一的标准进行标定；第三，就涉及系统和个体的关系问题。分开来看，药物的功效是药味、药性、作用趋势乃至归经等多种因素共同发挥作用的结果，药味与药物及最终表达的功效之间的关系究竟如何，这是一个系统论的问题，古人（至少在宋、金、元时期）并未进行深入的讨论，这也就成为认识药物最难之处。

明清时期多部医书均承袭了宋金元时期的中药五味理论系统构建方式，丰富并完善了中药五味理论系统。明清医家将药物的四性、五味、香臭之气、形态特征、生长环境等药物独特的物质特性通过"气-阴阳-五行"这一"网络结构"与人体的生理、病理建立联系。这是因为在阴阳、五行思想指导下所理解的药物之气具有其独特的"动能"（表现为升、降、沉、浮、归经等作用趋势的功效），就可以与药物"以气相通"的由"生生之气"构成的生命体进行相互作用。而人体的"生生之气"是"天地之大德"，对生命体具有修复与治疗作用，药物之气通过启动与恢复此"生生之气"，从而达到治疗作用，而并非简单的消灭和对抗。每个药物之所以有其独特的治疗作用，是因为每个药物的生产气候、环境、成熟时间等均有不同，这就是古人所说的运气与道地性。进而（天地运气）生成药物（药味、四性、香臭、形态）—阴阳、五行—"药气"—"生生之气"—阴阳、五行—（天地运气影响）生命体（以五脏为主体的功能统一体）大系统就逐渐被勾勒出来，渐至明晰。如唐容川说："天地只此阴阳二气，流行而成五运，对待而为六气。人生本天亲地，即秉承天地之五运六气以生五脏六腑。凡物虽与人异，然莫不本天地之一气以生，特物得一气之偏，人得天地之全耳。设人身之气偏盛偏衰则生疾病，又借药物一气之偏以调吾身之盛衰而使归于和平则无病矣。盖假物之阴阳以变化人身之阴阳也，故神农以药治病。"

明清时期构建的五味理论系统主要有三个，一是药物气、味、归经、升降浮沉理论体系。遵从金元医家所建立的法象药理系统，从药物的四气、五味、归经、升降浮沉来探讨药物的功效。王纶《本草集要》（1500年）、薛己《本草约言》（1520年）、陈家谟《本草蒙筌》（1525年）、皇甫嵩《本草发明》（1578年）、李时珍《本草纲目》（1596年）、杨崇魁《本草真诠》（1602年）、张介宾《本草正》（1624年）等书，均融合了《证类本草》与金元医家论药的特点。如《本草蒙筌》甘草条"味甘，气平。生寒炙温，可升可降。阴中阳也。无毒……五味之用，苦直行而泻，辛横行而散，甘上行而发，酸束而收敛，咸止而软坚。甘草味之极甘，当云上发可也。《本草》反言下气何耶？盖甘味有升降浮沉，可上可下，可内可外，有和有缓，有补有泻。居中之道，具尽故尔"，列有药物气味、阴阳、毒性，并以气味、升降、归经等来阐释药效。二是药物气、味、形、性理论体系。这个理论体系是在金元医家的基础上又上升了一个层次，多从药物的气、味及形状、颜色、性质、生长环境论述药物的功效，论药灵活，更能体现药物的特有属性，抓住其本质和特点。缪希雍（仲淳）《神农本草经疏》（1625年）、卢之颐（子繇）《本草乘雅半偈》（1647年）、张志聪和高世栻《本草崇原》（1767年）、张璐《本经逢原》（1695年）、姚球《本草经解要》（1724年）、徐大椿《神农本草经百种录》（1736年）、黄元御

《长沙药解》（1753 年）、《玉楸药解》（1754 年）、陈修园《神农本草经读》（1803 年）、郭汝聪《本草三家合注》（1803 年）、邹澍《本经疏证》（1832 年）（附《本经续疏》《本经序疏要》）、唐容川《本草问答》（1893 年）、周岩《本草思辨录》（1904 年）等均属此类理论体系。《神农本草经疏》"菖蒲，君，正禀孟夏六阳之气，而合金之辛味以生者也。其味苦辛，其气大温。阳精芳草故无毒。阳气开发，外充百骸。辛能四达以散邪结，此通利心脾二经之要药也。盖苦可燥湿，温能辟寒，辛可散结，风寒湿三者合而成痹，去此三邪痹自愈矣。阳气开发，芬芳轻扬。气重于味，辛兼横走，故能下气开心。咳逆者，气逆之候也。下气则咳逆上气可去。五脏之壅遏既彻，则九窍应之而通，故聪明耳目，出音声，主耳聋。辛以散之，故治痈疮。气味辛温，气厚发热，故温肠胃。膀胱虚寒则小便不禁，肠胃既温则膀胱兴焉，故止小便。脾主四肢，脾湿既祛，则四肢湿痹不得伸伸自利"。三是药母理论体系。明代贾所学《药品化义》中提出了药母理论的概念。贾所学药母理论不仅与张元素、李东垣等药理学说有直接的继承关系，体现出金元医家"格式化"的思想，以及从性、味、归经和作用趋势去分析药物功效；而且在此基础上进一步深化，融入了自明代缪希雍以来的从药物体、色、形等药物形态、颜色、性质特征去分析药物功效的合理因素，可以说是金元医家与明代医家辨识药物功效方法的集合，举大腹皮为例。

如大腹皮条："〖属〗阴　〖体〗轻枯　〖色〗苍　〖气〗和　〖味〗微咸（云苦辛，非）　〖性〗凉（云温、云寒，皆非）　〖能〗升〖能〗降　〖力〗消胀肿　性气与味俱淡而薄　入肺脾胃大小肠五经

腹皮，皮主走表，故能宽胀；味咸软物，故能消肿。体质轻枯，轻可去实，用此疏通脾肺之郁；气味淡薄，淡主渗泄，用此畅利肠胃之滞。若皮肤浮肿，若脚气胀痛，若胎气肿满，若鼓胀之阴阳不能升降，独此为良剂，丹溪常用之。或疑为有毒，或轻为贱物，皆非其意矣。"

此外，明清时期温病学派的形成，围绕药味的运用、治法、治则有了进一步的发展，如清代温病学家以《黄帝内经》中所记载的理论进行发挥，创建了辛凉解表、苦辛通法等多种药物五味使用理论，并随之创建了众多临床用之有效的方剂。如苦辛通法即苦味药与辛味药同用，以苦味药可降下的功效与辛味药能行能散功效的合用，达到疏通气机、涤除湿热、痰饮浊邪瘀滞的作用，明清医家经常将二味结合使用，亦有医家称其为辛开苦降法。如用于治疗上焦清阳膹郁，亦能致哕的宣痹汤（《温病条辨》），以苦味药枇杷叶、射干结合辛味药郁金、白通草、香豆豉同用，治疗上焦肺气不通；小承气汤以苦味大黄与辛味厚朴、枳实同用，治疗下焦胃家实；用于治疗湿热与气液互结，舌苔黄腻，用苦辛佐淡渗治法，如小陷胸汤加枳实、厚朴、陈皮，并佐以淡渗利湿的茯苓（《重订广温热论》）；治疗湿热瘀遏肌肉，发为阳黄，治以茵陈五苓散加栀柏伐木丸（《重订广温热论》），也体现了苦辛佐淡渗法；用于治疗脉洪面赤，不恶寒，病已不在上焦矣。湿郁中焦，水不下行，反来上逆，则呕。胃气不降，则大便闭。故以黄连、瓜蒌清在里之热痰，半夏除水痰而强胃，加枳实者，取其苦辛通降，开幽门而引水下行也（《温病条辨》）。此外，尚有救中汤方、新制橘皮竹茹汤、椒桂汤方（均来自《温病条辨》）等均体现了苦辛通法的运用。明清时期的五味理论呈现百家争鸣的新局面。

第二节　五味药性理论构成辨析

1. 中药五味内容

1.1　味的内容

中药五味主要有酸、辛、咸、苦、甘五种，除上述五味外，文献中还记载有淡、盐、滑、涩、平、碱、醶、酱、珍、瓕、辣味等。

淡味：在春秋战国时期已有记载，多见于道家文献。《管子》："淡也者五味之中也，是以水者万物之准也"。《老子》："道之出口淡乎，其无味"。可见，道家认为水的滋味为淡，与道家所谓的"道"相似，大道无形，因此，淡味无味，却蕴涵于五味之中。因此，可以认为道家将淡味视为味之本源。《黄帝内经》始将淡味视为真实存在的一种滋味，与其他五种滋味并列，如《灵枢》载："五味：酸入肝，辛入肺，苦入心，甘入脾，咸入肾，淡入胃，是谓五味。"金元医家主张将淡味视为甘味的一种特殊状态，将其依附于甘味。如王好古说："味有五、气有四……本草五味不言淡……何也？淡附于甘。"淡味的主要功效是渗泄利窍。如泽泻：气平，味甘而淡。淡能渗泄，气味俱薄，所以利水而泄下。车前子：取其味淡浊滑，滑可去着，淡能渗热。灯心：灯心气味俱轻，轻者上浮，专入心肺。性味俱淡，淡能利窍，使上部郁热下行，从小便而出。

盐味：先秦文献已有记载，《鹖冠子·环流》中载："酸、咸、甘、苦之味相反，然其为善均也。"《黄帝内经》中载："夫盐之味咸者，其气令器津泄。"可见，盐与咸是同一种味。

滑味：先秦文献中有滑味记载，如《周礼·注疏·疡医》说："凡药，以酸养骨，以辛养筋，以咸养脉，以苦养气，以甘养肉，以滑养窍"，说明滑也是滋味之一。滑味偏重于口感滑利，后世医书中认为滑味的功效主要为能通（利）窍，能润滑。如半夏"涎滑能润，辛温能散亦能润，故行湿而通大便，利窍而泄小便"。

涩味：在《神农本草经》中已有记载，如乌梅酸温平涩，何首乌味苦涩等。后世医家多将涩味附于酸味，其功效主要为收敛固脱。如海螵蛸：性涩能收，故有软坚止滑之功，金樱、芡实：甘能益精，润能滋阴，涩能止脱。

平味：与淡味相似，如迷迭香（《海药本草》）、落雁木（《海药本草》）、干陀木皮（《海药本草》）、苏方木（《海药本草》）、千里水及东流水（《本草拾遗》）。

碱（古时又被写作碱、鹻、醎等）味：生涩之味，如茜根（《日华子本草》），土附子（味碱辛，《日华子本草》），半夏（味碱辛，《日华子本草》），白及（味甘碱，《日华子本草》），牵牛子（味苦碱，《日华子本草》）。

醶（读作xiān）味：一种刺激性滋味。如《本草经集注》中所记载崖密（味小醶），土密（味醶，见《本草经集注》石蜜条。）

其他滋味：较少见，如酱味（雹，《本草拾遗》），珍味（肉豆蔻，《日华子本草》），瓕味（芥，《本草经集注》），辣味（蜚蠊，《新修本草》）等。

1.2　中药五味理论

1.2.1　五行配属五味功效理论体系

这部分理论内容是以五行为基础框架所构建的，主要理论内容在《黄帝内经》中已经产生，宋代以后将理论与具体药物相连接并进行发挥与扩充，其理论体现形式主要有以下四种：①通过五行的配属关系建立的五味与人体相应脏腑组织器官的直接联系，包括五入"酸入肝""苦入心""甘入脾""辛入肺""咸入肾""淡入胃"，五走"酸走筋""苦走血（或咸走血）""甘走肉""辛走气""咸走骨（或苦走骨）"，五充（或称五养）"酸养筋膜""苦养血脉""甘养肌肉""辛养皮毛""咸养骨髓"等，进而依据其对应关系阐释药物功效，如"柴胡、黄芩入心而折热""龙胆，苦能入骨，故主骨间寒热"；②在五行配属关系的基础上，通过五行相克关系阐释药物功效，如"咸胜血"（咸入肾，心主血，是水克火的关系），进而依据其相克关系联系药物功效，如"水蛭之咸苦，以除蓄血"的药物功效，又如治疗口甘证，用酸味的乌梅（为口甘要药），体现了"酸能胜甘"的理论；③通过《难经》子母补泻理论所产生的子母补泻关系（虚则补其母，实则泄其子）阐释药物功效，如"黄芪甘温，泻热补气"即"甘泻心热（实则泄其子）"等；④通过五行无常胜思想即五行过度损害本行及乘、侮他行阐释药效，如五裁"肝病无多食酸，筋病无多食酸；心病无多食苦，血病无多食苦；脾病无多食甘，肉病无多食甘；肺病无多食辛，气病无多食辛；肾病无多食咸，骨病无多食咸"，为五味过度损伤本行；五病"酸多则肉病，苦多则皮病，甘多则骨病，辛多则筋病，咸多则脉病"和五禁"肝病禁辛，心病禁咸，脾病禁酸，肺病禁苦，肾病禁甘"，即过食五味相克、相侮五行对应脏腑、器官。上述四方面我们统称为五行配属五味理论体系，其理论系统的结构如图 1-2、表 1-3 所示。

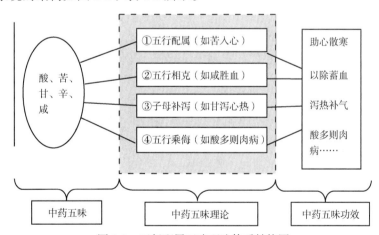

图 1-2　五行配属五味理论体系结构图

表 1-3　五味五行属性配属表

项目	酸	苦	甘	辛	咸
五行（类）	木	火	土	金	水
五入	酸入肝	苦入心	甘入脾（胃）	辛入肺	咸入肾
五充（五养）	酸养筋膜	苦养血脉	甘养肌肉	辛养皮毛	咸养骨髓

续表

项目	酸	苦	甘	辛	咸
五走	酸走筋	苦走血	甘走肉	辛走气	咸走骨
五宜	肝宜食甘	心宜食酸	脾宜食咸	肺宜食苦	肾宜食辛
五裁	肝病无多食酸，筋病无多食酸	心病无多食苦，血病无多食苦	脾病无多食甘，肉病无多食甘	肺病无多食辛，气病无多食辛	肾病无多食咸，骨病无多食咸
五病	酸多则肉病	苦多则皮病	甘多则骨病	辛多则筋病	咸多则脉病
五禁	肝病禁辛	心病禁咸	脾病禁酸	肺病禁苦	肾病禁甘

注：表中个别项目上不同的文献论述有所不同，如对于"五走"的记述《灵枢》中载"五走：酸走筋，辛走气，苦走血，咸走骨，甘走肉，是谓五走也"，其对应关系为酸-筋、苦-血、甘-肉、辛-气、咸-骨；《素问》中记载的是"辛走气，……咸走血，……苦走骨，……甘走肉，……酸走筋，……是谓五禁"，其对应关系为酸-筋、苦-骨、甘-肉、辛-气、咸-血；而郑玄对于"五走"的看法却为"酸木味，木根立地中似骨。辛金味，金之缠合异物似筋。咸水味，水之流行地中似脉。苦火味，火出入无形似气。甘土味，土含载四者似肉"，其对应关系为酸-骨、苦-气、甘-肉、辛-筋、咸-脉；同是"五走"，三段文献记述内容各不相同。又如五脏五味的对应关系，《管子·水地》中载"酸主脾，咸主肺，辛主肾，苦主肝，甘主心"，五脏五味的对应关系为脾-酸、肺-咸、肾-辛、肝-苦、心-甘，与《黄帝内经》中所载不同。这些不同的对应关系应来自于不同的文化体系，《黄帝内经》中的五行对应关系与《尚书》一脉相承。

五行配伍五味功效理论的记载条文举例如下。

梅实：肝主筋，酸入肝而养筋，肝得所养，则骨正筋柔，机关通利。

当归：苦先入心，当归之苦，以助心血。

龙胆：苦能入骨，故主骨间寒热。

饴糖：甘入脾，而米麦皆养脾胃之物，故主补虚乏。

黄芪：《内经》云：火位之主，其泻以甘。以黄芪甘温，泻热补气。

蒺藜子：辛入肝，肝主风也。

无名异：咸能入血，甘能补血，寒能除热，故主金疮折伤内损，及止痛生肌肉也。

白鸽：咸入肾，故能调精益气""平则兼辛入肺，故能主恶疮疥，及白癜疬疡风。

1.2.2　气味薄厚升降功效理论体系

在《周易》五行术数中所反映出的五行复分阴阳理念指导下，《黄帝内经》中提出了与气相比属阴的味可以复分阴阳，即味之薄厚理论。《素问·阴阳应象大论》中载："味厚者为阴，薄为阴之阳……味厚则泄，薄则通……气味，辛甘发散为阳，酸苦涌泄为阴"，在此基础上，王冰注《素问·至真要大论》补充了"咸味涌泄为阴，淡味渗泄为阳"。金元医家根据味之薄厚理论结合法象思想，进一步提出薄味与厚味的升降理论，即"辛、甘、淡"味薄属阳者主升、上行，作用趋势向外，"酸、苦、咸"味厚属阴者主降、下行，作用趋势向内。在此基础上，金元医家进行进一步演绎，出现了更为丰富具体的中药五味理论，明清以后医家亦多遵从之。我们将以上"味之薄厚理论"与"薄厚之味在人体的升降作用趋势"相联合所产生的各种中药五味理论称为中药味之薄厚升降理论。具体说来有以下规律。

1）桂枝、甘草等属于辛或甘味的药物具有"辛甘发散"的功效及"辛甘属阳，在人体内有向上、向外的作用趋势"。此处需要指出，这两条理论在药物的作用趋势上有时是并列的关系。比如辛味药有发散的作用，这种作用有横行的趋势，不一定就是向外、向上，因此辛味药的作用趋势可以为横行、向上、向外。甘味属土居中，又同时具有向上、向下、向内、向外的作用趋势。由此两条理论，辛、甘两味功效进一步演化出寒宜甘发、辛甘发散为阳、风宜辛散、辛甘发表、辛甘和营卫、辛甘发散经中火邪、辛甘和肌表、辛甘散余热、辛甘复阳、甘能补（助）阳、辛通阳气、辛甘上行、辛升阴、辛以提气、辛甘升浮等理论。

2）赤小豆、瓜蒂、豆豉等属于酸或苦味的药物具有"酸苦涌泄"的功效及"酸苦属阴在人体内有向下、向内的作用趋势"。此处酸、苦味之味比较特殊，除了主要表现为下行的作用趋势外，还可以上行，体现了"酸、苦味涌泄"的功效。比如瓜蒂散中瓜蒂味苦，其作用趋势向上，使宿食积物从上涌而出，人参芦"芦堪呕吐虚痰，苦能上达""其高者越之，越以瓜蒂、豆豉之苦；在上者涌之，以赤小豆之酸"。由此两条理论，酸、苦之味的功效又进一步演化为酸苦涌泄、酸苦益阴、苦以涌吐、苦涌虚烦、苦降（阳）气等理论。

3）牡蛎、海藻等属于咸味的药物具有"咸味涌泄"的功效及"咸味属阴在人体内有向下、向内的作用趋势"，咸味由此又进一步演化为咸泄器津（《黄帝内经》）、咸泄伏水、咸泄水气、咸苦泄蓄血、咸消胸胁之满、咸攻蕴热等理论。

4）茯苓、泽泻、车前子、木通等淡味的药物具有"淡味渗泄"的功效及"淡味属阳在人体内有向上、向外的作用趋势"。淡味属阳，除具有向上、向外的作用趋势外，我们发现大部分的淡味药作用趋势向下，是与"淡味渗泄"功效相通的。因此古书中进一步将淡味药根据其寒热属性分为两类，温热类属阳，作用趋势向上、升浮；而寒凉类属阴，作用趋势向下、沉降。淡味的功效由此又进一步演化为淡泄伏水、淡能渗泄、淡能利窍、淡利小便、淡能渗痹等理论。

其理论系统的结构如图 1-3 所示。

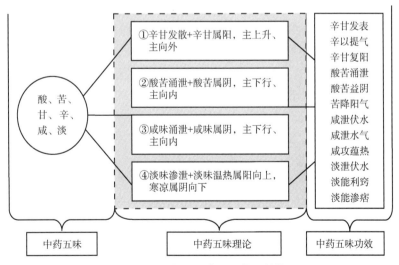

图 1-3　味之薄厚升降理论体系结构图

气味薄厚升降功效理论体系药物条文列举如下。

桔梗：与"国老"并行，同为舟楫之剂。如将军苦泄峻下之药，欲引至胸中至高之分成功，非此辛甘不居，譬如铁石入江，非舟楫不载，故用辛甘之剂以升之也。

紫菀：苦能下达，辛可益金，故吐血保肺，收为上品。虽入至高，善于下趋，使气化及于州都而小便自利。

牡丹皮："以其微苦，下行降火"。

桂："以姜、枣为使者，辛甘能发散，而又用其行脾胃之津液而和荣卫，不专于发散也"。

甘草："甘上行而发……甘草味之极甘，当云上发可也。《本草》反言下气何耶？盖甘味有升降浮沉，可上可下，可内可外，有和有缓，有补有泻。居中之道，具尽故尔"。

射干：苦能下泄，辛能上散，《本经》治咳逆上气，喉痹咽痛，不得消息，专取散结气之功，为喉痹咽痛要药。

橘红：味辛带苦，辛能横行散结，苦能直行降下，为利气要药。

泽泻：去胞中留垢，以其味咸能泄伏水，故去留垢，即胞中陈积物也。

泽泻：咸味涌泄为阴，泽泻甘咸入肾膀胱，同利水道为臣。

海藻：咸能润下，寒能泄热利水，故《本经》主瘿瘤结核，痈肿症瘕，散十二经水及除浮肿、脚气留饮痰气之湿热，使邪从小便而出。

旋覆花：除水，咸能润下。

威灵仙：辛能散邪，故主诸风；咸能泄水，故主诸湿。能通行十二经，为诸风湿冷痛要药也。

此外，苦味比较特殊，除了下行之外，还可以上行，体现了"苦味涌泄"的功效。比如瓜蒂散中瓜蒂味苦，其作用趋势向上，使宿食积物从上涌而出。人参芦"芦堪呕吐虚痰，苦能上达"。

1.2.3　五脏苦欲补泻及其变通五味功效理论体系

五脏苦欲补泻五味理论首见于《素问》，其理论原文如下。

"……肝苦急，急食甘以缓之……心苦缓，急食酸以收之……脾苦湿，急食苦以燥之……肺苦气上逆，急食苦以泄之……肾苦燥，急食辛以润之，开腠理，致津液，通气也。"

"……肝欲散，急食辛以散之，用辛补之，酸泻之……"

"心欲软，急食咸以软之，用咸补之，甘泻之……"

"脾欲缓，急食甘以缓之，用苦泻之，甘补之……"

"肺欲收，急食酸以收之，用酸补之，辛泻之……"

"肾欲坚，急食苦以坚之，用苦补之，咸泻之……"

该理论是针对五脏生理、病理特点并结合体用理论所建立的中药五味使用原则。这一理论在明清时期被不断加以阐释、强调和重视，甚至被誉为"乃用药第一义"。明清之际很多医方的阐发都用到了这一理论，如《古今名医方论》记载：人参养荣汤中用五味子是"心苦缓，必得五味子之酸以收敛神明，使营行脉中而流于四脏"，体现了"心苦缓，急食酸以收之"的理论；酸枣仁汤的三个主药"枣仁酸平，应少阳木化，而治肝极者，宜收宜补，用枣仁至二升，以生心血、养肝血，所谓以酸收之，以酸补之是也。顾肝郁欲散，散以川芎之辛散，使辅枣仁通肝调营，所谓以辛补之。肝急欲缓，缓以甘草之甘缓，防川芎之疏肝泄气，所谓以土葆之"，体现了"酸养肝体，及肝欲散，急食辛以散之，肝苦急，急食甘以缓之"的理论等。

五脏苦欲补泻是味的功效与五脏苦欲进行了关联。《神农本草经疏》载："苦欲者，犹言好恶也，违其性故苦，遂其性故欲。欲者，是本神之所好也，即补也。苦者，是本脏之神所恶也，即泻也"。《医宗必读》曰："夫五脏者，违其性则苦，遂其性则欲。本脏所恶，即名为泻；本脏所喜，即名为补"，都道明了顺应五脏生理特点为补，逆其性为泻。

五脏苦欲补泻理论可以用体用思想进行解读。体用关系是中国哲学思想体系的基本范畴之一。体是形体、性质、实体，用是功用、作用。战国末期《荀子·富国》载"万物同宇而异体，无宜而有用，为人数也"，首次将体、用作为一对概念加以使用。先秦、两汉时期尚未形成有确定哲学含义的范畴，但是相关观念已经运用到较为广泛的领域。体、用一源，体是用的基础与根本，用是体的外在表现。对于五脏来说，体就是其"所藏"，是精、气、血等精微物质，为阴；用就是其"所象"，就是它的功能体现，是生命活动的现象，为阳。正如清代叶天士《临证指南医案》中所说"肝为风木之脏，因有相火内寄，体阴而用阳，其性刚，主动主升，主赖肾水以涵之，血液以濡之"。而"体阴用阳"非独肝也，五脏皆是如此。

"肝苦急，急食甘以缓之。……肝欲散，急食辛以散之，用辛补之，酸泻之。"肝脏藏血，五味之中酸入肝，可滋润肝脏，养肝体。因此，酸味是肝的体味；肝属木，性属升散、条达，以疏泄为用，辛味具有能行能散的作用，有助肝之疏泄的功效，因此辛味属于肝脏的用味。肝欲散，是说肝的外在表现或作用为升散、条达，是说其用，因此"用辛补之"是用辛味补其用，辛味是肝的用味；而酸味具有收敛的作用，与肝的用相反，因此"酸泻之"是用酸味泻其用。无论"辛补之"还是"酸泻之"，都是针对"肝用"而言。若对"肝体"而言则恰恰相反，为酸补之，辛泻之。"肝苦急"是说肝为将军之官，疏泄太过，急则有摧折之意，会影响到其他脏腑的功能，要用具有缓和作用的甘味来缓和"肝疏泄"的作用，因此，"甘以缓之"也是针对肝用而言，但不同于酸味直接泻肝用，是一种缓和作用。临床上，肝性欲散，体现的是肝用。通常用具有辛味的药物如生姜、陈皮、细辛等以助肝用，是以散为补。但也要防止肝用太过，如表现为胁肋胀痛、四肢拘急痉挛等症状，经常酸、甘味联合应用来抑制肝用，如芍药甘草汤。明清时期医者说柴胡劫肝阴，也是说柴胡辛味助肝用，如果太过就会消耗肝体，劫肝阴，这时多会用芍药、当归等药物补肝体，以防止柴胡助肝用太过。

"肺苦气上逆，急食苦以泄之。……肺欲收，急食酸以收之，用酸补之，辛泻之。"肺藏气，气是运动的，气常则顺，辛味行气；且辛味入肺，能补肺体，为肺的体味。肺为金脏，与肝脏升发、行散相反。肺主上焦，其政敛肃，其性喜收，以收敛与肃降为其作用。酸味能收、能敛补肺用，是肺的用味；而辛味能散、能行泻肺用，即"酸补之，辛泻之"，是针对肺用而言。苦味能降，是针对肺用不及，肺气上逆，用苦味敛降肺气。临床上，肺气功能不及表现为肺气肃敛作用不足，肺气上逆而出现咳喘等症状时，通常用五味子、杏仁等具有酸、苦之味的药物来治疗。此外，肺体不足，即肺气的运行无常，也常用辛味药如桑白皮等辛味药补肺体，泻肺用。

"心苦缓，急食酸以收之。……心欲软，急食咸以软之，用咸补之，甘泻之。"心属火脏，火有君火与相火两种。《素问·六微旨大论》曰"相火之下，水气承之"，又言"君火之下，阴精承之"，所以火受水和阴精两方面的制约，而脾为水谷之气生成之所，所化为后天之精，与先天肾精共同制约君火，故以甘补心体，而助君火，为体味。而"咸走血"，心主血，咸味能够入血、软化血管、推动血液运行，加强心主血脉的作用，对心用是补的作用，是心的用味。心脏推动全身血液的运行，是全身最根本的动力系统。心苦缓，心为形君，神明之性，恶散缓而喜收敛。敛则宁静清明，故宜酸以收其缓。临床上，汗出、亡血导致气随汗脱、气随血脱，心气不足，导致心缓，则需要用酸收心气。心气不足导致心悸、怔忡的患者，也多用酸味（如五味子、酸枣仁）和咸味（如龙骨、牡蛎）的药物来治疗，以补心用。当心阴津不足时也会"烦劳则张"，出现心慌、气短等症状，这时就需要补心体，泻心用，使用人参、甘草、黄芪等甘温之类的药物。

"肾苦燥，急食辛以润之，开腠理，致津液，通气也。……肾欲坚，急食苦以坚之，用苦补之，咸泻之。"肾为水脏、作强之官，藏精与志，主五液。咸味入肾，可以滋补肾水，为肾的体味。肾的作用为坚阴、封藏，五味得苦则坚，苦味有助于肾阳的作用，为肾的用味。肾脏所封藏的阴精可以通过肾气的宣化作用输送到全身脏器以达到濡润滋补的作用。肾藏精，主五液，其性本润，是故恶燥。若肾燥，肾气不行，则需要用辛味加强肾气的运行，输送肾中所封藏的精微物质至全身重要器官。临床上，肾气功能不足，如肾气虚弱，封藏不足时常用地黄、知母、黄柏，如知柏地黄丸等苦味药物来补肾气；而肾阳不足，肾气不行，温煦功能不足时，常用肉桂、附子等辛味药物来催发肾气的运行。

"脾苦湿，急食苦以燥之。……脾欲缓，急食甘以缓之，用苦泻之，甘补之。"脾为土脏，补体阴以苦味，一方面反映了脾土与君火之间的联系，另一方面体现了脾土喜燥恶湿的特点，苦为脾的体味。脾为仓廪之官，脾土的作用体现在其稼穑之功，甘味有补益的作用，为脾的用味。脾脏属土，燥，其性也，宜健而不宜滞。脾喜燥恶湿，湿邪会阻碍脾阳的功能，苦味可以燥湿，帮助脾阳的稼穑之功能。临床上，脾气（阳）虚所致倦怠乏力常用人参、炙甘草、黄芪、大枣等甘味药物补益脾气的功能；脾气不足无力推动水液运行也常会产生湿邪，此时又常用苍术、黄连等苦味的药物以燥湿健脾。

由以上可以看出，五脏的体味与用味是相反的，补体与泻用的药味相同，而补用与泻体的药味也是一致的。

在宋代，五脏苦欲补泻理论中的药味功效被独立出来，并加以演绎，以阐释单一药物药味与其功效之间的关系。该理论的体系化表现为：①芍药之类的酸味药物，无论其具体功效被表述为"酸收心气""酸收肺（逆）气""酸收津液""酸收阴气"或"酸敛咽疮"等，其实都体现了酸味能收的功效，是来自于《黄帝内经》"心苦缓，急食酸以收之"理论的变形，如"芍药之酸，以收心气"；②枳实、厚朴之类的苦味药物，无论其具体功效被表述为"苦泄肺气""苦泄水""苦能泄热""苦泄腹满""苦下燥结""苦泄痞"或"苦能破（泄）滞气（血）"等，其实都体现了苦味能泄的功效，是来自于《黄帝内经》"肺苦气上逆，急食苦以泄之"理论的变形，如"厚朴、枳实之苦，以泄腹满"；③白术之类的苦味药物，无论其具体功效被表述为"苦补燥气"或"苦燥脾湿"等，其实都体现了苦味能燥的功效，是来自于《黄帝内经》"脾苦湿，急食苦以燥之"理论的变形，如"白术脾苦湿，急食苦以燥之"；④瓜蒌之类的苦味药物，无论其具体功效被表述为"苦坚肠胃""苦坚津液"或"苦坚肾"等，其实都体现了苦味能坚的功效，是来自于《黄帝内经》"肾欲坚，急食苦以坚之"理论的变形，如"苦以坚之，栝蒌之苦，以生津液"；⑤人参、甘草之类甘味的药物，无论其具体功效被表述为"甘缓脾气""甘缓肝急""甘能缓血""甘能和血"或"甘缓咽痛"等，其实都体现了味甘能缓的功效，是来自于《黄帝内经》"肝苦急，急食甘以缓之、脾欲缓，急食甘以缓之"理论的变形，如"人参、甘草之甘，以益脾胃"；⑥半夏、生姜之类辛味的药物，无论其具体功效被表述为"辛散肝气""辛散滞气""辛散逆气""辛散结""辛散饮""辛散虚痞""辛散寒""辛发声音""辛行气泄气"或"辛散水寒"，其实都体现了味辛能散的功效，是来自于《黄帝内经》"肝欲散，急食辛以散之"理论的变形，如"半夏、生姜之辛以散滞气"；⑦干姜之类具有辛味的药物，无论其具体功效被表述为"辛润肾燥""辛润内寒"或"辛固阳虚之汗"，其实都体现了味辛能润的功效，是来自于《黄帝内经》"肾苦燥，急食辛以润之"理论的变形，如"辛以润之，干姜之辛，以固阳虚之汗"；⑧旋覆花之类咸味的药物，无论其具体功效被表述为"咸软心""咸能软痞"或"咸消胸胁之满"，其实都体现了咸味能软的功效，是来自于《黄帝内经》"心欲软，急食咸以软之"理论的变形，如"硬则气坚，咸味可以软之，旋覆之咸，以软痞硬"。

其理论系统的结构如图 1-4 所示。

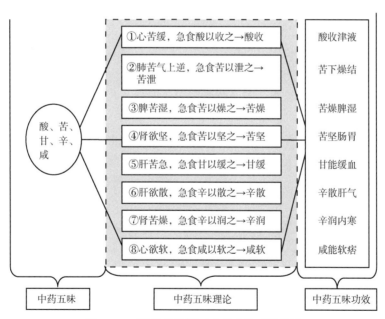

图 1-4　五脏苦欲补泻五味理论体系结构图

可见，宋代以后的医家首先通过五脏苦欲补泻五味理论将药味功效抽象为酸收、苦泄、苦燥、苦坚、甘缓、辛散、辛润、咸软，并在此基础上进一步演绎，演化出更多的五味功效。我们对古代医学文献中药味功效加以总结，大致如下。

1）酸味的功效：以酸收衍变为能收敛肺气、能收湿、能敛散、能敛虚火、能敛热、能收脱、能生津、能致津液等。

例如，乌梅：肺主气，肺欲收，急食酸以收之，乌梅之酸，以收肺气。

五味子：五味咸备，而酸独胜。酸能收敛肺气，主治虚劳久嗽。盖肺性欲收，若久嗽则肺焦叶举，津液不生，虚劳则肺因气乏，烦渴不止，以此敛之、润之，遂其脏性，使咳嗽宁，精神自旺。

木瓜实："木瓜温能通肌肉之滞，酸能敛濡满之湿，则脚气、湿痹自除也"。

梅实："酸能敛虚火，化津液，固肠脱，所以主之也"。

山茱萸："肾乃肝之母，肾喜润恶燥，司藏精气，藉此酸能收脱，敛水生津，治遗精白浊，阳道不兴，小水无节，腰膝软弱，腿足酸疼，即子令母实之义也"。

白芍："然主利水道者，取其酸敛能收诸湿而益津液，使血脉顺而小便自行，利水必用以益阴也"。

乌梅：前有梅林，闻者生液，故胃干暴渴者宜用之，所谓酸能致液也。

2）苦味的功效：以苦燥、苦泄、苦坚衍变为能燥湿、能泄下、能泄热（火）、能泄结、能泄水、能去垢、能泻实、能破滞血、能坚阴、能杀虫等。

例如，枳壳："经曰：肺苦气上逆，急食苦以泄之。枳壳味苦能泄至高之气，故主之也"。

丹参："苦能泄，温能散，故又主肠鸣幽幽如走水"。

漏芦："苦能下泄，咸能软坚，寒能除热。入足阳明、少阳、太阳，手太阴、阳明。寒而通利之药也。故主皮肤热，恶疮疽痔，湿痹，下乳汁"。

黄连：黄连味苦，苦能燥湿而去垢。

漏芦汤：咸能软坚，苦能泻实，大黄味苦，芒硝味咸，故足以软坚而泻实。

香连丸：木香辛而苦，辛能开滞，苦能泻实。

桃核仁：苦以破滞血，甘以生新血。

知母：味微苦略辛，盖苦能坚肾，辛能润肾，滋养肾水，独擅其长。

3）甘味的功效：以甘缓和甘补衍变为能缓急止痛、能缓火之标、能缓脾生津、能和中、能和血、能补气、能助元气、能助阳、能补中、能益血、能润肠、能解毒等。

例如，甘草：生肌止痛，土主肌肉，甘能缓痛。

饴糖："甘能缓火之标，则火下降而渴自止，血自去也"。

泽兰：甘能和血，酸能入肝。温通营血，行而带补。

忍冬："久服轻身长年益寿者，甘能益血，甘能和中，微寒即生气也"。

大枣：甘能补中，温能益气，甘温能补脾胃，而津液自生。

甘草：主五脏六腑寒热邪气，甘能补中气，中气旺则脏腑之精皆能四布，而驱其不正之气也。坚筋骨，长肌肉，倍力，形不足者补之以味，甘草之甘为土之正味，而有最厚，故其功如此。

天冬：苦能泄滞血，甘能助元气，寒能去肺热，此三者，天冬之功也。

麻子仁：麻仁味甘能润肠，体润能去燥，专利大肠气结便闭，凡老年血液枯燥，产妇气血不顺，病后元气未复，或禀弱不能运行，皆治。

甘能解毒（如人乳汁：甘能解毒，故又主解独肝牛肉毒也。大枣：甘能解毒，故主和百药；龙眼：甘能解毒，故主去毒）。可见，甘能解毒的功效也是从甘能缓和毒性衍变出来的。

4）辛味的功效：以辛散和辛润衍变为能散风、能解肌、能散结、能散毒、能散郁、能行血、能破滞、能横走、能利窍、能润燥等。

例如，桂枝：里气逆者，散之以辛，桂枝甘草，行阳散气。

石膏："辛能解肌，甘能缓热"。

生姜、半夏：辛者散也，生姜、半夏之辛，以散虚痞。

豆蔻："辛能破滞，香能入脾，温热能祛寒燥湿，故主温中，及寒客中焦心腹痛，中寒呕吐也"。

细辛："辛能开窍，故疗如上诸风寒湿疾也"。

芥："其主除肾邪气者，辛能润肾，温能暖水脏故也"。

款冬花："辛能散而能润，甘能缓而能和，温则通行不滞，善能降下。咳逆上气，善喘，喉痹，诸惊痫寒热邪气，消渴，喘息呼吸，一皆气升火炎之病也"。

5）咸味的功效：以咸软衍变为能软坚等。

例如，食盐："《五脏苦欲补泻》云：心欲软，急食咸以软之，以咸补之。心虚则邪热客之而卒痛，咸寒能除热补心，故主心腹卒痛也"。

芒硝、泽泻：心欲软，软以芒硝之咸，补以泽泻之咸。

玄明粉："并主五脏宿滞癥结者，即燥粪、结痰、瘀血、宿食之谓。辛能散结，咸能软坚，兼能润下，苦能下泄，故主之也"。

玄参："黑乃水色，苦能下气，寒能除热，咸能润下软坚，故主腹中寒热积聚，女子产乳余疾"。

太阴玄精："咸能软坚，故主心腹积聚"。

旋覆花："润下作咸，咸能软坚"。

牡蛎："更能止心脾气痛，消疝瘕积块，瘿瘤结核，胁下坚满等证，皆寒能除热，咸能软坚之功也"。

蛤蜊："咸能入血软坚，故主妇人血块，及老癖为寒热也"。

1.2.4　变通的运气五味功效理论体系

变通的运气五味功效理论阐述多味药物联合应用时性味与功效之间的关系。理论来源为《黄帝内经》中运气胜复五味调治中的"太过淫胜"论。与《黄帝内经》运气胜复五味调治中的"太过淫胜"论不同的是，医家割去了六气主时（司天、在泉）的限制，单独将条文的具体内容抽提出来，共12条，我们称之为变通的运气五味功效理论体系，具体条文如下。

1）热淫所胜，平以咸寒，佐以苦甘，以酸收之。

2）燥淫于内，治以苦温，佐以甘辛，以苦下之。

3）湿淫所胜，平以苦热，佐以酸辛，以苦燥之，以淡渗之。湿上甚而热，治以苦温，佐以甘辛。

4）寒淫于内，治以甘热，佐以苦辛，以咸泻之，以辛润之，以苦坚之。

5）火（热）淫所胜，平以酸冷，佐以苦甘，以酸收之，以苦发之，以酸复之。

6）风淫于内，治以辛凉，佐以苦，以甘缓之，以辛散之。

7）燥淫所胜，平以苦温，佐以酸辛，以苦下之。

8）热淫于内，治以咸寒，佐以甘苦，以酸收之，以苦发之。

9）寒淫所胜，平以辛热，佐以甘苦，以咸泻之。

10）湿淫于内，治以苦热，佐以酸淡，以苦燥之，以淡泄之。

11）风淫所胜，平以辛凉，佐以苦甘，以甘缓之，以酸泻之。

12）火淫于内，治以咸冷，佐以苦辛，以酸收之，以苦发之。

其理论系统的结构如图 1-5 所示。

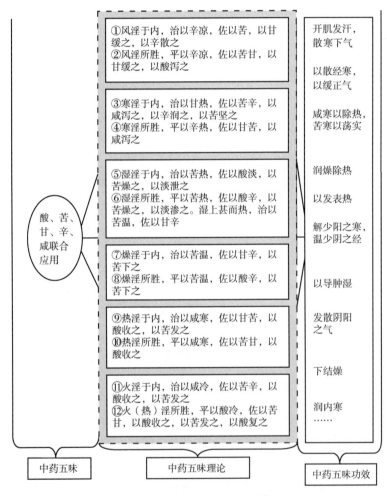

图 1-5　变通的运气五味理论体系

清代温病学派的医家如吴瑭、叶天士、王孟英等尤其重视以变通的运气五味理论来指导药物使用，由他们所创制的很多治疗温病方剂组成部分都蕴含此理论思想。如温病学家认为"温热之邪，春夏气也，不恶风寒，则不兼寒风可知，此非辛凉秋金之气，不足以解之。桂枝辛温，以之治温，是以火济火也"，故改桂枝汤、麻黄汤辛温解表法为银翘散、桑菊饮等辛凉解表法，即是谨遵《黄帝内经》"风淫于内，治以辛凉，佐以苦，以甘缓之，以辛散之；热淫于内，治以咸寒，佐以甘苦"之训。

具体条文举例如下。

例如，芒硝："邪热盛则经脉闭。热淫于内，治以咸寒，结散热除则经脉自通，二便自利，月水复故"。

玄明粉："其治邪热在心烦躁者。经曰：热淫于内，治以咸寒，佐之以苦"。

白薇："治温疟……经曰：热淫于内，治以咸寒。此药味苦咸而气大寒，宜其悉主之也"。

枸杞："经曰：热淫于内，泻以甘寒者是已。子味甘，平，其气微寒，润而滋补，兼能退热，而专于补肾润肺，生津益气，为肝肾真阴不足，劳乏内热补益之要药"。

加减泻黄散方："《内经》云土位之主，其泻以苦。又云脾苦湿，急食苦以燥之。故用黄连、茵陈之苦寒除湿热为君。肾欲坚，急食苦以坚之。所以黄柏之苦辛寒强筋骨为臣。湿热成烦，以苦泻之。故以黄芩、山栀子之苦寒止烦满为佐。湿淫于内，以淡泄之。故以茯苓、泽泻之甘淡利小便导湿为使也"。

栀子柏皮汤方："此湿淫于内，以苦燥之，热淫于内，佐以甘苦法也。栀子清肌表，解五黄，又治内烦。黄柏泻膀胱，疗肌肤间热。甘草协利内外。三者其色皆黄，以黄退黄，同气相求也。按又可但有茵陈大黄汤，而无栀子柏皮汤，温热发黄，岂皆可下者哉"。

化癥回生丹："系燥淫于内，治以苦温，佐以甘辛，以苦下之也。方从《金匮》鳖甲煎丸与回生丹脱化而出。此方以参、桂、椒、姜通补阳气，白芍、熟地，守补阴液，益母膏通补阴气，而消水气，鳖甲胶通补肝气，而消癥瘕，余俱芳香入络而化浊。且以食血之虫，飞者走络中气分，走者走络中血分，可谓无微不入，无坚不破。又以醋熬大黄三次，约入病所，不伤他脏，久病坚结不散者，非此不可"。

麻黄附子细辛汤方："内经曰：寒淫于内，治以甘热，佐以苦辛，以辛润之。麻黄之甘，以解少阴之寒；细辛附子之辛，以温少阴之经"。

1.2.5　其他散在中药五味功效理论

除此之外，医书中还存在着许多散在的五味应用理论，主要有"苦酸合用清里热""甘温除大热""酸甘化阴，辛甘化阳""苦辛通法（辛开苦降法）""辛酸导肿气""辛、苦、寒治湿热""苦寒安蛔""辛温润内寒""酸、苦、甘合用补肝虚""风病宜咸酸，热病宜甘苦，冷病宜辛苦淡""甘苦下结热""火苟实也，苦寒咸寒以折之；若其虚也，甘寒酸寒以摄之"等理论。此处不一一列举。

甘温除大热理论："甘温除大热"理论来源于李东垣《脾胃论》与《内外伤辨惑论》。"大热"是由于饮食失节、寒温不适、喜怒忧恐、劳役过度等病因所致脾胃受损、元气虚弱为主的发热证。如《脾胃论》中载"今饮食损胃，劳倦伤脾，脾胃虚则火邪乘之，而生大热，当先于心分补脾之源"。味甘、气温药物具有补中升阳的功效，且《黄帝内经》中有"劳者温之""损者温之"的记载，因此，李东垣采用甘温药物补益脾胃虚弱，治疗大热产生的主要原因，从而产生了"甘温除大热"之说。

酸甘化阴，辛甘化阳理论："辛甘化阳"理论是指辛味药与甘味药同用可以化生阳气，该理论来自于《黄帝内经》中的"辛甘发散为阳"。酸甘化阴理论与成无己《注解伤寒论》

中芍药甘草汤"白补而赤泻，白收而赤散。酸以收之，甘以缓之，故酸甘相合，用补阴血"有关，白芍与甘草，酸味与甘味合用补阴血，进一步演化为酸甘化阴。而此处所化之阴不局限于阴血，也包括津液。

苦辛通法理论：苦味药与辛味药同用，以苦味药可降下的功效与辛味药能行能散的功效合用，达到疏通气机，涤除湿热、痰饮浊邪瘀滞的作用，明清医家经常将两味结合使用，亦有医家称其为辛开苦降法。如用于治疗上焦清阳膹郁，亦能致哕的宣痹汤（《温病条辨》），以苦味药枇杷叶、射干结合辛味药郁金、白通草、香豆豉同用，治疗上焦肺气不通；小承气汤以苦味大黄与辛味厚朴、枳实同用，治疗下焦胃家实；用于治疗湿热与气液互结，舌苔黄腻，用苦辛佐淡渗治法，如小陷胸汤加枳实、厚朴、陈皮，并佐以淡渗利湿的茯苓（《重订广温热论》）。

苦寒与甘寒，辛热与甘温使用原则：苦寒治疗实热证，患者胃气不虚时使用，而甘寒治疗患者胃气虚，因气虚生热，不可用苦寒之药进一步损伤胃气。即"病之热也，当察其源。火苟实也，苦寒咸寒以折之；若其虚也，甘寒酸寒以摄之"。

辛能发散、热能驱寒，辛热药物多用于治疗外感寒邪致病。甘能益气，温能暖寒，甘温药物多用于治疗内生寒邪致病，即"病之寒也，亦察其源。寒从外也，辛热辛温以散之；动于内也，甘温以益之，辛热辛温以佐之"。

1.2.6 中药五味的禁忌

中药五味的禁忌同样是医学所关注的重点。《黄帝内经》中论述了过食五味的脏腑、五体的病变；以及五味的禁忌："肝病禁辛，心病禁咸，脾病禁酸，肾病禁甘，肺病禁苦"（表1-4）。

表1-4 过食五味引起的病变

项目	酸	苦	甘	辛	咸
过食五味引起本行的病变（五裁、五味所禁）	病在筋，无食酸(筋病无多食酸)	病在血，无食苦(骨病无多食苦)	病在肉，无食甘(肉病无多食甘)	病在气，无食辛(气病无多食辛)	病在骨，无食咸(血病无多食咸)
	令人癃	令人变呕	令人悗心	令人洞心	令人渴
过食五味引起所克之行的病变	肝气以津，脾气乃绝；肉胝胎而唇揭	脾气不濡，胃气乃厚；皮槁而毛拔	心气喘满，色黑，肾气不衡；骨痛而发落	筋脉沮弛，精神乃央；筋急而爪枯	大骨气劳，短肌，心气抑；脉凝泣而变色

（1）辛味药禁忌

《汤液本草》中指出"辛味药不宜多用，多用则耗散元气"；口渴者也不宜使用辛味，如《注解伤寒论》载"半夏辛而燥津液，非渴者所宜"。刘完素比较详细地论述了辛热药的服用禁忌。《素问玄机原病式》载"如表热当发汗者，用辛甘热药。苟不中其病，尚能加害，况里热郁结，不当发汗，而误以热药发之不开者乎？又如伤寒表热怫郁，燥而无汗，发令汗出者，非谓辛甘热药属阳，能令汗出也，由怫热郁结开通，则热蒸而自汗出也。不然，则平人表无怫热者服之，安有如斯汗出也？其或伤寒日深，表热入里，而误以辛甘热药汗之者，不惟汗不能出，而又热病转加，古人以为当死者也"，指出虽然辛热可以发表，但表证如伴有"里热郁结，不当发汗""表热怫郁，燥而无汗""伤寒日深，表热入里"这些情况时则应禁用辛热类药物，否则只会加重病情。

疔毒、发背、热疮等热性病忌辛味。如《备急千金要方》载"发背第三……此病忌面酒五辛等""九漏……宜禁五辛酒面，及诸热食"。疔毒、发背、热疮等热性病忌辛味是对《黄帝内经》中辛味五行属阳，辛能散思想的继承与应用。

（2）甘味药禁忌

酒客、呕家忌甘。《伤寒论》中指出"酒客忌甘""呕家忌甘"。甘味多食伤脾。《本草衍义补遗》枣条载"《经》言：补脾未尝用甘。今得此味多者，惟脾受病，习俗移人，《衍义》亦或不免"；石蜜条载"甘，喜入脾。其多食害必生于脾"。甘能作胀，甘能满中，中焦痞满者慎用。如大枣、甘草、饴糖、蜂蜜、龙眼等甘味药，由于"甘能作胀"，中焦痞满者慎用。

（3）苦味药禁忌

李东垣指出脾胃虚弱之人应忌用苦寒类药物。《脾胃论》载"温能除大热，大忌苦寒之药，损其脾胃。脾胃之证，始得则热中，今立治始得之证"。苦寒伤胃，不宜长期服用，中焦虚损者忌苦寒。如《古今名医方论》导赤散条记载"此方凉而能补，较之用苦寒伐胃，伤其生气者远矣"。《古今名医方论》记载"谓风寒外伤其形为有余，脾胃内伤其气为不足，遵《内经》劳者温之，损者益之之义，大忌苦寒之药，选用甘温之品，升其阳以行春生之令"。

（4）酸味、咸味药禁忌

咳、喘、上气忌咸、酸。医书中咳、喘、上气忌咸、酸的记载有很多，如"治久咳……芫花二两。水二升，煮四沸，去滓，纳白糖一斤。服如枣大。勿食咸酸"（《肘后备急方》）；"治大腹水肿病方……瘥后，节饮及咸物等"（《肘后备急方》）；《广济》疗肺气，痰上气急及咳方……忌酸、咸"（《外台秘要》）；"崔氏疗上气暴咳方……忌醋、咸"（《外台秘要》）。

此外，金创也忌多食酸、咸，如《备急千金要方》载"金创忌多食酸、咸""盐肤疗，其状大如匙面，四畔皆赤，有黑粟粒起，忌食咸物""凡金疮出血，其人必渴，当忍之，啖燥食并肥腻之物以止渴，慎勿咸食"。

咳、喘、上气、金疮等病后忌咸是对《黄帝内经》中咸味"令器津泄"，酸味收敛邪气思想的继承与应用。

2. 中药五味的标定原则探讨

2.1 中药五味标定源流

2.1.1 口尝药味——远古至战国

瑞士心理学家皮亚杰在其心理学著作《发生认识论原理》中说"人类通过活动所直接获得认识的这一阶段被称为感知运动阶段，在这一阶段没有思维或逻辑的参与。随着人类的认识能力和水平的逐渐发展，逻辑和思维进入认识领域，产生了前运演和具体运演的思维阶段"。中药药味的认知也同样如此。虽然没有明确的文献记载，但从发生认识学的角度来看最初中药药味的获得应为口尝，口尝药味是人类对于（药物）味认识的本体，是药味认识的起源。从现有文献来看，自原始社会到战国时期五行思想产生之前作为感知活动的口尝应是药味获得的唯一途径。

2.1.2　理论药味萌芽与口尝药味的标准化——战国至北宋

阴阳五行作为中国文化的骨架，是从战国后期进入、战国后期到西汉中期陆续形成的。虽然在春秋战国时期人们所能辨识的药味不止五种（补充参考文献），但受五行思想的影响，药味被称作五味，这种称谓在当时的非医学文献中已经大量可见。如《大戴礼记》载"辨轻重，制刚柔，和五味以节食"。西汉前期，随着奠基性医学著作《黄帝内经》与东汉初期药学专著《神农本草经》问世，二书均将药味称为五味，五味这一称谓连同其"关联性思维"的特有属性便被固定在中医学术体系中。如《神农本草经》载"药有酸咸甘苦辛五味"，且收载的六芝条，其中赤芝味苦，黑芝味咸，青芝味酸，白芝味辛，黄芝味苦，符合五行与五色的对应关系。不同于早期口尝药味，医学领域中的五味是具有思维或逻辑参与的具有思辨属性的药味。那些属于基于五行关系理论的反推药味，如"黑芝味咸"，这里称之为理论药味。在药学专著《神农本草经》乃至宋以前的绝大多数医药学文献中所载药味大多为口尝所得，兼有少量五行理论反推的理论药味。

然而，由于口尝药味的影响因素颇多，这也就直接导致了初期本草著作对于中药五味的标定异说并存，如《吴普本草》中便收录了"神农""黄帝""雷公""桐君""岐伯""扁鹊""李氏""一经""医和"九种不同的五味标定记载，造成初期中药五味认识的混乱。

南北朝时陶弘景《本草经集注》对中药五味进行整理，统一中药五味，并提出"识识相因"的中药五味标定方法，构成主流本草中薪火相传的药味基础。唐宋间对于已有中药五味的修订是在《本草经集注》的基础上进行的。《新修本草》《开宝本草》《嘉祐本草》《经史证类备急本草》《经史证类大观本草》《政和新修经史证类备用本草》等几部官修本草中对于药味的记载多能保持原貌，仅就少量基原（品种、用药部位等）发生变化的药物做出相应的修订。虽然在此期间亦有如《药性论》《日华子本草》等非主流本草著作对于中药五味的标定与《本草经集注》有很大的不同，但对后世主流本草药味标定的影响不大。由此可见，宋以前本草典籍将药味作为药物的一种自然属性进行标注，其中所记载的药味基本上是以口尝为主进行标定与修改的。

2.1.3　理论药味的大量涌现及其对口尝药味的修改——北宋至当代

北宋末年是口尝药味与理论药味的分水岭，代表本草著作是《本草衍义》。这一时期正是医学中的五味理论向本草学渗透、影响本草学产生中药五味理论系统的时期。《本草衍义》之前本草著作中的药味主流标定为口尝五味，而《本草衍义》中涌现了大量理论药味。这一时期的理论药味多是根据药物功效及中医五味理论反推的药物之味，如芒硝具有泄热的功效，根据"热淫于内，治以咸寒"的理论反推芒硝具有咸味。理论药味并非真实的药味，而是通过理论推导，人为规定的药味。自《本草衍义》后金元时期大量的医药著作如《注解伤寒论》《宝庆本草折衷》《绍兴本草》《珍珠囊》《药类法象》《汤液本草》《本草衍义补遗》乃至明清时期的大量本草著作如《本草蒙筌》《本草纲目》《本草正》《本草乘雅半偈》《本草发明》《本草真诠》《本草述》中都或多或少地出现了理论药味，对已有口尝中药五味进行修订，并在《汤液本草》《药品化义》《本草经疏》《本草述》《本经疏正》中达到了高峰，但同一药物在不同古籍文献中所载药味并不完全一致，这一现象一直延续至今。1977年版《中国药典》首列中药，其中收录的每味药物都标注了药味，但书中并未给出其标定药味的依据与参考，直至 2020 年版《中国药典》仍是如此。

2.2　历代本草著作中中药五味标定方法总结

通过分析目前所存历代本草的中药药味，发现中药药味的标定方式主要有以下两大类五种具体标定方式。

2.2.1　真实药味

中药的真实滋味由口尝得来，并且口尝药味在古代本草典籍中往往作为中药五味标定与修改的主要方式。

2.2.2　理论药味

理论药味则由于其推导理论的不同主要分为以下几种。

（1）五行属性反推

以五行的相关性来推断中药五味。如《神农本草经》六芝条，黄芝色黄，五行属土，因此味标为甘。《本草拾遗》玉石部多为矿物金属药，五行属金，其味绝大多数标为辛等。但以五行属性反推的药物具有强烈的臆断性，所以历代本草以这种方式标定药味的药物极少。此外，《桐君采药录》可能是采用了这种方式标注药味，但该书已经佚失，甚为可惜。

（2）毒性反推

东汉以前人们认为酸、苦、辛为毒，这时的毒只是厚、过度之义，并无现代意义上的毒性之义。虽然东汉以后毒的概念从"厚、极"之义逐渐向现代意义上的毒性过渡，但我们仍可以看到这种思想在药物药味标记上的影响。如东汉到唐代本草中许多标明毒性的药物多为酸、苦或辛味。

（3）以类相推

以类相推所获得药味的方式主要产生在南宋时期。这种药味的标定方式首次见于《绍兴本草》。虽然书中没有明确提出这个名词，但从其书中对于药味的标注说明中已经可以清晰地看出这种"以类相推"的药味获得方式。如蚕退条：《本经》不载性味，当与蚕同是矣"，因此蚕退的五味标注与蚕相同，如此等等。至《宝庆本草折衷》明确提出了"于种类中求性味"的说法，即以类相推的药味获得方式。

（4）功效反推

功效反推的中药五味标定方式自宋《本草衍义》为始。以药物功效反推药味是以其相应的理论为桥梁的。主要有五大理论体系即五行配属五味理论体系、五脏苦欲补泻五味理论体系、气味阴阳薄厚升降五味理论体系、变通运气五味理论体系及其他散在的五味功效理论支撑着由药效向药味的反推。以五行配属五味理论反推的药味如《本草衍义》栗条：栗具有补肾气的功效，以咸入肾的理论反推栗味咸；以五脏苦欲补泻五味理论反推的药味如《注解伤寒论》：干姜、细辛、半夏具有行水气而润肾的功效，以肾苦燥，急食辛以润之的理论反推上三味药具有辛味；以气味阴阳薄厚升降五味理论反推的药味如《汤液本草》茯苓条：茯苓具有渗泄的功效，以淡能渗泄的理论反推茯苓具有淡味；以变通运气五味理论反推药味如《汤液本草》芒硝条：芒硝能够泄热，以热淫于内，治以咸寒的理论反推芒硝具有咸味；等等。

兹将历史上中药五味的获得方式加以总结，见图 1-6。

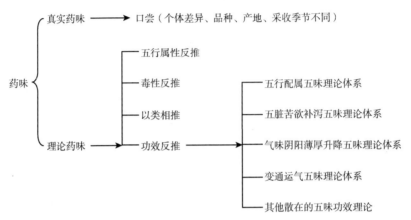

图 1-6　药味获得方式图

本文开篇即提出：历史上不同文献对中药药味的记载是混乱的。水土质异、采收季节不同、名实讹误、角度不同、性味双重、前错后改、炮制方法等均可导致药物标注的不同，甚至截然相反，不同认识论来源的药味标定方法，如五行学说的泛化使用、取类比象的局限性及简单归纳法在五味理论中的运用必然会产生不同的药味认知结果。因此，有必要对中药味的标定原则进行探讨，才能更好地指导药味规范化标定。

2.3　中药五味标定原则探讨

基于上文对中药五味标定历史和方法的认知，我们来探讨中药药味标定的原则。

2.3.1　药味标注应同时标注口尝药味与理论药味（图 1-7）

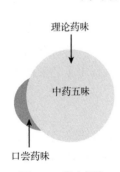

图 1-7　药味标注

从历史发展来看，中药五味早期多采用口尝标定。但由于五味自进入医学领域便带有五行思想的基础，早期本草文献中也有少数药味来源于基于五行理论进行的人为所规定的药味标定。宋代以后，医家开始尝试用理论药味对口尝药味进行修改，这种修订在明清时期达到高峰，并一直延续至当代。因此，从历史发展观来看，口尝药味与理论药味均为药味的组成部分。口尝药味与理论药味的关系类似于语言学中官方语言与地方语言的关系。口尝药味是药物的自然属性，古代主流官修本草中标注的药味以口尝药味为主。如果说口尝类似于官方语言，那么在某种特定理论指导下产生的理论药味，就类似于在特定的地理条件、特殊的社会经济历史因素，系列音变现象在不同的地区发展不一致的前提下产生的地方语言一样。并不能因为有了官方语言而消灭地方语言一样，有了口尝药味也不能消除理论药味。而且，虽然官方语言作为标准语言，但在实际应用中人们多还是倾向于使用地方语言来交流，正如同医学中更多地会使用理论药味来指导药物的临床应用。也就是说口尝药味在古代本草著作中占据主体地位，但理论药味却更符合中药五味理论系统，是药味的根本。正因如此，本文认为对药物药味的标注应同时标注口尝药味与理论药味。

2.3.2 口尝药味标注方法探讨

口尝药味虽然受到口尝者的个体差异、中药品种变更与差错、药物产地不同、采收季节不同等诸多因素的影响，造成口尝药味的结果不同。但历史上对于口尝药味的标定方法仍有一定的原则可以遵循。先秦时期采用的是推崇权威的做法，因此有"言味者予易牙"之说，《韩非子》也曾提出"酸甘咸淡，不以口断而决于宰尹"，易牙是当时非常著名的厨师，宰尹即掌管膳食的官职，他们对于味的鉴别都具有权威性，而这种权威性的体现恰恰是他们对于味具有更为精准的把握所致。遵循惯例，我们也应借鉴古人这一方式来处理口尝药味混乱问题。

本草著作中主流本草著作多为官修本草，具有药味把握的准确性和权威性，且它们对于药味的标注基本上一脉相承，因此，可作为中药五味标定的主要资料来源。在诸多官修本草著作中，南宋的《绍兴本草》是口尝药味与理论药味的分水岭，南宋以前官修本草的药味均为口尝获得，南宋以后的官修本草中夹杂了理论药味，因此，宜选用南宋《绍兴本草》之前的官修本草为准对药味进行标定。而南宋以前以《嘉祐本草》长于药物品种的考订，随之而来的对药味标注也最为精致，其后出的官修本草如《经史证类大观本草》《政和新修经史证类备用本草》基本上只是照搬了《嘉祐本草》药味。明代以后，以《本草纲目》为主流本草的代表性著作，书中基本继承了《嘉祐本草》药味，并对新增药物进行口尝识别，加以标注。因此，药味的口尝药味宜遵循《嘉祐本草》的记载加以标注。

2.3.3 理论药味标注方法探讨

（1）理论药味应作为中药药味标注的根本

"象"指事物自然运变的动态表现，即变动者的现象，体现了明显的时间性，是以时间为主，空间为辅，时间统摄空间。以"象"为认识层面的思维，着眼于不断运动变化的事物现象，将重心放在自然的时间过程，因而必须主要依靠意象思维和综合方法，以抽象方法为辅助，视整体决定局部，不对世界进行个别和一般、本质和现象的分割，而在主客互动中寻找现象的规律。中医学本身是"象思维"为指导临床实践的医学，比如我们说风邪，并非我们感受到了风的吹动，而是机体表现出震颤、蠕动、抽动、强直等"风象"症状，我们据此判断为风邪。同理，药物具有解表发汗，表现为能行、能散的功效，我们就反推药物具有辛味。如果我们说口尝之味属于药物的"自然属性"，那么通过功效或其他理论反推药物之味是进入思维层面的主体体悟之味，属于"理论药味"，更多

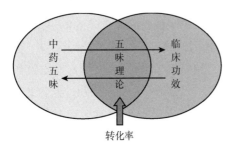

图 1-8　中药五味理论系统

体现了在自然属性基础上的药物的能量和功能属性，显然理论药味比口尝药味更为符合中医学象思维的理论特点。

另外，从结构主义的思想来看，中药五味理论系统（图 1-8）也是从宋代开始才真正地建立起来，这个系统的三个要素即药味、理论与临床功效是统一的，因此与理论切合度更高的"理论药味"应该作为药味标注的根本。

（2）理论药味的不确定性分析

从理论反推药味实际上是借助中药五味理论系统的自身稳定性，从五味功效（成分之一）出发，运用中药五味理论（转化率）来求得中药五味（另一成分）的过程。如果要保证这个过程的可靠性，必须满足五味功效与中药五味理论的精准性。即使我们接受古籍文献中所记载的药物功效是真实可靠的，但是由于中药五味理论尚有缺陷，其中又有相互重叠和矛盾之处，因此导致由此而推导的药味就会产生不一致。比如苦味的功效是"苦泄"，作用趋势是向下的，但也有书中记载"苦发"，作用趋势向上、向外，而向上与向外是截然相反的作用趋势。但在什么情况下表现为苦泻、什么情况下表现为苦发，古籍中并无论述。

此外，中药五味理论系统从属于中药药性理论大系统。从药物到药效之间，除了五味理论还有其他的四气、归经、形性等不同理论作为系统的转化率。由于古人在这方面没有更加深入的思考，我们很难对具体药物中的理论转化率做出定量判断。换句话说，即使一味中药的功效是确定的，我们也不好判断这个功效是来自于药物的四气、归经、形、色、质、地等维度中哪一维度"象思维"的表达，每一维度的表达又在中药功效中占据了多少比率。如五灵脂具有通行活血之功能，但本草书中所标注的五灵脂之味或为苦或为甘，均不能体现五灵脂"能行"的功效。李时珍说"五灵脂，足厥阴肝经药也。气味俱厚，阴中之阴，故入血分。肝主血，诸痛皆属于木，诸虫皆生于风，故此药能治血病，散血和血而止诸痛"（《本草纲目》）。显然，五灵脂能行能散的功效与其药味无关，而与其为肝药、虫药之"象"相关。又如石菖蒲味辛，具有主治风寒湿痹的功效。这个功效既可以用五味功效理论中辛味具有能行能散的作用来阐释，也可以用菖蒲"能于水石中横行四达，辛烈芳香，则其气之盛可知，故入于人身，亦能不为湿滞、痰涎所阻"的形态特征来阐释。那么是否应该将五灵脂依据其功效反推为辛味呢？在石菖蒲治疗风寒湿痹这个功效中辛味和形态特征的表达又都占多少比率？通过以上的举例我们就可以看出通过临床功效与已有的中药五味理论来反推中药的药味在实际执行中存在的困难。

（3）理论药味标注方法探讨

宋代以后医家开始以理论药味修改口尝药味，如果我们看这些医书中所修订的药味会发现不同医家对五味的修订不同，如延胡索，李杲云"辛"，《汤液本草》云"苦、辛"，《药品化义》云"苦重略辛"；天麻，《药性论》云"甘"，《汤液本草》云"苦"，《药品化义》云"甘"；等等。造成这种不同的原因是医家所依据的五味理论不同所致。因为五味理论的复杂性，我们不能粗暴地判定哪一个理论药味是错误的，古代医家所有修改的理论药味只要有其理论依据及其对应的功效，都是一次对理论药味标定的有效尝试，我们都应采纳并进行标注。值得注意的是，我们在采纳标注理论药味的同时，也应一并标注出其所依据理论，这也体现了系统论中药味、药效与理论三者缺一不可的原则。

2.3.4　药味的共时性与历时性问题

系统的结构论也告诉我们，由于药性理论并非一成不变，会有所发展；药物的物种、栽培、产地等也会有所改变；这些变化都会导致理论药味和口尝药味的改变，出现共时性药味和历时性药味，但这都属于系统内的稳态结构调整。

2.3.5　药味标准原则小结

综上所述，古代药物药味的标注看似非常混乱，实则有一定规律可循，如果我们顺着这些规律再去理解古书中混乱的药味标注，分析制订药味的标注原则就会十分明晰。药味的标注原则可以概括为药味标注应首先分口尝药味和理论药味进行标注。口尝药味的标注以主流权威性的本草著作《嘉祐本草》中记载的药味为主要参考文献。理论药味应主要参考宋以后本草文献如《汤液本草》《药品化义》《本草经疏》《本草述》《本经疏正》等书籍，理论药味的标注一定选择有明确的理论来源且与其对应功效相符合的药味，并注明其相关理论及其主治功效。此外，还应注意药味的共时性与历时性问题，并排除由于书籍的版本中传抄错误带来的误差。

2.4　药味标注示例

表 1-5 以香附（莎草根）为例，对历代记载香附（莎草根）药味的中医药书籍（清及清代以前）进行搜集整理，旨在对中药药味标注标准进行综合探究。

表 1-5　香附（莎草根）历代中医药书籍药味标注表

时期	著者	著作	香附药味标示	药味标注理论
梁	陶弘景	《名医别录》	甘	主除胸中热，充皮毛。久服利人，益气，长须眉
唐	苏敬等	《新修本草》	甘	
宋	掌禹锡等	《嘉祐本草》	甘	
宋	唐慎微	《证类本草》	甘	
宋	寇宗奭	《本草衍义》	苦	亦能走气
金	张元素	《珍珠囊》	甘，苦	快气
元	王好古	《汤液本草》	甘	
明	兰茂	《滇南本草》	辛	
明	王纶	《本草集要》	甘	
明	刘文泰等	《本草品汇精要》	甘	
明	俞弁	《续医说》	苦	香能窜，苦能降，推陈致新
明	叶文龄	《医学统旨》	甘	
明	许希周	《药性粗评》	苦，甘，辛	
明	贺岳	《医经大旨》	辛	辛散

续表

时期	著者	著作	香附药味标示	药味标注理论
明	陈嘉谟	《本草蒙筌》	苦，甘	
明	方谷	《本草纂要》	苦，甘	
明	王文洁	《太乙仙制本草药性大全》	苦，甘	
明	皇甫嵩	《本草发明》	甘	
明	李时珍	《本草纲目》	辛，微苦，甘	其味多辛能散，微苦能降，微甘能和
明	薛己	《本草约言》	苦，辛	辛散。入血分而行滞血，入气分而行滞气
明	杜文燮	《药鉴》	甘，辛	快气开郁
明	李中梓	《雷公炮制药性解》	辛，甘	主发散疏通
明	缪希雍	《神农本草经疏》	甘，苦，辛	辛主散，苦温主降泄。肝主怒而苦急，肺苦气上逆而主皮毛，怒则气上逆，逆则胞中热。降则肝气平而胸中热除，肺得安而皮毛自充
明	倪朱谟	《本草汇言》	苦，辛，甘	
明	张景岳	《本草正》	苦，辛，微甘	
明	贾所学	《药品化义》	辛重，微苦，云甘非	辛主散，苦主降，用以疏气开郁
明	李中梓	《本草通玄》	辛，甘，微苦	
清	沈穆	《本草洞诠》	甘，苦，辛	
清	刘若金	《本草述》	甘，辛，苦	味甘，甘为生气生血之源，兼有辛，属金归肺，所主者气也。后又兼有苦，苦属火，归心，所主者血也
清	郭佩兰	《本草汇》	甘，苦，辛涩	其味多能辛散，微苦能降，微甘能和，亦兼通十二经气分者也
清	王翊	《握灵本草》	甘	
清	汪昂	《本草备要》	辛，苦，甘	味辛能散，味苦能降，味甘能和
清	陈士铎	《本草新编》	苦，甘	
清	顾靖远	《顾松园医镜》	辛，苦	开郁快气。辛能散之，苦能降之
清	张璐	《本经逢原》	辛，微苦，甘	
清	太医院	《药性通考》	甘，苦，辛	能散、能降、能和，乃血中气药
清	姚球	《本草经解要》	甘	
清	黄元御	《玉楸药解》	苦	
清	吴仪洛	《本草从新》	辛，苦，甘	味辛能散，味苦能降，味甘能和
清	汪绂	《医林纂要探源》	辛，微甘	辛补甘缓，行而有节
清	严洁，施雯，洪炜	《得配本草》	辛，微苦	

续表

时期	著者	著作	香附药味标示	药味标注理论
清	徐大椿	《药性切用》	辛，苦，微甘	
清	黄宫绣	《本草求真》	辛，苦	散滞，活血通经
清	杨璇	《伤寒瘟疫条辨》	苦，辛	
清	陈修园	《神农本草经读》	微甘	
清	黄凯钧	《友渔斋医话》	辛，苦	辛散苦降
清	王龙	《本草纂要稿》	苦，甘	
清	张德裕	《本草正义》	苦，辛	行气血之滞
清	杨时泰	《本草述钩元》	甘，辛，微苦	味甘，甘为生气生血之源，兼有辛，辛金归肺而主气，后兼有苦，苦火归心而主血。夫辛甘为阳，甘多兼辛，是阳居其有余也。苦为阴，甘多苦少，是阴居其不足也。先甘而次兼乎辛，由辛而次兼乎苦，本有余之阳，并入于阴而效其用，犹肺气下降入心而生血之义，故为阳中之阴，血中之气药也
清	叶桂	《本草再新》	辛	
清	陈惠亭	《本草撮要》	苦，辛	

讨论：香附，《中国药典》（2020 年版）记载为莎草科植物莎草 *Cyperus rotundus* L. 的干燥根茎。味辛，微苦，微甘。古籍中香附也被记载为莎草根。香附最早就是以莎草根的名字被收录于《名医别录》中，并记载其味"甘"。宋及以前本草如《本草经集注》《新修本草》《证类本草》多记载其味为"甘"。由于宋以前的药味多为口尝，因此甘味为香附的口尝药味。宋代《本草衍义》首次记载了香附味苦，并较其前代本草多了"亦能走气"的功效，但苦味没有相关理论与"走气"功效相联系。至明代《续医说》一书首次明确了苦能降，并补充了香附"推陈致新"的功效。明代《药性粗评》增补了香附的辛味。贺岳《医经大旨》之《本草要略》也记载了香附味辛，并明确指出香附辛散的功效。至明代李时珍《本草纲目》记载香附"辛，微苦，甘"，并指出"其味多辛能散，微苦能降"，将药味与药效通过"辛散、苦"这一变通的五味苦欲补泄五味理论建立了联系，这一论断多为后世医家所采用，说明"苦、辛"为香附的理论药味。但从明至清代不同书籍中对香附的药味记载仍有不同，或为"苦、甘"，或为"苦、辛"，或为"甘、辛"，或仅为"甘"，但总归不出"甘、苦、辛"三味。鉴于此，我们将香附的药味标定如下。

香附（莎草根）

【口尝药味】甘。

【理论药味】辛、苦（变通五味苦欲补泄五味理论体系：味辛能散，苦能降）。

【主治与功效】开郁气而调诸气，散时气寒疫，利三焦，解六郁，痰饮痞满，胕肿腹胀（辛能散）；推陈致新，消饮食积聚（苦能降）。

| 第二章 | 中药五味药性理论辨识及其现代研究思路与方法 |

中药五味药性理论是中药药性理论的核心内容之一，其与四气、归经、升降浮沉、十八反和十九畏等共同构成药性理论基本内容。五味与四气、归经、升降浮沉之间存在复杂的内在联系，并作为临证立法、配伍组方的重要依据。五味药性理论形成历史悠久、内容纷乱庞杂，体系、概念变化不一，缺乏系统的梳理和辨析；五味的化学生物学表征研究尚很少见诸报道。虽然五味理论作为临证立法、配伍组方的重要依据，但由于缺乏系统整理和现代研究，已在一定程度上制约了其发展和对临床的指导作用。因此，中药五味药性理论的系统辨识及其现代研究，对于传承和发展中医药理论，用现代方法阐释中医药理论的科学内涵，指导临床实践，均具有重要的现实意义。

第一节 中药五味药性理论辨识及其化学生物学实质表征路径

1. 中药五味药性理论辨识

1.1 五味概念溯源

五味概念最初源于人们对食物味觉的感知和分类界定。《说文解字》谓："味，滋味也……从口未声。"春秋战国及秦汉时期各家学说对"味"均有阐述。《荀子·哀公》曰"非口不能味也"；《荀子·正名篇》曰"甘、苦、咸、淡、辛、酸、奇味以口异"；将"味"作为药性理论，最早见于《黄帝内经》与《神农本草经》。《素问·至真要大论》记载："辛甘发散为阳，酸苦涌泄为阴，咸味涌泄为阴，淡味渗泄为阳。"《素问·脏气法时论》最早概括了五味与功效的关系："辛散、酸收、甘缓、苦坚、咸软。"《神农本草经》指出"药有酸、咸、甘、苦、辛五味，又有寒、热、温、凉四气及有毒无毒"，首次把药味的概念引入本草著作，产生了药物五味，并将其作为药物五味理论的基本思想。后世医家在此基础上进行补充，使"五味"理论逐步得到完善。

1.2　五味药性理论的内在联系和相互关系

五味理论是药性理论的核心内容之一，其与药性理论中的四气、升降沉浮、归经、有毒无毒、配伍、禁忌等存在密切的联系。

1.2.1　五味与四气

"四气"即药物的寒、热、温、凉四种药性。"气"与"味"联系最为密切。缪希雍谓"物有味必有其气，有气斯有性"，强调药性是由"气"和"味"共同组成的，两者密不可分。"味"更多反映中药的物质属性，"性"则偏重中药的功能属性，在某种程度上，两者是"体"与"用"的关系，"体用一体，各有偏重"。徐大椿《神农本草经百种录》云"入口则知其味，入腹则知其性"，更加论证了这一观点。

药物的性味相同，作用相近。例如，辛温药物大都有解表散寒的作用，苦寒药物大都有清热泻火的作用。药性相同而药味不同，则功效不同。同是温性药，麻黄辛温解表散寒，杏仁苦温下气止咳；同是寒性药，金银花甘寒清热解毒，木通苦寒利尿通淋。要正确辨识药物的作用，应将两者结合看待。药物的气味所表现的药物作用及气味配合的规律是错综复杂的。这种复杂的关系，使药物呈现多种多样的作用。

1.2.2　五味与归经

归经指中药对人体某部分（组织部位或功效网络）具有选择性治疗作用的特性，即某药对某些脏腑经络有特殊的亲和作用。脏腑经络学说是归经理论形成的基础。五味与归经的关系早在《黄帝内经》中已有体现，《素问·至真要大论》云"夫五味入胃，各归所喜。故酸先入肝，苦先入心，甘先入脾，辛先入肺，咸先入肾，久而增气，物化之常也"，表明"味"因其功能特性与相应的脏腑构成了固定的对应关系，进而能选择性地治疗相应的脏腑疾病。如《素问·脏气法时论》中记载"肝苦急，急食甘以缓之。……心苦缓，急食酸以收之。脾苦湿，急食苦以燥之。……肺苦气上逆，急食苦以泄之。……肾苦燥，急食辛以润之"；又有"肝欲散，急食辛以散之，用辛补之，酸泻之。……心欲软，急食咸以软之，用咸补之，甘泻之。……脾欲缓，急食甘以缓之，用苦泻之，甘补之。……肺欲收，急食酸以收之，用酸补之，辛泻之。……肾欲坚，急食苦以坚之，用苦补之，咸泻之"。

1.2.3　五味与升降沉浮

升、降、浮、沉是指药物作用于机体上下表里的作用趋势。升是上升，降是下降，浮是外行发散之意，沉是内行泻利之意。药物气味的厚薄能够决定其作用的升降浮沉。在古时文献中"气""味"在药物不是独立的概念，而是统一的整体。《素问·阴阳应象大论》有"味厚者为阴，薄为阴之阳；气厚者为阳，薄为阳之阴"之理论。元代名医李东垣记载："味薄者升，气薄者降，气厚者浮，味厚者沉。"明代李时珍也提出"酸咸无升，甘辛无降；寒无浮，热无沉，其性然也"。味辛甘、气温热的药物，多主升浮；味酸苦咸，气寒凉的药物，多主沉降。清代医家汪昂在《本草备要·药性总义》中也指出"辛甘发散为阳，酸苦涌泄为阴，咸味涌泄为阴，淡味渗泄为阳，轻清升浮为阳，重浊沉降为阴，阳气出上窍，阴气出下窍"，进一步论述了辛甘淡属阳，为升浮之品，如薄荷、连翘；酸苦咸为阴，为沉降之品,如熟地黄、大黄。

1.2.4　五味与功效的关系

五味最初是指药物的真实滋味,后来逐渐将药物的滋味与作用相联系,并以味解释和归纳药物的作用,如辛"能散、能行",甘"能补、能缓、能和",酸"能收、能涩",苦"能泄、能燥、能坚",咸"能下、能软"。同一性味的中药可以具有不同功效的药效作用,如辛味中药具有活血化瘀、清热解表、温经止痛等不同药效;同一类功能的中药可以具有不同的性味,如活血化瘀药具有酸、咸、甘、苦、辛五味,又有寒、热、温、凉四气。因此,存在"性效等同""性效有别""性效互参"等联系和规律。

1.2.5　五味药性理论在临证配伍用药中的运用

中药配伍理论是中医药理论的核心内容,在中药配伍理论中,"七情和合"被视为中药配伍理论之纲。基于气味配伍的药对多是中药方剂的"方根",而方根是方剂中不可轻易减除的药味。《素问·脏气法时论》指出五脏苦欲补泄的论治、配方规律,如"肺苦气上逆,急食苦以泄之""肝欲散,急食辛以散之",故有"四时五脏,病随五味所宜也"。以药物五味之性去纠正脏腑"苦欲"之偏,正是体现"方-证对应"的制方大法,"方从法立,以法统方",执法以制方。《素问·至真要大论》提出药物的气味薄厚与寒热温凉是制方的基础,"急则气味厚,缓则气味薄,寒热温凉,反从其病"。金代成无己撰《伤寒明理药方论》,提出了"是以制方之体,欲成七方之用者,必本于气味生成,而制方成焉"。张元素也在《医学启源·用药备要》中指出"凡药之五味,随五脏所入而为补泄,亦不过因其性而调之",并创立了药物升降浮沉说,且与气味配伍制方相联系;发明了药物归经理论,并与气味配伍制方相联系;并确立了"风制法""暑制法""湿制法""燥制法""寒制法"等制方大法。历代医家多以其为配伍立法,如叶天士《临证指南医案》指出"论药必首推气味",可见气味配伍是体现中医药理论特点的核心内容。

根据药物中辛、甘、酸、苦、咸五味的功能特点和病证的病因、性质、病位及病势,选择有针对性的药物组成方剂,也是临床组方的重要方法之一。五味也能与其他药性配伍,在方剂中多有体现。气(性)味配伍有甘温除热、甘凉濡润、苦寒清热、辛温解表、甘寒清气生津等。五味还可以与引经药配伍,对五味的功效有一个很好的"引向"作用。五味各有所喜,各走其脏,既要熟悉五味的一般规律,又要掌握每一药味的特殊治疗作用及气味配合的规律,这样才能很好地掌握药性,认识药物的特点,更准确地遣药组方,指导临床用药。

2. 五味药性理论现代研究总体思路与研究模式

2.1　五味药性理论认识视角

2.1.1　从历史的角度认识五味理论

五味药性理论的形成具有深远的历史渊源,概念的产生、哲学思维、内涵的发展和演变等具有浓重的历史色彩。研究五味药性理论就应真实还原、面对理论形成的历史背景。五味与阴阳五行的哲学思维及规律的推演，五味与四气、归经、升降沉浮的关系等均是在当时的历史环境和思维模式下形成的，研究五味首先要认识五味，正确认识五味传统药性理论首先要面对历史，认识、辨析五味理论的真实内涵。

2.1.2　从动态角度看待五味理论

五味理论的形成和发展一直处在动态的变化过程中，无论是五味的功效表达，还是具体药味的性味描述，一直处在不断的丰富、变化过程中，各本草医籍记述"莫衷一是"现象亦相当普遍。研究五味药性理论应从动态角度审视、辨析、认识五味理论变化和发展过程，对应分析人种药理学经验和五味理论形成的时代联系性，梳理五味理论发展的脉络。

2.1.3　以辨证的观点分析五味理论

五味药性理论基于阴阳五行的哲学思维，辨证的观点是其理论内核。同时，又由取类比象、演绎推理等方式得出普遍规律。五味理论具有极为丰富的科学内涵，但也毋庸讳言，传统五味理论中也一样会存在不合理的内容，尤其是五味的普遍规律不一定完全适合每一个具体药味的个性特征，研究五味理论应以辨证的观点面对传统药性理论，判断甄别，去芜存菁，正确继承中药五味药性理论。

2.1.4　以普遍联系的观点统筹五味理论

五味药性理论不是孤立的，具有丰富的内涵和外延，五味与四气、归经、升降沉浮、功效作用、配伍禁忌、临证治法等具有广泛的联系。研究五味理论就应从五味的完整性出发，以普遍联系的观点，抽丝剥茧，阐释和表征相互联系的规律性。

2.2　五味理论现代研究和表征模式

2.2.1　以系统论的观点统筹五味理论研究

药性理论符合系统论"整体取性"的特点，其性味、功效也是一类或多类物质群的整体生物效应，五味具有"系统质"的特征。"五脏苦欲补泻""治寒以热"等以性味立法的对证遣药组方也是基于药物复杂化学物质群对生命系统的综合干预，其理论内核决定了系统论的科学模式。因此，五味理论研究必须以系统论的观点统筹，既要源于系统论，又要回归系统论。

2.2.2　以还原论的方法作为实验手段和切入点

五味理论的现代研究需要对其化学和生物学实质进行客观表征，因此，在以系统论的观点统筹的前提下，还需要以还原论的方法作为实验手段和切入点，对其物质基础进行拆分、组合和表征，并以实验模型和客观指标建立味-性-效-物的关联规律。还原论是手段、方法和研究的切入点，最终还要回归到系统的理论阐释。

2.2.3　建立"性-效-物"三元论的研究模式

"药性"与"药效"（功效）均是中医药理论的核心概念，是中药临证立法、遣药组方的重要依据，是从不同侧面、不同角度对中药的生物效应表达的客观描述。"药性（味）"和"药效"体现中药的"物质基础"作用于人体疾病主体的不同层面、不同方式的生物效应表达形式，两者呈现复杂的离合关系。"性-效-物"的表征、相关性规律研究是阐释中药作用原理及配伍规律、指导临床实践的重要依据和研究路径。药性（味）与药效之间存在"性效等同""性效有别""性效互参"等联系和规律。而药性（味）本身存在"一药二性""一药多味"等情况。因此，需建立"性-效-物"三元论的研究模式，以中医药理论为核心、以物质基础为纽带、拆分和阐释"传统功效-作用机制""五味药性-生物效应表达""归经-体内过程"等的关联规律，是完整表征中药的有效性、阐释药性理论科学内涵的可行路径。

2.2.4　五味理论研究向临床应用转化

以中医药理论为基础的中药临床转化，进而用中药理论服务和指导临床实践。传统中药理论中五味药性理论占有重要的位置，并作为临证立法、配伍组方的重要依据。转换研究是当今国际上推崇的研究模式，五味理论研究向临床应用转化符合转换研究的研究模式，适合中药五味理论的理论体系特点，也是中医理论服务于临床实践的需要，因此，五味理论研究不能仅限于中药自身的边界，应从物质基础-功效作用、单味药-复方、方-证等关联的线索和路径向临床转化延伸，以证实基础理论的临床应用价值。

3. 中药"五味"药性理论现代研究方法

3.1　基于滋味（气味）属性的五味物质基础表征方法

五味最初的定义源于人们对中药滋味、气味的实际感受，故有"非口不能味也"。然而，口尝、鼻嗅是人类的实际感受和主观判断，不同人会有不同的感受和判断结果，不足以作为实验科学的手段和量化指标，也会制约五味表征及其物质基础的深入研究。近些年来，以电子舌（electronic tongue，ET）、电子鼻（electronic nose，EN）等为代表的味觉、嗅觉仿生手段对食品的味觉、嗅觉进行客观、量化的划分和表征，在食品行业得到广泛应用，借此技术手段对中药五味进行识别和表征是可行的。

电子舌技术是近年来发展的一种分析、识别液体"味道"的新型检测手段。这种技术也被称为味觉传感器技术或人工味觉识别技术。电子舌是由具有非专一性、弱选择性、对溶液中不同组分（有机和无机、离子和非离子）具有高度交叉敏感特性的传感器单元组成的传感器阵列，结合适当的模式识别算法和多变量分析方法对阵列数据进行处理，从而获得样品定性、定量信息的一种分析仪器。电子鼻利用各种传感器的仿生学技术，模仿人类后上部嗅上皮细胞的工作模式，实现对气味的检测。

嗅觉受体是一种膜蛋白，其三维结构尚未被解析，需要借助计算机进行模拟，并与中药小分子辛味成分进行对接，可进一步从分子水平表征和阐释辛味的物质基础及其表达原理。苦味的产生是由于味觉物质作用于味觉感受器（味蕾）上，目前已发现苦味的味觉相关受体为 TAS2R（taste type 2 receptors）家族，是一类 7 次跨膜的 G 蛋白偶联受体（G-protein-coupled receptors，GPCR），且研究发现苦味受体能与多数苦味中药的化学成分结合，中药苦味物质激活依赖于味觉受体第 2 家族（T2R），可认为苦味中药的味觉表达与T2R 受体有一定联系。利用味觉、嗅觉受体与中药中的化学成分进行分子对接，进一步界定"真实五味"的物质基础。

3.2　基于功能（生物效应）属性的五味物质基础表征方法

五味最初是指药物的真实滋味，后来逐渐将药物的滋味与作用相联系，并以味解释和归纳药物的作用。五味"功效属性"的表达应在中药五味理论的基础上，根据具体药味的性、味、效的特点，通过适当的药效学实验模型进行表达。其表达方式又可分为"性效等同""性效有别""性效互参"等几种表达方式。

"性效等同"是指性味的生物效应与其药效作用一致，如辛味中药"能散"，是其性味功效，又是解表药中解表的药效作用。辛味中药"能行"，是其性味功效，又是活血化瘀中药的药效作用。荆芥中挥发油具有挥发性，是辛味的物质基础，具有"宣""散"的作用，又是该药"解表"的药效物质基础，性效一致，其生物效应表达方式可通过发汗、解热等药效模型评价和表征。黄连味苦，苦能泄热，黄连中的异喹啉类生物碱既是黄连的"苦味"物质基础，也是清热解毒的功效成分，即性效等同，并可通过解热、抗菌、抗炎等药效学实验方法表征。

"性效有别"是指同一味药的"性味"物质基础与其"药效"物质基础不同，两者的生物效应表达也不一致。如虎杖味苦，具有利湿退黄、清热解毒、散瘀止痛、止咳化痰的作用，含有大黄素等蒽醌类成分及虎杖苷等二苯乙烯苷类成分，其中，蒽醌类成分味苦且具有抗凝、抗血栓等活血化瘀活性，符合"苦味"的滋味属性及功效属性，是其性味的物质基础；而虎杖苷、白藜芦醇等二苯乙烯类成分不具"苦味"的属性，不是其"性味"的物质基础，但也具有活血化瘀作用，也是其药效物质基础之一，即性效有别。川芎为活血化瘀药，有"血中气药"之称，川芎中的苯酞类成分是该药挥发油中的主要成分，是"辛味"的物质基础，能散、能行，也是该药活血化瘀的药效物质基础，具有活血化瘀作用；但川芎中的阿魏酸不具有"辛味"的属性，不是川芎"辛味""行、散""气药"的物质基础，但阿魏酸具有活血化瘀作用，是该药活血化瘀的药效物质基础。上述情况是性味与功效的"性效有别"表达方式。

"性效等同""性效有别"是从中药性味与药效异同的角度分析、甄别和破译传统药性概念的内涵，并寻求其现代化学生物学表征路径，着重体现一个还原论的研究思路和方法。"性效互参"则从系统论和中医药整体观出发，基于生命运动规律、疾病病理过程和中药复杂体系对疾病干预的特点，分析中药"性味"与"药效"的相互关系和整体生物效应表达方式。事实上，针对现代医学"病"的概念和中医"证"的概念进行药物干预，不管是"治则""临证治法""遣药组方""配伍原理"，还是药物干预途径，均不会是单一的药效学途径，更多的是作用于多个功效网络的整体效应，因此，也赋予了"性效互参"更多的内涵和外延。

基于寒热病因学的药性相关动物模型："温热寒凉"四气是药性理论的核心内容，而"热者寒之、寒者热之"又是中医治法的重要原则，《神农本草经》中即指出"药有寒热温凉四气（性）"，"疗寒以热药，疗热以寒药"则指出了以病证寒热作为用药依据的基本治疗原则，据此，建立血瘀证及寒凝、热毒亚型动物模型；以此动物模型为载体进行活血化瘀中药功效的代谢组学研究，并从中挖掘不同药性的特征生物标志物，阐释活血化瘀中药的性效关系。寒热温凉反映在机体的能量代谢上，肝脏 Na^+-K^+-ATP 酶和 Ca^{2+}-ATP 酶的活性与能量代谢有关；解偶联蛋白（uncoupling protein，UCP）是线粒体内膜上参与能量代谢的重要转运蛋白，UCP 能够将线粒体内膜外侧的 H^+ 运回基质，形成质子漏，使 ATP 合成所依赖的线粒体内膜上的电化学梯度发生改变，影响膜电位，氧化磷酸化解偶联，合成 ATP 减少，使产能转化为产热；三羧酸（TCA）循环是三大营养素（糖类、脂类、蛋白质）的最终代谢通路，又是糖类、脂类、氨基酸代谢联系的枢纽，它先于呼吸链，在线粒体能量代谢中具有极其重要的作用；琥珀酸脱氢酶（SDH）是线粒体内三羧酸循环中的酶，其活性增高表明三羧酸循环的加快，同时也标志着细胞内 ATP 生成增强，均可作为寒热药性的表征研究方法。

功能受体：受体是功能单位，又具有定位的特点，某种受体的分布可以跨器官、跨系统，这些与中医脏腑概念的特征极为相似，中药归经极有可能是与其作用于某种或某几种受体有关。如槟榔味苦、辛，归胃、大肠经，具有降气消积行水的作用，味苦能泄，槟榔中槟榔碱为胆碱受体激动剂，可增加胃肠平滑肌张力、增加肠蠕动、使消化液分泌旺盛、增加食欲，这与中医药理论中的槟榔归胃、大肠经是一致的。"辛先入肺"，辛味药大多具有宣发、解表作用，而大量的肾上腺素受体分布于肺泡内，与发汗、平喘功能关系密切，辛味中药麻黄含有麻黄碱，为苯乙胺类生物碱，是肾上腺素受体激动剂，为麻黄辛味归肺经的受体依据。

系统生物学方法：系统生物学的哲学思维和理论框架与中医药理论体系特点惊人的相似，尤其是代谢组学是诠释中药药性理论的可行手段和方法。中药药性的具体作用必定与其成分密切相关，中药成分虽然复杂，但进入体内的化学成分是有限的。体内源的药物化学成分，更能代表该药的整体药效。代谢组学就是研究机体在外界作用下体内来源的药物化学成分（生物代谢标志物、分子集合），并利用这种集合分析外界作用对机体整体功能的影响：在药性的"经点"位置分析代谢谱的改变，从代谢物组成分和含量的经时变化发现中药性味与疗效相关的生物标志物，其所揭示的生物化学变化很容易与传统手段的测定结果联系，更容易评价中药药物作用和发现药物作用的生物化学物质基础、作用机制，确定药性作用过程、机制、靶点及生物标志物，从而诠释中药性味实质及其与功效的内在联系。因而，代谢组学方法对于研究中药的整体调节机制及其多成分、多靶点作用等具有重大意义。

3.3　基于体内过程五味"归经"规律研究方法

传统药性理论中"药性走守""气味薄厚""升降浮沉""归经""引经报使""相须"等基本概念中均包含药物成分的药动学及体内过程（ADME/T）的科学内涵。基于药物传输及体内过程的基本认识，吸收入血直至达到靶器官的成分才可能是五味药性的物质基础。

因此，药动学研究药物成分在体内的吸收、分布、代谢、排泄的动力学规律，是揭示不同药性的药物传输特点、作用趋势、组织靶向和不同药味之间的交互作用及其动力学规律的可行方法。

3.3.1　基于组织分布的药性表达规律

中药五味药性的物质基础对人体某部分的组织部位或功效网络具有倾向性的分布规律。辛味中药能散能行，可上达巅顶，多与其物质基础的血脑屏障透过性有关，能在脑内高浓度分布。如麝香味辛，可开窍醒神，麝香酮为其辛味的物质基础，麝香酮能够通过血脑屏障进入脑组织并有相当浓度的分布，而且与其他主要脏器相比麝香酮在脑中较为稳定。近年来，同位素示踪、分子影像技术（如荧光探针）等方法提供药物成分体内分布的可视性手段，均为药物成分组织分布提供了可行的技术方法。

3.3.2　基于受体、靶点组织中分布的药性表达规律

中药五味的药性表达规律可借助受体学说的理论和方法进行研究、表征。受体是功能单位，又具有定位的特点，某种受体的分布可以跨器官、跨系统，这些与中医脏腑概念的特征极为相似，中药归经极有可能是与其作用于某种或某几种受体有关。如槟榔味苦、辛，归胃、大肠经，具有降气消积行水的作用，味苦能泄，槟榔中槟榔碱为胆碱受体激动剂，可增加胃肠平滑肌张力、增加肠蠕动、使消化液分泌旺盛、增加食欲，这与中医药理论中的槟榔归胃、大肠经是一致的。"辛先入肺"，辛味药大多具有宣发、解表作用，而大量的肾上腺素受体分布于肺泡内，与发汗、平喘功能关系密切，辛味中药麻黄含有麻黄碱，为苯乙胺类生物碱，是肾上腺素受体激动剂，为麻黄辛味归肺经的受体依据。

早在《素问·宣明五气》就有记载"五味所入，酸入肝，辛入肺，苦入心，咸入肾，甘入脾，是谓五入"。后世将药的味划为五类归属五脏，用以说明药物作用的选择性。五味与归经的关系反映不同性味的中药对于疾病个体的作用脏腑、经络、靶器官、功效网络、靶点、受体的倾向性和规律性。基于如上认识，通过现代化学和生物学研究手段，破译和表征五味"归经"规律。

3.3.3　基于转运蛋白介导的药性表达规律研究

药物在体内的吸收、分布和排泄过程通常是由转运蛋白参与完成的，已发现的转运蛋白主要有多药耐药蛋白（MDR）、多药耐药相关蛋白（MRP）、有机阴离子转运蛋白（OAT）、有机阳离子转运蛋白（OCT）及寡肽转运蛋白（PEPT）等。P-糖蛋白（P-gp）作为 MDR 中的一种 ATP 依赖性外排转运体，广泛存在于肠壁、血脑屏障、肾小管和肿瘤组织中，能将药物从细胞内主动转运到细胞外，降低细胞内的药物浓度，从而影响其体内吸收和靶组织分布。P-gp 的底物、抑制剂、诱导剂在常用中药活性成分中普遍存在，如黄酮类、香豆素类、生物碱类等成分能够通过多种不同机制对 P-gp 发挥抑制和诱导作用。因此，将五味药性的"药性走守""气味薄厚""升降浮沉""归经""引经报使"等规律与转运蛋白的组织特异性及功能特异性相关联，是阐释其科学内涵的又一可行方法。

4. 展　　望

长期以来，虽然在运用现代科学方法研究中药的化学成分和药理作用方面做了许多工作，取得了大量的数据，但对于这些化学成分、药理作用与中药药性理论中的性味、归经、升降浮沉及中药功效之间的关联关系却缺少研究。当前，尽管在中药药性的研究思路、技术方法方面创新较多，研究成果亦颇为丰硕，但由于受传统思维观念影响，加之中医基础理论研究缺乏质的突破，导致中医药界对药性的把握或基于临床应用经验，或本于现代对药物化学成分及实验药理学等的揭示，尽管这些认识途径都从不同层面丰富了中药药性基本特征的认识，但亦存在着各自的不足。有关中药的现代研究，均侧重从现代化学药物的药效角度来认识中药的性能、药理效应与药性，药物性能与证候基本上是各自分开研究的。性与效的分离，药与证的分离，使有关研究在揭示中医药的科学内涵上及有效指导中药临床合理运用方面极其有限。功能靶点是中药直接作用的对象，它与药性的关系研究有助于在整体层面揭示药性理论的内涵，明确四气、归经与功能靶点的关系，以及四气、五味与作用方式的关系，为利用药性理论指导中药的组方和现代药物开发奠定了理论基础。必须认识"性效关联""药证相关"的重要性，将药性与效用关系及药与证相互关联的研究结合起来，采用系统生物学尤其是代谢组学的研究手段，坚持证候和药效关系的宏观研究与机体生物标志物成分系统分析的微观研究相结合。由于药性-功效-病证之间不可分割，它们之间存在着相互依存的辨证关系，其本质上具有多层次、多因素关联特征。未来中药药性本质的研究应立足于临床，以阐明中药性效关系作为未来研究的基本导向，确立以中医药学基本理论为研究指导思想，体现继承与创新相结合的思想，实现对传统中药药性理论的创新和发展。

第二节　中药酸味的药性表达及在临证配伍中的应用

药性理论是研究药性形成的机制及其运用规律的理论，包括四气、五味、升降沉浮、归经、有毒无毒、配伍、禁忌等。中药五味药性理论是中药药性理论的核心内容之一，"酸"为其中一种药味，酸入肝，有收敛、固涩等作用，一般带有酸味的药物，大都具有止汗、止泻等作用。本节对"酸"味药进行阐述，以期为中药的临床合理应用奠定基础。

1. 中药五味中酸味概念及其内涵

1.1　酸味的含义

"酸"在春秋战国时期已有明确记载，如《荀子·正名》曰"甘、苦、咸、淡、辛、酸、奇味以口异"；《管子》曰"在味者酸、辛、咸、苦、甘也"。此时的"酸"是指饮食中的味。《神农本草经》中指出"药有酸、咸、甘、苦、辛五味，又有寒、热、温、凉四气及有毒无毒"，将"酸"引入药性理论之中。"酸"味的标注多是通过口尝，对口尝滋味并没有一个判断的标准。先秦时期对"味"的标注采用推崇权威的做法，有"言味者予易牙"之说。现代一些学者研究用 pH 来表示酸味药的强弱程度。纯酸味药 pH 多在 5 以下，兼酸味的 pH 分布较广，但仍能说明通过人的味觉体验能确定的酸味药确有酸性。

1.2 功效内涵

《黄帝内经》提出"心苦缓，急食酸以收之……肺欲收，急食酸以收之……辛散、酸收、甘缓……"，这是对酸味药物功效的最早概括。张景岳在《类经》中注云："热盛于经而不敛者，以酸收之。"结合药物的功效可知"酸"的收敛表现在酸收心气、酸收肺气、酸收津液、酸收阴气及酸敛咽疮。代表药物如芍药、五味子，《注解伤寒论》记载"芍药之酸，以收心气""芍药、五味子之酸，以收逆气而安肺""芍药之酸，收津液而益荣""芍药之酸，以收阴气"。

《汤液本草》记载"酸能收能散也"。以乌梅为例，《汤液本草》对乌梅的论述为"能收肺气，治燥嗽，肺欲收，急食酸以收之"；《本草纲目》中为"乌梅，敛肺涩肠，治久嗽，泻痢"；而《本草衍义》曰"食梅则津液泄"，说明乌梅既有酸收之性，又有散泄之功。

《尚书·洪范》曰："曲直作酸。"曲，阴也；直，阳也，酸味药能曲能直，曲者收之义，直者散之义。酸味药有收敛之性，部分酸味药具"敛"与"散"的双重功效。

1.3 酸味药的归纳和分析

1.3.1 酸味药的来源

以《中国药典》（2010 年版）为依据，其中收载中药 617 种，酸味中药较少，有 42 种。除白矾、赤石脂、花蕊石、皂矾、硫黄外，均为植物药。酸味药主要来源于蔷薇科（8 种）、芸香科（4 种）、木兰科（3 种）、大戟科（2 种）、菊科（2 种）等科属。入药部位主要是果实、果肉等。

1.3.2 酸味与五味的关系

《中国药典》（2010 年版）中记载的 42 种酸味药中，其中 8 种药无兼味，兼苦味的有 11 种，兼甘味的有 15 种，兼辛味的有 5 种，兼涩味的有 14 种，无兼咸、淡味中药。

朱红梅等认为酸味药的兼味是酸味药具有多方面功效的主要原因。如兼有涩味，则功效偏于收敛；如兼有苦味，则其偏于泄；如兼有甘味，则其功效偏于养阴和消食化积；如兼有多味，则看其兼味所占有的比例，功效偏向于主导兼味的功效。

杨丽华等总结了"酸"与其他"味"相合的功效，如酸苦相配能涌泄痰涎、清热止痢；酸甘相配能生化阴津，缓急止痛；酸辛相配能调和营卫，养血调肝；酸咸相配能涌吐顽痰，补肾涩精。酸甘咸相配能补益肾阴；酸苦辛相配能驱蛔止痛，行气除湿。

1.3.3　酸味与四气的关系

"四气"又称"四性"，是指药物的寒、热、温、凉四种药性。五味是产生四性的基础，能够决定中药的寒凉温热。明代缪希雍云"物有味必有其气，有气斯有性"，更加强调了药性是由气和味共同组成的，两者具有其内在联系和一定的规律性。归纳药典可知酸味药中寒性药有 11 种，凉性药有 5 种，温性药有 12 种，无热性药，平性药有 14 种。"酸"与不同的"气"结合，能发挥不同的功效。酸寒（凉）相合能清心滋肾，临床上用治邪热尚盛而阴液耗伤之证；酸热（温）配伍能温敛固涩、除湿活络、扶脾抑肝、温肺止咳，临床上用于治疗寒湿郁结于下、气血不得宣畅，以及肺寒停饮，咳逆上气等证。

1.3.4　酸味与归经的关系

归经指中药对人体某部分组织部位具有选择性治疗作用的特性，即某药对某些脏腑经络有特殊的亲和作用。脏腑经络学说是归经理论形成的基础。总结药典中酸味药与归经的关系，可知酸味药主要归肝、脾、肺经（表 2-1）。

赵文生总结了酸味入五脏的补泻情况，认为酸入肝为泻，酸入心为泻，酸入脾为补，酸入肺为补，酸入肾为补。《素问·至真要大论》云："夫五味入胃，各归所喜。故酸先入肝。"肝体阴而用阳，所谓"体"，是指肝的本体；所谓"用"，是指肝脏的功能活动。肝为藏血之脏，血属阴，故肝体为阴；肝主疏泄，性喜条达，内寄相火，主升主动，故肝用为阳。《素问·脏气法时论》曰："肝欲散，急食辛以散之，用辛补之，酸泻之。"《金匮要略》曰："夫肝之病，补用酸……"一为酸泻，一为酸补，两者分别是从"用阳"和"体阴"而言的。对于肝的"用阳"来说，酸敛的药物有碍于肝气的条达，逆其性为泻，故有"酸泻之"。酸能生津，酸甘化阴，肝"体阴"不足时，用酸味药能助其肝阴，补其不足，即所谓"补用酸"。

表 2-1　酸味药与归经的关系

归经	酸味药	归经	酸味药
肝	21	胆	1
心	6	大肠	13
脾	14	小肠	1
肺	18	膀胱	5
肾	11	心包	1
胃	10	三焦	0

1.3.5　酸味与升降沉浮的关系

升、降、浮、沉是指药物作用于机体上下表里的作用趋势。元代名医李东垣记载："味薄者升，气薄者降，气厚者浮，味厚者沉。"李东垣弟子王好古又将药之气味厚薄与升降浮沉分类，即"味薄者升，甘平、辛平、辛微温、微苦平之药是也；气薄者降，甘寒、甘凉、甘淡寒凉、酸温、酸平、咸平之药是也……"。明代李时珍也提出"酸咸无升，甘辛无降"。

清代医家汪昂在《本草备要·药性总义》中也指出"辛甘发散为阳，酸苦涌泄为阴，轻清升浮为阳，重浊沉降为阴"。可知味酸药物，多主沉降。

2. 酸味的表达

"酸"最初是由人口尝定义的，是由味觉表达的。味觉的发生是一种味觉物质作用于味觉的感受器，产生相应的信号，然后味觉信号通过细胞内信号转导、神经传递等过程，最终传送至大脑。学者通过受体、仿生模拟及网络药理学等新型研究方法对酸味的药性表达进行了研究，本文从以下几个方面阐述酸味表达的研究进展。

2.1　酸味表达的受体细胞

味觉产生源于味觉物质、相关受体和离子通道三要素。口味识别的第一步是介导味觉受体细胞。Ishimaru 等报道了瞬时受体电位多囊蛋白（TRPP）通道家族的成员 PKD1L3 和 PKD2L1 为酸味受体，为非选择性阳离子通道。酸味传导涉及的离子通道有酸敏感离子通道、超极化激活的离子通道和两个孔域钾通道。质子激活的 PKD1L3-PKD2L1 离子通道能够在除去酸性刺激之后被激活，即产生应答反应，并将其定义为关闭响应（延迟响应）。电生理分析表明，PKD1L3-PKD2L1 通道活性取决于 pH，而且是当周围环境的 pH 低于 3.0 时通道的活性才能表现出来，PKD1L3-PKD2L1 的关闭响应特性可以作为酸味感觉出现的解释。Miyamoto 等认为酸味信号转导过程中可能涉及三种机制，包括通过阿米洛利敏感性钠通道的质子渗透、细胞内外因素固定式封闭电导及质子门控通道来转导酸味。

2.2　酸味在味觉的表达

对于中药药味的评判，可以从药物的真实滋味来确定，也能从药物的功效反推得出。但是通过口尝药物得到的滋味没有一个客观的评价标准，虽然能采用腮腺唾液分泌平均流速测定法来测定酸性强度，但是腮腺唾液分泌由大脑感觉到酸味后指令腮腺完成并根据酸度调节分泌量的过程可能会受到其他生理条件的影响而出现误差。因而急需一种能够客观判定药味的仪器或方法。

电子舌技术（味觉指纹技术）是近年来发展起来的一种模拟人体味觉器官来分析和识别液体"味道"的新型检测手段。它兼有人类的感觉器官和现代分析技术的双重优势，具有灵敏度高、可靠性强、重复性好等诸多的优势，有良好的发展前景。通过电子舌检测，再利用主成分分析（principal component analysis，PCA）等统计分析方法对检测数据进行分析，区分药材的不同滋味。杜瑞超等对 22 种常用中药的滋味进行了检测分析。其中在酸味药的主成分得分图上，PC1 方向上自右至左有纯酸-酸苦-酸甜的变化趋势，推测与其兼味有关，其电子舌的响应规律还需进一步实验研究。根据电子舌等现代仿生技术结合化学分离分析方法，可提出酸味的表征方式及其物质基础拆分表征研究思路。

2.3　基于网络药理学的酸味表达

网络药理学是建立在高通量组学数据分析、计算机虚拟计算及网络数据库基础之上的，基于"疾病-基因-靶点-药物"相互作用网络的基础，通过网络分析，系统地观察药物对疾病的干预与影响，揭示多分子药物协同作用于人体的研究方法。而中医理论注重整体，体现了复杂的网络特质，中药又存在多靶点、多成分、多途径的特征，这与网络药理学有一定的相似之处。其中针对中药药性，匡海学等创建了新研究模式，基于中药性味的可拆分性及可组合性，提出了中药"一药 X 味 Y 性（Y≤X）"的假说。这说明中药药性是一个复杂的体系。就酸味药而言，如五味子，味酸、甘，性温，归肺、心、肾经；乌梅，味酸、涩，性平，归肝、脾、肺、大肠经，其作用机制并不是作用于单一靶点，而是多靶点、多途径整体作用的结果，可以利用网络药理学的思想，开展中药酸味表达的研究。首先通过文本挖掘建立中药数据库，预测中药靶点，并运用分子对接和复杂网络分析化学成分及靶点间的相互作用，建立中药网络药理学，这对中药药性研究有很大的促进作用，对中药酸味有着更高效、更准确的阐述，有很广阔的应用前景。

3. 酸味物质基础的研究

陈建真等对第 2 版《中药学》所含酸味中药的化学成分进行归纳分析，将酸味成分概括为三类：一是有机酸，并认为这是酸味药的共同成分，也是酸味的物质基础；二是鞣质成分；三是含生物碱、挥发油及苷类成分。吴素娟等认为酸味药材主要含有机酸、挥发油、香豆素、木脂素、生物碱、黄酮、鞣酸、苷类、环烯醚萜类和金属离子等，并从药理学角度对现代药理作用与其传统功效的相关性进行了分析。秦华珍对第 6 版《中药学》教材中 52 味酸味药进行成分分析，指出植物类酸味药的化学成分主要是有机酸和鞣质，还有各种苷类、糖类、油脂类和各种维生素等。殷健提出味酸者，多含鞣质、有机酸等，并以乌梅、五味子为例，如乌梅含有枸橼酸、苹果酸、琥珀酸等；五味子含有苹果酸、枸橼酸、酒石酸等。王惠敏等分析了中药中无机元素的量，酸味药中钾含量最高，而钾本身具有维持体液正常渗透压及酸碱平衡，参与糖、蛋白质代谢，增强神经肌肉兴奋性的功能。谷建军等将肝者"罢极之本"与酸味药中钾元素含量联系起来，将其作为补肝用酸的理论依据。

4. 酸味与其他药味的配伍应用

酸味药材在中药中数量较少，在应用过程中多与其他药味配伍综合运用，本文总结了酸味与不同药味配伍的研究进展，并从药理学角度对其进行简要分析。

4.1　酸苦配伍的应用

《素问·至真要大论》中记载"酸苦涌泄为阴"，即酸苦合用能涌能泄，用于热毒内盛之证。孙思邈云："凡除热解毒，无过苦酸之物。"如《伤寒论》瓜蒂散，方中瓜蒂味苦、性升而善吐；赤小豆味苦酸，与瓜蒂配合，有酸苦涌吐之功。从所含化学成分的角度分析，瓜蒂中含有葫芦苦素 E、葫芦苦素 B 等，葫芦苦素可刺激胃黏膜感觉神经末梢，反射性引起呕吐。

4.2　酸甘配伍的应用

酸甘配伍的方剂有芍药甘草汤，酸以收之，甘以缓之，酸甘配伍，一敛一滋，两济其阴，用补阴血。白芍柔肝止痛，甘草缓急止痛，合用止痛功效增强。而且一些具有敛阴、益阴、生津作用的酸味中药与具有滋阴、益精、补血作用的甘味中药配伍，能化生阴液、濡润脏腑、收敛浮阳、缓急止痛。从药理学角度来讲，白芍对小鼠醋酸引起的扭体反应有明显的镇痛效果，与甘草的甲醇复合物合用，两者对醋酸扭体反应有协同镇痛作用。

4.3　酸辛配伍的应用

酸辛配伍以酸温药为主，佐以辛温之品，一收敛营阴，一辛散温通，相伍可达调和营卫之效。当归芍药散中当归味甘、辛，甘补温通、辛香走散，有补血调气活血之功；芍药味苦酸，能养血柔肝、敛阴止痛。两者相伍，为酸温养血之剂，有养阴补血、和肝理脾止痛的功效。该方中当归通过胆碱受体和组胺受体的兴奋而扩张血管，而芍药能增加外周血白细胞数量，提高细胞免疫功能，达到补血敛阴等功效。

4.4　酸咸配伍的应用

酸味药与咸寒药配伍而成酸咸涌泄之剂，能起到涌吐的作用。方剂稀涎散中白矾酸苦咸寒，酸苦能涌泄，咸能软顽痰，为君；皂角辛咸而散，通窍而去垢，为臣。两药合用，涌吐顽痰，通窍而缓急。

5. 酸味药性理论在临证用药中的运用

酸味药具有能收、能涩的作用，临床广泛应用于止咳平喘，以敛肺气；涩肠止泻，以护津液；固冲止血，以塞其流；涩精止遗，调摄下元；敛阴和营，止汗固表；生肌收口，杀虫止痒；养血润燥，镇静安神；滋肝柔肝，缓和挛急；安蛔止痛，调理胃肠；酸甘合用，化阴生津。酸甘化阴、酸苦泄热、酸苦辛清热安胃（蛔）等临床配伍运用扩大了酸味药的使用范围，为临床用药开拓了思路。现代药理作用研究表明，酸味药的收敛作用主要表现在抗病原微生物、调节神经系统等方面。

5.1　酸味药在治疗肝病中的应用

肝体阴而用阳，肝阴易亏，肝阳易亢。故肝之阴血不足，阴不敛阳，会使肝阳上亢；反之，肝阳偏亢，会耗伤肝之阴血，即血虚则气旺，气旺则耗血。酸味之品，可化阴补肝体，敛阳泻肝用，从两方面调节肝脏，使阴阳归于平衡，故用于调肝尤为适宜。

酸味滋阴敛阳，补肝体、泻肝用。酸入肝，肝虚则补之以本味，以酸味药为主，配以甘味药，酸甘化阴，补肝之阴，使肝木得以濡养。芍药甘草汤为酸甘化阴补肝体之首创。芍药酸寒，养血敛阴、柔肝止痛；甘草甘温，健脾益气、缓急止痛。两药相伍，酸甘化阴、调和肝脾。清代江涵暾在《笔花医镜》中将五味子、乌梅、山萸肉、白芍、木瓜等酸味之品列为补肝之药。酸能收敛固涩，可敛肝气，以制疏泄太过，即为酸泻肝用。刘鸿恩在《医门八法》中记载："因思肝木正在恣肆，真不啻助桀为虐，唯有敛肝之法可以戢其鸱张……思之即久，忽得乌梅，用以敛肝，应手辄效。"可用乌梅来"泄肝阳"，治疗肝逆犯胃之证。

酸味药物用于肝病，需详察病情，辨证论治，灵活配伍。药理研究表明，酸味药能够通过保护肝细胞的稳定性、抗脂肪及抗肝损伤等很好地降低丙氨酸转氨酶（ALT）的浓度，达到保肝的效果，与中医学的"酸入肝"相吻合。

5.2 酸味药在治疗糖尿病中的应用

糖尿病是由于胰岛素分泌不足，加之胰岛素抵抗引起的一种慢性全身性代谢紊乱，表现为高血糖或伴随着多种并发症的代谢性疾病，属于中医学"消渴"范畴。药理实验表明用酸味中药能够降低血糖、刺激胰岛素分泌，促进肝糖原合成等。

中医术语阐述高血糖为"甘浊积聚"。葡萄糖为甘甜之物，在体内不能充分利用而积滞，成为甘浊之邪，进而引发高血糖、高血脂等一系列病症。胰腺能分泌胰岛素、胰高血糖素等，调节血液中葡萄糖的浓度。而中医古籍中却没有胰腺这一概念。《难经·四十二难》中记载"脾重二斤三两，扁广三寸，长五寸，有散膏半斤"，结合名医张锡纯《医学衷中参西录》与现代学者对古文献的整理归纳，可得知"膵脏"（即散膏）相当于现代医学的胰腺。古时藏象学中的"脾"即为脾与胰腺的统称。

五行学说中，脾属土，肝属木，木克土，即肝木能制约脾土。肝木条达，则脾运健旺。酸为肝木之味，可以酸胜甘。酸味中药如五倍子、乌梅、山茱萸、五味子等能滋肝阴、生胃津、敛肺气，符合糖尿病的病机特点，是中医治疗消渴症的常用中药。

5.3 酸味药在治疗胃病中的应用

用酸味药治疗胃病，首推"酸甘化阴法"，源于《黄帝内经》。张仲景的芍药甘草汤开创了酸甘化阴的先河，后清代吴鞠通提出"复胃阴者，莫若甘寒，复酸味者，酸甘化阴"，即甘寒滋阴为主，酸甘化阴为辅以养胃阴。酸能开胃气，少用能健胃开食。甘味药入脾能补益脾胃，有甘缓养胃之功。两者合用，能够滋助五脏之阴，而尤以养胃阴为长。

酸甘化阴法具体的临证应用有三种方法：一为酸甘凉润法，即将酸味药与甘寒滋阴生津之品配伍使用，使两阴相济，以助胃液和肝阴；二为酸甘柔润法，将酸味药与甘平养阴药物配伍使用，以化阴生津，调养肝胃；三为酸甘温润法，在前者基础上，配合甘温补气类药物，益气养阴。

6. 结　语

"酸"为五味之一，有"敛"与"散"的双重功效。本文对《中国药典》（2010年版）中的酸味药进行了归纳总结，并阐述了与四气、五味、归经、升降浮沉的关系，以及运用电子舌对酸味中药进行识别和表征。

在临床运用中酸味药能与其他性味进行配伍，治疗肝病、胃病、糖尿病等病症。应在文献整理的基础上，着眼于药物的临床应用，采用系统化学分离等方法对物质基础进行分离，并用质谱进行确认，应用电子鼻、电子舌仿生手段及生物学模型进行表征，其中运用电子鼻、电子舌检测具有速度快、灵敏度高，不会发生嗅觉和味觉疲劳，对气和味能得出客观的结果，操作简单等优点，但其对样品的要求也较高，量不同对结果的影响也较大，样品中有溶剂残留也会对结果造成影响，在使用电子鼻、电子舌的过程中精确物质的量较为必要。通过结合多种新型的分析手段，最终能对中药药性有一个更好的理解，将其深入研究，能更好地丰富中药药性的科学内涵，指导临床应用。

第三节　中药甘味的药性表达及在临证配伍中的应用

中药药性理论不仅是中医药学理论的核心组成部分，更是指导中医临床配伍的重要依据。中药药性理论包括四气、五味、归经、升降浮沉、配伍、毒性、十八反、十九畏等基本内容，其中五味药性理论是其核心组成部分，指中药有酸、苦、甘、辛、咸五类不同的药味。五味不仅反映中药自身的功效属性，更在临床配伍应用中发挥其药效作用，用现代科学技术手段和方法可对五味相应物质基础进行辨识和化学生物学表征研究，并以"药物-五味-物质-效应-功用"模式实现五味药性理论向临床实践的转换。本课题组已承担国家自然科学基金重点项目（81430096）——活血化瘀中药五味药性功效的化学及生物学基础研究，并已对辛味、酸味及苦味的药性表达和在临证配伍中的应用进行了整理，本节则主要对甘味中药的药性表达和在临证配伍中的应用进行论述与探讨，以期为甘味药的合理应用及遣药组方提供理论依据。

1. 甘味含义及功效内涵

1.1　原始含义

"甘"最早记载于《说文解字》，其曰："甘，美也。从口含一。一，道也。"《山海经》明确记载了酸、甘、苦、辛四种滋味。《荀子》中载："甘、苦、咸、淡、辛、酸、奇味以口异。"《管子》曰："在味者酸、辛、咸、苦、甘也。"《说文解字注》曰："甘为五味之一，而五味之可口皆曰甘。"甘味原指通过口尝获得的美味可口的滋味。《尚书·洪范》最初把五味配属于五行，"土爱稼穑传种，曰稼敛曰穑土……稼穑作甘，传甘味生于百谷……土性甘"，即"甘"配属于"土"。《黄帝内经》将五味所属于五脏，"酸入肝，苦入心，甘入脾……"，并以五脏为中心，确定了五味与五方、五谷、五果、五畜、五蔬、五色、五体、五志等内容的对应关系，以甘为例，中方、秔米饭、枣、牛肉、葵、黄、肉、思皆甘。此时，甘味已逐渐脱离具体滋味的概念，而是一种抽象出来的味道。之后，《神农本草经》明确提出"药有酸、咸、甘、苦、辛五味"，首次把药味的概念引入本草著作，视为药物的自然属性之一，并列入药性特征。综上，甘不仅指真实的滋味，更是药物功能的高度概括。

1.2 功效内涵

《素问·脏气法时论》指出"辛散、酸收、甘缓、苦坚、咸软"。这是对甘味作用最早的概括。《素问·至真要大论》曰："辛能散能行，酸能收能涩，甘能补能缓。"后世《本草从新》记载"凡药酸者能涩能收，苦者能泄能燥能坚，甘者能补能和能缓……此五味之用也"。再结合《中药学》第2版，总结"甘"味的基本功效为能补、能缓、能和。

1.2.1 甘能补

《黄帝内经》指出"阴阳形气俱不足……可将以甘药"，提示甘味药可通过其补益作用治疗虚损病症，"调以甘药"是中医治疗虚损病症的基本原则。如《本草汇言》曰"人参味甘性温，补气生血，助精养神之药也"；《本草从新》曰"冬虫夏草甘平保肺益肾，止血化痰"；《医学启源》曰"当归，气温味甘，能和血补血，尾破血、身和血"；《本草从新》曰"北沙参味甘微苦，专补肺阴，清肺火，治久咳肺痿"等，均利用其甘味分别治疗气虚、阳虚、血虚、阴虚证。可知甘味药能补，主要体现在补气、补阳、补血、补阴四个方面。

1.2.2 甘能缓

《素问·脏气法时论》曰"肝苦急，急食甘以缓之""脾欲缓，急食甘以缓之，用苦泻之，甘补之"，提示甘味药具有缓急的作用。目前认为其缓急作用主要体现在两个方面：一方面指缓解筋肉之急，包括肢体筋脉的挛急和脏腑挛缩之急，如钩藤和全蝎皆味甘，能平息肝风、定惊痫、止抽搐，适用于各种筋脉痉挛之证。另一方面是缓解药力之急，包括缓解药物的毒性、烈性和延长药物的作用时间，如《绛雪园古方选注》中云："调胃承气者，以甘草缓大黄、芒硝留中泄热，故调胃，非恶硝黄伤胃而用甘草也。"

1.2.3 甘能和

甘味药的调和作用主要体现在健脾消食和调和诸药两个方面。消食类中药大部分为味甘之品，如《本草纲目》记载"山楂味甘酸，化饮食，消肉积""麦芽味甘性平，消化一切米面诸果食积""稻芽味甘性温，消导米面诸果食积"。甘味药在诸多方剂中均可发挥调和诸药的作用，如甘草在黄龙汤中调和大黄、芒硝与人参、当归的补泻作用；在半夏泻心汤中调和黄芩、黄连与干姜、半夏的寒热等。

此外，还有部分甘味药具有渗泄水湿、养心安神的作用，如滑石、茯苓、酸枣仁、合欢花、灵芝等，不再一一阐述。

2. 甘味药归纳总结和分析

2.1 甘味药的基源

以《中国药典》（2015年版）一部为依据，收载的619种中药中甘味药238种（包括兼味），占总数的38.4%，其中12种矿物药，18种动物药，5种藻菌类，6种其他类（树脂、分泌物及合成药等），其余均为植物药，占总甘味药的82.8%，可以看出甘味药大部分来源于植物。从甘味药入药部位及科属分布来看，药用部位以根和（或）根茎为主，虽涉及的科属多达 92 个，但主要分布在豆科、百合科、葫芦科、蔷薇科、禾本科、五加科等科属植物中，其中禾本科植物均具有甘味。

2.2 甘味药的四气分布

四气即寒、热、温、凉四种药性，是药物作用于人体后，影响人体阴阳盛衰寒热变化方面作用倾向的反应，是表征药物功能的重要概念。缪希雍谓"物有味必有其气，有气斯有性"，强调气与味密不可分。四气是在药物的五味作用于人体后才产生的，五味是产生四气的物质基础，因此，将四气五味综合来看才能正确地辨识药物的作用，更好地指导临床用药。归纳总结《中国药典》（2015 年版）一部所载 238 种甘味药四气归属规律（表 2-2），可看出甘味药以寒性最多，约占 31.9%，其次为平性、温性、凉性和热性，依次约占 30.7%、25.6%、10.9%、0.8%，即甘味药大部分以寒、温、平性三类为主。

表 2-2 甘味药的四气分布

四气	甘味药数量	占比/%	四气	甘味药数量	占比/%
寒	76	31.9	凉	26	10.9
热	2	0.8	平	73	30.7
温	61	25.6			

2.3 甘味药的归经分布

归经指中药对机体脏腑的选择性作用，即中药对机体脏腑有不同的敏感度。《黄帝内经》曰："心欲苦、肺欲辛、肝欲酸、脾欲甘、肾欲咸，此五味之所合也。"《灵枢·九针论》记载："酸走筋，辛走气，苦走血，碱走骨，甘走肉。"《素问·宣明五气》曰："酸入肝，辛入肺，苦入心，咸入肾，甘入脾。""欲""走""入"均说明五味对脏腑具有一定的选择性，提示五味归五脏的规律并揭示归经之源。归纳《中国药典》（2015 年版）一部收载的238 种甘味药的归经属性（表 2-3），可看出甘味药以入肝、肺、肾、胃经为主。

表 2-3 甘味药的归经分布

归经	甘味药种数	归经	甘味药种数
肝	115	大肠	27
肺	105	膀胱	17
肾	78	小肠	11
胃	74	胆	5
心	64	心包	3
脾	54	三焦	1

与中医五味配五脏理论认为"甘入脾"有所出入，可能是因为随着对甘味药的不断认识，人们认为甘味药能和中缓急、调和药性等功能不仅归属于脾经，还包括肝、肺、肾、胃经等，如黄芪味甘，归肺、脾经；金银花味甘，归肺、心、胃经等，造就了甘味药归其他经超过了脾经，但"甘入脾"是《黄帝内经》"天人相应"与"五行学说"等基本学术思想的体现，单归纳甘味中药主入肝、肺、肾、胃经无数量上的优势，不足以动摇"甘入脾"的论点。

2.4　甘味药的升降浮沉特点

升、降、浮、沉指药物的作用趋向，药物的升降浮沉作用则取决于其气味厚薄。《素问·阴阳应象大论》中记载"阳为气，阴为味，阴味出下窍，阳气出上窍；味厚者为阴，薄为阴之阳；气厚者为阳，薄为阳之阴"。元代李东垣记载"味薄者升，气薄者降，气厚者浮，味厚者沉"。《汤液本草》中阐述"气之厚者，辛甘温热是也；气之薄者，辛甘淡平凉寒是也"。《医学启源》中提到"夏象万物之浮而有余，升极而浮，辛甘温热是也"。明代李时珍提出"酸咸无升，甘辛无降，寒无浮，热无沉，其性然也"。清代汪昂在《本草备要》中也指出"辛甘发散为阳……轻清升浮为阳，重浊沉降为阴，阳气出上窍，阴气出下窍"。《素问·至真要大论》也有记载"辛甘发散为阳"。由此可知，甘为阳，多有升、浮之性。

2.5　甘味药的毒性分布

传统观念认为毒性指中药的偏性，是中药毒副作用大小的标志。而现代医学认为，毒性指中药对机体所产生的不良反应及损害性，有别于中药的副作用，可用来反映中药安全性。现代研究表明，中药具毒性与所含生物碱、苷类、植物蛋白、萜类、内酯类和毒素等成分有关，归纳总结《中国药典》（2015年版）一部收载的619种中药中有83种具有不同程度的毒性，其中大毒10种，中毒42种，小毒31种，有毒药以辛、苦味较多，以甘、咸、酸味较少，其中甘味有毒药最少，约占3.8%（表2-4）。

表 2-4　五味毒性比例

五味	总药味数	有毒中药	
		数量	占比（%）
辛	231	50	21.6
苦	317	48	15.1
甘	238	9	3.8
咸	55	6	10.9
酸	42	3	7.1

3. 甘味的表达研究

3.1　甘味的味觉受体

甘味是甘味物质与甘味味觉受体相互作用，导致神经递质的释放和下游味觉信号的传导，通过味觉传入神经，将外周味觉信息传达至中枢神经系统，经大脑味觉皮质分析后产生。可以说，甘味物质与甘味味觉受体的结合是前提，即甘味受体是甘味产生的最基本的要素。目前已发现哺乳动物味觉受体基因家族有两个：味觉受体第 1 家族（T1R）和第 2 家族（T2R）。其中 T1R 家族的 T1R2/T1R3 以异源二聚体的形式作为甘味受体，属于 C 类 GPCR 超家族，能与很多甘味物质结合，如甘草苷、D-氨基酸、甘氨酸、天然糖类（葡萄糖、蔗糖、阿斯巴甜等）、人工合成甜味剂（缩二氨酸、安赛蜜、糖精等）、甜蛋白（奇异果甜蛋白、应乐果甜蛋白等）。同时糖类、苷类、氨基酸和蛋白质等是甘味中药甘味的主要来源，可以认为甘味中药的味觉表达与 T1R2 和 T1R3 受体有一定联系。

研究发现，甘味受体不仅存在于口腔味蕾中，在肠道系统中也有特异性表达，且在肠道表达的受体可调节糖代谢的动态平衡，影响营养物质的吸收代谢，为糖尿病、肥胖、肠道代谢紊乱等糖代谢失衡疾病的发生、调控与治疗提供新的依据。

3.2　甘味的味觉表征

目前对于中药五味的味觉评价方法主要有两种方式，一种是人群口尝，是自古至今应用最为普遍的一种方法，但随着中药的发展和科学技术的进步，此法受到了很大的应用限制，而且其结果具主观性强、科学性差、重复性差、模糊性高等缺点，已不再适应中药现代标准化的发展需求。另一种是电子舌技术，是一种运用味觉指纹分析技术（gustation fingerprint analytical technique，GFAT）模拟人体味觉器官分析、识别液体"味道"得到样品味觉整体信息的现代仿生技术。因此法客观性强、科学性强、灵敏度高、重复性好、可靠性强等一系列优点，现已广泛应用于药学领域，如用于制剂工艺的优选、区分辨识中药滋味、物质基础研究、经方的改良、药材的鉴定、质量控制、评价掩味效果、判断药材产地、识别不同年份药材、判断中药炮制的火候等。但电子舌技术易受周围检测环境和检测过程中湿度、温度变化等因素的影响，所以在实际味觉评价中，可结合两种方法，并以后法为基准建立味觉评价体系，实现从主观到客观、传统到现代化、定性到定量的转变。

另外还有用"比甜度"表示甘味的强度，以蔗糖为基准，以 5%的蔗糖水溶液在 20℃时的甜度为 1.0，其他糖和呈甘物质的甜度与之相比较而得，如甘草苷比甜度为 100～300、D-葡萄糖比甜度为 0.64～0.74。

3.3　甘味物质基础研究

现代药学认为，中药的五味属性是有其物质基础的。中药具甘味与其所含有机药成分和无机药成分的种类、含量有关。严永清等统计分析 459 个常用中药的化学成分虽未发现特别明显的规律，但甘味药的化学成分多以糖类、蛋白质、氨基酸类为主，生物碱、苷类、有机酸、无机盐类等比例也不少。常学辉等认为甘味药多含有苷类、糖类、蛋白质、氨基酸及维生素等成分。如甘草苷元和异甘草苷元是甘草具缓急止痛作用的物质基础；黄芪表现为补益和中的作用是因其富含糖类、多种氨基酸、叶酸及微量元素等成分。李涛等认为甘味药多含有皂苷、脂肪、蛋白质、甾醇、维生素和糖类成分。现代化学研究表明，糖类、皂苷、脂肪、维生素、蛋白质、甾醇及氨基酸等是甘味中药甘味的主要来源。汤学军等发现，甘味药中 Al、Si、V、Fe、Co 含量显著高于苦味药，而 Ca、Sr 显著低于苦味药。王健等研究认为，甘味药无机元素总平均值列五味中第三位，虽甘味药无机元素总量和个量均适中，与其余各味比无显著差异，但在所测 11 种元素中 Mg 含量较高。王惠敏等对中药五味与无机元素的相关性作了初步探讨，并发现具同一药味的中药与不具此味的中药存在多种无机元素含量上的显著性差异，如甘味药与非甘味药仅 Li 含量有显著性差异。

4. 甘味药在临证配伍中的应用

甘味药在多种方剂中均有其独特的配伍应用，如"辛甘化阳""苦降甘缓""酸甘化阴""甘咸补润""甘温益气""甘凉濡润""甘补淡渗"等均在临床应用时发挥出最大的效益，也是中医辨证用药的精髓所在。本文则简单概述甘味药在临证配伍中的应用。

4.1　脾胃病中甘味药的应用

临床常以"甘温益气""辛甘化阳""甘凉濡润""酸甘化阴"等配伍方法治疗脾胃病。对于脾胃虚衰造成气血生化不足者，《黄帝内经》强调"形不足者，温之以气"。甘温配伍助气更易化生，变刚燥为温润，两者相得益彰，益气以补脾气。如补中益气汤，黄芪能升阳举陷、补肺实卫、固表止汗，视为君药，人参、白术、甘草均为甘温补中之品，视为臣药，配伍应用使补气健脾之功显著，在临床上用于治疗胃溃疡、肠应激综合征、顽固性便秘等。对于脾胃虚寒，阳气不足者，辛主通阳，甘主益气，两者相伍"辛甘化阳"主用于阳气不足之症。如甘草干姜汤中甘草甘温益气，干姜辛温祛寒，"辛甘化阳"，具补中复阳、温中散寒、缓急止痛之效，在临床上加减用于治疗呕逆及胃脘痛等。对于脾阳不亏，胃有燥火者，甘凉配伍濡润以复胃阴，如清养肺胃、生津润燥的代表方沙参麦冬汤及麦门冬汤，用于治疗慢性萎缩性胃炎。对于胃阴津不足者，用甘润滋养以复阴，同时用酸收以收敛浮阳，使阴阳和谐，共达"酸甘化阴"之效，如酸甘化阴之芍药甘草汤用于治疗阴津不足之胃脘疼痛等。

4.2　糖尿病中甘味药的应用

糖尿病属于中医学"消瘅""消渴病"的范畴，是由遗传因素、饮食不节、情志失调、劳欲过度等复合病因引发的代谢性疾病，以慢性血糖升高为主要特征，阴虚亏损、燥热偏盛为主要病机，滋阴清热则为其主要的治疗原则。在药物的选择上，甘味药最初被认为是不利的，是禁忌药，但从中医理论及临床用药来看，甘味药的合理配伍是可以治疗糖尿病的。如六味地黄丸中甘温之熟地黄、山药配伍酸温之山茱萸，"酸甘化阴"，补肾阴、脾阴、肝阴，称为"三补"；泽泻、茯苓、牡丹皮分别泄肾浊、泄脾湿、泄虚热，视为"三泄"，全方补泄结合，以补为主，补寓于泄，补而不滞，临床上已广泛用于治疗 2型糖尿病。五苓散中桂枝味辛性温能通阳化气，茯苓、猪苓、泽泻甘淡能泄渗利水，甘温之白术健脾而运化水湿，辛温配伍甘淡，使阳气得化，水邪得除，津液运行恢复正常，临床用于治疗气不化津，津液运行失常所致小便不利之消渴及 2 型糖尿病合并肥胖症。补中益气汤中甘温之黄芪、人参、白术补气健脾，辛温之陈皮补而不滞，理气和胃，使津液运化行布，临床上加减用于治疗脾胃虚弱之糖尿病及糖尿病性腹泻。在选用玉女煎等苦寒清热剂治疗糖尿病热毒炽盛证时，可配伍熟地黄等甘味药顾护胃气，以免苦寒药伤中、败胃。此外，临床治疗时配伍甘味药不仅可辅助控制糖尿病患者食欲，亦可提高患者的治疗依从性。

4.3 妇科疾病中甘味药的应用

对于更年期综合征，证属脾胃不和者，可用小建中汤，此方以饴糖之甘温，芍药之酸，桂枝之甘为主，于辛甘化阳之中，又具酸甘化阴之用，使胃气旺盛，共达温中补虚之效；证属肾阴不足者，可用六味地黄丸，此方以甘温之熟地黄、山药合酸温之山茱萸为主，"酸甘化阴"，达滋肾阴，补肾精之效。若属寒热错杂者，可在乌梅丸的基础上配伍黄芪、炒杜仲、炙甘草，增强温中补虚之力，使寒热错杂症状自除。证属阳气不振、营血不足之痛经，可用辛甘化阳合酸甘化阴之小建中汤温中补虚，通阳散滞，调和气血，法中病机，直达病所，则痛自愈。证属脾胃虚弱、肝胃不和之妊娠恶阻重症者，可用芍药甘草汤补脾胃不足，柔肝止痛，共达酸甘化阴，缓急止痛之效。此外，甘味药的合理配伍也可用于治疗闭经、月经周期异常、崩漏、不孕症等妇科疾病。

4.4 其他

因甘草、大枣等甘味药具有调和诸药之功，在多种方剂中均有应用，即甘味药可配伍应用于多种疾病，如在儿科疾病、眼病、冠心病、高血压、耳病、顽固性失眠、皮肤病及各种痛证等均有应用，不再一一阐述。

5. 结语及展望

"甘"为中药五味之一，具有能补、能缓、能和等功效。但是，在中药五味属性中属于甘味的中药因功效不同而具有辛、酸、苦、咸等味，既是药物作用规律的高度概括，又是部分药物真实滋味的具体表示。甘味药多用于正气虚弱、身体诸痛及调和药性、中毒解救等几个方面。如人参大补元气、熟地黄滋补精血、饴糖缓急止痛、甘草调和药性并解药食中毒等。本文主要总结归纳了《中国药典》（2015 年版）一部中甘味药的科属分布及药用部位，甘味与四气、归经等药性理论的关系；论述了甘味相关受体、味觉表达及其物质基础研究，最后概述了甘味药性理论在临证配伍中的运用。后期，本课题组将开展甘味药物质基础拆分及化学生物学表征研究，即采用系统化学分离分析技术，获取甘味药的不同物质组群，应用现代仿生技术电子舌表征各物质组群以界定性味组分和非性味组分，同时通过药效评价手段界定药效组分和非药效组分，并进一步采用系统化学分离、高效液相色谱-质谱联用（HPLC-MS）、核磁共振（NMR）等方法，确定甘味药的物质基础构成，再应用分子对接技术从分子水平阐释甘味的物质基础及表达原理。

第四节 中药苦味的药性表达及在临证配伍中的应用

中药药性理论不仅是中医药学理论的重要组成部分，更是指导中医临床组方用药的重要依据。中药药性理论包括四气、五味、归经、升降浮沉、配伍、有毒无毒、配伍禁忌等基本内容，其中五味药性理论是其核心内容之一，五味不仅反映中药自身功效属性，更在临床药物配伍应用中发挥其药效作用。本课题组已对辛味、酸味的药性表达及在临证配伍中的应用进行了整理，并提出了"药物-五味-物质-效应-功用"五要素新型研究模式。本文则主要对苦味中药的药性表达及在临证配伍中的应用进行论述、探讨，以期为中药的合理用药及遣药组方提供理论依据。

1. 苦味含义及功效内涵

1.1　苦味的原始含义

关于"苦"的记载可追溯到春秋之前，如《山海经》明确记载了酸、甘、苦、辛4种滋味。春秋战国时期《管子》记载"在味者酸、辛、咸、苦、甘也"。《荀子·正名》中载"甘、苦、咸、淡、辛、酸、奇味以口异"，即"苦"最初是指通过口尝获得的滋味。《尚书·洪范》最初将"苦"配属于五行之一的"火"，此后"苦"逐渐被赋予深层的含义，《黄帝内经》中《素问·金匮真言论》《素问·脏气法时论》《素问·五常政大论》等多个篇章谈及"苦"味，将时令、家畜、谷物、星占、音律、术数等内容与"苦"建立联系，即谷麦，畜羊，果杏，手少阴，脏心，色赤，味苦，时夏。《神农本草经》中明确指出"药有酸、咸、甘、苦、辛五味……"，并将"苦"味列入药性特征，即"苦"不仅指真实的滋味，更是一种功能（性质）的体现。

1.2　苦味的功效内涵

针对苦味的功效，最初记载于《素问·脏气法时论》，其曰"辛散、酸收、甘缓、苦坚、咸软"；《黄帝内经》言"脾苦湿，急食苦以燥之；肺苦气上逆，急食苦以泄之；肾欲坚，急食苦以坚之；脾欲缓，急食甘以缓之，用苦泻之，甘补之"；之后《本草从新》记载"凡酸者能涩能收，苦者能泻能燥能坚……此五味之用也"。再结合《中药学》第2版，总结"苦"味的基本功效为能泄、能燥、能坚，通常认为其还具有能温、能发、能下等功效。

苦能泄，《黄帝内经》记载"酸苦涌泄为阴"；《汤液本草》记载"大黄，阴中之阴药，泄满，推陈致新……"，此处主要指泻下作用，大黄为其代表药，此外《素问·至真要大论》曰"阳明之复""太阴之复"，均有以苦泄之，以苦下之的记载。《素问·脏气法时论》曰肺苦气上逆，急食苦以泄之"，此处指泄气逆，如葶苈子、杏仁降气平喘，半夏、陈皮降逆止呕。《素问·六元正纪大论》言"岁宜咸以软之，而调其上，甚则以苦发之，以酸收之，而安其下，甚则以苦泄之"，并结合少阴司天的运气特点，此处有泄火之意，如黄芩、知母、栀子泄火除烦。《类经》言"开燥结以通实邪"，并结合《素问》"阳明之复"之"以苦泻之"，此处有开泄、泄湿之意，即苦能泄，有泻下、泄气逆、泄火、泄湿四个方面的含义。

苦能燥指苦味药具有燥湿的作用，如《素问·脏气法时论》曰"脾苦湿，急食苦以燥之"；《素问·六元正纪大论》言"岁宜苦以燥之温之"；《素问·至真要大论》曰"湿淫于内""湿淫所胜""太阴之复"等均有以苦燥之的记载，并有苦寒、苦温之分，如黄芩、黄连能燥湿清热，用于湿热证；厚朴、苍术能散寒燥湿，用于寒湿证。

苦能坚主要体现在三个方面：一是平相火，固肾阴，《素问·脏气法时论》言"肾欲坚，急食苦以坚之"，即坚肾阴，黄柏、知母为其首选药，如《医宗金鉴·删补名医方论》中记载"惟是以黄柏之苦以坚肾，则能制龙家之火；继以知母之清以凉肺，则能全破伤之金"。再结合后世医家的临床经验及理论，可认为苦味"坚阴"是清滋并用的结果，苦寒药清热泻火是其手段。二是清热泻火，顾护阴津，叶天士在《三时伏气外感篇·春温》言"春温一证……昔贤以黄芩汤为主方，苦寒直清里热。热伏于阴，苦味坚阴乃正治也"，其中"苦味坚阴"指清泄邪热的同时保护阴津，有别于滋阴。三是泻下以存阴，常用"釜底抽薪，急下存阴"之法，《伤寒论》中大、小承气汤为其代表方剂，泻火存阴是通过苦寒药清热泻火作用而间接达到的，但该法使邪热从下窍而出。苦味药能温、能发、能下等功效，可能与苦味五行属火有关，不再一一阐述。

2. 苦味药的归纳和分析

2.1　苦味药的基源

以《中国药典》（2010年版）一部为依据，收载617种中药，其中具有苦味的315种（包括兼味），占总数的51.1%；315种苦味药，其中5种矿物药，4种动物药，7种藻菌类，11种其他类（树脂、煎膏及结晶等），其余均为植物药，占总数的91.4%，可以看出苦味药大部分来源于植物。从药用部位分析，苦味药主要以根和（或）根茎为主（表2-5）。从科属来源总结，苦味药虽然涉及较多的科属，但主要分布在几个科属（表2-6）。

表 2-5　苦味药主要的药用部位

入药部位	苦味药/总药味
根和（或）根茎	106/150
地上部分	29/44
叶	27/40
果实	26/65
全草	24/35
种子	21/46

表 2-6　苦味药主要的科分布

科	苦味药/总药味	科	苦味药/总药味
菊科	35/39	蔷薇科	11/20
芸香科	14/16	伞形科	11/17
百合科	12/19	毛茛科	10/14
豆科	12/35	五加科	9/10
唇形科	11/22	蓼科	7/11

2.2 苦味与四气的关系

四气指药物作用于人体后所体现的四种不同效应，即寒、热、温、凉四种属性，并非药物本身固有的性质。可以说，四气是在药物的五味作用于人体后才产生的。味是性质，气是效应，苦味与四气的关系亦是药物与效应的关系，将两者综合看才能正确地辨识药物的作用，更好地指导临床用药。归纳总结《中国药典》（2010 年版）一部所收载苦味药的四气药性分布规律，从表 2-7 可看出苦味药大部分以寒（凉）药性为主。

表 2-7　苦味药与四气的关系

四气	总药味数	苦味药数量（比例/%）
寒	220	147（66.8）
热	19	5（26.3）
温	199	83（41.7）
凉	48	26（54.2）
平	129	53（41.1）

2.3 苦味与归经的关系

归经是指中药对人体某个特定部位具有高度选择性治疗作用的特点，即某些中药对某些脏腑经络有高度的敏感性。五味与归经的渊源最早源于《黄帝内经》，其曰"心欲苦、肺欲辛、肝欲酸、脾欲甘、肾欲咸，此五味之所合也"。随着用药经验的积累及五味归经理论的发展，"酸入肝、苦入心、甘入脾、辛入肺、咸入肾"的理论广泛指导临床应用，被历代医家学者所接受。归纳《中国药典》（2010 年版）中苦味药与归经的关系，可看出苦味药主要归肝、肺、胃经（表 2-8）。与李盛青等总结的"纯苦味、复合苦味和总苦味均主入肝经"的说法一致，但值得注意的是，与传统认为的"苦入心"有所出入，有待进一步探讨。

表 2-8　苦味药与归经的关系

归经	苦味药	归经	苦味药
肝	174	胆	18
心	73	大肠	53
脾	82	小肠	8
肺	128	膀胱	24
肾	70	心包	3
胃	97	三焦	4

2.4 苦味与升降浮沉的关系

升降浮沉指药物作用于机体后发挥药效作用的趋向性，升、降有导向的含义，而沉、浮有功能的含义，在揭示药物定向属性的同时，反映药效作用的趋向性。药物的升降浮沉作用取决于其气味厚薄。《素问·阴阳应象大论》中记载"阴味出下窍，阳气出上窍；味厚者为阴，薄为阴之阳；气厚者为阳，薄为阳之阴"。《药类法象》载"苦药平升，微寒亦平升；甘辛药平降，甘寒泻火"。《本草备要》指出"酸苦涌泄为阴，重浊沉降为阴，阴气出下窍"。从以上论述可知，苦为阴，有沉、降之性。统计中药学教材中 466 味中药中苦味中药的性能，发现苦味中药以沉降为主，与上述理论保持一致。

2.5　苦味与毒性的关系

五味既是功效发挥的物质基础，亦是产生毒性的物质基础。与传统观念认为"毒性指中药的偏胜之性及毒副作用"不同，现代中医药学理论认为，毒性指中药对人体所产生的严重不良反应及损害作用，可用来反映中药安全性。苏薇薇等研究认为，肝毒性主要集中在苦、辛两类中药；林小琪等研究提示肝毒性中药与四气、五味、归经无相关性，而禄保平等研究表明肝毒性中药虽与四气、归经无相关性，但与五味则有一定弱相关性；宋秉智等则分析认为，具苦、辛味的药物对神经系统产生毒性的概率明显比其他味偏高，从以上可看出五味与毒性的关系尚未明确，需进一步研究。归纳总结《中国药典》（2010 年版）一部所载的 617 种中药，有 83 种中药具有不同程度的毒性，无毒药以甘、酸味为多，有毒药以辛、苦味较多，与先前报道一致，见表 2-9。

表 2-9　五味与毒性的关系

五味	总药味数	有毒药味数（比例/%）
辛	230	50（21.7）
苦	315	48（15.2）
甘	239	9（3.8）
咸	56	6（10.7）
酸	42	3（7.1）

2.6　苦味与化学成分的关系

苦味药的研究离不开对其药效物质基础的研究，而其功效一定程度上取决于其所含无机元素和有机物质的种类、量。中药中微量元素的种类及量可决定中药性味及判别不同功效。陈和利等研究表明，中药四气与镁、镍、锰、铬、钴五种微量元素的量有关，并在一定程度上揭示中药"味"的本质，苦味药中无机微量元素的量总均值居第 4 位，其功效的物质基础可能与高锂、高钙有关。钙能强健骨骼、钙化病灶可能是"苦坚"的原因所在，苦味药的泻火作用大概是高锂的缘故。味苦者，其化学成分大多包括生物碱、挥发油、苷类、醌类、黄酮类及苦味素等，苦温药以挥发油为主要成分，而生物碱和苷类成分为苦寒药的主要性味来源。

3. 苦味表达的研究应用

3.1　苦味的味觉受体

苦味的产生是由于味觉物质作用于味觉感受器（味蕾）上，苦味受体基因在味觉受体细胞（taste receptor cell，TRC）中表达后，再由 TRC 将产生的味觉信号经细胞内信号转导、神经传递等过程，最终传达至大脑味觉皮质。苦味产生包括三个基本要素即味觉物质、相关受体和离子通道。Matsunami 等根据人对苦味敏感的基因座位在遗传草图上的位置，并搜索 DNA 序列数据库，发现了苦味受体基因 T2R。T2R 基因除共表达外，还可以在表达味导素的细胞中选择性表达，但均在受体细胞表面表达，受体细胞不仅存在于口腔的味蕾中，在脑、消化道和呼吸道等多个部位也发现表达的 T2R 受体。

目前已发现苦味的味觉相关受体为 TAS2R 家族，是一类 7 次跨膜的 GPCR，且研究发现苦味受体能与多数苦味中药的化学成分结合，如苦艾中的木防己苦毒素等八种苦味物质均能与 hT2R14 受体相结合；马兜铃酸能激活 hT2R43 和 hT2R44 2 种受体；hT2R43 受体亦能被芦荟素激活，初步表明中药苦味物质激活依赖于 T2R 受体基因，可认为苦味中药的味觉表达与 T2R 受体有一定联系。总之，苦味受体的研究不仅为中药新药开发提供了更多渠道，更为治疗神经系统、消化系统和呼吸系统疾病提供了一个新方法。

3.2　苦味的味觉表征

历来医学典籍记载的中药滋味均来自口尝，但因人工评价存在主观性强、重复性差、模糊性强、局限性高、科学性差等缺点，导致同药不同味的现象发生，给医者带来一定困扰。同时随着医药市场的国际化，中药现代化研究必须重视中药滋味的准确性，传统方法不再适应发展的需求，其表征方法研究则成为重中之重。电子舌是近年来发展起来的一种和人类味觉系统相仿的分析、识别液体"味道"的新型检测仪器，主要由味觉传感器阵列、信号处理系统和模式识别系统三部分组成，其检测结果不是被测样品中某种或某几种成分的定性与定量结果，而是样品的整体信息，称作"指纹"数据，具有灵敏度高、重复性好、可靠性强等一系列优点，现已广泛应用于药学领域，如运用于苦味中药滋味的区别及评价、掩味效果评价、质量控制、物质基础研究、判断药材产地、识别不同年份药材，也有学者研究将电子舌用于判断某些有毒中药炮制的火候。

3.3　苦味物质基础研究

中药具有苦味主要是味觉对其化学成分的识别，化学成分不同，作用亦有差异，并对应不同的物质群，为更合理地阐明苦味药的物质基础，则需对苦味药进行物质基础表征。王艳宏等利用性味药理学评价方法研究麻黄苦味物质基础为生物碱类成分；杨志欣等研究吴茱萸苦味拆分组分包括黄酮、柠檬苦素类成分；李丽等研究结果表明五味子苦味物质为木脂素类成分。根据前人的总结和归纳，苦味中药主要含有生物碱、苷类、黄酮及苦味素四类化学成分，其中生物碱与苦味素是组成苦味药味感的主要来源。但目前苦味物质基础表征研究尚在初级阶段，技术并未成熟，本文参考辛味表征及物质拆分表征研究思路及中药性味理论研究新模式，并基于现代仿生技术及化学分离分析技术提出苦味的味觉表征及其物质基础拆分表征研究思路（图 2-1）。

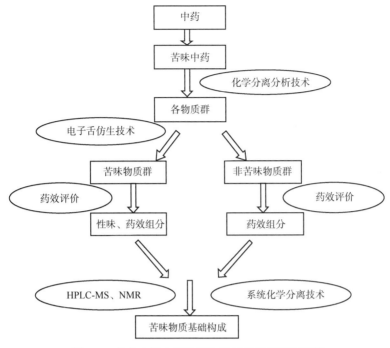

图 2-1　苦味味觉表征及其物质基础拆分研究思路

4. 苦味药性理论在临证配伍中的应用

对《中国药典》（2010 年版）所收录中药的五味分布情况进行统计后发现，收载的617 种中药中有 314 种苦味药（包括兼味），约占总数的一半，说明苦味药应用较为广泛，同时苦味与其他味的配伍应用也相当常见，如"苦辛通降""苦降辛开""酸苦涌泄""苦酸泄热""苦寒清热""甘温苦辛"等。本文旨在总结苦味药性理论在临证配伍中治疗疾病的应用。

4.1　消化系统疾病中苦味药的应用

"苦辛通降"和"苦降辛开"法是治疗消化系统疾病的常用方法，将辛温（热）药与苦寒药配伍应用，达到清阳能升、浊阴得降、逐寒凝之邪、开通腑气、痞满呕逆自除、阴阳并调之目的，其中"苦降辛开"法是治疗脾胃病之大法。脾胃病多为寒热错杂证，即其病机不同于单纯的寒证或热证，不能简单运用治则"寒者热之，热者寒之"，而应该寒热并治、虚实并调、平衡阴阳。此两法代表方剂已广泛应用于消化系统疾病的临床治疗，如大承气汤中大黄、芒硝、枳实、厚朴四药合用，泻下行气并用，共达峻下热结之功，共成"苦降辛开"之剂，治疗胃动力不足、肠梗阻、急性胰腺炎等具有明确的疗效；大黄附子汤治疗口疮、胃炎、急性阑尾炎、肠梗阻、溃疡性结肠炎、胆囊炎、便秘等均有临床效果，方中大黄、附子、细辛三药寒热合用，有温阳散寒、泻下冷积的功效；左金丸组方黄连、吴茱萸，一苦一辛、一寒一热，构成"苦降辛开"之剂，使肝火得清、胃火得降，则诸症自愈，此方治疗胃炎、食管炎、胃溃疡等见有肝火犯胃之证有广阔的应用前景。

4.2　糖尿病中苦味药的应用

自古就有"苦能制甜"之说，即有关于应用苦味药物治疗糖尿病的记载，在古代此病属于中医"消渴"范畴，大致分为阴虚燥热型、气阴两虚型及阴阳两虚型，苦味药主要适用于阴虚燥热型糖尿病的治疗，而现代医学认为，脾胃功能失调是导致糖尿病及其并发症的主要原因之一，属虚实寒热错杂证。如前所述，对于虚实寒热错杂证可应用"苦降辛开"法。再根据临床已有应用总结出"苦降辛开""苦辛通降""酸苦涌泄""苦酸泄热"四法为治疗此类糖尿病及其并发症的临床常用方法，如运用连朴饮加减治疗 2 型糖尿病，大黄附子汤治疗糖尿病肾病，瓜蒌散加减治疗糖尿病，黄连阿胶汤中黄连等苦寒药清热泻火，配伍知母等酸甘药滋阴养血，则热清而津液自生，生津而消渴自止，此方对于糖尿病合并失眠及 2 型糖尿病的治疗临床上均有明显的降糖及缓解并发症的作用。

4.3　精神类疾病中苦味药的应用

"酸苦涌泄"和"苦酸泄热"法是治疗精神类疾病的临床常用方法，瓜蒌散是"酸苦涌泄"法的代表方，瓜蒌苦寒与味酸的赤小豆配伍后具酸苦涌泄、廓清之性，用于治疗癫狂时，同时给予健脾和胃之品，以免伤正，有一定临床效果；黄连阿胶汤为"苦酸泄热"法的代表方，在精神类疾病的治疗上临床效果显著，如用于治疗围绝经期抑郁症、绝经期综合征、焦虑症、抑郁症、神经衰弱、脑卒中后焦虑症等均有显著疗效。

4.4　肝胆病中苦味药的应用

以《黄帝内经》"肝欲散，急食辛以散之，用辛补之，酸泻之"的苦欲补泻理论及已有临床应用为依据，总结苦味药对于肝胆病的治疗，其基本理论包括"酸苦涌泄"及"苦降辛开"。苦寒之瓜蒌与酸平之赤小豆等配伍而成的瓜蒌散，充分体现了"酸苦涌泄"法，因其涌吐痰涎宿食、祛湿解毒、利胆退黄的作用，已广泛运用于临床，如用于治疗黄疸型传染性肝炎、重症肝炎、黄疸、肝硬化、急性黄疸型肝炎、高胆红素血症等肝胆病均有显著疗效。小承气汤组方中大黄、枳实苦寒清热解毒、通便退黄，使邪热从下而解，佐以辛散之厚朴，使气机得畅、里邪得散、苦降辛开，在里之郁热邪毒得以排除，可用于治疗多种肝炎、慢性胆囊炎、胆结石胆囊术后综合征及慢性病毒性肝炎。

4.5　肾脏疾病中苦味药的应用

根据《金匮要略》中"胁下偏痛发热，其脉弦紧，此寒也，以温药下之，宜大黄附子汤也"及《黄帝内经》中"肾欲坚，急食苦以坚之，以苦补之，酸泻之"的理论，对于肾脏疾病的治疗，苦寒之大黄与辛热之附子、细辛等组成的大黄附子汤已广泛应用于临床，如对于慢性肾功能不全、尿毒症、急性肾衰竭、糖尿病肾病及慢性肾衰竭等均有确切疗效，"苦辛通降"法的配伍理论充分体现了肾病的治疗方针，即清热解毒、温脾补肾、活血化瘀、通腑泄浊。

4.6　其他应用

苦味药性理论在临证配伍中治疗疾病的应用，对于妇科疾病、风湿类疾病、腹型肥胖伴高脂血症、肿瘤、妊娠呕吐、心脑血管疾病、小儿咳嗽、痛证、中毒、脐湿、酒精依赖症、慢性鼻炎、中枢性呃逆、高热、肠道清洗剂、失眠及五官类病症等也有一定疗效。

5. 结语及展望

"苦"为中药五味之一，具有能泄、能燥、能坚等功效。本文主要总结归纳了《中国药典》（2010 年版）中苦味药的基源，及与四气、归经、升降浮沉、毒性、化学成分的关系；论述苦味相关受体、味觉表达及苦味物质基础研究，最后概括了苦味药性理论在临证配伍中的运用。近年来，虽然对于中药药性的研究思路及技术方法均有较多创新，却依然存在各自的不足，且现阶段中药药性理论的研究多局限于五味物质基础研究。学者可参照"药物-五味-物质-效应-功用"五要素新型研究模式，扩大研究五味与四气、归经、升降浮沉及功效的表达规律，同时应用网络药理学现代研究模式从性味-药效角度研究配伍理论，并着眼于临床应用，为中药大品种二次开发提供思路。

第五节 中药辛味的药性表达及在临证配伍中的应用

中药药性理论是中药理论的核心内容之一，主要内容包括四气、五味、升降浮沉、配伍、有毒无毒等，其中五味理论又是中药药性理论的重要组成部分，是指导中医临床组方用药的重要依据。辛味属于中药五味之一，辛味药主要归肝、脾、肺、胃经，其性大多温热，气芳香，具有"能散、能行"等功效。本节对"辛"味药性的表达及临证配伍应用进行探讨和论述，以期为中药临证配伍、合理用药提供理论依据。

1. 中药五味中辛味概念及其内涵

1.1 辛味的原始含义辨析

清代陈昌治刻本《说文解字》中对辛的描述"金刚味辛，辛痛即泣出"，其中提到辛代表辛味，辛辣痛苦就会流泪。《养生要》李善注"大蒜勿食，荤辛害目"，说明辛作为辣，是口尝的滋味。辛也作为鼻闻之气味，《尚书·洪范》曰"金从革，从革作辛"；孔颖达疏"金之在火，别有腥气，非苦非酸，其味近辛，故辛为金之气"。从孔颖达的诠释"金之在火，别有腥气"判断辛应为鼻闻之气味。根据《素问·五常政大论》中五脏、五行、五味、五色与自然界五化的关系，其中辛味对应于肺体系，结合《素问·阴阳应象大论》云"阴味出下窍，阳味出上窍。味厚者为阴，薄为阴中之阳；气厚者为阳，薄为阳中之阴"，王冰对这段文字注解"味有质，故下流于便泻之窍；气有形，故上出于呼吸之门"，中医讲肺开窍于鼻，因此王冰注解的"呼吸之门"应指鼻窍，所以药物之"气"指的是鼻闻之气味。故中药辛味是指口尝滋味和鼻闻气味两种。例如，辣椒的辛味为口尝之滋味，川芎的辛味是鼻闻之气味。因此，辛味的原始含义不同于其他四味，辛味包括气味与滋味两种。

1.2 辛味的功效内涵

关于辛味药的功效，首次记载于《黄帝内经》，其中《素问·脏气法时论》记为"辛散，酸收，甘缓……"，《黄帝内经》称之"肾苦燥，急食辛以润之，开腠理，致津液，通气也"。《类经》也有记载"阴病者苦燥，故宜食辛以润之，辛能开腠里致津液者，以辛能通气也"。《医经密旨》记述"辛能燥，从开窍走津液故也"。《珍珠囊补遗药性赋》记有"辛能散，能润，能泻"。清代汪昂《本草备要·药性总义》中论述辛味药的功效为"辛者，能散，能润，能横行"。古人一般认为辛能散、能行、能润、能燥。现代《中药学》第 2 版讲辛味药，其基础功效为能散、能行，通常认为辛味药还有能润、能通、能化、能升等方面引申功效。

辛能散，可以将辛散理解成散表邪、散里寒、散结滞，《注解伤寒论》曰"细辛、干姜之辛，以散水寒"；《医学读书记》曰"半夏、干姜之辛，能散其结"。辛味药"能散"的功效体现在三个方面：一是散表邪，表邪指侵犯人体肌表的风、寒、暑、湿、燥、火六淫之邪，外感表证与肺脏功能失调密切相关；辛味解表药多归肺经，偏行肌表，具有外透之力，通过促进机体发汗、开泄腠理来发散肌表六淫之邪。《黄帝内经》所谓"其在皮者，汗而发之"。解除表证的辛味药物分为辛温解表：麻黄、桂枝、紫苏、生姜、香薷、荆芥、细辛、藁本等；辛凉透表：薄荷、桑叶、菊花、葛根、柴胡、升麻等。这些药物的解表功能，均取其辛能发散以祛除表邪之性。二是散里寒，《素问·至真要大论》曰"辛甘发散为阳"，指出辛味属阳。中医讲寒者热之，而辛味之品，性多温热，善走脏腑而能温里祛寒，《注解伤寒论》曰"附子之辛以散寒""干姜之辛以散里寒"。三是散结滞，结滞多是外感六淫邪毒与局部气血痰湿郁结所引起痰核瘰疬、痈肿疮毒等证，辛味药散结滞即外散六淫邪毒，内疏气血郁结，使气血运行正常，而起消散痈结之作用。《注解伤寒论》云："半夏之辛以散结。"

辛能行，《医学启源》曰"辛泻气"；《内外伤辨惑论》记载"辛味下咽，先攻泻肺之气"，均说明辛具有能行气，破气之功效。气为血之帅，血为气之母，气能推动血液循行于脉内，辛能行气，亦能行血，辛味药能条达气机升降，通行血脉，使气血运行通畅。《本草汇言》曰："芎，气善走窜而无阴凝黏滞之态，调一切之气。"

辛能润，"辛润"一词出自《素问·脏气法时论》，其曰"肾苦燥，急食辛以润之，开腠理，致津液，通气也"，目前对辛润有两种观点，一种观点认为辛润的作用不是其本身造成的，而是通过辛味药发散、行气和行血的功效来协助肾蒸腾气化以实现润燥的作用，《注解伤寒论》曰"辛以润之，干姜之辛，以固阳虚之汗，津液不足而为渴"，《素问玄机原病式》指出"辛热之药，能开发肠胃郁结，使气液宣通，流湿润燥，气和而已"。辛润是辛行、散的一种结果，其功效的本质是一样的。另一种观点认为辛润药本身就具有润养之功效，李时珍在《本草纲目》中指出"柏子仁性平而不寒不燥，味甘而补，辛而能润"，将"辛润"理解为药物本身所产生的作用。

1.3 辛味中药归纳和分析

1.3.1 辛味药的主要来源

以《中国药典》（2010 年版）为依据，主要收载中药 617 种，其中具有辛味的 230 种

（包括兼味），占总数的 37.3%；230 种辛味药，矿物药 6 种，动物药 7 种，藻类 1 种，其他 2 种，其余均为植物药，占总数的 93.0%，由此可以看出辛味药多数来源于植物。从入药部位来看，主要以根及根茎为主。从科属来源可以总结，辛味中药虽然涉及的科属比较多，但是辛味中药的分布还是集中在几个主要的科属，《中国药典》（2010 年版）中辛味药的科属来源见表 2-10。

表 2-10　辛味药主要的科属分布

科属	辛味药种数	科属	辛味药种数
菊科	23	芸香科	12
唇形科	16	天南星科	10
伞形科	15	毛茛科	9
姜科	15	豆科	8

1.3.2　辛味与四气的关系

"四气"又称为"四性"，是指药物具有寒、热、温、凉的药性。明代缪希雍云"物有味必有其气，有气斯有性"，强调药性是由气和味共同组成的，只有将两者结合看待才能正确地辨识药物的作用。辛味与温热药性相结合，常用于脘腹胀满、呕恶等症，与寒凉药性相结合，用于肝阳上亢或风火上炎等证。归纳总结《中国药典》（2010 年版）中辛温（热）药 147 种，辛寒（凉）药 48 种，辛平药 35 种，由此可以看出辛味药多以温（热）药性为主。

1.3.3　辛味与归经的关系

归经是指某些药物对人体特定部分具有选择性治疗作用，即某些药物对某些脏腑经络有特别的亲和作用。《素问·宣明五气》云"酸入肝、辛入肺、苦入心、咸入肾、甘入脾，是为五入"；《黄帝内经》指出"谷味辛，先走肺"；《类经》指出"辛入肺，辛化从金也"；《本草备要》曰"色白，味辛，气腥，性属金者，皆入手太阴肺、手阳明大肠经"，以上均说明辛味药与脏腑构成了相对应的关系，进而能选择性地治疗相应脏腑疾病。辛味药与归经的关系见表 2-11。从此可以看出，辛味药归经范围广泛，但主要归肝、脾、肺、胃经。

表 2-11　辛味药与归经的关系

归经	辛味药种数	归经	辛味药种数
肝	107	大肠	27
心	43	小肠	4
脾	102	膀胱	17
肺	95	三焦	2
肾	53	心包	3
胃	77	胆	9

1.3.4　辛味与升降浮沉的关系

升即上升提举，降即下降趋下，浮即发散趋外，沉即内敛趋内。升降沉浮即药物作用于人体上下表里的作用趋势。药物气味厚薄能够决定其具有升降浮沉的作用。《黄帝内经》曰："味厚者为阴，薄为阴之阳，气厚者为阳，薄为阳之阴，味厚则泄，薄则通，气薄则发泄，厚者发热。"王好古指出"味薄者升，甘平、辛平、辛微温、微苦平之药是也"。李时珍亦指出"酸、咸无升，辛、甘无降"。《本草备要》亦指出"辛甘发散为阳，轻清升浮为阳，阳气出上窍"。由以上医家的论述可知，辛有升、浮之性。

2. 辛味在味觉和嗅觉的表达

通过《黄帝内经》对气味的论述，可以概括"辛"包括气味和滋味两种特性，那么要知道辛味如何在味觉和嗅觉表达，首先应了解味觉和嗅觉产生的基础原理。

2.1　辛味在味觉的表达

味觉的发生是一种味觉物质作用于味觉感受器，产生相应的味觉信号，然后味觉信号经过细胞内信号转导、神经传递等过程，最终传送至大脑，味觉产生源于味觉物质、相关受体和离子通道三要素。近些年，学者对味觉受体的发现和有关味觉受体所涉及的信号传递等研究取得突破性进展，让人们对味觉的认识更深入。目前已经发现的味觉相关受体包括苦味、甜味、酸味、咸味受体，它们分别是 TAS2R 家族、T1R2 和 T1R3、PKD2L1、上皮型钠通道（epithelial Na⁺channel，ENaC）及与辛味相关的瞬时受体电位（transient receptor potential，TRP）离子通道家族。研究发现大多辛味中药的化学成分能够调节 TRP 离子通道，即辛味中药能够通过 TRP 离子通道表达，TRPV1 受体属 TRP 家族，关于 TRPV1 目前已有很多报道，如辣椒素、肉桂醛等成分可以激活 TRPV1 离子通道。王星等根据药效团虚拟筛选手段，研究 TRPV1 受体与中药辛味药性两者的关系，提出辛味药性通过口尝发挥药效的靶点是 TRPV1 离子通道。因此，可以认为辛味中药药性表达可能与 TRP 家族离子通道有一定关系。

2.2　辛味在嗅觉的表达

嗅觉的发生是某种气味分子作用于嗅觉受体，产生相应的电信号，然后电信号通过神经系统传送到大脑。关于嗅觉系统的研究，诺贝尔生理学或医学奖获得者 Buck 和 Axel 克隆并剖析了嗅觉受体基因，而且探索到了超大规模嗅觉受体基因家族，首先在嗅觉研究领域取得伟大进展。嗅觉受体也就是气味受体，是 GPCR 的一种，具有传导嗅觉信号的作用，辛味中药多有浓烈的气味，当具有辛味的气味分子与嗅觉受体分子结合后，即可产生相应动作电位，嗅神经元把动作电位传递至大脑嗅球中被称为"嗅小球"的微小结构，修饰、编码后，经过嗅球的输出神经元把嗅觉信号传递到大脑皮质，在大脑皮质能够对不同的气味进行识别。因此，人体是通过辛味中药的气味分子作用于嗅觉受体来辨别辛味中药的。

2.3 电子鼻、电子舌等现代仿生技术在辛味表征中的运用

以前人们对中药气味的判定局限于鼻闻和口尝，然而人工评价具有个人区别和判断的主观性等一系列缺点，致使历代书籍对中药气味的记录有所差异，电子鼻、电子舌技术是近年来发展起来的一种分析、识别气味的新型检测手段。电子鼻和电子舌客观评价气味，其检测结果具有高度的灵敏性，同时具有可靠性。电子鼻也称作人工嗅觉系统，模拟嗅觉而设计能够识别气味的电子系统，内置多个气敏传感器阵列，可以获得不同的嗅觉信息；电子舌也称作人工味觉体系，它是一种能够辨识味道的电子系统，通过模拟人类味觉感受机制设计而成，内部有多种传感器阵列，可以获得大量的味觉信息。电子鼻、电子舌两者都是对阵列数据进行处理，通过结合模式识别算法和多变量分析方法，继而取得检测样品信息的分析仪器。电子鼻、电子舌技术目前广泛应用于药学领域，电子鼻技术应用于中药鉴定，实现了对不同中药材的鉴定；同一药材不同品种、不同产地的鉴别（苍术）；同品种药材不同储藏时间的鉴别（西洋参）；同品种药材不同炮制品、不同炮制规格配方颗粒的鉴别（白术）。电子舌技术主要运用于带有苦味的中药及中药复方味觉的评定和质量的控制。国内也有学者用电子舌技术对种类、产地和生产批次均不一样的辛味中药进行检测，电子舌对于上述不同类型的中药样本均能完全区别开来。现代技术电子鼻、电子舌在辛味中药表征中的运用逐渐成熟。根据电子鼻、电子舌等现代仿生技术结合化学分离分析方法，提出辛味在味觉和嗅觉的表征方式及其物质基础拆分表征研究思路（图 2-2）。

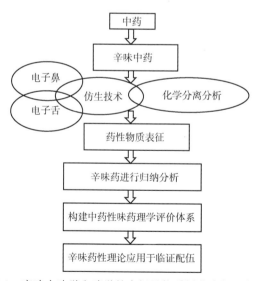

图 2-2 辛味在味觉和嗅觉的表征及物质拆分表征研究思路

3. 辛味物质基础表征研究分析

辛味药主要是味觉和嗅觉对药物分子的感觉，是有其物质基础的，化学成分不同，其味有差异，其作用亦有差别。由于中药的成分复杂，每种药物通常含有多种化学成分，

加之大多数药物的有效活性成分还不清楚，因此学者们对辛味物质基础的实验研究相对较少，查阅文献可以看出，多是从总结和归纳辛味药物所共有的几类化学成分入手，来推测药物辛味的物质基础。例如，严永清等、郭建生分别对 460 味常用中药中的 183 味辛味药，80 种植物辛味药进行归纳总结，结果均表明，辛味中药主要含三类化学成分，一是挥发油类，二是苷类，三是生物碱类。孙大定对《中药学》第 5 版教材所载的 155种辛味药进行总结分析，周复辉等对《天然药物化学》第 4 版中辛味中药的主要化学成分进行总结分析，他们得出的结论基本与上述两位学者一致，80 种中药含氨基酸、有机酸类成分，同时具有刺激性、辛辣味的挥发油、苷类是辛味药药味的物质基础；辛味中药含萜类和挥发油类成分显然多于其他中药，因此认为萜类和挥发油类成分可能决定传统中药的辛味。

由以上结果可以得出辛味中药主要含三类成分：挥发油类、苷类和生物碱类。这种总结归纳的方法具有一定片面性，缺少实验证据的支撑，但是根据前人的总结，可以有针对性地、采用现代科学技术手段更加科学、合理地阐明辛味药物的物质基础。匡海学等创建了中药性味理论研究新模式，基于中药性味的可拆分性及可组合性，提出了中药"一药 X味 Y 性（Y≤X）"的假说。通过对洋金花、吴茱萸、麻黄等中药的相关研究，建立了中药性味物质基础的拆分方法，进行了各拆分组分的化学表征研究，进一步构建了中药性味药理学评价体系，进行了性味归属研究，阐明性味的科学内涵。

4. 辛味药性理论在临证配伍中的应用

辛味药功能作用的多样性，决定了辛味药广泛应用于临床。近年来，辛味与五味的配伍研究最为多见，如辛甘发散、辛甘化阳、辛开苦降、辛宣苦降、辛散酸合、辛散咸软、辛行淡渗等。本文对辛味药治疗何种疾病，以及辛味与五味的配伍在疾病中的应用进行了总结。

4.1　脾胃病治疗中辛味药的应用

辛味药治疗脾胃病是应用其能散、能行、能润、能通等特性，来治疗脾胃升降失调、气机郁滞等证。辛开苦降法是治疗脾胃疾病的一种常用方法，是由两种分别具有辛温与苦寒性味的中药配伍应用，其治疗脾胃疾病的机制是以升降为本，治脾以升、治胃以降，辛以散之、苦以泄之。张仲景的半夏泻心汤是体现辛开苦降配伍法的代表性经典方剂，历经几千年，在治疗脾胃病中一直占有很重要的地位，体现了张仲景在脾胃病治疗中使用辛味药及将辛味药与苦味药配伍使用的思路，为后来医者治疗脾胃病建立了理论基础。

4.2　肝胆病治疗中辛味药的应用

根据《黄帝内经》"肝欲散，急食辛以散之，以辛补之"的理论，后世学者总结了辛味药治肝之基本理论——辛散和辛补。辛散法是通过辛味药具有升发、宣散、能通、能行的功效，顺应肝的疏通、条达升发等特性，调理肝功能继而达到保肝、治肝的目的。大多医家将"以辛补之"中的"补"解释为用升散之品顺其性、解其郁，使肝性条达升发，如吴昆云"顺其性者为之补……肝木性喜散，故辛为之补"，认为"辛散"与"辛补"是一个观念。但是毛以林提出了不同观点，认为"以辛补之"应该是肝虚证的治疗规则，和"用辛以散之"不能当作同一概念。同时提出对肝阴血虚者，用辛味药通津以润燥；对肝阳气虚者，用辛味药温阳以散寒。

4.3 糖尿病中辛味药的应用

南征提出糖尿病肾病的发病机制是毒邪损及肾脏络脉，研制出了解毒通络保肾汤，临床上依据疾病的发展变化趋势，灵活应用辛味药，通过辛行疏肝解郁、辛化以解邪毒、辛通以通达经络等辛味药的特性使解毒通络保肾汤的治疗效果显著提高。

万方认为目前糖尿病发病机制大多为脾胃失调，糖尿病及其并发症的产生原因主要是脾运化弱而胃消化功能过强，脾胃升降功能失调，糖脂代谢紊乱等方面因素。运用辛开苦降法治疗糖尿病及其并发症，以开结、通阳、降逆、泄热为主要特点，主要包括辛开苦降和胃降糖法、辛开苦降和胃降逆法、辛开苦降和胃散水法、辛开苦降涤痰开结法、辛开苦降清热利湿法、辛开苦降平调寒热法。

4.4 眼科疾病中辛味药的应用

在眼科疾病临床治疗中，辛味药能够通过条达气机、清热解表以祛除外邪和升阳举陷以治疗眼科疾病。郑伟将 276 例眼科疾病患者随机分为两组，依次进行正常医治和辛味中药医治，结果表明辛味中药在眼科疾病临床治疗效果显著。

4.5 皮肤病中辛味药的应用

董正昌等认为皮肤病是外邪侵袭，内邪外泄于肌表，影响了肌表正常的营卫气血运行，使得邪滞肌表、营卫失和。而辛味药能行、能散，可以通过发汗解表来散除外邪，也可以通过理气活血来舒解郁结。因此，辛味药可广泛用于皮肤病。库宇等提出麻黄是治疗皮肤病的要药，麻黄可以发汗解表透毛窍，又能入里达到外托疮毒之功效，可以治疗风邪外束、营卫失和之皮肤病，治疗风热壅盛、表里俱实之皮肤病，治疗肺气壅闭、湿热阻滞之皮肤病，治疗阳气不足、阴寒凝滞之皮肤病。

5. 结　语

"辛"作为中药五味之一，原始含义不同于其他四味，辛味具有气味与滋味两重性，其药性决定辛味药物具有能行、能散等功效。本文总结了辛味药的来源，与四气、归经、升降浮沉的关系，以及运用电子鼻、电子舌对辛味中药进行识别和表征，辛味在临床应用中能与其他性味进行配伍，治疗肝胆病、肠胃病、糖尿病等。辛味理论发展至今仍有许多问题需要运用现代技术手段进行解决，例如，运用化学分离等方法，获得不同的物质群，应用仿生技术手段对辛味物质基础进行表征，应用生物实验模型研究和阐释辛味在功效、四气、归经、升降沉浮等方面的表达方式，找到理论形成的依据，以便更好地了解认识辛味药，指导临床用药。

第六节　中药咸味的药性表达及在临证配伍中的应用

中药药性理论是中医药理论体系的一个重要组成部分，是指导中医临床用药的重要依据，亦是我们研究和理解历代医家用药经验和药效规律的工具。其包括四气、五味、归经、升降浮沉、有毒无毒、功效、剂量、使用禁忌及七情、配伍、君臣佐使、药对等理论内容，而五味理论是整个中药药性理论的核心。五味指中药有酸、苦、甘、辛、咸五类不同的药味，五味既体现药物的实际性能，又反映药物的临床疗效。本课题组已对辛味、酸味、苦味及甘味的药性表达及在临证配伍中的应用进行了整理，并提出运用现代科学技术辨识和表征五味物质基础及"药物-五味-物质-效应-功用"五要素新型研究模式。本文则主要对咸味中药的药性表达及在临证配伍中的应用进行论述及探讨，以期为中药的合理用药及遣药组方提供理论依据。

1. 咸味含义及功效内涵

1.1　原始含义

关于"咸"的记载可追溯到春秋战国时期，如《荀子》中载"甘、苦、咸、淡、辛、酸、奇味以口异"；《管子》曰"在味者酸、辛、咸、苦、甘也"，此时"咸"指通过口尝获得的滋味。《尚书·洪范》记载"一曰水……水曰润下……润下作咸"，最初将"咸"配属于五行中的"水"，此后"咸"逐渐被赋予深层的含义，《黄帝内经》将五方、五色、五气候、五时、五谷、五畜、五果、五脏、五志、五华、五走等内容与"咸"建立联系，即方北、色黑、气寒、时冬、谷大豆、畜彘、果栗、脏肾、志恐、华发、走骨，味咸。《素问·五脏生成》云"多食咸，则脉凝泣而变色，……此五味之所伤也"；《神农本草经》中明确指出"药有酸、咸、甘、苦、辛五味，又有寒、热、温、凉四气……"，将"咸"味视为药物的自然属性之一，并引入药性理论中，即"咸"不仅指真实的滋味，同时被赋予了功能性内涵，可用来解释和推论药物的作用，是一种功能（性质）的体现。

1.2　功效内涵

早在《褚氏遗书》中就有"酸通骨，甘解毒，苦去热，咸导下，辛发滞"的记载。《素问·至真要大论》中有"咸味涌泄"之说。《神农本草经》云："咸属水属阴而润下。"清代汪昂《本草备要》云："咸者能下、能软坚。"《素问·脏气法时论》中提出"辛散，酸收，甘缓，苦坚，咸软"的理论。再结合《中药学》第 2 版教材，总结"咸"味的基本功效为能软、能下。

咸能软，包括软坚散结、软坚化痰及活血化瘀，如《神农本草经》曰"海藻咸寒，主瘿瘤气，颈下核，破散结气……"；《本草纲目》曰"海石，治老痰结块，咸能软坚也"，海藻、海石等主要通过软坚散结作用用于治疗结核、瘿瘤类疾病。如《本草纲目》曰"浮石，入肺除上焦痰热，止咳嗽而软坚，清其上源""海蛤壳咸寒，清热利湿，化痰饮，消积聚，除血痢，妇人血结胸"，浮石、海蛤壳等主要通过软坚化痰作用用于治疗痰热咳嗽、乳房结核、颈项结核及指、臂关节附近结核。如《神农本草经》曰"水蛭，主治恶血、瘀血、月闭，破血逐瘀"；《海药本草》曰"血竭，主打伤折损，一切疼痛，补虚及血气搅刺，内伤血聚"，水蛭、血竭等主要通过活血化瘀作用用于治疗血滞经闭及扑损痛瘀等证。

咸能下，指泻下、润下、逐热。如《本草纲目》曰"海藻，咸能润下，寒能泄热引水，故能消瘿瘤、结核、阴溃之坚聚，而除浮肿、脚气、留饮、痰气之湿热，使邪气自小便出也"；《神农本草经》曰"芒硝，除寒热邪气，逐六腑积聚、结固、留癖，能化七十二石"，常与大黄配伍治肠燥便秘，大黄味苦泻下力强，芒硝味咸软坚泻下，可以说咸味药的泻下作用主要是通过软坚产生。

此外，"咸"还有补虚、凉血、平肝等作用，不再一一阐述。

2. 咸味药归纳总结和分析

2.1　咸味药的基源

以《中国药典》（2015年版）一部为依据，收载619种中药中有55种咸味药，占总数的8.9%，纯咸味药18种，兼甘味22种，兼苦味11种，兼辛味6种，兼涩味2种，无兼酸、淡味中药。55种咸味药中动物药29种，占52.7%，植物药16种，占29.1%，矿物药6种，占10.9%，其他类4种（树脂及藻菌类），仅占7.3%，可以看出咸味药主要来源于动物。入药部位主要是动物干燥体及贝壳。

2.2　咸味药的四气分布

四气指药物具有寒、热、温、凉四种不同的药性，反映药物对于人体阴阳盛衰、寒热变化的作用倾向。《本草纲目》记载："夫药有温凉寒热之气，辛甘淡酸苦咸之味也。一物之内，气味兼有，一药之中理性具焉。或气一而味殊、或味同而气异。"《本草经疏》曰："药有五味，中涵四气，因气味而成其性。"明代缪希雍云："物有味必有其气，有气斯有性。"现代药学认为，药物作用于机体后，通过五味才产生寒、热、温、凉四种效应。这说明味必须与气相结合来认识药性，药物的味同性不同，或性同味不同，其作用就有差异。归纳总结《中国药典》（2015年版）一部所载55种咸味药的四气属性，以寒性最多，约占47.3%，其次为温性，占29.1%，平性，占20.0%，凉性，占3.6%，无热性药，说明咸味药基本上以寒性、温性、平性为主。

2.3　咸味药的归经分布

《素问·五脏生成》谓"肾欲咸"，是五合之一；《素问·宣明五气》曰"咸入肾"，是五入之一；《素问·至真要大论》载"夫五味入胃，各归所喜……咸先入肾"。"欲""入""先入"均说明咸味对脏腑有不同程度的选择性。归纳《中国药典》（2015年版）一部收载的55种咸味药的归经属性（表2-12），可看出咸味药以入肝经最多，肾经次之。需要强调的是，统计结果咸味药以入肝经为主与传统中医药理论"咸入肾"有所出入，可能因用药实践的发展，咸味破血逐瘀消癥药多入血分，可应用于瘀血所致的各科病证，尤以妇科血瘀经闭、产后瘀滞、腹痛癥瘕等证最为常用，而肝主藏血，同时肝肾同源，乙癸相生，咸味补益药在入肾经的同时，也归入肝经，故造就咸味药入肝经者多于入肾经。

表 2-12　咸味药的归经分布

归经	咸味药	归经	咸味药
肝	15	大肠	1
肺	3	膀胱	2
肾	8	小肠	0
胃	5	胆	1
心	4	心包	0
脾	2	三焦	0

2.4　咸味药的升降浮沉属性

升降浮沉指药物作用于人体后药物作用的趋向性，包含药势的趋向和其作用部位的趋向，反映出四种不同、两两对立的作用趋势，属定向概念。药物的炮制、配伍、煎法等因素可影响药物的升降浮沉之性，但并非直接的影响因素，药物的气味厚薄决定其升降浮沉作用。《素问·阴阳应象大论》载"阴味出下窍，阳气出上窍。味厚者为阴，薄为阴之阳。气厚者为阳，薄为阳之阴……"。《素问·至真要大论》载"辛甘发散为阳，咸味涌泄为阴……"。李东垣弟子王好古主张"气薄者降，甘寒、甘凉、甘淡寒凉、酸温、酸平、咸平之药是也"。明代李时珍提出"酸咸无升……"。从论述可知：咸为阴，为厚味，有沉、降之性。廖斌明等统计《中药学》（黄兆胜主编）教材中 48 种咸味药的中药性能，其中咸味药以沉降为主，与上述理论保持一致。

2.5　咸味药的毒性分布

五味是产生毒性的物质基础，是药物中各种成分引起味感的高度概括。本文以《中国药典》（2015 年版）一部收载的 619 种中药为依据，探讨五味与毒性的关系（表 2-13），可看出纯单味中药中辛、苦味有毒药的比例较高，酸味次之，甘、咸味又次之；而总五味药中，辛、苦味有毒药的比例依然较高，但较纯单味有所降低，咸味次之，酸、甘味又次之，说明药物的毒性主要来自辛、苦味，尤以辛味最多。对于毒性比例居中的咸味药而言，55 种中药只有蕲蛇、金钱白花蛇、土鳖虫、水蛭、猪牙皂、大皂角六种药具有不同程度的毒性。

表 2-13　五味与毒性的关系

味分组		药数	有毒数	占比（%）
纯单味	辛	81	21	25.9
	苦	101	20	19.8
	甘	90	2	2.2
	酸	6	1	16.7
	咸	18	1	5.6

味分组		药数	有毒数	占比（%）
总五味	辛	231	50	21.6
	苦	317	48	15.1
	甘	238	9	3.8
	酸	42	3	7.1
	咸	55	6	10.9

3. 咸味的表达研究

3.1　咸味的味觉受体

咸味是哺乳动物口腔内味觉器官的化学感受系统对矿物质和无机盐的感知。研究表明，咸味信号转导机制分为两类：特异性响应（阿米洛利抑制类）和非特异性响应（阿米洛利非抑制类），因阿米洛利既可以抑制味觉细胞对 NaCl 的响应，也可在其高浓度状态下无法完全抑制对 NaCl 的响应。如 ENaC 通过 Na^+ 内流激活味觉细胞，阿米洛利抑制味觉细胞上的 ENaC 后识别钠盐，属特异性响应传导机制。

目前已发现咸味受体有 ENaC 和辣椒素受体的非选择性阳离子通道（transient receptor potential vanilloid 1，TRPV1）两类，其中 ENaC 是阿米洛利敏感咸味感受的受体，且只对低浓度 NaCl 响应，被阿米洛利抑制，包括 α、β 和 γ 三个亚基，分别在舌的轮廓乳头（舌后）、叶状乳头（舌两侧边缘）和菌状乳头（舌前）的 TRC 中表达，其中 ENaCα 产生阿米洛利敏感的 Na^+ 电流，而 ENaCβ 联合 ENaCγ 共同作用后可使 Na^+ 电流增强 100 倍左右。而 TRPV1 是阿米洛利非敏感性咸味受体，对 Na^+ 无选择性，对 K^+、NH_4^+ 有响应，主要在背根神经节和三叉神经节的小型神经元中表达。可以说，咸味主要通过离子通道即一种能使 Na^+ 在细胞内外穿梭的蛋白进行感受。

3.2　咸味的味觉表征

咸味是中性盐呈现出来的特殊味感，与盐解离出的离子关系密切。中性盐解离的正离子易被味觉感受器中蛋白质的磷酸或羟基吸附而呈现出咸味，主要是铵离子、碱金属及碱土金属离子，属于定味基；而负离子则影响咸味的强弱和副味，常是硬碱性的负离子（如 Cl^-），属于助味基。在中性盐中，正负离子半径均小的盐有咸味（如 KCl、NaCl）；半径均大的盐有苦味（如 RbI、CsCl）；介于两者之间的盐则呈咸苦味（如 $CaCl_2$、RbCl）。对于咸味最为纯正的 NaCl 而言，其味也与浓度有关，在极稀浓度下有微甜味，在浓度较大（$\geqslant 250mg/L$）时则呈现出纯咸味。

上述表征方法虽有一定评价标准，但存在一定局限性，不再适用于中药药味的现代化研究。近年来，电子舌技术（味觉指纹技术）通过识别液体"味道"模拟人体味觉器官可分析和检测与化学物质相对应的味道，已逐渐被用于中药药味的表征。如杜瑞超等运用电子舌技术通过 PCA 区分了 22 种不同滋味的药材，但咸味药 PCA 图上石决明、牡蛎、芒硝、海螵蛸与氯化钠却被归为两组，且两组之间无干扰，可能与样品浓度有关，其电子舌的响应规律还需进一步研究。本课题组拟以氯化钠、奎宁、蔗糖、醋酸作为咸、苦、甘、酸味的标准物质，利用电子舌检测这四种标准物质的不同浓度样品，再通过软独立建模分析（SIM-CA）、判别因子分析（DFA）等统计分析方法对检测数据进行分析，建立不同滋味的区域，再将未知样品检测数据投影到此模型中，旨在可更加直观地判定未知样品的滋味。

3.3　咸味物质基础研究

中药之所以有各种不同的药味，往往与其所含的化学成分有一定的联系。现代研究表明，咸味药多含有无机盐和矿物质，糖类、有机酸、蛋白质、氨基酸等也占有一定比例。如海蛤壳、海浮石等含有碳酸钙；芒硝含有硫酸钠、氯化钠及硫酸钙；生牡蛎含碳酸钙及硫酸钙；紫河车、鹿茸、冬虫夏草含蛋白质；玄参含糖类、氨基酸；昆布含多糖、藻胶酸、氨基酸等。微量元素作为无机药成分，不仅是中药的基本成分，亦是中药性效量化、判定功效的物质基础，其含量水平与中药性味有关。如龚跃新等研究发现，咸味药中 Zn 平均含量显著高于辛、甘、酸味药，而 Cu、Fe 平均含量显著高于苦味药。李心河等研究发现，Zn、Al、Ca、Co、Li、Fe、Na、Mo、Ge、Cd、Pb 等 24 种微量元素的平均含量在咸味药与非咸味药之间存在显著性差异。王健等研究发现，咸味药中 Zn、Cu、Fe 等 11 种微量元素的总量明显高于甘、苦、酸、辛味药，同时 Zn、Na、Fe 平均含量较高，而 Li 较低。现代药学认为高 Zn、高 Na、高 Fe、低 Li 是咸味药的本质属性或元素谱征，是咸味药的突出特征。

4. 咸味药性理论在临证配伍中的应用

咸味药治疗疾病有其独特的配伍应用，如"咸下苦寒""咸寒甘寒""酸咸涌泄""咸寒辛散""咸寒辛苦""咸软苦泄""咸寒苦甘"等均在临床应用时发挥显著的治疗效果，也是中医辨证用药的精髓所在。本文则简单概述咸味药在临证配伍中的应用。

4.1　咸味药在消化系统疾病中的应用

对于便秘，证属"脾肾阳虚"者，可用济川煎，方中肉苁蓉咸温润降，补肾益精，枳壳辛苦温，理气健脾，宽中下气，"咸温辛苦"配伍共达补肾润下之效。证属"阳明燥热"者，可用调胃承气汤，方中芒硝咸寒润燥软坚，大黄苦寒泄热除实，"咸软苦泄"共奏泄热通便之效。证属"热结阴亏"者，可用增液承气汤，方中玄参咸润滋肾阴，芒硝咸寒软坚润燥，生地黄甘凉滋阴，大黄苦寒荡涤积热，"咸寒苦甘"配伍共达泄热通便、滋阴补液之效。此外，咸味药的合理配伍也可用于治疗肠梗阻、急性胰腺炎、胃脘痛、胃及十二指肠溃疡等消化系统疾病。

4.2　咸味药在妇科疾病中的应用

乳腺增生症属中医学"乳癖"范畴，郁怒伤肝、肝郁气滞、气滞血瘀；劳倦忧思、脾失健运、痰湿内蕴等因素均为其发病机制。《外科正宗》收载的海藻玉壶汤已在临床上用于治疗乳腺增生症，方中海藻、昆布、海带咸寒软坚、散结化痰，配伍当归、川芎、独活辛温活血通络，"咸寒辛散"共达软坚散结、化痰、行气、消散瘿瘤之效。《金匮要略》收载的大黄䗪虫丸在临床上对此病也有较好的治疗效果，方中䗪虫、水蛭等咸寒软坚、化痰、消积，配伍地黄、芍药等药滋阴养血，酸甘化阴，润养血脉，"咸寒辛散，酸甘化阴"共达破瘀消痈，活血通络之效。此外，咸味药的合理配伍在临床上也可用于治疗更年期综合征、乳腺癌、经闭、崩漏等妇科疾病。

4.3　咸味药在免疫系统疾病中的应用

系统性红斑狼疮属中医学"痹证"范畴，分为阴虚内热型和热毒炽盛型，是一种自身免疫性慢性炎症性结缔组织病。《温病条辨》记载的青蒿鳖甲汤对轻中度系统性红斑狼疮有较好的治疗效果，方中鳖甲咸寒养阴清热、滋补肝阴，青蒿苦寒清热凉血，透邪外出，配伍生地黄、牡丹皮、知母共达清热生津、养阴透热之效。《备急千金要方》记载的犀角地黄汤在临床上用于治疗热毒炽盛型系统性红斑狼疮，方中水牛角咸寒清热凉血解毒，生地黄甘寒养阴清热，凉血止血，助水牛角清解血分热毒，全方配伍共达清热解毒，凉血化斑之效。此外，咸味药的合理配伍也可用于治疗荨麻疹、银屑病等免疫系统疾病。

4.4　其他

咸味药的合理配伍在临床上对于心血管疾病、神经衰弱、失眠、肝炎、脑炎、急性中风、颈椎病、发热等疾病均有一定治疗效果，不再一一阐述。

5. 结语及展望

"咸"为中药五味之一，具有能软、能下等功效。本文主要总结归纳了《中国药典》（2015年版）一部中咸味药的基源，咸味在四气、归经、升降浮沉及毒性理论的分布特征；论述了咸味味觉受体、味觉表达及其物质基础研究，最后概述了咸味药性理论在临证配伍中的运用。后期，本课题组拟采用系统化学分离分析技术对咸味药进行物质基础拆分，再应用电子舌技术对物质组群进行味觉表征以界定性味组分和非性味组分，同时通过药效评价手段界定药效组分和非药效组分，并进一步采用系统化学分离、HPLC-MS、NMR 等方法，明确咸味药的化学物质基础构成，再应用分子对接技术从分子水平阐释咸味的物质基础及表达原理。

中　篇

中药五味药性现代表征方法研究

第三章 基于味觉、嗅觉特征的中药五味药性辨识和表征方法

药性理论是中医药学理论体系的重要组成部分，药性是根据药物作用于机体所产生的效应和针对临床病症的实际疗效而形成的，是对药物多种作用的高度概括。五味理论是药性理论的核心内容之一，其与药性理论中的四气、升降沉浮、归经、有毒无毒、配伍、禁忌等存在密切的联系。五味最初的定义源于人们对中药滋味、气味的实际感受，故有"非口不能味也"。然而，口尝、鼻嗅是人类的实际感受和主观判断，不同人会有不同的感受和判断结果，不足以作为科学的实验手段和量化指标，也会制约五味表征及其物质基础的深入研究。以电子舌、电子鼻等为代表的味觉、嗅觉仿生技术及基于计算机模拟的味觉、嗅觉受体分子对接技术等，可以对中药五味药性的滋味、气味内含进行客观、量化的表征，赋予中药化学成分的性味含义，并可进一步开展中药性味的拆分与组合研究，对于挖掘和表征中药的整体功效，凝练中医药的临床特色与优势，以及继承与发展中医药理论具有重大意义。

第一节　基于仿生技术的中药五味药性辨识和表征方法

五味主要包括酸、苦、甘、辛、咸五种基本味道，在功效方面表现为"辛散、酸收、甘缓、苦坚、咸软"，为临证立法、配伍组方的重要依据。药物的"味"最初是根据药物的真实滋味和气味确定的，有"非口不能味也"，但由于个体差异及描述的主观性，历代医学典籍对同一中药滋味的记载有差异；而且人工感官评价毒性药物口感滋味时会对身体带来损害且评价结果模糊，无法以客观的数据进行表示，不能作为科学的实验手段和量化指标，在实际生产中缺乏可操作性等局限性。近年来随着电子舌、电子鼻等仿生技术的发展，其作为判定滋味、气味等的客观方法，已在食品等领域广泛应用并在中药领域中的应用也越来越广泛，包括评价中药五味及其药效物质基础、依据中药的味道差别鉴别中药炮制品、评价中药材的质量等。本节针对中药五味的滋味内含，对电子鼻、电子舌等仿生技术的工作原理、数据统计方法及在中药五味辨识研究中的应用进展进行论述，以期为中药五味的药性理论研究提供可参照的技术方法。

1. 味觉、嗅觉仿生技术的概述

1.1 电子舌、电子鼻工作原理

电子舌、电子鼻是模仿人类味觉系统、嗅觉系统来设计的，其获取的是样品的整体信息，是对样品整体性质的一个反映。味觉、嗅觉的产生是一种物质作用于味觉、嗅觉感受器，产生相应信号，进而将信息转化为客观性、可视化的数字信息，因此电子舌也称人工味觉识别技术或味觉传感器技术，而电子鼻因全面、完整地反映"整体气味特征"亦称"人工嗅觉系统"。

电子舌设备是由味觉传感器阵列、信号采集器和模式识别系统组成的新型多传感器检测系统，将味觉信息转化为客观性、可视化的数字信息。其中传感器阵列即相当于生物系统中的舌头，感受不同的化学物质，采集各种不同的信号，将信息输入电脑，电脑代替了生物系统中的大脑功能，通过软件进行分析处理，针对不同的物质进行区分辨识，最后给出各个物质的感官信息。传感器阵列中每个独立的传感器仿佛舌面上的味蕾，具有交互敏感作用，即一个独立的传感器并非只感受一种化学物质，而是感受一类群化学物质，并且在感受某类特定化学物质的同时，还感受另一部分其他性质的化学物质。电子舌技术具有检测时间短、操作简单、灵敏度高、可靠性强等特点。

电子鼻，又称人工嗅觉系统，是一种气味指纹检测方法，主要由气敏传感器阵列、信号处理系统和模式识别三部分组成。它以气体为分析对象，气味分子被传感器阵列吸附，并产生信号，模拟气味分子与人嗅觉细胞表面受体蛋白结合的过程；生成的信号经过各种方法加工处理与传输，模拟信号被嗅觉细胞神经网络和嗅球进一步加工放大的过程；处理后的信号由模式识别系统做出判断，模拟人大脑对气味做出判断的过程。该技术不仅可以对不同样品的气-味信息进行简单的比对分析，而且可以通过采集标样信息建立数据库，利用化学计量学的统计分析方法对未知样品行定性和定量分析，具有快速、便捷的特点，其优势在于能较全面、完整地反映中药材的整体气味特征。

1.2 方法学研究

电子鼻、电子舌技术被应用到多个领域，不同领域的不同样品进行检测时，所需要的传感器阵列也会有所差别。邹慧琴等在鉴别姜科常见的 10 味中药时，采用 MOS 传感器阵列，基于逐步判别分析法和聚类分析结合典型指标筛选法，建立了传感器阵列的优化方法，并利用主成分分析、Fisher 判别分析和随机森林算法对优化前后的数据进行对比，确立了最佳传感器阵列，且表明优化后的传感器阵列比优化前的判别率高。

电子鼻对差别微小、浓度甚微的样品进行检测时，正判率较低，而选择合适的特征集合有助于提高正判率。伍世元等在对不同采收期的阳春砂和不同产地的薄荷进行鉴别时，利用主成分分析和判别因子分析对特征子集进行筛选，确立最合适的特征子集，最后对未知样本进行鉴别时，正判率较高，因此在实验中选择合适的特征子集显得尤为重要。

电子鼻、电子舌检测条件因样品而异，因此检测条件的摸索显得尤为重要。邹慧琴等在对不同储藏时间的西洋参进行鉴别时，对样品的粒径、孵化温度、孵化时间等影响实验结果的条件进行了摸索，最终确定了一套适合检测西洋参的检测方法。药物有酸、苦、甘、辛、咸五种基本滋味，那么电子舌能否作为味觉的仿生模型很好地将滋味区域进行划分是首要面临的问题。杜瑞超等选取了 5 种苦味药、6 种甜味药、6 种酸味药、6 种咸味药，采用不同的煎煮方法进行处理，利用电子舌进行检测，并采用主成分分析和判别因子分析分别对原始数据进行处理，相同味道的中药能够很好地聚类，建立好的滋味区域能够很好地辨别中药的酸、苦、甜、咸。

2. 电子鼻、电子舌技术在中药五味辨识中的应用

"气味"作为中药的性状之一，是反映中药质量的重要信号，而物质基础是前提和关键。研究发现，电子鼻、电子舌技术可以评价中药或其化学成分的滋味，对于辨识中药五味物质基础和判断药材的产地、基原、年份、炮制程度等方面发挥重大作用。在中药的种植、采收、加工、运输、储藏、鉴别、炮制、制剂等方面，只要有味觉变化的地方，电子舌都可以发挥其应用且电子鼻技术可将主观感受数字化、模型化，以挥发性成分为研究对象考察中药的质量。两者为中药性味研究、中药质量评价新技术的应用提供了新思路。现对电子舌、电子鼻技术在中药五味辨识中包括五味物质基础、药材品种鉴别、药材产地判定、药材生长期分析、储藏年限研究和炮制研究等方面的应用研究进展进行总结。

2.1　五味物质基础研究

电子鼻、电子舌等现代仿生技术结合化学分离分析的方法为中药五味药性物质基础研究提供了客观化、定量化的手段。荆文光等在建立厚朴中 8 个指标性成分含量测定方法工作的基础上，采用电子舌对 20 批厚朴药材苦味药性进行定量化表征，并采用皮尔逊相关性分析建立 8 个化学成分与味觉传感器响应值的相关关系，结果发现厚朴酚与和厚朴酚为厚朴"苦味"药性物质基础。梁晓光等使用电子舌分别测定了黄连中的小檗碱等生物碱、吴茱萸中的柠檬苦素和生物碱等苦味化合物的苦度，并分别比较各苦味化合物对大肠埃希菌和金黄色葡萄球菌的抑菌活性，发现苦度越大，抑菌效果越好，为苦味化合物是苦味药的重要药效物质基础提供了理论依据。王光耀等用电子鼻对常用的 12 种具有活血化瘀功效的中药材进行检测，结果表明，12 种中药材具有相似的气味特征指纹图，PCA 法也能体现 12 种中药材的挥发成分为同一簇，说明具有共同的物质基础，是它们均具有活血化瘀这一功效的原因，但其电子鼻图形又各不相同，说明它们之间还有各自个性的差别。刘晓梅等采用 Heracles Ⅱ 型超快速气相色谱电子鼻结合化学计量学对地龙及其炮制品的挥发性成分进行整体分析，利用顶空-气质联用技术（HS-GC-MS）对地龙及其炮制品的挥发性成分进行分析与鉴定。结果表明，地龙腥味成分主要为醛类和胺类成分，为地龙炮制矫味提供了科学依据的同时为其他动物药腥臭气味分析与矫正提供了参考。

2.2　药材品种鉴别

基原鉴定是中药鉴定学的核心内容之一。原植物、性状、显微和理化四大鉴别法都可

用于中药的基原鉴定，确定中药的品种。原植物鉴别主要靠经验，色谱和色谱-光谱联用技术准确度较高，但操作复杂，尤其需要样品的前处理。电子鼻在对同种药材不同品种鉴别中发挥了重要作用。拱健婷等以温郁金、温莪术、片姜黄为研究对象，通过电子鼻和HS-GC-MS 分析三种中药的气味及挥发性成分，采用双标图分析传感器响应值与挥发性化合物之间的联系，结果发现，通过电子鼻的 PCA 和偏最小二乘法判别分析（PLS-DA）模型能将片姜黄、温莪术、温郁金准确区分，表明其样品间的气味特征存在明显差异，且烯烃类、酮类成分是区分三者的主要成分。彭华胜等通过电子鼻检测不同白术气味在传感器上的响应值并采用 PCA、DFA 及统计质量控制法（SQC）进行分析。结果表明，野生白术与栽培白术气味差异明显，电子鼻技术对不同的白术样品气味进行了良好的识别，与传统的经验鉴别相一致，为白术药材气味的鉴别提供了依据。电子鼻技术结合数学模型可以作为经验鉴别的辅助技术应用于药材气味鉴别中。血竭 Draconis Sanguis 为珍贵的中药材，分为进口血竭和国产血竭，两者外观上不易区分，但化学成分存在一定差异，使两者的性味有一定的差异，刘杰等利用电子鼻技术获得原始数据，并利用判别因子分析对原始数据进行处理，该法可以较好地将两者进行区分，为电子鼻用于品种鉴定提供了依据。

2.3　药材产地判定

目前，中药材的异地引种、以次充好等现象日益突出，亟须一种能够方便、快速判断药材产地的检测方法。近年来，电子舌、电子鼻应用于中药产地鉴别方面的研究报道较多。王斌等为了区分不同产地、不同生长年限川牛膝药材，采用电子舌技术以电子舌传感器第120s 所得响应值为"味"分析数据，通过 PCA、DFA 对获取的"味"相关数据进行处理。结果发现，不同产地及不同生长年限川牛膝药材的"味"存在显著差异，电子舌技术能快速区分上述类别药材的"味"。王晓宇等采用高效液相色谱法测定不同来源（产区、加工方法、等级、优劣品）的川芎药材中 6 种主要化学成分的含量，利用电子舌技术对不同来源川芎药材的味道进行数字化定量测定，得到味觉信息数据，分析两者的相关性。发现在等级及优劣品的判别上，川芎样品各味觉信息的差异较小；在产区及加工方法的判别上，味觉信息差异主要体现在酸味、涩味、咸味。结果表明，电子舌技术可用于川芎不同产区和不同加工方法的初步区分。赵童瑶等通过电子舌对不同来源的龙胆提取物进行测定，用 PCA和 DFA 来判断、测试龙胆药材的品质与产地，并用高效液相色谱法及显微鉴定法进行验证。测定龙胆苦苷、獐牙菜苦苷、獐牙菜苷等活性成分，最后得到了新宾、通化和清源的龙胆都属于粗糙龙胆，它们的味道最苦、质量最优的结果。韩邦兴等在对不同产地大白菊进行鉴别时，利用电子鼻技术对得到的原始数据进行 PCA 和 DFA，不同产地大白菊能够明显被区分，可作为大白菊产地鉴别的辅助手段。林辉等利用电子鼻技术对不同产地栽培及野生的喜马拉雅紫茉莉进行鉴别，并利用 DFA、分层聚类分析、人工神经网络对数据进行处理，除了分层聚类分析效果欠佳以外，其他两种统计方法均能较好地将样品区分开来，为电子鼻鉴定不同产地药材提供了实验依据。

2.4　药材采收期及储藏年限研究

电子舌、电子鼻技术还可应用于中药材采收期及储藏年限分析。蔡泳等通过电子鼻技术,对不同采收期金樱子样品气味在传感器上的响应值进行检测,采用 PCA、DFA、SQC 进行分析。结果发现,不同采收期金樱子样品经 PCA 和 DFA 后聚为两类,为气味作为金樱子质量控制可量化的新方法提供了依据。杨庆珍等通过建立电子鼻对 2 年、7 年和 10 年以上生长年限黄芪样品的响应特点分类模型,应用 PCA 和 DFA 对不同生长年限的黄芪进行分类,PCA 法研究不同生长年限黄芪样品间化学成分和品质的差异性。结果表明,2 年、7 年和 10 年以上生长年限黄芪样品组内电子鼻检测结果 PCA 和 DFA 均可分为一类,相同生长年限黄芪化学成分含量相似,不同生长年限黄芪化学成分含量差异明显。电子鼻技术能够实现对不同生长年限黄芪样品进行快速、灵敏、无损地鉴别。王斌等利用电子舌对 4 批不同生长年限的川牛膝药材进行检测,通过 PCA 和 DFA 对其数据进行分析,结果发现 1 年生与 2 年生川牛膝药材的电子舌响应值相近,与 3 年或 4 年生川牛膝药材差距较大。因此可根据成分来区别不同生长年限的川牛膝药材,通过建立判别模型对样品进行准确判定。熊萧萧等采用 Astree-Ⅱ 电子舌测定了 10 批不同年份的化橘红样品和一个盲样,采用 PCA 和 DFA 处理数据,结果显示,电子舌结合 PCA 能够识别化橘红和盲样的储藏年份。

2.5　炮制研究

中药材大都是生药,其中不少药物必须经过一定的炮制处理,才能符合临床用药的需要。中药材炮制过程中质量控制方法大多是根据感官经验来判断,如眼看、鼻闻和口尝等。电子舌、电子鼻技术能客观评价气味,并能把涉及成分相互作用的内在信息转化成不同气味与质量的关系,应用于中药材炮制过程的质量控制。周霞等采用电子舌技术,并用 SIM-CA、PCA、DFA、线性判别分析及反向传播人工神经网络模型的分析方法对生黄连、酒黄连、姜黄连及萸黄连电子舌数据进行处理,不同的处理方法得出的识别率有一定的差别,但是均能较好地将黄连的不同炮制品加以区分,实现了黄连及其炮制品的味觉特征的客观化。黎量等利用电子舌技术获取山楂 4 种不同炮制品(生山楂、炒山楂、焦山楂和山楂炭)及炮制过程中 7 个样品的味觉传感器响应值,采用 PCA 和 DFA 进行统计分析后能很好地将它们区分开来,有利于对炮制品品质进行控制。胥敏等利用电子鼻技术分别对生黄连、酒黄连、姜黄连及萸黄连的气味进行检测,依据获得的客观化气-味信息,结合化学计量学方法对黄连及其不同炮制品进行区分判别。结果表明,黄连及其不同炮制品在气味上存在显著差异,SQC 与 SIM-CA 模型能够实现黄连炮制品与生品的区分,PCA 可明显区分黄连及其不同炮制品。黄学思等采用电子鼻对槟榔样品(生槟榔、炒槟榔、焦槟榔)的气味进行客观评价,即量化生槟榔(气微)、炒槟榔(微香味)、焦槟榔(焦香味)等的性状指标,将经验指标客观化、数量化。运用电子鼻检测炮制火候,不仅实现“火候”判别的客观数量化,还能避免某些刺激性、毒性药材对操作人员的身体健康的潜在威胁。

3.　展　　望

中药药性理论发展历史悠久,是中医遣药组方的重要理论依据,其中五味药性是中药药性理论的重要组成部分之一，而如何表征、界定和辨识中药五味的物质基础是研究中药药性理论的前提和打开"黑箱"的"钥匙"。本课题组将电子鼻、电子舌用于五味药性的研究，通过系统化学分离方法对物质基础进行拆分，使其各拆分组之间互不交叉和可组合，再利用电子鼻、电子舌等仿生模型进行表征和界定，最后结合液-质联用等技术对其化学物质组进行辨识，进一步结合分子对接技术，利用中药小分子与味觉、嗅觉受体进行对接来进行验证，并采用 G 蛋白偶联受体结合实验从功效的角度表征界定中药五味的物质基础（图 3-1）。本课题组所建立的中药五味物质基础拆分、表征和界定的系统方法，为中药药性理论研究提供了新的思路和研究路径。

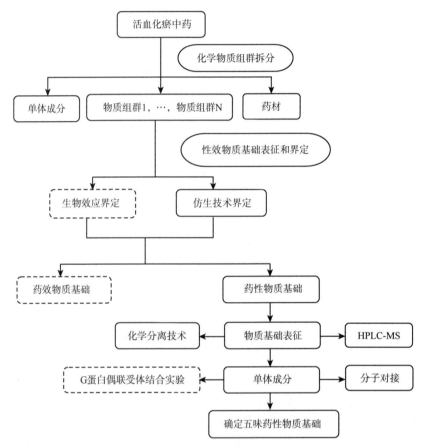

图 3-1　五味拆分表征技术路径（实线框中的内容为本文重点介绍内容）

第二节　基于味觉、嗅觉受体的中药性味物质基础辨识和表征方法

　　在早期中药五味的定义中，主要以人们对中药滋味、气味的实际感受进行标注。但这种直接的评判方法主观性太强，缺乏科学性，同时传统中药"五味"理论与狭义的食物的"五味"有所不同，它是在食物"五味"的基础上，逐步引入了中医的五行学说、

藏象理论及功效反推等形成的。因此，中药五味药性的客观表征是探究中药药性理论的钥匙，是阐释传统中药药性理论的科学内涵的重要途径。现代科学所述的味是由味觉器官和受体感知、传递的，在中药五味当中，酸、苦、甘、咸由味觉器官和受体感知、传递，而辛味是由味觉器官和（或）嗅觉器官及受体感知、传递的。本文基于中药五味药性的基本定义，通过探究其味觉、嗅觉的生物学机制，提出了基于味觉、嗅觉受体分子对接技术的中药五味药性表征的技术方法和研究途径，以期为中药药性理论研究提供可参照的研究思路和科学方法。

1. 基于味觉、嗅觉的生物学机制判定中药五味药性的理论依据

研究发现，味觉和嗅觉的发生主要是通过 GPCR 进行传递的。GPCR 是最大的蛋白质受体超家族之一，人类基因组中约有 1200 个基因属于 GPCR，广泛分布于人体的组织和器官。它们能够将各种细胞外信号，如光、生物胺、肽类、糖蛋白、脂类、核苷酸、离子、蛋白酶、生长因子、化学催化剂、神经递质、激素、气味及味觉配基等，跨膜传递到细胞内的效应分子，引起细胞内的一系列变化，调节各种生理过程。

对于气味传递而言，嗅觉受体主要存在于鼻黏膜细胞的上皮神经元内，当气体分子与鼻腔中的嗅觉受体结合后，激活嗅觉信号转导通路。嗅觉受体基因首先激活它所联结的 G 蛋白，G 蛋白再刺激细胞内激活腺苷酸环化酶，产生第二信使环磷酸腺苷（cAMP），之后激活离子通道，使其打开或者关闭，激活嗅觉感知神经元，最终将有关气味的信息传递到大脑。味觉的产生主要是溶解于唾液中的呈味物质作用于味觉受体细胞（TRC）的微绒毛上的 GPCR 后，促使味觉受体解离并产生信号分子，进而经过细胞内信号转导使细胞膜去极化、产生动作电位、促使神经递质释放，再由突触后传入神经纤维把兴奋信号传递给皮质下中枢，经过皮质下中枢的信号整合而实现的。因此，研究中药五味味道产生的物质基础，就必须探究中药化学成分与味觉和嗅觉受体的关系，从而发现产生五味的物质基础和作用机制。

要研究中药五味与味觉和嗅觉受体之间的关系，就必须明确味觉和嗅觉受体的分子结构、化学特性、生物功能，以及其与中药成分相互作用的机制。味觉和嗅觉受体属于 G 蛋白偶联受体，目前仍有部分相关受体未被分离和结晶出来。随着科学技术的不断兴起，用计算机蛋白质结构预测法成为了解蛋白质结构信息及功能的一种新的研究手段。其中，同源模建法是基于已知的蛋白质结构预测方法，也是目前蛋白质结构预测方法中最简单、最为成熟的方法。因此，采用同源建模的方法构建 GPCR 的三维结构成为当前研究的可行途径。其研究方法为在蛋白数据库寻找模板受体蛋白序列和目标受体蛋白序列，通过序列比对后进行三维建模，同时，通过数据库搜索、文献调研等方法对海量的中药化学信息进行搜集、整理和分类，并经去伪存真，去粗取精，拾遗补阙后，应用数据挖掘、信息学和计算机辅助药物设计（CADD）等方法，说清楚五味味道与化学成分（化学成分类别，如生物碱、黄酮等）、分子基本结构（结构单元、母核等）、功能团（官能团、药效团等）之间的关系，为中药味道学说及其物质组成提供科学依据。

目前，利用味觉、嗅觉受体与中药小分子进行分子对接来解析中药五味的物质基础已

有不少的研究报道，如徐阳等利用分子模拟的方法，首先用同源模建方法模拟构建了嗅觉受体 OR1D2、OR7D4 和 OR51El 的三维结构模型，然后运用分子动力学模块 Desmond 将与激动剂及抑制剂分别对接的嗅觉受体复合物置于磷脂双膜中进行模拟，最后将辛味中药的小分子分别对接到嗅觉受体中，并与苦味中药的对接结果相对照。实验结果表明，辛味中药与机体作用的第一个环节很可能开始于嗅觉受体，通过对嗅觉受体的激活，引起一系列的下游反应，从而产生"辛味"药效。刘欣等将分子对接技术引入到中药药性研究中，通过分子对接-生物学研究模式，将辛热药附子、仙茅、肉桂药效成分与钙通道相关蛋白进行分子对接，通过比较、分析初步筛选出拟合适配度较高的蛋白作为潜在靶蛋白，并与苦寒药黄柏药效成分分子对接结果进行比较，确定相关潜在靶蛋白，最后借助生物学实验进行验证。结果表明，毒蕈碱型乙酰胆碱受体和钙调蛋白可能为辛热药药性表达的潜在靶蛋白。王星等利用基于药效团的虚拟筛选技术，结合文献挖掘探讨了 TRPV1 离子通道的调节与辛味药性之间的关系。研究结果发现，TRPV1 激动剂药效团模型对辛味中药有一定的富集能力，且能够有效辨识辛味中药的药效成分。TRPV1 离子通道涉及的生物学效应与辛味药性相关功效具有很大的相似性，因此认为 TRPV1 离子通道是辛味药性发挥功效的潜在靶点，辛味药性是由其化学成分本身决定的，其药性在物质基础的不同层次上符合继承性和加和性特征。

2. 分子对接技术原理和应用

分子对接技术（molecular docking）起源于 Fisher.E 提出的"锁-钥匙模型"，最早用来阐明配体-受体结合机制，随着研究的深入，D.E. Koshland 提出了"诱导契合学说"（induced fit theory）对该模型进行完善，其核心是当蛋白受体三维结构已知时，可以根据形状互补、性质互补的原则将配体分子放置在活性部位，使之形成有利于相互作用的配体-受体复合物。分子对接是将配体分子放到受体蛋白的活性位点或活性中心，按照几何互补、能量互补及化学环境互补等原则，经过连续优化受体蛋白的构象、位置等，使两者结合后并进行作用强弱的评价，对结果进行打分，筛选出最佳的结合模式。

随着技术的成熟和设备的改进，分子对接技术被广泛应用于化学、食品、农业、生命科学、医药等领域。其中在药物研究领域方面，分子对接技术除了研究药物与受体构效、结构和活性外，主要用于以下几个方面：①新药研发、药物筛选，如开发出了 HIV 抑制剂和从中药中成功筛选出降血脂的化学成分等；②靶点寻找与确定，如用于药物活性潜在靶点的确定，中药抗肿瘤靶点的研究，以及中药复方和注射剂的靶点及活性分子的筛选等；③药物作用机制的阐释，如用于阐释药物分子与离子通道之间的关系，信号通路上相关蛋白的信号作用机制和中药抗病毒作用机制，以及中药复方复杂作用机制的探讨方面等。由此可见，分子对接技术在对于药物作用机制及靶点探寻方面具有优势，其可能是中药药性研究的有效手段。

3. 同源模建方法

对三维结构未知的蛋白质而言，根据具有同源性且已有三维结构的模板蛋白进行同源模建是最为可靠的结构预测方法。蛋白质同源模建过程通常包括以下步骤：①在确定目标蛋白的基础上，从蛋白质数据库（protein database，PDB）中搜索目标受体的同源蛋白，将其作为模板蛋白；②由同源参考蛋白的结构信息确定模板蛋白结构保守区；③对比目标蛋白和模板蛋白的序列，从同源结构的结构保守区确定目标序列的结构保守区；④在目标序列结构保守区上构建主链；⑤用同源结构或构象搜索方法构建目标蛋白的结构可变区；⑥利用以上求得的目标蛋白的 Cα 原子坐标寻求目标主链的其他所有重原子和轻原子的坐标，并完成侧链安装；⑦结构优化和评估。当目标蛋白与同源参考蛋白序列同源性大于 30% 时，可以在原子分辨精度上预测目标蛋白的空间结构。

目前，同源模建方法应用较多，如姜丽丽等基于钠-葡萄糖转运蛋白 2（SGLT2）的氨基酸序列和模板蛋白的晶体结构，采用同源模建的方法构建了 SGLT2 的三维结构。通过拉氏图、分子对接及与实验活性对比等方法，对 SGLT2 三维模型的质量进行了评估。结果表明，所构建的 SGLT2 三维模型合理、可靠，可用于开展基于结构的虚拟筛选，或为开发新型、高效、安全的非糖苷类 SGLT2 抑制剂提供参考。巨修练等采用海兔乙酰胆碱结合蛋白（2XYS）作为模板，对人 α1β2γ2 GABAA 受体进行同源模建，并结合分子动力学优化和能量优化验证了所建模型的稳定性与可靠性。进而将 41 个黄酮类衍生物与该模型进行分子对接实验，通过对接结果的分析，得知当母环 3′ 位被取代时，分子活性有所增加，其中被硝基取代时，活性提高较大，为设计黄酮类化合物提供了理论依据。尹胤利用同源建模和免疫共沉淀（co-IP）法对 CD97/β-arrestin1 的潜在结合位点与相互作用方式进行了预测和验证，对于 CD97 在肝癌中的发病与进展，尤其是肿瘤侵袭与转移相关功能进行了鉴定，并基于经典 GPCR 转运信号通路深入探讨了 CD97 促肝癌转移的机制，为肝癌的诊断与治疗提供了潜在的生物靶标。

4. 五味受体选择与中药五味药性表达

GPCR 是一类高度保守性的细胞信号转导受体超家族，一条 GCPR 肽链中含有 7 个 α 螺旋跨膜结构域（seven transmembrane helices，7TM），可将受体分割为胞外 N 端、胞内 C 端、3 个胞外环和 3 个胞内环。根据 GPCR 的保守性及结构特征，将 GPCR 分为以下几类：A 族受体、B 族受体、C 族受体及 F/TAS 族受体。味觉受体最早在味蕾细胞中发现，近年来，人类味觉相关受体的发现、基因鉴定及受体信号转导成为研究热点之一。目前研究已表明，味觉受体 TAS2R 家族介导苦味的感知，而甜味的感知是由 T1R2 和 T1R3 受体介导产生的，感知酸味的受体是 PKD2L1，咸味相关的受体是 ENaC 受体，以及辛味相关的受体是 TRP 离子通道家族。

4.1　辛味在味觉、嗅觉的受体表达

现代药性研究常认为，辛味具有两种属性，一方面具有味觉上辣味的属性，另一方面有嗅觉感知的气味属性。在中药辛味药性中，两者虽然彼此独立，但仍存在密切的关联，例如，广藿香、佩兰、川芎等气味芳香的辛味中药，与花椒、干姜、桂皮等味辛气异的药物存在一定的相似性。因此，对辛味药性的研究应该从味觉和嗅觉两方面进行探究。

4.1.1　辛味在味觉受体的表达

味觉的感知是由味蕾细胞介导发生的，通常是味觉物质作用于味蕾细胞中的味觉感受器，产生相应的味觉信号，经过细胞内信号转导、神经传递等过程，最终传送至大脑。近年来，研究人员对味觉受体的发现及其信号转导的研究取得了突破性的进展，目前已经发现了酸味、苦味、甜味、咸味相关受体，其中，与辛味有关的受体主要是 TRP 离子通道家族。TRP 家族主要包括 TRPV1、TRPA1、TRPV2、TRPV3、TRPV4、TRPM8 等受体。研究发现，在许多辛味中药中存在可以有效调节 TRP 离子通道的成分，如辣椒素、吴茱萸碱、肉桂醛等成分可以激活 TRPV1 离子受体；芍药苷及甘草提取液可以有效调节 TRPV3 离子通道；连翘酯苷 A 能够激活 TRPA1 离子通道；薄荷醇能够对 TRPM8 离子通道产生调控等，这也为进一步研究中药辛味药性提供了可靠的依据和新的研究思路。

4.1.2　辛味在嗅觉受体的表达

嗅觉的感知是气体分子与嗅觉受体结合后，刺激活化细胞内的 GPRS，进而激活腺苷酸环化酶产生第二信使 cAMP，产生动作电位，然后将电信号通过神经系统传送到大脑，实现了嗅觉的感知。1991 年由诺贝尔生理学或医学奖获得者 Buck 和 Axel 最早克隆了嗅觉受体，同时研究发现了嗅觉受体基因超家族。嗅觉受体也就是气味受体，属于 G 蛋白偶联受体超家族，人类的嗅觉受体主要存在于鼻腔后上部的嗅上皮内的嗅觉神经元的嗅纤毛上。辛味中药中常具有挥发油、芳香气体或其他刺激性气体，这些气味物质溶解在鼻黏液的水/脂质环境中，与嗅觉受体分子结合后，即可产生相应动作电位，嗅神经元把动作电位传递至大脑嗅球中被称为"嗅小球"的微小结构，修饰、编码后，经过嗅球的输出神经元把嗅觉信号传递到大脑皮质，在大脑皮质能够对不同的气味进行识别。因此，人体是通过辛味中药的气味分子作用于嗅觉受体来辨别辛味中药的。

4.1.3　辛味中药的主要物质基础

《素问·至真要大论》中记载"辛能散能行"，能散：主要包括辛散表邪、辛散里寒、辛散壅结等；能行：主要指辛能行气和行血。现代医学研究表明，五味中药之所以会表现出不同特征的功效，主要与其来源及化学成分密切相关。研究发现，中药辛味主要来源于挥发油，其次是皂苷及生物碱类成分；其中以唇形科、伞形科、菊科、芸香科、姜科等植物中最为多见。例如，在唇形科植物中，辛味中药夏枯草、荆芥、藿香、紫苏、薄荷、香薷、益母草、防风、半枝莲等均含有挥发油，同时唇形科植物中芳樟醇、百里香酚、香芹酚和辛味的关联最为密切；伞形科植物柴胡、川芎、当归、白芷、独活、羌活等具有辛味的中药均含有丰富的挥发油成分。此外，菊科中各类菊花；芸香科中药陈皮、青皮、枳实、枳壳、橘红、橘络、佛手、香橼等中药中都含有挥发油。

4.2　苦味味觉受体

4.2.1　苦味受体选择

苦味的感知和一般味觉发生机制相似，通常都经过味蕾细胞的介导、苦味受体表达、味觉信号传递、神经递质传递等过程。Adler E 等最先由人鼠嵌合受体发现并证实苦味受体 T2R 属于 G 蛋白受体超家族成员。苦味受体细胞不仅存在于口腔的味蕾中，在脑、消化道和呼吸道等多个部位也发现表达的 T2R 受体。目前已发现苦味的味觉相关受体为 TAS2R 家族，是一类 7 次跨膜的 G 蛋白偶联受体，目前已发现人类 30 个基因一共编码 25 种苦味受体。

4.2.2　苦味中药的主要物质基础

《金匮要略心典》记载"苦者，能泄，能燥，能坚"，是指苦味具有清泄火热、降泄气逆、通泄大便、燥湿、坚阴泻火存阴等作用。研究发现，苦味中药的化学成分主要包括生物碱类（小檗碱、苦参碱等）、皂苷类（知母皂苷、桔梗皂苷、薯蓣皂苷等）、鞣质类及萜类（雪草酸、穿心莲内酯等）及蒽醌（大黄酸、大黄素及茜草蒽醌等）。此外，唇形科植物中冬凌草甲素、弥罗松酚、丹参酚酸类成分（丹参酚酸 B、丹参酚酸 C、丹参酚酸 A）与苦味的关联最为密切。生物信息研究表明，苦味受体能与苦味中药中的许多化学成分结合，例如，中药化学成分士的宁、氯喹和罂粟碱等可有效激活苦味受体 hT2R7；水杨酸和 β-D-葡萄糖苷与苦味受体 hTAS2R16 具有良好的结合作用；苦艾中的木防己苦毒素等 8 种苦味物质均能与 hT2R14 受体相结合；马兜铃酸能激活 hT2R43 和 hT2R44 两种受体；hT2R43 受体亦能被芦荟素激活，柚皮苷可以与苦味受体结合。综上所述，中药苦味物质激活依赖于 T2R 受体基因，可认为苦味中药的味觉表达与 T2R 受体有一定联系。

4.3　酸味味觉受体

4.3.1　酸味受体选择

酸味是由味觉受体细胞（TRC）感知的，这是一种被修饰的上皮细胞，位于舌部和腭部的味蕾中，由味觉神经（鼓索和舌咽部）支配，膝状神经节和岩神经节中有胞体。酸味的传导机制复杂，涉及的离子通道有酸敏感离子通道、超极化激活的离子通道和两个孔域钾通道。目前研究主要发现的酸味受体是 PKD1L3 和 PKD2L1，为非选择性阳离子通道；质子激活的 PKD1L3-PKD2L1 离子通道能够在除去酸性刺激之后被激活，即产生应答反应，并将其定义为关闭响应（延迟响应）。电生理分析表明，PKD1L3-PKD2L1 通道活性取决于 pH，而且是当周围环境的 pH 低于 3.0 时通道的活性才能表现出来，PKD1L3-PKD2L1 的关闭响应特性可以作为酸味感觉出现的解释。Miyamoto 等认为酸味信号转导过程中可能涉及三种机制，包括通过阿米洛利敏感性钠通道的质子渗透、细胞内外因素固定式封闭电导及质子门控通道来转导酸味。

4.3.2　酸味中药的主要物质基础

《黄帝内经》将酸味的功能主要归结为酸收、酸吐、酸泻三个方面，现代中医药研究主要是指酸味药"能收、能涩"，即有固表止汗、敛肺止咳、涩肠止泻、固精缩尿、固崩止带等功效。《中国药典》（2020 年版）中记载有酸味药性的中药有 42 味，然而酸味药常具有其他药味，如五味子、牛膝、酸枣仁、枳实、枳壳、金樱子、白芍等中药除具有酸味药性外，还兼具其他药味，因此，可推测酸味中药可能含有的化学成分种类复杂多样，目前研究已发现酸味中药除含有机酸和鞣质类成分外，还含有黄酮类、皂苷及萜类等成分。然而，现代研究通常认为中药的酸味主要是由有机酸类和鞣质类成分引起，如乌梅含有丰富的有机酸，包括枸橼酸、苹果酸、草酸、琥珀酸、甲酸、乙酸、延胡索酸、酒石酸等，其中枸橼酸含量可达 40.5%；山楂果中的有机酸主要有甲酸、齐墩果酸、酒石酸、枸橼酸、绿原酸、熊果酸、苹果酸等，总酸含量为 2.2%～4.6%；五味子的有机酸含量约 20%，酸性组分主要由枸橼酸和奎尼酸组成。

4.4　甘味味觉受体

4.4.1　甘味受体选择

甘味的感知和其他味觉的发生机制一致，由甘味物质与相应的味觉受体结合，致使神经递质释放并产生味觉信号转导，经过味觉传入神经，将外周味觉信息传达至中枢神经系统，经大脑味觉皮质分析后产生甘味感知。目前已发现哺乳动物味觉受体基因家族有味觉受体第 1 家族（T1R）和第 2 家族（T2R）。通常认为人类甜味受体是 T1R 家族的 T1R2/T1R3 异源二聚体结合物，属于 C 类 G 蛋白偶联受体超家族，能与很多甘味物质结合，如甘草苷、D-氨基酸、甘氨酸、天然糖类（葡萄糖、蔗糖、阿斯巴甜等）、人工合成甜味剂（缩二氨酸、安赛蜜、糖精等）、甜蛋白（奇异果甜蛋白、应乐果甜蛋白等）。研究发现，甘味受体不仅存在于口腔味蕾中，在肠道系统中也有特异性表达，且在肠道系统中表达的受体可调节糖代谢的动态平衡，影响营养物质的吸收代谢，为糖尿病、肥胖、肠道代谢紊乱等糖代谢失衡疾病的发生、调控与治疗提供了新的依据。

4.4.2　甘味中药的主要物质基础

现代化学研究表明，甘味中药多含有糖类、皂苷、脂肪、维生素、蛋白质、甾醇、氨基酸等成分。例如，甘草中的主要甜味物质有甘草多糖（由葡萄糖、鼠李糖、阿拉伯糖和半乳糖等组成）、甘草素、甘草酸及甘草次酸等；党参中的甜味成分主要是党参多糖，其主要由五碳糖（阿拉伯糖）、六碳糖（葡萄糖、半乳糖、果糖）及其衍生物（甘露醇）组成；糖类是白茅根的主要化学成分，主要为多糖、葡萄糖、果糖、蔗糖、木糖等；黄精中的多糖成分含量为 4.47%～21.34%，主要由葡萄糖、半乳糖、甘露糖和半乳糖醛酸等组成。

4.5　咸味味觉受体

4.5.1　咸味受体选择

咸味是哺乳动物口腔内味觉器官的化学感受系统对矿物质和无机盐的感知。研究表明咸味信号转导机制分为两类，特异性响应（阿米洛利抑制类）和非特异性响应（阿米洛利非抑制类），因阿米洛利既可以抑制味觉细胞对 NaCl 的响应，也可在其高浓度状态下无法完全抑制对 NaCl 的响应。如 ENaC 通过 Na^+ 内流激活味觉细胞，阿米洛利抑制味觉细胞上的 ENaC 后识别钠盐，属特异性响应传导机制。目前已发现咸味受体有 ENaC 和辣椒素受体的非选择性阳离子通道（transient receptor potential vanilloid1，TRPV1）两类，其中 ENaC 是阿米洛利敏感咸味的受体，且只对低浓度 NaCl 响应，被阿米洛利抑制，包括 α、β 和 γ 三个亚基，分别在舌的轮廓乳头（舌后）、叶状乳头（舌两侧边缘）和菌状乳头（舌前）的受体细胞（TRC）中表达，其中 ENaCα 产生阿米洛利敏感的 Na^+ 电流，而 ENaCβ 联合 ENaCγ 共同作用后可使 Na^+ 电流增强 100 倍左右。而 TRPV1 是阿米洛利非敏感性咸味受体，对 Na^+ 无选择性，对 K^+、NH_4^+ 有响应，主要在背根神经节和三叉神经节的小型神经元中表达。可以说，咸味主要通过离子通道即一种能使 Na^+ 在细胞内外穿梭的蛋白进行感受。

4.5.2　咸味中药的主要物质基础

现代化学研究表明，咸味中药通常含有无机盐、蛋白质、氨基酸等成分。例如，鹿茸中含有 20 多种无机元素，其中常量元素主要是 Ca、P、Mg、Na；微量元素包括 Fe、Cu、Mn、Al 等，同时，也含有较为丰富的氨基酸、蛋白质及多肽等成分。龟甲中含有多种无机元素、氨基酸及蛋白质成分；其中无机元素中 Cr、Mn、Cu、Zn、Fe、Al、Se 等是人体必需微量元素；其他咸味中药，如羚羊角、水蛭、地龙、海藻、珍珠母等均含有多种无机元素及丰富的氨基酸和蛋白质等成分。

5. 结　　语

中药五味理论是指导中药配伍及临床运用的重要依据之一，具有多维度的科学内涵，但目前仍未完全阐明五味药性理论。因此，对中药五味药性的辨识、界定表征，成为中药药性理论研究的必要条件和基础工作，是打开传统中医药理论体系的钥匙。五味最初定义即是人们通过对食物或药物真实滋味和气味的感知，这也是中药五味界定的主要依据之一。现代生物化学研究发现，中药之所以表现出不同的药味，与化学成分种类及其味觉受体结合密切相关。只有科学地界定五味药性的物质基础，才能深入开展药性理论的系统研究。本课题组承担国家自然科学基金重点项目——活血化瘀中药五味药性功效的化学及生物学基础研究，在对传统中药五味药性理论的辨识及其化学生物性实质进行系统分析的基础上，基于五味药性的定义、形成过程及中医药性论，从滋味气味、生物效应、体内过程及动力学规律等不同侧面，提出中药五味药性的表征研究方法，为开展中药药性理论研究提供可参照的研究路径和技术方法。

五味药性具有多方面的科学内涵，其中滋味、气味既是五味的"原语义"，又是五味界定的最主要的依据之一。随着技术的发展，电子舌、电子鼻等仿生技术是判定滋味、气味的客观方法，可作为五味药性判定研究的可行手段。而基于药物分子-味觉、嗅觉受体的相互作用关系的分子对接技术可直接触及分子微观世界的形象表达，借助计算机对微观分子进行操作，对揭示中药性味物质基础和微观分子作用机制提供可行的研究方法。本章从味觉、嗅觉感知的生物学机制，分子对接技术，同源模建，受体选择与五味药性表达等方面进行论述，从中药"五味"的滋味、气味属性角度，为中药药性理论提供了可参照的研究方法。

第四章

基于生物学效应的中药五味物质基础及作用机制研究

中药临床功效的表达方式是中药研究的核心内容，而中药的药效物质基础及作用机制研究是揭示中药的作用原理和临床功效表达方式的重要路径，是中药临证配伍、遣药组方、指导临床实践、有效进行质量控制的基础和前提条件。中药五味药性是中药功效的重要组成部分，具有广泛的生物学内涵。长期以来，业界多关注中药的药效物质基础研究，而中药五味物质基础则疏于现代研究，不利于对中医药理论的全面继承、创新和发展。因此，基于中药药性理论，利用现代科学方法，揭示中药五味物质基础及其生物学实质，对于继承和发展中医药理论，指导临床实践和促进中药产业高质量发展均具有重要的意义。

五味物质基础及作用机制研究既涉及对传统药性理论的现代生物学实质的认识，也需要选择适宜的研究模式和技术方法。近年来，中药药效物质基础研究得到飞速发展，提出新的理论假说、研究模式和技术方法，已成为中药五味物质基础研究可参照的重要手段，由于中药五味药性科学内涵的广泛性，迫切需要建立创新的研究模式和方法，多维度、多层次、多手段及其整合研究是揭示中药五味物质基础的可行路径。

第一节　药效物质基础研究理论与假说

围绕中药药效物质基础，学术界已开展了大量的研究，提出了许多假说和研究理论。薛燕等提出霰弹理论，该理论认为中药复方是多成分、多靶点发挥作用的，虽然单个成分或药物的作用并不是很强。但多种作用的相加或相乘却产生了良好的疗效。周俊院士提出天然组合化学库与多靶点作用机制的观点，认为中药复方是一个天然组合化学库，是根据中医理论和实践及单味药功能主治性味，通过人工组合形成的、具有疗效的、相对安全的天然组合化学库。黄熙等提出了"证治药动学"假说，证治药动学包括辨证药动学和复方药动学，指出方剂君臣佐使或证状态会明显影响体内成分的药动学参数，并与疗效相关，这一观点体现了结合君臣佐使进行药动学研究的特点。在此基础之上，黄熙提出了"方剂血清成分谱"和"靶成分"概念，方剂血清成分谱是指方剂进入血清内的成分的结构、性质、数目、分布及其动态。靶成分是指血清中与母方效应相关的成分，相对于某一个药效或证效指标来讲，靶成分可以是一个或多个。罗国安等提出中药复方药效物质基础研究应采用"一个结合、两个基本讲清、三个化学层次、四个药理水平"的理论研究体系。邱峰等认为中药成分经过胃肠道时受到酸、碱、酶及微生物的作用，使其化学结构产生变化，包括形成新的化学成分，中药发挥药效的直接物质应该在体内，从而提出了中药体内直接物质基础研究的思路。Wang，王喜军等在药物与人体相互作用等学术思想的指导下，依据中医理、法、方、药理论体系，以及中药/方剂多成分协同作用特点提出了中药血清药物化学，中药血清药物化学是适合于中药方剂有效成分研究、方剂配伍规律研究、方剂多成分药动学研究，以及中药有效部位群认定的理论及研究方法。Liu，付建华等认为，中药复方的物质基础是中医证与病相结合的有效成分，其研究思路是在中医药理论与现代医药理论共同指导下，以临床疗效为基础，建立动物、器官和细胞模型深入研究，最终阐明中药的药效物质基础。刘昌孝院士提出方剂组织药理学新假说及方剂代谢物组学新假说等。肖河认为可从三个方面对中药（复方）进行物质基础研究：①研究中药（复方）的有效部分；②研究中药（复方）在制剂过程中化学成分的动态变化与药效的关系；③研究中药（复方）的含药血清。

当前，对中药药效物质基础的研究呈多元化态势，主要是因为对中药药效物质基础的理解不同、研究目的不同、学科背景不同、采取的方法不同等。多种理论的提出，从不同角度和层次认识了中药的药效物质基础，多种理论和假说相互促进和影响，有利于为中药药效物质基础研究提供更好、更完善的思路。

第二节　药效物质基础研究方法与技术

1. 谱效关系研究

谱效关系研究是建立在指纹图谱的研究之上，通过应用色谱及其联用技术最大程度地获取有用的化学信息。将标示活性成分群特征峰的中药指纹图谱与中药药效结果对应起来，将中药指纹图谱中化学成分的变化与中药药效变化联系起来，建立中药谱效关系，进而反映复方内在质量。

1.1　系统分离、谱效关系研究

在对中药化学成分提取、分离和鉴定基础上，采用药理模型对得到的纯化合物进行生物活性检测，或者是采用一个或几个药理模型对中药进行活性追踪的提取、分离和结构鉴定。李国信等采用极性萃取法将射干提取物分离为不同极性化学成分组，利用 SPSS 统计分析方法，以 41 个指纹图谱色谱峰的相对峰面积为自变量，以提取物对蛋清致大鼠足跖肿胀形成的抑制作用为因变量进行相关分析和回归分析，确定了 11 个色谱峰所代表的化学组分为射干抗炎的药效物质基础。宁黎丽等对吴茱萸汤的药效物质基础进行研究，通过谱效关系分析发现，吴茱萸汤中 4、9、10 和 12 号峰的化学成分是吴茱萸汤的主要药效物质。

1.2　药味与药量加减拆方谱效关系研究

中药复方的拆方研究目的是精简方剂、寻找发挥增效减毒作用的最佳药物组合及确定方中主要药物或活性物质的来源。李小娜等认为拆方研究有两种方式，一种方式是在全方药效评价的基础上，分别从方中撤出一味药和（或）一组药后进行实验，用以评价撤出的药味对原方功效的影响；另一种方法是在全方药效评价的基础上，对方中每一味药用同一剂量或不同剂量平行实验，或按照"君、臣、佐、使"或"药对"等原则分为几组进行平行实验。许惠珍采用"助孕 3 号方"全方、拆方结合肾虚黄体抑制流产动物模型进行比较研究，阐明补肾健脾组方对全方防治流产的主次贡献度，并结合化学部位的分离及药效追踪，初步确定"助孕 3 号方"物质基础峰群，从而初步揭示助孕 3 号方的药效物质基础。此外，有研究者对甘草附子汤、血府逐瘀汤、滋肾丸等进行拆方研究，结合药效评价与高效液相色谱成分分析，发现具有代表性的有效成分，获得其药效物质基础。

2. 基于代谢组学的中药药效物质基础研究

1999 年，代谢组学之父，英国帝国理工大学 Nicholson 教授研究小组首次提出代谢组学（metabonomics）概念，代谢组学是研究在新陈代谢过程中生物体内代谢产物的变化规律，揭示机体生命活动代谢本质的科学。它主要是采用现代分析仪器和手段，定性定量地研究生物体体液中的内源性代谢产物即代谢组，结合模式识别等化学信息学技术，分析生物体在不同状态下的代谢指纹图谱的差异，获得相应的生物标志物群，从而揭示生物体在特定时间、环境下的整体功能状态。中药进入机体后，起效的是中药中的原型成分，或代谢产物，或与机体作用形成的新成分，三者构成体内中药成分的代谢组。中药药效物质基础的研究需要建立适用于中药多组分、多靶点整体综合效应的药效评价体系和研究方法学，而这正与代谢组学非破坏性、整体性、动态性、非靶向等特点不谋而合。近年来，代谢组学发展迅速，基于代谢组学的中药药效物质基础研究也取得了一些令人瞩目的成果。孟宪生等通过代谢组学研究方法，寻找大鼠寒凝证潜在的生物标志物，研究热性中药川芎对其潜在生物标志物的影响，探讨川芎治疗寒凝证的作用机制。黄玉荣等进行的钩藤多动合剂的生物化学机制研究中，应用代谢组学方法发现具有疗效的生物标志物，认为药物整体作用产生的生物化学物质神经递质是其药效的物质基础。Li 等采用代谢组学研究策略、运用超高效液相色谱-质谱联用（UPLC-MS）结合主成分分析的方法对大鼠代谢物谱和淫羊藿的化学成分谱及其进入体内的成分和代谢物谱进行分析，研究发现淫羊藿苷和朝藿定c 可能为淫羊藿的主要药效物质基础。

3. 血清药理学与血清药物化学研究

1989 年日本学者田代真一提出了"血清药理学"和"血清药物化学"的概念。而"中药血清药物化学"由我国学者王喜军提出。传统中药多为口服给药，口服后，药物成分或经过消化道直接吸收入血液；或经消化液、消化酶及肠内菌群的作用分解成次生代谢产物被吸收入血液；或经肝微粒体酶代谢成有活性的代谢产物。无论经过上述何种途径，其有效物质必须以血液为介质输送到靶点，从而产生作用。因而给药后的血清才是真正起作用的"制剂"，血清中含有的成分才是中药的体内直接作用物质。中药血清药理学和血清药物化学认为，中药复方成分虽然复杂，但进入体内且被检测到的化学成分的数量是有限的，进入血液的成分构成血清"粗提物"，血清药理学就是对含有"粗提物"的血清进行药效评价，而血清药物化学则是对含药血清进行有效成分的分离鉴定。通过对血清所含复方化学成分进行分析、鉴定，把得到的化学成分与复方全方再次进行药效学比较，就可能揭示直接产生复方药效的化学成分，从而可以推断出复方药效的物质基础。王喜军，张宁等对六味地黄丸的血清药物化学进行研究，建立六味地黄丸及口服六味地黄丸后大鼠血清的 HPLC 指纹色谱分析方法，结果口服后发现了 11 个入血成分，其中 4 个为新产生的代谢产物，7 个为六味地黄丸体外所含成分的原型。Wang 等在对当归补血汤入血成分的研究中，首先从口服给药后的大鼠血清中找到了 46 个移行成分，并进一步鉴定出其中的 10 个原型成分和 21 个可能代谢组分。此外，众多学者采用这种方法对茵陈蒿汤、五仁醇胶囊、葛根芩连汤、醒脑滴丸、归芩片等复方展开过研究。

4. 生物色谱研究方法

4.1　分子生物色谱技术

随着现代分子生物学的发展，体内神经介质、酶、受体在生命活动中的调节作用逐步被揭示，特别是分子生物学与生物医学、药物化学的紧密结合，产生了分子生物色谱技术，即以蛋白质等生物大分子作为色谱固定相，将中药提取物加入特定的流动相中分离与生物大分子发生特异性结合的中药成分的色谱方法。例如，以血浆中两种主要的载体蛋白人血清白蛋白（HAS）和酸性糖蛋白（AGP）为固定相，对常用中药当归、川芎、茵陈等进行分析，获得了这些中药的分子生物色谱指纹图谱。

4.2　细胞膜色谱法

细胞膜色谱法是近年来生物膜色谱技术在中药研究中的热点，是一种新兴的生物亲和色谱法。细胞膜色谱技术与一般生物色谱技术的不同之处在于，90%以上的生物靶点才存在于细胞膜，比应用单一受体、离子通道更能体现方剂的效应及方剂化学成分复杂性。该方法将有生命特征的细胞膜固着在硅胶载体上，用此固定相研究药物与膜受体相互作用的特异性和立体选择性，特异性结合中药提取液中的成分，并加以分析。李翠芹等在建立的白细胞色谱模型中，以紫杉醇为模型分子，筛选白术中作用于白细胞膜及膜受体[如 Toll 样受体 4（TLR4）]的活性成分，并确定活性成分可能的作用靶点。

4.3　活性细胞萃取法

李萍研究组建立了活性细胞亲和萃取-高效液相色谱联用法研究中药中与靶细胞具

有相互作用成分的方法。此法相对于细胞膜色谱法的优点是将化合物和生物材料的结合与色谱分析分开,各自满足其细胞生物学或色谱技术所要求的最适条件。目前,该法已逐渐发展成为中药药效物质基础研究的重要手段之一。如采用红细胞膜提取和 HPLC 分析当归中有潜在活性的成分。当归补血汤提取物中有 50 多个峰,通过高效液相色谱-二极管阵列检测-蒸发光检测(HPLC-DAD-ELSD)联用技术检测发现其中 15 个峰与模型生物膜有明显相互作用,然后利用 LC-MS 技术和标准品对照的方法,对这 15 个峰的结构进行鉴定,确定其中包括藁本内酯、黄芪甲苷、毛蕊异黄酮等,该研究结果与文献有很好的一致性。

5. 高通量筛选技术——亲和超滤技术研究方法

亲和超滤技术将亲和层析的高选择性和超滤技术的高处理能力有效结合,该技术能大规模进行生物特征物质高通量筛选,具有使用样品量少、实验周期短、灵敏性和特异性强等特点。其原理是将亲和性靶标(受体、酶等)与天然、合成或代谢的多组分的混合物样品混合孵育,使之与样品中高亲和性物质结合形成复合物,利用超滤手段将靶标和高亲和性配体结合生成的复合物与其他成分分离,然后用合适的洗脱液处理超滤膜截留得到的复合物,使亲和体从大分子中解吸出来,再利用其他手段初步鉴定亲和体的结构。朱深银等建立了黄嘌呤氧化酶活性的紫外检测法及黄嘌呤氧化酶抑制剂体外高通量筛选模型,通过优化筛选条件,达到了建立可靠筛选模型的目的,并对 71 760 种样品进行了初筛,发现了 27 个活性化合物,命中率为 0.038%,其中有 17 个活性化合物有较好量-效关系。有学者利用离心超滤-HPLC-DAD-MS 联用技术研究了忍冬与小牛胸腺 DNA(抗菌、抗病毒、抗癌药物筛选的分子靶标)有结合活性的化合物。张丹参等通过建立谷胱甘肽转移酶(GST)抑制剂的高通量筛选模型,对不同来源的 31 098 个化合物样品进行高通量筛选。通过初筛和复筛,从中发现了 4 个有较强抑制活性的样品,为寻找新的 GST 抑制剂提供了一种先进的技术手段。此外,亲和超滤技术在苷类(三七总皂苷、甜菊糖苷、黄芩苷)、多糖(香菇多糖)、麻黄素、绿原素、马钱素、银杏花黄酮类等研究中均有应用。将超滤分离装置与 HPLC-MS/MS、GC-MS 联用,可以实现药物的筛选、分离和检测在线一次性完成,从而减少了大量的分离纯化工作,直接追踪样品中的活性物质,成为研究中草药药效物质基础的有力工具。

6. 计算机技术与数据库相结合

徐筱杰建立了用于中药复方研究的计算机系统,该系统对于研究复方组分间相互作用、复方成分及可能形成复合物的三维结构,确定复方有效成分及其中药组分在体内的代谢研究提供了大量数据信息,有助于中药复方物质组成和作用机制研究。龙伟等通过 CADD 技术,构建黄连解毒汤化学成分分子数据库,综合应用分子对接、药效团模型及虚拟筛选方法,阐明了黄连解毒汤中共有 28 个化学成分分子与 2 个以上靶点存在作用效应,其中 2 个化学成分分子对 3 个靶点均有作用效应。

第三节　药效及作用机制研究层次

有效性是药物的基本属性，一般中药药效学试验分为四个层次，即整体动物、离体器官组织、细胞、分子等不同层次。开展中药有效性研究，不但要采用多个指标，对于中药所针对的病症，如何用四个层次的各种试验研究来体现其有效性，需要精心设计、推敲；对已经临床证实疗效确切的中药同样需要从这四个层次来说明中药的整体药效。

1. 整体动物药效评估及作用机制研究

神农尝百草是最原始的以人为试验对象的整体药效评估法，也是鉴定药物、食物与毒物，寻找中药资源最有效、最直接，当然也是最危险的方法。因而以动物进行药效评估的要求自然产生。使用正常的动物或人工复制成疾病模型的动物，既保持了机体的完整性，也使机体与外界环境保持了正常联系，其结果最能接近人体试验。动物层次药效评估能够从整体水平检测药物的疗效、毒副作用，既可做急性实验研究，亦可做慢性实验研究。

目前，利用疾病动物模型进行药效评估也是中药研发过程中必不可少的环节。把中药药理动物模型用于分析中药药效，其最大的特点在于中药药理"证"及"病证结合"动物模型的复制和应用，既有利于揭示中药作用的实质，也可以使中药药理学继承并发展中医药辨证论治的基本原则，突破传统中医认识和诊断疾病主要靠望、闻、问、切的诊疗思想。制造中医"证"及"病证结合"病理模型对于中医理论研究和中药实验研究都有着十分重要的意义。

中医证候是疾病发展到某一阶段时对病因、病位、病性及正邪对比情况的病理概括。中医"证"的模型是在动物身上模拟复制临床不同的证候，以不同证型表现出来。如用大黄饲喂小鼠使其出现类似人类的"脾虚证"；用夹尾法制作大鼠肝郁证模型；以大剂量醋酸氢化可的松使动物产生一系列耗竭现象，达到虚损状态比拟阳虚模型；用甘蓝加猪脂使饮食失节造成脾虚生化乏源模型；用氨水刺激小鼠制作肺虚痰阻型动物模型等，均是近年比较成功的证候模型。凡有中医"证"的动物模型及实验方法，应为首选试验。无合适"证"的模型或有困难者，可借用现代药理学试验的模型与方法。

2. 离体器官、组织实验药效评估及作用机制研究

离体器官、组织实验是将动物的某些器官或组织从体内取出放入生理代用液中，根据不同的实验目的和不同种属动物特点进行恒温、通氧或恒温灌流及建立与动物机体内环境基本相似的人工环境，保证脏器或组织维持正常活动状态。在此基础上通过一定的检测手段观察其生理活动、病理变化及各种药物和试剂等施加因素对其生理生化及形态变化的影响。离体实验方法可以排除整体情况下体内各种复杂因素的干扰，直接观测离体标本的各

项指标。该方法对各种施加因素可以进行人为调节，实验环境可进行严格控制，方法精确，研究深入，有利于分析作用机制及对药物的药效进行定量研究，可获得准确、精细的结果。但离体器官、组织实验方法仍存在一些缺点和局限性，如该方法失去了机体完整统一的内环境和神经体液调控作用；失去了体内各种组织、细胞之间的正常比例和相互关系，与临床状态相距较远；容易受到外环境各种因素的干扰，不能用于研究药物对精神状态方面的影响；由于有些药物必须经体内代谢成活性形式才有药理作用，所以在离体实验中有时得不到正确结果；另外体外实验所用的药物剂量、浓度、酸碱度、离子含量等都会影响实验结果。

目前，离体器官、组织实验常用方法有离体心脏、离体骨骼肌、离体平滑肌实验法等。该方法已普遍用于中药药效及作用机制的研究中。匡荣等用 Langendorff 法进行离体豚鼠心脏灌流，测定丹参注射液、冠心宁注射液、香丹注射液、注射用丹参、丹红注射液五个抗心绞痛中药注射剂在给药前后的心脏冠状动脉流量的变化，发现此五个注射剂在一定的浓度下均能扩张冠状动脉，增加冠脉流量。武云等采用低频电刺激造成小鼠骨骼肌疲劳，观察了黄芪提取物经灌胃和离体孵育后对小鼠骨骼肌疲劳和恢复过程中张力的影响，结果表明黄芪可以加快离体电刺激造成的疲劳后趾长伸肌张力的恢复。胡勇等通过制备 Wistar 大鼠离体小肠平滑肌，观察了中药复方 JEYS 对乙酰胆碱、氯化钙和氯化钾所致平滑肌收缩的影响。同时通过改变营养液中钙含量或用酚妥拉明和普萘洛尔分别对标本进行预处理，观察 JEYS 对乙酰胆碱所致小肠平滑肌收缩作用的影响。实验发现，JEYS 对大鼠离体小肠平滑肌具有显著解痉作用，且其作用与非选择性抑制钙通道有关。程远等观察了高良姜活性组分对离体兔正常肠肌和乙酰胆碱诱导肠管痉挛的作用，发现高良姜各活性组分均可直接抑制离体肠肌张力和非竞争性拮抗乙酰胆碱的作用，其中黄酮类效果最强。

3. 细胞水平药效学评价及作用机制研究

细胞是生命最基本的结构与功能单位。对于一个完整而有活性的细胞来说，生存环境中各种因素的变化，均会引起其内部的代谢变化，因而能够为中药的药效评价提供一个最小而又相对完整的生物体系。体外细胞药理研究方法具有成本低、周期短、实验条件和因素易于控制、便于进行相对复杂的实验设计、可以避免实验的伦理学问题等优点。随着细胞生物学与生化技术的不断发展，在细胞层次的药效评价及作用机制研究得到了迅速的发展。

体外细胞培养多采用外周血单核细胞、血小板、巨噬细胞及体细胞（如成纤维细胞、肾小球系膜细胞等）或是肿瘤细胞，与含有不同浓度、不同组分的中药（或含药血清）的培养液共孵育一定时间后，检测自然杀伤（NK）细胞活性、淋巴因子激活的杀伤（LAK）细胞活性、上清液中各种细胞因子浓度及对细胞增殖的抑制率、细胞表面标志物的表达等指标，从而揭示中药复方的作用机制，找出最佳浓度和配比。由于体外实验的受试对象多为细胞，对于复方中药，有些制剂较粗，其中的杂质成分及无机离子成分在离体实验时会产生影响。因此，无论直接添加还是制成含药血清间接添加均有较高的要求。直接添加的复方中药制剂一般要求为水煎液或水提醇沉液，并经过过滤、浓缩、调节 pH、微孔滤膜或高温除菌；间接添加的含药血清的制备则是先给供体临床等效剂量，然后按通法或标准法确定的时间采血并分离血清，或将含药血清制成冻干粉，以血清或冻干粉加入反应系统，使之达到需要浓度。

但在体外实验中，将中药复方或单方的提取物直接加入体外细胞培养系统中的方法，易受多种因素干扰，其结果的可靠性受到怀疑。其缺点是脱离了与机体的联系，不能完全代表药物在体内代谢的变化。这使得用体外细胞培养来研究中药复方（或单方）的工作进展缓慢，一定程度上阻遏了中西医结合的发展。目前体外细胞培养主要的问题是培育合适的病理细胞模型，建立指标检测方法，另外还要考虑细胞体外生长规律，确定最佳用药时间与细胞密度。相信随着分子生物学的发展及中医证本质的深入研究，利用转基因技术制备细胞模型将极大地推动中药复方的药理研究进展。

4. 分子水平药效及作用机制研究

近年来，随着分子生物学技术的持续发展，研究生命科学的方式实现了根本上的变革，这为中药作用机制研究提供了良好的契机和有力的工具，同时也使中药基因转录水平的机制研究成为可能。相关技术研究与应用如下。

4.1　核酸分子杂交技术

核酸分子杂交技术是分子生物学的基本技术之一，中药作用机制研究中较早用的有 RNA 印迹杂交（Northern blot）、点杂交（dot blot）和原位杂交。Northern blot 是用来测量真核生物 RNA 的量和大小及估计其丰度的实验方法，并可从大量 RNA 样本中同时获得这些信息，但需要大量的材料，受 RNA 降解影响大，敏感度低。dot blot 的不足之处在于点于同一张膜上同样的样品杂交信号有时不稳定，且一般要用纯化的 RNA 样品。原位杂交的优势在于可对组织细胞中的核酸进行精确定位。郑钦岳等应用 dot blot 研究了补血和血方四物汤对白细胞介素-6（IL-6）mRNA 表达的影响，实验表明，四物汤在 0.01～1.00ng/mL 浓度内可使 IL-6 mRNA 的表达明显增加。保心丸具有降脂、降低血浆内皮素、抑制血小板聚集等作用。

4.2　逆转录聚合酶链反应

聚合酶链反应（PCR）是一种在机体外部迅速扩大增加特定基因或 DNA 序列的方法，由美国科学家 Mullis 于 1983 年发明，是目前中药机制研究中最常用的分子生物学技术。逆转录聚合酶链反应（RT-PCR）是从 RNA 拷贝扩增 cDNA 的一种方法，即首先反转 RNA 并转录成 cDNA，再经过 PCR 加以扩增，从而使它的敏感性得以有效提高，针对 dot blot 或 Northern blot 中含有的目的 mRNA 不高的问题，这一技术可以有效解决。郑小伟等考察了二仙汤不同用药时间对肾阳虚大鼠垂体促肾上腺皮质激素基因表达的影响，结果显示二仙汤可以上调垂体组织 ACTH 基因表达，且表达量随用药时间延长而增加，提示上调 ACTH mRNA 表达是二仙汤治疗肾阳虚证的作用机制之一。

4.3 差异显示聚合酶链反应技术

梁鹏等于1992年创立差异显示聚合酶链反应（DD-PCR）技术，具体来说就是一种利用PCR技术，对来源各异的mRNA样品中的多种cDNA基因一并进行扩充增加与表达的实验方法。该方法依赖两套不同类型的合成寡核苷酸引物：一套锚定反义引物与一套随机正义引物。最后通过比较不同来源的扩增cDNA产物的电泳带谱，能够发现差异表达的基因。唐发清等对有抗鼻咽癌作用的益气解毒片干预鼻咽癌细胞基因表达的研究，旨在从基因选择性表达水平探讨其抗鼻咽癌的机制。结果表明，益气解毒片在体外能抑制鼻咽癌细胞基因的表达，同时诱导一些特异基因的表达，从而抑制鼻咽癌细胞的增殖。

4.4 DNA微阵列技术

DNA微阵列（microarray）技术是1990年新发展起来的可同时分析数千个基因表达谱的多学科融合的高新生物技术，亦称为基因芯片、DNA芯片、微阵列等。在中药作用机制研究中，DNA微阵列技术可以同时对使用中药前后的数千个基因表达情况进行比较和差异分析，且具有超微、高度集成和储存大量生物信息的特点，克服了长久以来从基因到基因的局部研究和用凝胶电泳分析的缺陷。但目前微阵列技术也存在许多问题，如其小型化和高通量的特点使得对外界和内部的变动都很敏感，因此宜采用取平均值并标准化操作的办法，但目前尚无普遍认可的规则和标准来指导微阵列实验，数据采集和分析方法及操作系统也存在很大不同。胡晶晶等以心肌梗死大鼠为研究对象，应用基因表达谱芯片技术考察双龙方及麝香保心丸给药7天后大鼠心肌基因表达谱的变化，结果筛选得到224个共有的差异表达基因，涉及能量代谢相关的多条通路，推断药物主要是通过改善大鼠心肌能量代谢异常而达到治疗心肌梗死的目的。

第四节 药效及作用机制研究方法

1. 药效学研究方法

药效学用以研究药物的生化、生理效应及机制，以及剂量和效应之间的关系。其目的是确定药物预期用于临床防、诊、治的药效；确定药物的作用强度；阐明药物的作用部位和机制；发现预期用于临床以外的广泛药理作用。中药药效学研究应以中医药理论为指导，运用现代科学方法，制订具有中医药特点的试验方案，根据药物的功能主治，以动物或其器官、组织、细胞、分子等为对象，选用或建立相应的动物模型和试验方法，初步证实药物是否有效，明确药效的强度、范围、特点。

中药药效学实验研究方法大致分为离体实验和在体实验两大类型。离体实验可以在离体的动物器官组织、细胞水平进行实验研究，具有动物需要量少、用药量少、研究周期短、可严格控制实验条件、减少干扰因素等特点。但离体实验脱离了与机体的联系，不能完全代表药物在体内代谢的变化；并且对于粗制中药制剂，其杂质及无机离子成分会对离体实验结果产生影响。在体实验是使用正常动物或人工复制成疾病模型的动物进行药物有效性实验的研究手段，此方法保持了机体的完整性，也使机体与外界环境保持了正常联系，可以系统地探讨药物的作用机制，反映其作用特点。

动物是药效学评价的主要研究对象，良好的动物模型是评价药物疗效及探明其作用机制的有力工具。动物模型的一般要求为：①应与临床疾病相似，特别是中医"病"或"证"的动物模型，应具有中医特点，与临床辨证有相似性。②应经药物反证有效。但由于种属差异、造型方法、机体反应性及证候表现，特别是社会因素与环境因素的影响等，动物模型很难（或几乎不可能）与人类疾病的临床表现完全相同，很多动物模型不成熟、不完善，有待修改完善，还有更多的动物模型尚待建立。同时，由于中药药效学评价是通过检测一系列指标实现的，其结果也是通过一系列指标的描述而表达出来的，因此，各种指标的检测在药效学评价中就显得异常重要了。指标的选取需要满足客观性、特异性、敏感性、重现性、定量观测、多指标综合观测等要求，只有正确选择实验观测指标，才能准确无误地反映药物对实验对象的影响。

2. 药动学研究方法

中药药动学基于动力学原理研究中药及其复方在体内吸收、分布、代谢和排泄（ADME）的动态变化规律及其体内量-效关系，并用数学函数对其加以定量描述。与药效学研究药物对机体的生物学活性相对应，药动学侧重于研究机体对药物的处置，而药物在生物体内的处置特性在一定程度上决定了其药效作用强度。因此，中药药动学对于揭示其在体内药效作用与作用机制具有一定的指导作用，被广泛地应用于现代中药开发的深入研究。

2.1　单一成分的药动学研究模式

对单体成分进行较为系统的药动学研究，是以单个化学成分为指标推测整个中药的药动学参数，这种模式适用于有效成分明确的中药及复方。蔡皓等经 3P97 软件包进行房室模型拟合马钱子碱药动学参数，表明马钱子碱的大鼠体内代谢过程符合二室模型。石迎迎选用 Beagle 犬静脉注射冬凌草乙素，获得冬凌草乙素在犬体内的血药浓度-时间数据，以阐明其在体内的药动学特性。

2.2　多成分定量的药动学研究模式

随着中药及复方研究的不断深入，对其药动学的研究已经从单个指标性成分的药动学逐渐过渡到多指标性成分同时定量分析的方法，多个单体成分同时定量来表征中药及其复方的药动学特性，从某种意义上来讲较之单个成分的药动学测定更合理。朱莉结合液相色谱-串联质谱（LC-MS/MS）法测定健康人体血浆中延胡索乙素、盐酸小檗碱的含量，求取药动学参数，借以推测广痛消体内药动学过程，为临床使用提供有力参考依据。

2.3　中药多组分整合药动学研究模式

中药的物质基础是由多组分构成的有序整体，不同的结构比例可能会影响药物的体内 ADME 过程，体内药动学过程也会发生变化。王广基课题组首次提出了中药多组分整合药动学新概念，采用新整合的药动学参数来研究中药整体的药动学过程，并以血塞通注射液为模型药物开展了相关研究。根据药-时曲线下面积（AUC）这一反映药物体内暴露的药动学参数自定义各成分血药浓度的权重系数（wj），进而运用数学模型进行多组分整合，从整合 AUC 计算整合药动学参数而最大限度地表征中药整体药动学行为。在对脉络宁的研究中，拓展了基于药效权重系数及药动学/药效学（PK/PD）并联权重的模型整合方法，证实了并联整合权重的优越性。

3. PK-PD 研究方法

药动学和药效学是按时间同步进行的两个密切相关的动力学过程，前者研究"药物浓度-时间"的关系，着重阐明机体对药物的处置过程；后者研究"效应-药物浓度"关系，描述药物对机体的作用规律，两者共同构成了现代药理学研究的基础。PK-PD 模型把药动学和药效学有机结合在一起，能客观阐明"时间-浓度-效应"之间的三维关系，有助于更为全面和准确地了解药物的效应随剂量（浓度）及时间而变化的规律。

3.1　直接连接和间接连接 PK-PD 模型

依据被测血药浓度与效应部位药物浓度的关系，可将 PK-PD 模型分为直接连接 PK-PD 模型与间接连接 PK-PD 模型。直接连接是指血药浓度与作用部位的药物浓度可迅速达到平衡，所以血药浓度可直接作为效应的输入函数，对于这种类型的药物可以直接将血药浓度与其效应联系起来建立 PK-PD 模型；间接连接是指血药浓度与作用部位的药物浓度需要经过一段时间方能达到平衡，作用部位的药物浓度变化常常滞后于血药浓度变化，从而导致药物的效应变化也滞后于血药浓度变化。对于这种类型的药物需要借助于假想的效应室将血药浓度与作用部位的药物浓度间接地联系起来，建立间接连接 PK-PD 模型。

3.2　直接效应和间接效应 PK-PD 模型

依据药物所产生的效应与其在作用部位的药物浓度之间的相关性区分，直接效应是指药物到达作用部位后即可立即产生效应，没有时间上的滞后，所以直接连接模型和间接连接模型均可被认为是直接效应模型，因为药物的效应与其作用部位的药物浓度是直接相关的，对于这种类型的药物可以采用直接连接或间接连接方式建立相应的 PK-PD 模型；间接效应是指药物到达作用部位不能立刻产生效应，药物的效应存在明显的滞后。这种滞后是由于药物的作用机制本身所导致的，这类药物常常通过改变体内某些内源性物质而发挥药效，应根据药物的作用机制来建立相应的模型。

3.3　软连接和硬连接 PK-PD 模型

软连接和硬连接是根据建立 PK-PD 模型时所采用的数据信息来区分的。软连接是指借助于浓度和效应数据将 PK 和 PD 联系起来，在模型拟合过程中采用双向信息流法，其典型代表即效应室模型；而硬连接则是借助于药动学数据和体外药效数据将 PK 和 PD 联系起来，因此是一种基于药物作用机制的模型，可用于预测化合物的体内活性。宋珏等应用硬连接

PK-PD 模型研究发现黄连解毒汤、黄芩提取物及黄芩苷的抗氧化作用与血清黄芩苷、汉黄芩苷水平呈正相关，黄芩苷可能是黄连解毒汤及黄芩抗氧化作用的活性成分，汉黄芩苷也有一定的抗氧化作用。

3.4　时间依赖性与非时间依赖性 PK-PD 模型

非时间依赖性和时间依赖性模型主要是依据药效学参数是否存在时间依赖性来区分的。大部分药物符合非时间依赖性 PK-PD 模型，此模型下药效强度总是取决于作用部位的药物浓度，药效学参数随时间变化保持恒定，此时可以依照非时间依赖性建立相应的 PK-PD 模型。而对于某些药物而言，在作用部位的药物浓度相同的情况下，药效学参数随时间的变化而变化，具有时间依赖性，即使效应部位药物浓度没有改变，其药效强度仍随时间发生改变，此时该类药物符合时间依赖性 PK-PD 模型。

4. 基于组学技术的研究方法

基因组学、蛋白质组学和代谢组学等各种组学技术是系统生物学发展过程中的重要工具，在中药尤其复方药理机制阐释中的应用日益广泛，显示出广阔的前景。组学技术将中药复方成分的多组分、作用的多靶点和多途径等特点与基因、蛋白质表达关联起来，比较各自不同的表达差异谱，确定不同有效成分对应基因和蛋白质表达靶点，并根据表达量的多少与复方的君、臣、佐、使理论和使用剂量相关联，同时分析不同有效成分对应基因及蛋白质表达靶点的相互作用，分析复方各组成单药之间的密切关系，阐明复方的组成原理。

4.1　基因组学

基因组学（genomics）是研究基因组的科学，它是以分子生物学、电子计算机和信息网络技术为研究手段，以生物体内全部基因为研究对象，在全基因组背景下和整体水平上探索生命活动的内在规律及内在环境对机体影响机制的科学。"中药基因组学"是通过现代科学技术手段结合传统中药理论和现代科学理论，将中药的药性、功能及主治与其对特定疾病相关基因表达调控的影响关联起来，在分子水平上用现代基因组学，特别是功能或疾病基因组学的理论来诠释传统中药理论及作用机制。

中药由于其成分的复杂性及多种成分间可能存在的协同作用，常难以分析其生物活性，基因芯片的出现为此提供了一条简易途径。基因芯片能够确定靶组织的基因表达模式，可将中药作用的所有靶基因全部显示出来，从而提供了在全基因组的基础上了解药物作用机制的线索。由基因芯片所获得的大量信息也可以用来阐述药效下游的药物反应个体差异，从而从基因组的高度，在分子水平上解释中药药证、方证的基因组原理，发现、研究中药在人类基因组上的整体作用原理，即基因组药理。研究中药方剂对基因组的整体作用原理，可以在分子水平上进一步把方剂精确化、简单化或者分子化，把中药的作用机制推向分子水平。如陈明伟等利用基因芯片技术检测中药单体 20（R）-人参皂苷 Rg3 对肿瘤血管内皮生长因子（VEGF）蛋白表达的抑制作用。张占军等研究了局灶性脑缺血组、栀子苷治疗组的基因表达谱芯片，从分子水平阐释了清开灵注射液成分栀子苷的药理作用机制。Yin 等在用 cDNA 微阵列研究半枝莲的抗癌机制中发现 16 个基因（包括 DNA 损伤、细胞周期调控、蛋白质磷酸化的相关基因）上调了 5 倍以上，提示这些过程可能参与了半枝莲诱导的癌细胞死亡。这些研究从基因芯片表达的角度探索中药的分子层面作用机制，为进一步阐明中药复方复杂作用网络奠定了基础。

4.2　蛋白质组学

蛋白质组（proteome）最早由澳大利亚 Macquarie 大学的 Wilkins 和 Williams 首先提出，是指在特定的时间和空间上，一个细胞基因组所表达的全部相应蛋白质，包括各种亚型及蛋白质修饰。蛋白质组学（proteomics）是指在大规模水平上研究蛋白质的特征，分析细胞内动态变化的蛋白质的组成成分、表达水平与修饰状态，了解蛋白质之间的相互作用与联系，由此获得蛋白质水平上的关于疾病发生、细胞代谢等过程的整体而全面的认识。由于中药进入人体发挥作用的最终环节大多是药物分子与蛋白质的反应，因此通过蛋白质组学的研究可以发现靶蛋白，从而可能阐明中药在分子水平的作用机制。

中药治疗疾病不是单纯强调以药物去直接对抗致病因子，重点在于调整机体功能状态，发挥机体抗病能力。中药复方在对机体功能状态的调节过程中，涉及细胞、器官、整体多个层面，对多层面的系统关联性研究正是蛋白质组时代的主要任务。同时，依据多基因致病的关联特性，通过蛋白质表达谱和表达产物的差比性分析，可以揭示证候发生和发展的分子水平调控规律，进而可能揭示中药复方的作用靶点、作用环节和作用过程。也就能发现复方中的有效成分及各成分间的协同关系，进一步实现复方的优化组合，实现由天然药物组方向化学成分组方的转化，从而可能会更清晰地阐述中药复方在分子水平的作用机制。Yang 等运用蛋白质组学技术考察了由熟地黄、当归、白芍和川芎四味中药组成的四物汤对于血虚证患者血清蛋白表达谱的影响，结果发现四物汤可能通过增强免疫功能、增加血红蛋白水平、减轻基因损伤等途径治疗血虚证。Nguyen-Khuong 等考察了由中药五味子、瓜蒌、大豆和西地格丝兰提取物组成的混合物 MINA-05 作用于人膀胱癌细胞 72h 后蛋白质组的表达变化，鉴定了多种与蛋白质降解、能量代谢、细胞骨架及肿瘤抑制相关的蛋白。2012 年，Yue 等通过蛋白质组学技术考察了丹参多酚酸和三七总皂苷联合应用对于心肌缺血再灌注损伤模型大鼠的保护作用。

4.3　代谢组学

代谢组学（metabonomics）是继基因组学、蛋白质组学和转录组学之后，又一门新兴的"组学"，它利用现代分析技术定量测定生物体液中的内源性代谢产物（分子量 $< 1 \times 10^{6}$ Da），考察生物体在不同状态下代谢产物的变化，通过对于代谢物图谱的整体分析，直接认识生理、病理状态，结合化学信息学分析方法确定内源性小分子代谢物成分的变化模式，获得相应的生物标志物群，表征或揭示生物体在特定时间和环境下的整体功能状态。目前代谢组学技术平台主要是 NMR 技术、质谱（MS）及其联用技术及多种技术的集成应用。NMR 技术目前常用的有氢谱、碳谱和磷谱，联用技术目前通常采用

气相色谱-质谱联用（GC-MS）、液相色谱-质谱联用（LC-MS）及毛细管电泳-质谱联用（CE-MS）技术。

代谢组学强调把人或动物作为一个整体来研究，同时在方法学上具有无创伤、动态、接近生理条件下研究等特点。而中药"多组分、多靶点、整体调节"的特点及中医药理论的"整体观""辨证论治"与代谢组学的全景式、整体互动性、综合性不谋而合，是中医药现代化的最佳切入点，为传统中医药研究提供了崭新的和强有力的技术手段。Wang等对心气不足证的代谢组学特征和温心方对其治疗作用进行了实验研究，采用 UPLC-MS联用技术、多变量分析和数据库检索等方法，鉴定出了 17 个生物标志物，通路分析提示心气不足证的糖酵解、糖异生代谢，不饱和脂肪酸、脂肪酸及嘌呤的生物合成代谢网络被严重扰乱，而温心方通过调节多个通路紊乱至正常水平而具有潜在的药理作用。韩智慧等基于 ^{1}H NMR 代谢组学方法研究了葛根芩连汤对高果糖诱导的胰岛素抵抗（IR）模型大鼠血浆代谢组的影响。发现葛根芩连汤能够增加模型大鼠血浆中乳酸、丙酮酸和甘油的含量，同时下调血浆中脂质、乙酸、乙酰乙酸等代谢物含量，可明显改善胰岛素抵抗状态。戴云涛等采用代谢组学的方法，以 GC-MS 为技术手段，对逍遥散抗抑郁作用机制进行了研究。研究发现，逍遥散与阿米替林干预大鼠抑郁症模型后尿液代谢谱中有 9个生物标志物相同，提示一些共同的和特有的代谢途径可能与逍遥散、阿米替林治疗抑郁症的作用机制相关。

5. 网络药理学研究方法

网络药理学（network pharmacology）是在系统生物学和多向药理学快速发展的基础上由英国药理学家 Hopkins 于 2007 年率先提出的。网络药理学是基于系统生物学的理论，对生物系统的网络分析，选取特定信号节点进行多靶点药物分子设计的新学科，是建立在高通量组学数据分析、计算机虚拟计算及网络数据库检索基础上的生物信息网络构建及网络拓扑结构分析策略和技术的科学思想、研究策略，能系统地、整体地揭示疾病-疾病、疾病表型-靶点蛋白、靶点蛋白-药物、药物-药物之间复杂的生物网络关系，在此基础上分析、预测药物的药理学机制并通过相应的实验来验证、评估药物的药效、不良反应及作用机制。与传统药理学的最大区别在于，网络药理学是从系统生物学和生物网络平衡的角度阐释疾病的发生发展过程、从改善或恢复生物网络平衡的整体观角度认识药物与机体的相互作用并指导新药发现，强调对信号通路的多途径调节，提高药物的治疗效果，降低毒副作用。

中医药特色在于整体观、辨证论治和方剂用药。以往采用还原、试错的方法研究中医药遇到生物系统复杂、化学成分复杂等难点问题。网络药理学一经提出，即被认为是"下一代的药物研究模式"。目前，借鉴网络药理学的理论研究中药的药效机制在理论上进行了许多探讨。李梢认为目前中药研究的一个重点和难点问题是理解中药方剂复杂化学体系与病证复杂生物系统的相互作用，从网络药理学、系统生物学角度对该问题提出"网络靶标"这一新的概念与方法。吴钉红等采用分子对接和计算机网络药理学方法，快速筛选清热中药中治疗冠心病的活性成分，并构建清热中药治疗冠心病的"药物-靶标-疾病"网络，对清热中药治疗冠心病的有效成分和作用机制从系统水平进行研究。结果表明计算机方法可以体现五类清热中药的差异，并揭示中药中化学成分与相关靶标相互作用的分子机制。朱伟等对小柴胡汤中甘草酸、黄芩苷、柴胡皂苷 A、人参皂苷 Re 等 38 种化学成分进行靶标预测和分析。研究表明，38 种化学成分中有 21 种被发现有预测靶标，提示了小柴胡汤多效应的分子机制。Tao 等基于网络药理学方法考察了郁金方（主要由郁金、栀子、麝香和冰片组成）抑制心脑血管疾病的活性成分及组方关系，指出郁金是其发挥药效的主要成分，而栀子、麝香和冰片均起到协同增效作用。

第五节　基于生物效应的中药五味药性物质基础研究思路与模式构建

"功效"是中药五味药性的基本属性，也是以药性理论指导临床遣方用药的重要依据。以往研究多基于"成分-药效"生物模型方法的二元研究模式，而忽视了"五味药性"在临证立法、遣药组方中的重要作用，不能完整表达中药的有效性，进而制约了以中药药性理论统领中药研发和指导临床实践。五味药性物质基础研究的缺失还影响中药药效物质基础的完整表达，也影响中药关键质量属性的提炼和界定，制约中药质量控制水平和产业高质量发展。因此，有必要建立中药五味药性物质基础研究思路与模式。

1. 坚持"性-效-物"三元论的原则与研究视角

1.1　"成分-药效"二元研究模式难以表达中药有效性的完整内涵

以往研究多基于"成分-药效"二元研究模式，其忽视了中药"药性"的基本属性，对中药功能价值表征不完整。并且，不能很好地从中药的基本属性、理论的基本概念、术语出发，难以与中医辨证论治、治则、治法、配伍规律、药性理论等中医药理论的核心内容相关联，研究结果势必脱离理论内核，无法完整阐释中药的理论、临床特点和真实价值，不利于中医药的传承、创新和发展。因此，需要遵循中医药理论体系基本架构和理论脉络，选择正确的研究路径和模型方法，阐释中医药理论科学内涵和中药治疗疾病的本质规律。

1.2　"药性"与"药效"均是中药的基本属性和有效性的核心内容

传统中药药性理论认为，中药药性"法于四时""入腹知性"，即从中药性味的本体（物质基础）和其效用（生物效应）两个方面概括了性味的基本内涵，同时又说明两者是一个事物不可分割的互相对应的两个方面。药味的生物效应表达又可推演为药物作用的趋势（升降沉浮）、药物作用的靶点（归经）及药效活性（功效）等不同的表达模式。由此出发，才能以普遍联系的视角，全面阐释中药五味理论的完整性。功能相同的药物，由于性味不同而表现在作用趋势、作用位置（途径、通路）和作用功效的差异，并作为临证治法、遣药组方的重要依据。

"性"即中药的性味，是中药的特有属性，反映了中药的本质特征，是药性理论的重要组成部分。其与归经、升降浮沉、十八反和十九畏等共同构成药性理论的基本内容。而性味配伍则是遣药制方的关键环节，是阐明中药作用机制的重要基础理论。"效"即中药的功能效用，在中医药理论中以"功能主治"的形式描述，反映中药具有的生物活性和防治疾病的作用。"药性"与"药效"（功效）均是中医药理论的核心概念，是从不同侧面、不同角度对中药的生物效应表达的客观描述。"药味（性）"和"药效"体现中药的"物质基础"作用于人体疾病主体的不同层面、不同方式的生物效应表达形式，两者呈现复杂的离合关系。"性-效-物"的表征及其相关性规律研究是阐释中药作用原理及配伍规律、指导临床实践的重要依据和研究路径。

1.3 药性与功效是中药临证立法、遣药组方的重要依据

药性理论是临证立法、配伍组方的重要依据。"五脏苦欲补泻用药论"被缪希雍誉为"用药第一义"，是临证立法的基本法则；"热者寒之，寒者热之"等寒热理论贯穿于中医的理法方药全过程，临床辨治中常依据寒热理论确立治疗大法，成为指导组方的重要准则；而"七情和合"（单行、相须、相使、相畏、相恶、相反、相杀）更是"药对""方根"的关系及制方用药的基本原则。因此，根据药物的气、味进行配伍组合，是方剂组方的基本依据之一。

综上，"性-效-物"三元论基于中医药的生命观、系统论和普遍联系的理论特点，从中药的基本属性、理论的基本概念、术语出发，完整阐释中药治疗疾病的物质基础和作用机制。对于继承和发扬中医药宝贵经验、完整还原和阐释中医药理论、凸显中医药理论体系特点和指导临床实践均具有重要的意义。

2. "性-效-物"三元论的药性物质基础拆分方法和研究策略

"性-效-物"三元论以整体视角研究中药物质基础及其生物效应表达的"性""效""物"三个核心要素及其关联规律。其中，"性（味）""效"之间存在的复杂离合关系及"物"的可拆分性是"性-效-物"三元论研究的基本依据。

2.1 药性/药效物质基础拆分方法

药性、药效均具有各自的独立的科学内涵，两者的可拆分性是研究药性物质基础的前提条件。药性（味）与药效之间存在"性效等同""性效有别""性效互参"等联系和规律。而药性（味）本身也存在"一药二性""一药多味"等情况。药性（味）的生物效应是其物质基础的多维客观表达。药性（味）与药效均有其物质基础，均是中药"物质-效用"对应关系的表现形式。采用中药化学成分提取分离方法，有目的地拆分获取不同部位、不同组群及不同成分，并进行"性（味）""效"表征和界定，探索"性""效"及其物质基础之间复杂的离合关系和关联规律。

首先，采用系统化学分离、色谱纯化等方法，拆分和获得药材、总提物、不同部位、

单体成分等不同样品。进而基于中药五味药性的"气味""滋味"内涵，应用仿生技术和分子对接等手段，对"真实五味"的五味物质基础进行表征和界定；基于中药五味药性的"功效"内涵，应用多种现代药效和生物效应评价方法对"功效五味"的五味物质基础进行表征和界定。最后，基于多种联用技术及波谱分析，辨识及确证中药五味药性的化学物质基础。

2.2　药性物质基础表征策略

2.2.1　基于临床疾病的中药干预的客观环境

药性理论是中药临证立法的重要依据，气味配伍也是中药制方用药的基本方法之一，因此，中药药性物质基础研究应还原到中药临床治疗疾病的客观环境。基于临床"方-证对应"和"方-病对应"的中药干预原则，建立反映中药特点和临床优势的"病-证"结合、"方-证/病对应"、"性-效"互参的有效性研究技术策略，真实阐释临床治疗疾病的药性物质基础。

2.2.2　建立系统的整合研究方法

针对中药复杂体系和多元生物效应表达特点，有必要建立整合研究模式与技术方法。可采用"系统-系统模式"，即采用系统生物学方法，包括基因组学、蛋白质组学、代谢组学等方法，研究中药的化学物质组群的整体生物效应及其作用机制，并通过生物信息学和数理分析方法，研究化学物质组与生物效应的关联规律，阐释中药五味药性的物质基础；也可采用"要素-要素模式"，即采用化学生物学方法，研究成分-靶点的对应关系，明确中药五味药性的物质基础；也可采用结合模式，即系统论方法与还原论方法结合，如网络药理学、谱-效分析等方法，网络预测+实验验证的"干法"与"湿法"结合的形式，界定中药五味药性的物质基础。

2.2.3　多维度阐释中药五味药性多元功效的生物学内涵

中药具有多元功效的特点，"一物二性""一物多味"亦是中药药性的普遍现象和客观事实，并且，同一药味属性在不同处方、不同疾病的治疗中亦表现不同的生物效应。因此，需要多维度阐释中药五味药性多元功效的生物学内涵。

2.2.4　多层次阐释中药五味药性功效的表达机制

中药功效表现在疾病表型、功能系统、作用通路及作用靶点等不同层次，不同层次的生物效应作为药物研发、组方用药和临床实践的重要依据。传统中医药理论及其临床实践基于系统论的思想多注重整体证候、疾病表型和临床功效的干预和获益，现代医学基于还原论的研究思路更侧重于机制、靶点的明确和阐释。为了实现对中医药药性理论的传承、创新和发展，需要坚持传承精华、守正创新的指导思想，在中医药传统理论框架下，运用现代科学方法在疾病表型、功能系统、作用通路及作用靶点等多层次研究和阐释中药五味药性的作用机制科学内涵。

3. 中药五味药性物质基础及作用机制研究模式构建

　　基于上述分析，提出基于"药物-五味-物质-效应-功用"五位一体、紧密关联并相互佐证的中药五味药性化学及生物学基础研究思路和技术路线（图4-1），以此建立五味的客观表征及其生物效应系统表达的研究模式，同时建立相关的方法，从整体动物、组织器官、离体细胞、受体靶点等多个层次的生物效应表达研究并加以关联，阐释中药五味药性物质基础及作用机制，并指导临床实践。

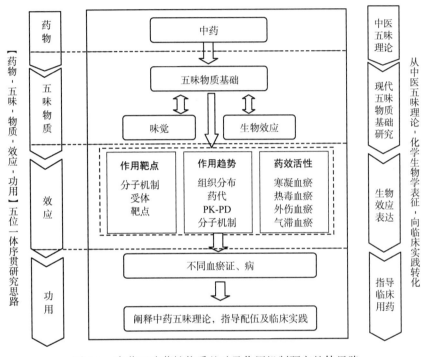

图4-1　中药五味药性物质基础及作用机制研究整体思路

第五章　基于体内过程的五味药性研究方法

　　传统药性理论中"药性走守""气味薄厚""升降浮沉""归经""引经报使""相须"等基本认识，早在《素问·宣明五气》中就有"五味所入，酸入肝，辛入肺，苦入心，咸入肾，甘入脾，是谓五入"的记载，这些药性理论包含药物成分的体内过程（ADME/T）及其动力学规律的科学内涵。药动学研究药物成分在体内的吸收、分布、代谢、排泄的动力学规律，是揭示不同药性的药物传输特点、作用趋势、组织靶向及不同药味之间的交互作用及其动力学规律的可行方法；药物在体内的吸收、分布和排泄过程通常是由转运蛋白参与完成的，如有多药耐药蛋白（MDR）、多药耐药相关蛋白（MRP）、有机阴离子转运蛋白（OAT）、有机阳离子转运蛋白（OCT）及寡肽转运蛋白（PEPT）等。五味药性的"药性走守""气味薄厚""升降浮沉""归经""引经报使"等规律与转运蛋白的组织特异性及功能特异性相关联，通过对中药中不同药性成分与药物转运体作用方式和作用机制的研究，可进一步揭示中药药性的"药性走守""气味薄厚""升降浮沉""归经""引经报使"科学内涵的作用机制。

第一节　基于体内过程的中药五味物质基础研究技术方法

　　中药药性理论是中药理论的核心内容之一，主要内容包括四气、五味、升降浮沉、配伍、有毒无毒等。五味理论又是中药药性理论的重要组成部分，与四气、归经、升降浮沉之间存在复杂的内在联系，并作为临证立法、配伍组方的重要依据。运用现代技术手段研究中药五味药性的物质基础，是阐释传统中药药性理论科学内涵的重要路径，有利于其发展和对临床的指导作用。本课题组前期提出"药物-五味-物质-效应-功用"五要素模式的研究思路，并对辛味、酸味、苦味、甘味及咸味的药性表达与在临证配伍中的应用进行了系统整理。本节提出基于中药体内过程及动力学规律的五味药性物质基础研究路径，以期为中药药性理论研究提供可参照的研究方法。

1. 中药五味药性与体内过程关联关系

1.1　五味药性与四气、归经及升降浮沉的关联关系

四气是指药物寒、热、温、凉的药性。"气"与"味"的联系最为密切。缪希雍谓"物有味必有其气，有气斯有性"，强调药性是由"气"和"味"共同组成的，两者密不可分。"味"更多反映中药的物质属性，"性"则偏重中药的功能属性，在某种程度上，两者是"体"与"用"的关系，"体用一体，各有偏重"。徐大椿《神农本草经百种录》云"入口则知其味，入腹则知其性"，更加论证了这一观点。

归经是指某些药物对人体特定部分具有选择性治疗作用，即某些药物对某些脏腑经络有特别的亲和作用。《黄帝内经》曰"心欲苦、肺欲辛、肝欲酸、脾欲甘、肾欲咸，此五味之所合也"；《素问·宣明五气》曰"酸入肝，辛入肺，苦入心，咸入肾，甘入脾"。"欲"与"入"均说明五味对脏腑具有一定的选择性，提示五味归五脏的规律并揭示归经之源，表明"味"因其功能特性与相应的脏腑构成了固定的对应关系，进而能选择性地治疗相应的脏腑疾病。

升降沉浮指药物作用于人体上下表里的作用趋势，升即上升提举，降即下降趋下，浮即发散趋外，沉即内敛趋内。药物气味的厚薄能够决定其作用的升降浮沉。《素问·阴阳应象大论》有"味厚者为阴，薄为阴之阳；气厚者为阳，薄为阳之阴"之理论。元代名医李东垣记载："味薄者升，气薄者降，气厚者浮，味厚者沉。"明代李时珍也提出"酸咸无升，甘辛无降；寒无浮，热无沉，其性然也"。味辛甘、气温热的药物多主升浮，味酸苦咸、气寒凉的药物多主沉降。

1.2　五味药性的生物学表达规律

五味最初是指药物的真实滋味，后来逐渐将药物的滋味与作用相联系，并以味解释和归纳药物的作用，如辛"能散、能行"，甘"能补、能缓、能和"，酸"能收、能涩"，苦"能泄、能燥、能坚"，咸"能下、能软"。中药药性"法于四时"及"入腹知性"，即从中药性味的本体（物质基础）和其效用（生物效应）两个层面概括了性味的基本内涵，同时又说明两者是一个事物不可分割的互相对应的两个方面。现代对五味的物质基础进行了研究，酸味药物成分多以酚酸、鞣质等为主，苦味药含生物碱和苷类，甘味药中多含糖类、苷类、氨基酸、蛋白质和维生素，辛味药中主要有效成分为挥发油、萜类及生物碱类，咸味药中多含有无机盐、蛋白质。药味的生物效应表达又可推演为药物作用的趋势（升降浮沉）、药物作用的靶点（归经）及药效（功效）等不同的表达模式。由此可见，药味的物质基础把五味药性与药物的作用很好地联系了起来，功能相同的药物由于性味不同而表现在作用趋势、作用位置和作用功效的差异，并作为临证治法、遣药组方的重要依据。

2. 基于体内过程的中药五味药性研究路径

传统药性理论中"药性走守""气味薄厚""升降浮沉""归经""引经报使""相须"等基本概念中均包含药物成分的药动学及体内过程（ADME/T）的科学内涵。基于药物传输及体内过程的基本认识，吸收入血直至达到靶器官的成分才可能是五味药性的物质基础。因此，

药动学研究药物成分体内的吸收、分布、代谢、排泄的动力学规律，是揭示不同药性的药物传输特点、作用趋势、组织靶向及不同药味之间的交互作用及其动力学规律的可行方法。

2.1　基于转运蛋白介导的药性表达规律研究

药物在体内的吸收、分布和排泄过程通常是由转运蛋白参与完成的，已发现的转运蛋白主要有多药耐药蛋白（MDR）、多药耐药相关蛋白（MRP）、有机阴离子转运蛋白（OAT）、有机阳离子转运蛋白（OCT）及寡肽转运蛋白（PEPT）等。P-糖蛋白（P-gp）作为 MDR 中的一种 ATP 依赖性外排转运体，广泛存在于肠壁、血脑屏障、肾小管和肿瘤组织中，能将药物从细胞内主动转运到细胞外，降低细胞内的药物浓度，从而影响其体内吸收和靶组织分布。P-gp 的底物、抑制剂、诱导剂在常用中药活性成分中普遍存在，如黄酮类、香豆素类、生物碱类等成分能够通过多种不同机制对 P-gp 发挥抑制和诱导作用。因此，将五味药性的"药性走守""气味薄厚""升降浮沉""归经""引经报使"等规律与转运蛋白的组织特异性及功能特异性相关联，是阐释其科学内涵的又一可行方法。

2.2　基于组织分布的药性表达规律

中药五味药性的物质基础对人体某部分的组织部位或功效网络具有倾向性的分布规律。辛味中药能散能行，可上达巅顶，多与其物质基础的血脑屏障透过性有关，能在脑内高浓度分布。如麝香味辛，可开窍醒神，麝香酮为其辛味的物质基础，麝香酮能够通过血脑屏障进入脑组织并有相当浓度的分布，而且与其他主要脏器相比麝香酮在脑中较为稳定。近年来，同位素示踪、分子影像技术（如荧光探针）等方法提供药物成分体内分布的可视性手段，均为研究药物成分组织分布提供了可行的技术方法。

2.3　基于受体、靶点组织中分布的药性表达规律

中药五味的药性表达规律可借助受体学说的理论和方法进行研究、表征。受体是功能单位，又具有定位的特点，某种受体的分布可以跨器官、跨系统，这些与中医脏腑概念的特征极为相似，中药归经极有可能是与其作用于某种或某几种受体有关。如槟榔味苦、辛，归胃、大肠经，具有降气消积行水的作用，味苦能泄，槟榔中槟榔碱为胆碱受体激动剂，可增加胃肠平滑肌张力、增加肠蠕动、使消化液分泌旺盛、增加食欲，这与中医药理论中的槟榔归胃、大肠经是一致的。"辛先入肺"，辛味药大多具有宣发、解表作用，而大量的肾上腺素受体分布于肺泡内，与发汗、平喘功能关系密切，辛味中药麻黄含有麻黄碱，为苯乙胺类生物碱，是肾上腺素受体激动剂，为麻黄辛味归肺经的受体依据。

3. 中药体内过程研究方法模式

3.1　中药药代研究新技术

传统的药动学研究多通过频繁采集血液的方法，以血药浓度-时间曲线表征体内药物水平。特别对于局部组织药动学的研究，组织匀浆法为最常用的方法，即在不同时间点取相应组织器官称重后制成匀浆，并测定药物含量。但其需要大量实验动物才能得到完整的组

织药物浓度-时间数据，且无法消除个体差异，实验重复性差。

3.1.1　微透析技术

微透析是一种基于液流扩散原理将灌流采样技术与透析技术结合起来的动态连续取样技术。在组织中植入具有半透膜的探针，其半透膜允许水和小分子物质透过，从而达到从活体组织中取样的目的。微透析技术可在麻醉或清醒的生物体上使用，在体检测外源性或内源性物质在组织细胞外液中的浓度随时间动态变化的过程，特别适合于深部组织和重要器官的活体生化研究，在脑、心脏、皮肤、眼、肺等组织的取样分析中广泛应用。如 Liu 等采用乳化超声方法制备黄芩苷固体脂质纳米粒，并将微透析探针植入清醒兔的眼前房进行体内药动学实验，结果纳米粒组的 AUC 和峰浓度（C_{max}）与溶液组相比均具有显著性差异，分别是溶液组的 4.0 倍和 5.3 倍，表明黄芩苷固体脂质纳米粒载体形式能够提高眼部药物的生物利用度。

3.1.2　同位素示踪技术

同位素示踪技术利用放射性核素及其标志物作为示踪剂来研究各种药物在生物体内的动力学过程，灵敏度高、分析速度快，尤其适用于体内低浓度药物的测定，在药物 ADME 研究中发挥着重要作用。美国 FDA 已将同位素标记药物给药后研究所得的药动学数据应用于新药安全性评价，并制订了相关指南。近年来，有不少同位素示踪技术应用于药物体内组织分布研究的报道，常用的放射性核素有 ^{14}C 和 ^{3}H。如 Tanak 等给予怀孕小鼠体内注射同位素 ^{14}C 标记的丙二酚，并采用整体放射自显影技术研究丙二酚在小鼠体内的分布情况，发现同位素标记药物在给药 1h 内就可分布于小鼠全身，胎盘及脑内均能检测到放射性的存在，而随后 5 天放射性强度逐渐衰弱，各组织中均未发现蓄积。

3.2　中药药代研究评价模式

中药是一个复杂的巨系统，其药效是其中多种化学成分共同作用所产生的综合效果。随着现代技术的发展，中药复方研究经历了从"单成分、单靶点"逐渐深入到"多成分、多靶点"的过程，而中药药动学评价研究也经历了"单成分-多成分-组分整合"的模式。

3.2.1　单一成分的药动学研究

对单体成分进行较为系统的药动学研究，是以单个化学成分为指标推测整个中药的药动学参数，这种模式适用于有效成分明确的中药及复方。蔡皓等经 3P97 软件包进行房室模型拟合马钱子碱药动学参数，表明马钱子碱的大鼠体内代谢过程符合二室模型。石迎迎选用 Beagle 犬静脉注射冬凌草乙素，获得冬凌草乙素在犬体内的血药浓度-时间数据，以阐明其在体内的药学特性。

3.2.2　多成分定量的药动学研究

随着中药及复方研究的不断深入，对体内药动学的研究已经从单指标性成分的药动学逐渐过渡到多指标性成分同时定量分析的方法，多个单体成分同时定量来表征中药及其复方的药动学特性，从某种意义上来讲较之单个成分的药动学测定更合理。朱莉结合液相色谱-串联质谱（LC-MS/MS）法测定健康人体血浆中延胡索乙素、盐酸小檗碱的含量，求取药动学参数，借以推测广痛消体内药动学过程，为临床使用提供有力参考。

3.2.3　多组分整合药动学研究

中药的物质基础是由多组分构成的有序整体，不同的结构比例可能会影响药物的体内ADME过程，体内药动学过程也会发生变化。王广基课题组首次提出了中药多组分整合药动学研究，采用新整合的药动学参数来研究中药整体的药动学过程，并以血塞通注射液为模型药物开展了相关研究。该方法根据AUC这一反映药物体内暴露程度的药动学参数自定义各成分血药浓度的权重系数（wj），进而运用数学模型进行多组分整合，从整合血药浓度-时间曲线计算整合药动学参数而最大限度地表征中药整体的药动学行为。

3.3　基于药物转运机制的中药药性与归经的研究

中药配伍指在中药药性理论指导下进行的中医临证组方，是我国历代医家在千百年漫长实践中的规律总结，其主要包括"君臣佐使""七情"等理论。事实上，中药所含化学成分十分复杂，而且通常包含多种生物活性成分，配伍应用会产生一定的药物相互作用，其本质是所含化学成分之间的相互影响。研究表明，中药配伍的体内动力学相互作用主要是由所含化学成分抑制或诱导药物转运体及代谢酶，从而导致其处置（吸收、分布、代谢和排泄）过程的改变所引起的。

3.3.1　转运蛋白介导的相互作用

药物在体内的吸收、分布和排泄过程通常是由转运蛋白参与完成的，已发现的转运蛋白主要有多药耐药蛋白（MDR）、多药耐药相关蛋白（MRP）、有机阴离子转运蛋白（OAT）、有机阳离子转运蛋白（OCT）及寡肽转运蛋白（PEPT）等。P-糖蛋白（P-gp）作为MDR中的一种ATP依赖性外排转运体，广泛存在于肠壁、血脑屏障、肾小管和肿瘤组织中，能将药物从细胞内主动转运到细胞外，降低细胞内的药物浓度，从而影响其体内吸收和靶组织分布。P-gp的底物、抑制剂、诱导剂在常用中药活性成分中普遍存在，如黄酮类、香豆素类、生物碱类等成分能够通过多种不同机制对P-gp发挥抑制和诱导作用，因此P-gp被认为是引起药物相互作用的主要转运蛋白，其介导的药物转运也是中药配伍应用产生药动学相互作用的重要机制。

3.3.2　药物代谢酶介导的相互作用

代谢是药物体内过程的重要环节，中药体内吸收成分在不同代谢酶的作用下会被进一步代谢转化，主要包括Ⅰ相、Ⅱ相两类反应。Ⅰ相反应为氧化还原反应，主要涉及细胞色素P450（CYP450）家族中三个亚型（CYP1、CYP2、CYP3）的六种同工酶（CYP1A2、CYP2C9、CYP2C19、CYP2D6、CYP2E1和CYP3A4），其中CYP3A4参与了50%以上的药物代谢过程。Ⅱ相反应为结合反应，主要涉及谷胱甘肽转移酶（GST）、乙酰化酶（NAT）、尿苷二磷酸葡萄糖醛酸转移酶（UGT）、硫酸转移酶（ST）等药物代谢酶。口服药物代谢以分布在肝脏和胃肠道中的代谢酶为主，酶的诱导可增加生物转化率，降低药物浓度及其体内暴露水平；酶的抑制可增加体内药物浓度，延长其作用时间。研究发现，中药所含成分对药物代谢酶系统有较大影响，如当归中黄酮类和香豆素类成分是CYP1A2、CYP3A4的抑制剂，甘草皂苷类成分是CYP2C9、CYP3A4

的诱导剂，人参皂苷类成分对 CYP2C9、CYP2C19、CYP2D6 和 CYP3A4 具有抑制或诱导作用。

4. 结　　语

传统药性理论中"药性走守""气味薄厚""升降浮沉""归经""引经报使""相须"等基本认识与药物成分的体内过程（ADME/T）及其动力学规律密切相关，基于药物成分的组织分布、转运机制及其受体结合的特异性是阐释中药五味药性理论科学内涵的可行路径。基于药物成分组织部位或功效网络倾向性的分布规律研究，阐释不同药性成分的"归经"和"升降浮沉"的客观实质；基于不同药物成分与转运蛋白的组织特异性及功能特异性相关性研究，揭示药性物质基础"气味薄厚"和"升降浮沉"的转运机制；基于药性物质基础与不同功能受体、靶点结合的相关性研究，进一步聚焦在药性及其功效的特异性机制。本章提出基于体内过程的五味药性研究方法，通过药物传输特点、作用趋势、组织靶向及其动力学规律研究，为揭示五味药性的"药性走守""气味薄厚""升降浮沉""归经""引经报使""相须"的科学内涵提供研究范式。

第二节　基于药物转运体的中药五味物质基础研究范例

药物转运体存在于生物膜上，广泛分布于人体的各种组织和器官，是各种物质进出细胞的重要通道，对药物的吸收、分布和排泄具有重要影响，由药物转运体引起的药物-药物相互作用普遍发生于联合用药过程中。不同的药物转运体与药物的作用方式和作用的动力学过程不尽相同，一般来讲结构类似、电荷属性接近的药物可能与同一类转运体的相互作用机制相似，如阴离子转运体（OAT）家族成员能够同生理条件下携带负电荷的药物发生相互作用的概率较高，而阳离子转运体（OCT）家族成员则同生理条件下携带正电荷的药物发生相互作用的概率较高。药物转运体同药物的作用方式大体上可分为转运体-底物、转运体-抑制剂、转运体-诱导剂。中药化学成分复杂，各成分在人体的传递过程中可能存在复杂的相互作用，尤其在跨膜转运过程中，其中的一些成分可能是转运体的底物，而另一些成分可能是转运体的抑制剂或者诱导剂，由此而产生的相互作用可能会出现以下结果：①底物之间由于相互竞争同一种转运体而导致跨膜过程受到影响，从而使其中一种底物进出靶细胞的量减少；②抑制剂由于抑制了药物转运体的转运活性，会导致药物由转运体进出细胞的量减少；③诱导剂则由于能够使转运体的活性得到更大程度的激活，从而使药物由转运体进出细胞的量增加。这三种作用的结果会使药物在靶器官、靶组织和靶细胞的分布发生改变，进而对药效产生影响。中药中不同药性成分由于结构、电荷属性、理化性质的差异，与转运体的作用方式也存在差异，因此通过对中药中不同药性成分与药物转运体作用方式和作用机制的研究，进而明确各成分之间相互作用规律，对揭示中药方剂配伍的科学内涵提供了一种新的研究方法。

1. 药性成分及相关转运体的选择

选择苦味、辛味、甘味、酸味药性中具有代表作用的成分（表 5-1），根据目前文献报道及药物转运体相关的指导原则，本研究选择了人体各器官或者组织中对药物的跨膜转运有重要作用的转运体，其中包括 SLC 转运体家族中有机阳离子转运体 OCT1、OCT2、OCT3、OCTN1 和 OCTN2，有机阴离子转运体 OAT1、OAT2、OAT3 和 OAT4，有机阴离子转运多肽 OATP1A2、OATP1B1、OATP1B3、OATP2B1 等转运体。

表 5-1　药性成分及相关转运体的选择

单体成分	供应商	药性	相关转运体
延胡索乙素	上海将来试剂有限公司	苦	
巴马汀	中国食品药品检定研究院	苦	OCT1
小檗碱		苦	OCT2
原阿片碱		苦	OCT3
欧前胡素		辛	OCTN1
异欧前胡素	成都曼思特生物科技有限公司	辛	OCTN2
辛弗林		辛	OAT1
川陈皮素		辛	OAT3
橙皮苷		甘	OAT2
异甘草苷		甘	OAT4
异甘草素	中国食品药品检定研究院	甘	OATP1A2
甘草苷		甘	OATP1B1
甘草素		甘	OATP1B3
没食子酸	成都曼思特生物科技有限公司	酸	OATP2B1
原儿茶酸		酸	
β-甘草次酸	Solarbio 公司	酸	

2. 转运体细胞模型及实验体系选择

2.1　转运体细胞体外模型的选择

本研究所用药的各种药物转运体过表达模型均为人药物转运体，其中 MDCK-OAT1、S2-OAT3、MDCK-OAT4、HEK293-OATP1A2、HEK293-OATP1B1、HEK293-OATP2B1、HEK293-OATP1B3、S2-OCT1、S2-OCT2、S2-OCT3、S2-OCTN1、S2-OCTN2 及各细胞株的空白载体对照细胞株等转运体模型均由天津药物研究院有限公司通过基因工程、细胞工程等技术手段建立并经过分子生物学及功能验证后保存于液氮中。

2.2　转运体实验体系的选择

以二甲基亚砜（DMSO）作为各药性成分储备液配制的溶媒，以磷酸盐缓冲溶液（PBS）或者 Hank's 平衡盐溶液（HBSS）作为各转运体给药工作液的溶媒（稀释液），各转运体和各药性成分给药工作液的作用时间如表 5-2 所示。

表 5-2　实验所用细胞株及实验体系

药物转运体	放射性标记底物（受害剂）	阳性对照	给药时间
MDCK-OAT1	^{14}C-PAH[①]	丙磺舒（100μmol/L）	2min
S2-OAT3	^{3}H-ES[②]（50nmol/L）	丙磺舒（100μmol/L）	2min
MDCK-OAT4	^{3}H-ES（50nmol/L）	丙磺舒（100μmol/L）	2min
HEK293-OATP1A2	^{3}H-ES（50nmol/L）	利福平（30μmol/L）	2min

续表

药物转运体	放射性标记底物（受害剂）	阳性对照	给药时间
HEK293-OATP1B1	^{3}H-ES（50nmol/L）	利福平（30μmol/L）	2min
HEK293-OATP2B1	^{3}H-ES（50nmol/L）	利福平（30μmol/L）	2min
HEK293-OATP1B3	^{3}H-EG[3]（1μmol/L）	利福平（30μmol/L）	2min
S2-OCT1	^{14}C-TEA[4]（5μmol/L）	维拉帕米（10μmol/L）	15min
S2-OCT2	^{14}C-TEA（5μmol/L）	西咪替丁（600μmol/L）	5min
S2-OCT3	^{3}H-Histamine（1μmol/L）	奎尼丁（30μmol/L）	5min
S2-OCTN1	^{14}C-TEA（5μmol/L）	维拉帕米（30μmol/L）	1min
S2-OCTN2	^{14}C-Carnitine（5μmol/L）	维拉帕米（30μmol/L）	1min

注：①指 para-aminohippuricacid 或 para-aminohippurate；②指 Estrone sulfate；③指 Estradiol-17beta-glucuronide；④指 Tetraethylammonium；^{3}H-，指同位素氚标记；^{14}C-，指同位素 ^{14}C 标记。

3. 不同药性成分与有机阳离子转运体相互作用机制

有机阳离子转运体（OCT）广泛分布于人体的各种组织和器官（图 5-1）中，对药物的跨膜吸收及组织分布有重要影响，为了证明不同药性成分的化合物同有机阳离子转运体之间存在相互作用，我们分别考察了不同药性成分对转运体抑制作用研究及药物转运体对各药性成分摄入作用的研究。其中各药性成分对有机阳离子转运体抑制作用研究方面，以各种有机阳离子转运体文献中已经证明的放射性标记底物作为受害剂（表 5-2），并以文献中已经证明的药物转运体的抑制剂作为阳性对照，以只含有放射性标记底物的给药组作为空白对照组（Control），首先以 100μmol/L 的各药性成分工作液作为使害剂，通过加入使害剂后各转运体对放射性标记底物转运活性的减少情况来反映各药性成分对转运体抑制作用的强弱。不同药性成分对阳离子转运体 OCT1、OCT2、OCT3、OCTN1 和 OCTN2 的抑制作用如图 5-2～图 5-6 所示。

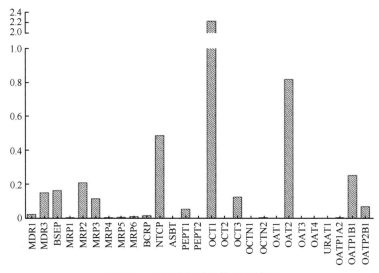

图 5-1 人肝脏中转运体分布情况

数据来源：Nishimura M，Naito S. Tissue-specific mRNA expressiou profiles of human ATP-binding casstte and solute carrier transporter superfamilies. Drug Metab pharmacokinet，2005，20（6）：452-477.

在不同药性成分对有机阳离子的抑制作用实验中，苦味药性中的延胡索乙素、巴马汀、小檗碱和原阿片碱对 OCT1 均有较强的抑制作用，其中延胡索乙素、巴马汀、原阿片碱对 OCT1 的半数抑制浓度（IC_{50}）分别为 4.32μmol/L、1.28μmol/L、5.38μmol/L；辛味药中的川陈皮素、欧前胡素和异欧前胡素对 OCT1 表现出比较强的抑制作用，其 IC_{50} 分别为 7.00μmol/L、5.78μmol/L、12.57μmol/L（图 5-2）。

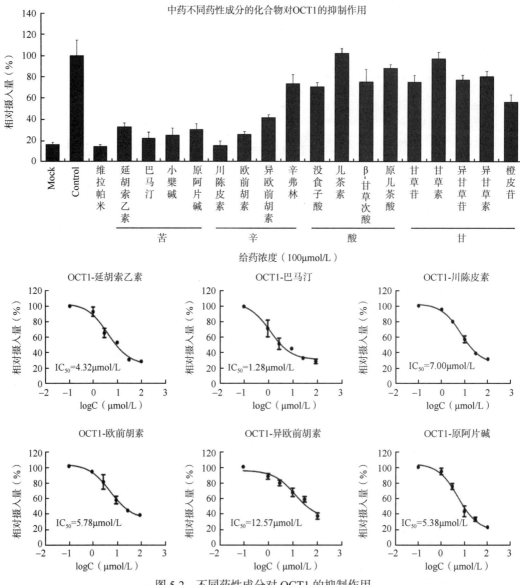

图 5-2　不同药性成分对 OCT1 的抑制作用

延胡索乙素、巴马汀、盐酸小檗碱、原阿片碱、川陈皮素和欧前胡素对 OCT2 表现出较强的抑制作用（图 5-3），其中延胡索乙素、巴马汀和川陈皮素对 OCT2 抑制作用的 IC_{50} 分别为 6.42μmol/L、17.53μmol/L、0.082μmol/L；巴马汀、盐酸小檗碱、原阿片碱、川陈皮素、欧前胡素和异欧前胡素对 OCT3 均有较强的抑制作用（图 5-4），其中巴马汀和欧前胡

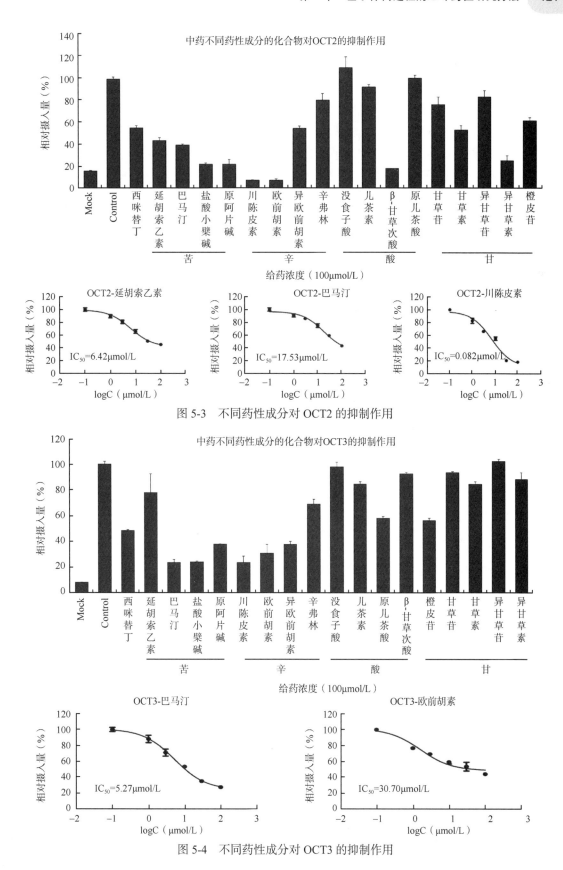

图 5-3　不同药性成分对 OCT2 的抑制作用

图 5-4　不同药性成分对 OCT3 的抑制作用

素对 OCT3 抑制作用的 IC$_{50}$ 分别为 5.27μmol/L 和 30.70μmol/L。这表明这些成分同 OCT2 和 OCT3 有较为密切的相互作用。

肉碱/有机阳离子转运体 OCTN1 和 OCTN2 广泛分布于人体内各种器官和组织中，是双向药物转运体，既可以将一些底物特异性摄入细胞内，又可以将细胞内的一些物质转运到细胞外；尤其在小肠、肾脏、血管表皮细胞的基顶侧有较高表达，对肉碱、有机阳离子化合物的跨膜转运有重要作用。本研究中苦味药性和辛味药性多数化合物对 OCTN1 和 OCTN2 有显著抑制作用（图 5-5、图 5-6），表明这些成分同 OCTN1 和 OCTN2 之间存在密切的相互作用。其中延胡索乙素、巴马汀、原阿片碱、欧前胡素和异欧前胡素对 OCTN1 和 OCTN2 抑制作用的 IC$_{50}$ 分别为 29.72μmol/L 和 1.16μmol/L、22.64μmol/L 和 1.66μmol/L、10.58μmol/L 和 0.07μmol/L、6.09μmol/L 和 3.24μmol/L、13.97μmol/L 和 5.33μmol/L。

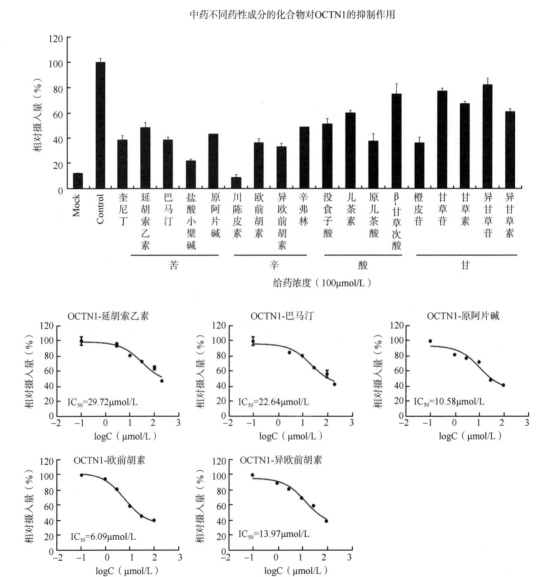

图 5-5　不同药性成分对 OCTN1 的抑制作用

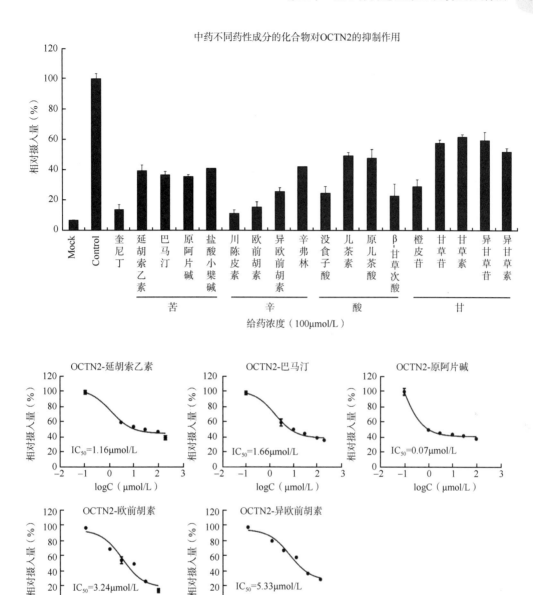

图 5-6 不同药性成分对 OCTN2 的抑制作用

摄入性实验中，主要通过比较不同药性成分在药物转运体过表达细胞模型和空白载体细胞模型摄入量的差异情况来判断其是否为药物转运体的底物，一般将相同给药浓度和给药时间下，药物转运体过表达细胞模型摄入量高于空白载体细胞模型 2 倍，同时在抑制剂作用下又能抑制其在药物转运体过表达细胞模型的摄入的情况下可以将该化合物视为该药物转运体的底物。阳离子转运体 OCT1、OCT2、OCT3、OCTN1 和 OCTN2 对不同药性成分的摄入情况如图 5-7 和图 5-8 所示。

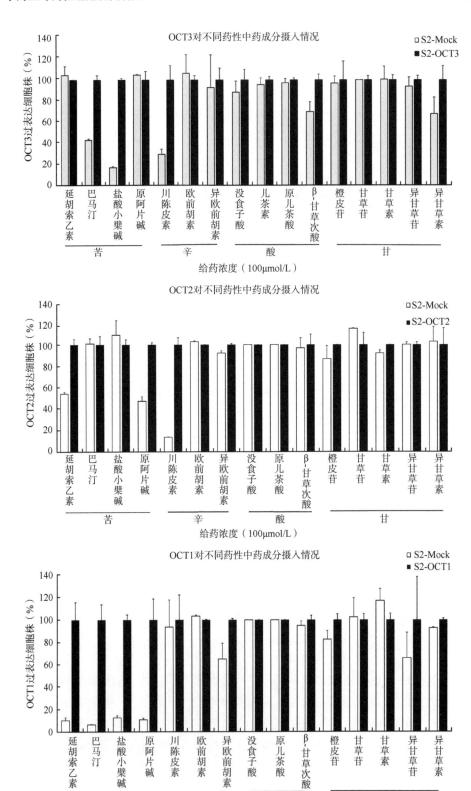

图 5-7　OCT1、OCT2 和 OCT3 对不同药性成分的摄入情况

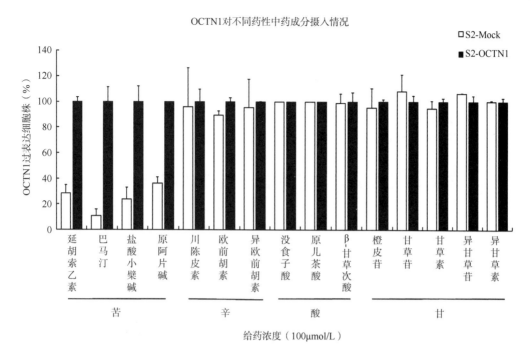

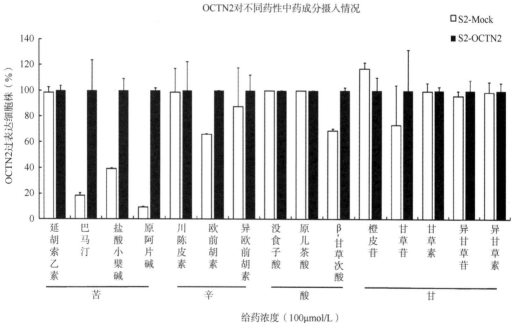

图 5-8 OCTN1 和 OCTN2 对不同药性成分的摄入情况

由以上结果可知苦味药性中的多数成分（延胡索乙素、巴马汀、盐酸小檗碱、原阿片碱）和辛味药性中的多数成分（川陈皮素、欧前胡素、异欧前胡素、辛弗林）与有机阳离子转运体之间存在较为密切的相互作用，一些苦味和辛味药性成分不仅对阳离子转运体OCT1、OCT2、OCT3、OCTN1 和 OCTN2 表现出显著的抑制作用，而且能够被有机阳离子转运体大量摄入，这种现象可能对解释苦味、辛味药多归肝、心经的中药理论具有较大帮助；例如，OCT1、OCT3 和 OCTN2 等转运体在肝脏中有较高表达（图 5-1），是药物进入肝脏及肝细胞的重要途径，中药延胡索归心、肝经，延胡索乙素和巴马汀均为延胡索主要药效成分和质量标志物，延胡索乙素和巴马汀同 OCT1、OCT3、OCTN1 或者 OCTN2 存在较强的相互作用，且能够被 OCT1、OCT3、OCTN1 或 OCTN2 大量摄入，表明延胡索乙素、巴马汀能够通过 OCT1、OCT3 或者 OCTN2 进入肝脏及肝细胞中。而酸味药性和甘味药性中的多数成分对有机阳离子转运体则无显著抑制作用。

4. 不同药性成分与有机阴离子转运体相互作用机制

有机阴离子转运体（OAT）属于 SLC22A 基因家族，与多种内源性化合物和外源性药物跨膜转运存在密切关系，对药物的体内过程有重要影响。SLC22A 家族成员包括 OAT1、OAT2、OAT3、OAT4、OAT5、OAT6、OAT7、OAT10 和 URAT1 等，其中 OAT1、OAT3 在近端肾小管细胞的基底膜侧（血管侧）有较高的表达图 5-9，对药物由血液进入肾小管细胞具有重要作用；OAT4 在肾脏近端肾小管细胞的腔管膜侧有较高表达和广泛分布，与药物排入肾小管腔密切相关，不仅如此 OAT4 还是肾小管硫酸雌酮和尿酸盐重吸收的重要通道。本研究选取有机阳离子转运体家族的 OAT1、OAT3 和 OAT4 等重要阴离子转运体，研究了有机阴离子转运体与不同药性成分的相互作用机制。

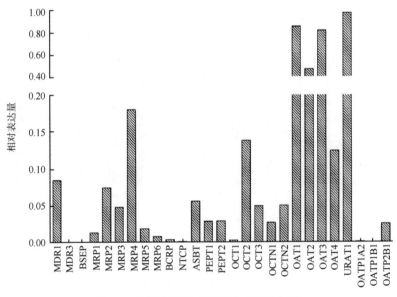

图 5-9　药物转运体在肾脏中的表达情况

不同药性成分对 OAT1、OAT3 和 OAT4 抑制作用情况也各不相同（图 5-10～图 5-12）。由不同药性成分对 OAT1 的抑制作用结果可知，酸味药性成分对 OAT1 均表现出了较强的抑制作用，这表明酸味药性成分与 OAT1 之间存在较为密切的相互作用，其中没食子酸和原儿茶酸对 OAT1 抑制作用的 IC_{50} 分别为 4.73μmol/L 和 4.34μmol/L；辛味药性成分中的川陈皮素和甘味药性成分中的甘草素也对 OAT1 表现出了较强的抑制作用，IC_{50} 分别为

3.07μmol/L 和 2.17μmol/L（图 5-10）。

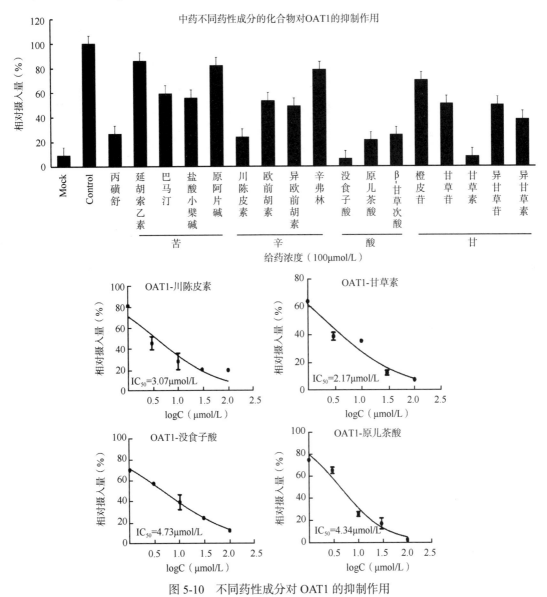

图 5-10　不同药性成分对 OAT1 的抑制作用

　　由不同药性成分对 OAT3 的抑制作用结果可知，辛味药性成分中的欧前胡素，酸味药性成分中的没食子酸、β-甘草次酸，以及甘味药性成分中的甘草素均对 OAT3 表现出了较强的抑制作用，这表明欧前胡素、没食子酸、β-甘草次酸和甘草素与 OAT3 之间存在较为密切的相互作用，其中欧前胡素、没食子酸、β-甘草次酸、甘草素对 OAT3 抑制作用的 IC$_{50}$ 分别为 18.69μmol/L、27.75μmol/L、9.45μmol/L 和 7.41μmol/L（图 5-11）。不同药性成分对 OAT4 的抑制作用结果显示，辛味药性成分中的川陈皮素、甘味药性成分中的甘草素和异甘草素对 OAT4 表现出了较强的抑制作用，IC$_{50}$ 分别为 1.00μmol/L、26.04μmol/L 和 10.95μmol/L（图 5-12）。

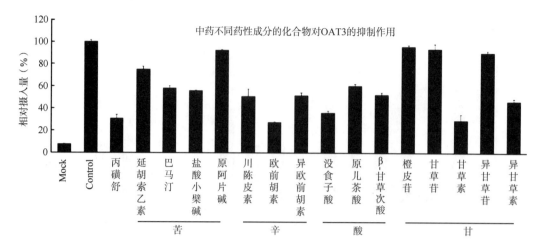

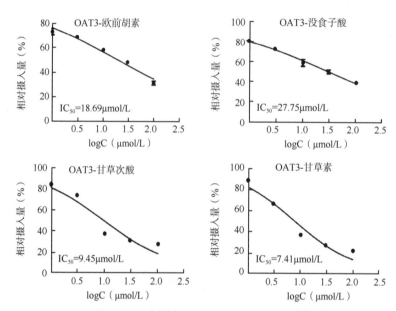

图 5-11　不同药性成分对 OAT3 的抑制作用

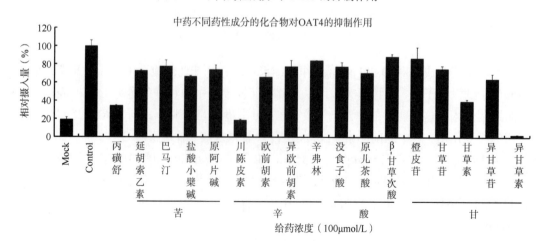

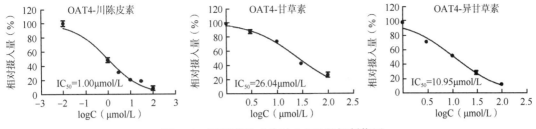

图 5-12 不同药性成分对 OAT4 的抑制作用

由不同药性成分对 OAT1、OAT3 和 OAT4 等阴离子转运体的抑制作用情况可初步判断各药性成分同阴离子转运体之间存在不同的作用机制,即使是同一药性的不同成分之间与药物转运体的作用情况也存在较大差异。

有机阴离子转运体(OAT)在不同药性成分的跨膜转运过程中也发挥了不同的作用。在 OAT1 对不同药性成分摄入实验中,与空白对照组(Mock)相比,OAT1 体外过表达细胞模型(MDCK-OAT1)能够大量(>2Mock)摄入延胡索乙素、川陈皮素、欧前胡素和异欧前胡素(图 5-13),表明延胡索乙素、川陈皮素、欧前胡素和异欧前胡素均为 OAT1 的转运底物,均可通过 OAT1 的作用被细胞所摄入;OAT3 则对延胡索乙素、盐酸小檗碱、川陈皮素和橙皮苷有较强的摄入作用(图 5-14),且在相同条件下摄入量是空白对照组的 2 倍以上,表明延胡索乙素、盐酸小檗碱、川陈皮素和橙皮苷是 OAT3 的转运底物,可通过 OAT3 被细胞、组织或者器官大量摄入;组织分布研究表明,OAT1 和 OAT3 在人肾脏近端肾小管细胞的基底膜侧(血管侧)有较高的表达,对药物进入肾脏发挥药理作用有重要作用,同时也是药物进入肾脏从而被清除的重要途径。OAT4 对原阿片碱和川陈皮素有较强的摄入作用(图 5-15),OAT4 在肾脏近端肾小管细胞的腔管膜侧有较高表达和广泛分布,能够将肾小管中的底物重新吸收入血,因此对药物的利用度和在肾脏中的暴露量有重要影响。另外,不同药性成分同药物转运体之间的相互作用机制也为不同药性成分之间进行科学合理的配伍提供了依据,如延胡索乙素、巴马汀等是延胡索的主要药效成分,其药理作用主要

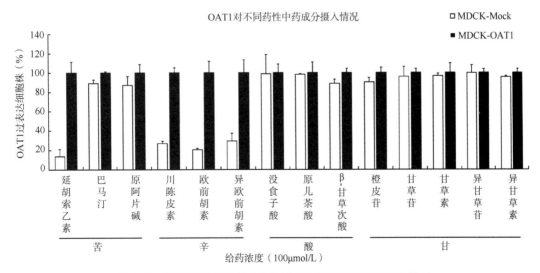

图 5-13 不同药性成分在 OAT1 过表达细胞模型中的摄入情况

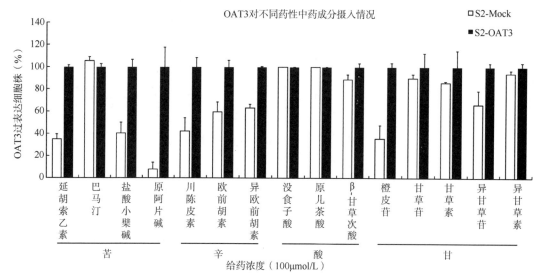

图 5-14　不同药性成分在 OAT3 过表达细胞模型中的摄入情况

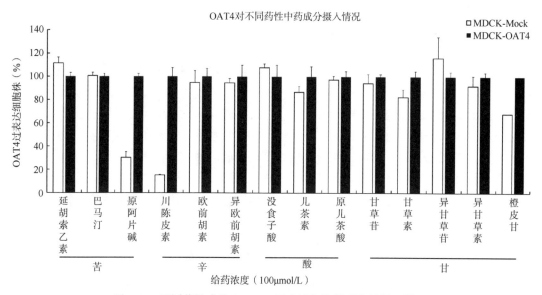

图 5-15　不同药性成分在 OAT4 过表达细胞模型中的摄入情况

通过中枢神经发挥镇痛作用,与白芷配伍后,白芷中的欧前胡素和异欧前胡素可通过 OAT1、OAT3 等抑制延胡索乙素、巴马汀在肾脏的摄入,可有效提高其血液中的药物浓度,这有利于更多的药物进入脑组织发挥镇痛作用。

5. 不同药性成分与有机阴离子转运多肽相互作用机制

人有机阴离子转运多肽(OATP)属于 *SLC21/SLCO* 基因家族,能够被 OATP 转运的化合物的范围较为广泛,不仅包括一些内源性物质胆酸盐、固醇类激素等,还包括 β-羟-β-甲戊二酸单酰辅酶 A(HMG-CoA)抑制剂(他汀类)、抗生素、抗癌药物和强心苷类药物等外源性物质。OATP 在人体多种组织和器官如大脑、小肠、肝脏和肾脏中都有表达，对药物的吸收、分布和排泄发挥着重要作用。人 OATP 家族成员包括 OATP1A2、OATP1B1、OATP1B3、OATP2A1、OATP2B1、OATP3A1、OATP4A1、OATP4C1 和 OATP6A1 等，其中 OATP1A2、OATP2A1、OATP3A1 和 OATP4A1 等转运体多肽在人类组织中广泛表达。其他一些家族成员的组织分布表现出一定的组织特异性，如 OATP1B1、OATP1B3 和 OATP2B1 在肝脏中有比较高的表达，它们主要表达于肝细胞基底外侧，对药物在肝脏的吸收和分布有重要作用；OATP1A2 在大脑微血管表皮细胞的基底外侧有较高表达，是药物跨血脑屏障进入脑组织的重要途径，另外 OATP1A2 在近端肾小管表皮细胞基底外侧也有较高表达，是药物进入肾脏的重要通道；OATP2B1 在小肠表皮细胞的基顶侧也有较高表达，是一些药物进入小肠的重要途径；其他成员如 OATP3A1、OATP1C1 在人表皮细胞及无色素纤毛上皮细胞的基底外侧有较高表达；OATP4A1 在人胎盘合胞滋养细胞的基顶端表面和人肾脏近端肾小管表皮细胞基底外侧有较高表达。由于 OATP 家族成员组织分布和作用底物范围都比较广泛，它们能够改变一些药物的体内过程从而影响药物的药动学特性，尤其是在联合用药的过程中由 OATP 引起的药物-药物相互作用不仅能够影响药物的治疗效果，还会引起一些用药安全的问题。在中药复方中，化合物成分比较复杂，各药性成分在被药物转运体转运过程中也存在一定的选择性，因此研究不同药性成分与 OATP 之间的相互作用对理解不同药性的归经具有重要参考价值。

　　通过不同药性成分对 OATP 的抑制作用研究显示，各药性成分中，辛味药性成分中的川陈皮素和酸味药性中的 β-甘草次酸对 OATP1B1、OATP1B3、OATP2B1 有较强的抑制作用，川陈皮素对 OATP1B1、OATP1B3、OATP2B1 抑制作用的 IC_{50} 分别为 11.66μmol/L、17.27μmol/L 和 15.43μmol/L；β-甘草次酸对 OATP1B1、OATP1B3、OATP2B1 抑制作用的 IC_{50} 分别为 1.64μmol/L、2.91μmol/L 和 1.64μmol/L（图 5-16～图 5-19），这表明川陈皮素和 β-甘草次酸与肝脏之间可发生药理作用，能够抑制一些药物在肝脏的摄入，进而影响其肝脏的清除，从而使其药动学特性发生一定的变化，进而影响其药效；川陈皮素和 β-甘草次酸对 OATP 的抑制作用特点，从药性归经的角度来看，还有可能是一些药性成分的归经发生一定的改变，因此在不同药性成分的配伍过程中也有一定的指导意义。

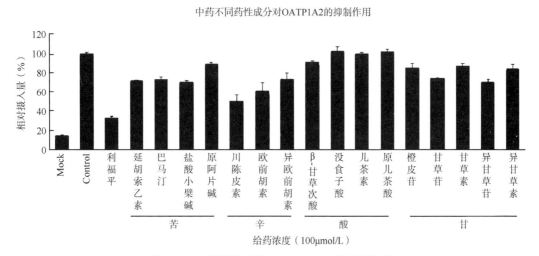

图 5-16　不同药性成分对 OATP1A2 的抑制作用

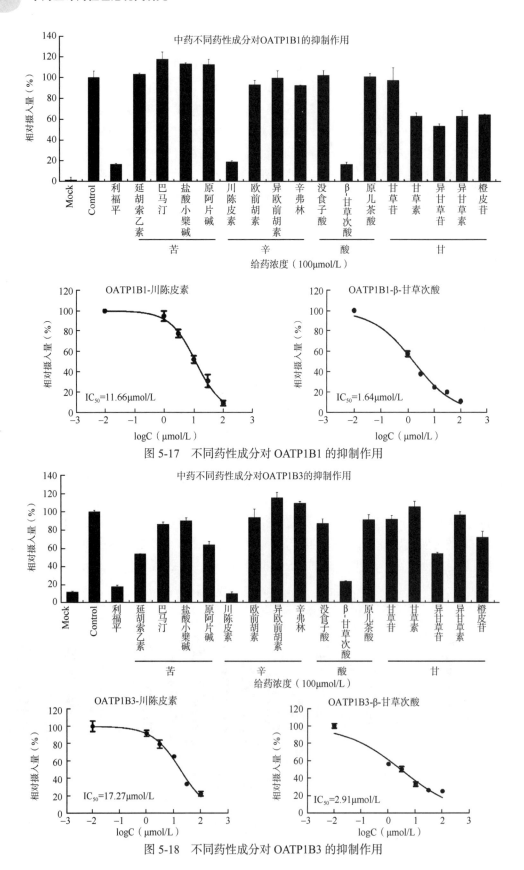

图 5-17 不同药性成分对 OATP1B1 的抑制作用

图 5-18 不同药性成分对 OATP1B3 的抑制作用

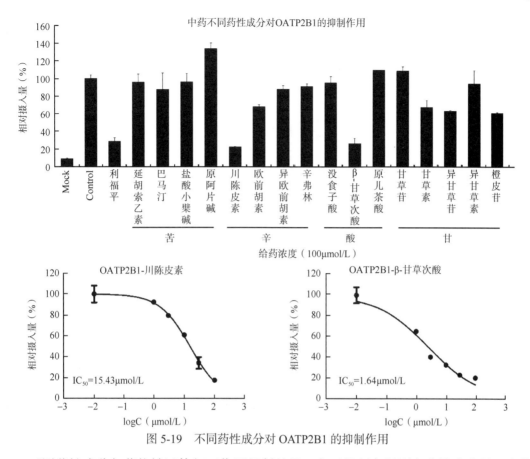

图 5-19 不同药性成分对 OATP2B1 的抑制作用

不同药性成分与药物转运体相互作用机制的另一方面的研究是测定药性成分是否为药物转运体的底物，这不仅对明确药性成分的跨膜转运机制有重要意义，同时对预测不同药性成分的组织分布和归经也有重要参考价值。不同药性成分在有机阴离子转运多肽过表达细胞模型的摄入实验结果显示，苦味药性成分中的延胡索乙素、盐酸小檗碱及辛味药性成分中的异欧前胡素能够被 OATP1A2 大量吸收（>2 空白对照组，图 5-20）；苦味药性成分中的延胡索乙素、巴马汀、盐酸小檗碱、原阿片碱及辛味药性成分中的川陈皮素、欧前胡素、异欧前胡素等均能被 OATP1B1 大量摄入，酸味药性中的各成分均不能被 OATP1B1 大量转运（图5-21）；苦味药性成分中的延胡索乙素、巴马汀、原阿片碱及甘味药性成分中的橙皮苷、甘草苷、异甘草苷均能被 OATP1B3 大量转运和摄入，巴马汀、盐酸小檗碱、甘草苷和异甘草苷等还能够被 OATP2B1 大量转运和摄入（图 5-22、图 5-23）；有机阴离子转运多肽 OATP1A2在血脑屏障中脑毛细血管内皮细胞的血管侧（或者基顶侧）有较高表达，是一些中枢神经系统药物的重要运输通道，延胡索乙素、盐酸小檗碱和异欧前胡素等能够被 OATP1A2 大量转运，这对其发挥中枢镇痛作用有重要意义；延胡索乙素和巴马汀是 OATP1B1 和 OATP1B3的底物，能够通过这两种转运体被肝脏摄入，在肝药酶的作用下被清除，延胡索乙素、巴马汀是延胡索的主要成分，这对解释延胡索归经在肝脏提供了理论依据，然而对其发挥中枢镇痛作用又是不利的因素，研究表明白芷中的一些成分（如欧前胡素和异欧前胡素）能够在OATP1B1 的作用下被肝脏摄入，它们能够下调 OATP 中一些摄入性转运体的表达，从而在与延胡索配伍后能够有效减少延胡索乙素和巴马汀等成分在肝脏的吸收、清除，使血液中的浓度升高，这能够提高其跨过血脑屏障的量，有利于其更好地发挥中枢镇痛作用。

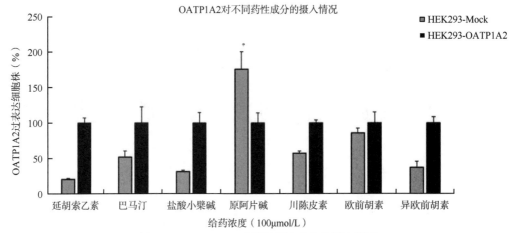

图 5-20 OATP1A2 对不同药性成分的摄入情况

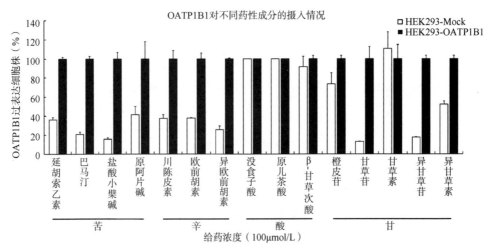

图 5-21 OATP1B1 对不同药性成分的摄入情况

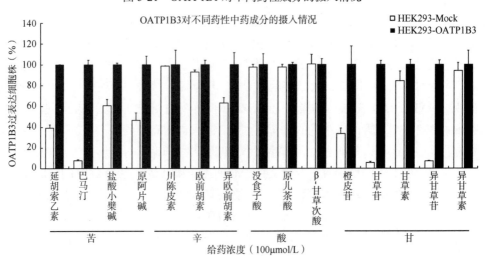

图 5-22 OATP1B3 对不同药性成分的摄入情况

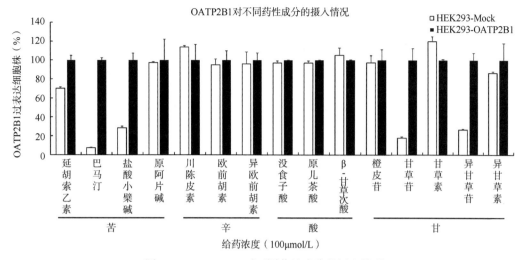

图 5-23　OATP2B1 对不同药性成分的摄入情况

6. 小　　结

各药性成分与转运体相互作用研究结果表明，研究中所用苦味药多是有机阳离子转运体（OCT）的底物或者抑制剂，OCT 在大脑和神经元细胞有较高表达，大脑和神经元细胞属于心血管系统，这对解释苦味药性成分归属心经具有一定的理论意义；辛味药的成分多是 OCTN1 和 OCTN2 的底物或者抑制剂，而 OCTN1 和 OCTN2 在肺、气管和支气管有较高表达，这对解释辛味药性成分归属肺经提供了科学依据；酸味药性成分多是有机阴离子转运体（OAT）及有机阴离子转运多肽（OATP）的底物或者抑制剂，一些 OAT、OATP 在肝脏有较高的表达，这对解释酸味药归属肝经有一定的参考价值；另外，延胡索乙素还是 OAT1、OAT3、OATP1B1、OATP1B3 及 OATP1A2 的底物，这表明延胡索乙素主要通过 OATP1A2 跨过血脑屏障进入脑组织而发挥药效，白芷中的各成分对这一过程无显著影响；白芷中一些成分主要通过抑制 OAT1、OAT3、OATP1B1 和 OATP1B3 转运活性，使延胡索乙素在肾脏和肝脏的分布减少，从而增加了延胡索乙素在血液及脑组织中的浓度而达到增效的目的，这对阐明延胡止痛方中延胡索和白芷配伍机制的科学内涵具有重要的启发意义。

下　篇

中药五味药性理论现代研究实例

中药材（饮片）药性/药效物质基础表征研究

  "药性"与"药效"（功效）均是中医药理论的核心概念，是中药临证立法、遣药组方的重要依据，是从不同侧面、不同角度对中药的生物效应表达的客观描述。"药性（味）"和"药效"体现中药的"物质基础"作用于人体疾病主体的不同层面、不同方式的生物效应表达形式，两者呈现复杂的离合关系。"性-效-物"的表征、相关性规律研究是阐释中药作用原理及配伍规律、指导临床实践的重要依据和研究路径。因此，需建立"性-效-物"三元论的研究模式，以中医药理论为核心、以物质基础为纽带，拆分和阐释"传统功效-作用机制""五味药性-生物效应表达""归经-体内过程"等之间的关联规律，完整表征中药有效性的科学内涵。

  "五味"最初的定义源于人们对中药滋味、气味的实际感受，有"非口不能味也"，可见药物的真实滋味、气味是五味的重要内涵之一，可称为"真实五味"。同时，五味药性又有其生物效应内涵，并作为临证治法、遣药组方的重要依据，可称为"效应五味"。本课题组基于五味药性的科学内涵，提出了基于"药物-五味-物质-效应-功用"五位一体、紧密关联并相互佐证的中药五味化学及生物学基础研究思路，并以延胡索、白芍等为范例，建立五味滋味、气味的客观表征及其生物效应系统表达的研究模式，同时建立相关的方法，从仿生学技术及组织器官、细胞模型、受体靶点、体内过程等多个层次研究化学物质基础与生物效应表达的关联规律，以期科学阐释中药五味药性的化学物质基础及生物学实质。

第一节　延胡索药性（味）物质基础拆分和表征研究

  五味药性作为中药药性理论的内容之一，在药物的配伍及临床应用中发挥着重要的作用。中药性味具有多元性特征，且同一味中药可同时兼有两种以上的性味，这是由中药的复杂化学物质群所决定的。基于药物可拆分性的前提，能实现五味及其物质基础的研究和表征。延胡索味辛、苦，性温，归肝、脾经，具有活血、行气、止痛的功效。用于胸胁、脘腹疼痛，胸痹心痛，经闭痛经，产后瘀阻，跌仆肿痛。本研究通过仿生模型和分子对接实验对延胡索的真实五味进行界定，进一步通过组织器官、细胞、受体及体内过程研究延胡索的"效应五味"的化学物质基础与生物效应表达的关联规律，最终阐释延胡索五味药性的化学物质基础及生物学实质。

1. 基于滋味表达的性（味）物质基础研究

本部分以电子舌、电子鼻等为代表的味觉、嗅觉仿生手段可对药物的味觉、嗅觉进行客观、量化的划分和表征，对味觉、嗅觉仿生模型的"真实五味"进行表征和界定；基于药物分子-味觉（嗅觉）受体结合理论，运用计算机虚拟筛选方法可进一步进行"性（味）"物质基础筛选。

1.1　基于仿生技术的药味拆分、界定与表征研究

电子舌（ET）是模拟人体味觉感受机制来设计的人工味觉系统，是一种利用多传感阵列检测器分析、识别液体"味道"的新型检测手段。电子鼻（EN）也称人工嗅觉系统，主要是通过气体传感器和模式识别技术模拟生物嗅觉系统，实现气体的检测和识别等功能，既能检测特定的气体，又能评价混合气体或挥发性化学成分，主要由气味取样操作器、气体传感阵列和信号处理系统三种功能器件组成。两者均具有客观性、重复性、不疲劳、检测速度快、数据电子化和易描述、易保存等优点。

本部分以电子舌、电子鼻等仿生手段对延胡索的"味"进行研究，主要内容包括采用系统化学分离技术对延胡索进行物质组群的拆分，再应用现代仿生技术电子舌对物质组群进行苦味界定与表征，同时结合电子鼻及气-味信息融合技术进行辛味的表征研究，并进一步采用 HPLC 及 UPLC-MS 方法对延胡索药材生物碱含量及类型进行差异性研究，并明确各物质组群中的具体化学成分，在一定程度上揭示延胡索"味"的差异性，为中药药性的研究开拓思路。

1.1.1　基于电子舌技术的延胡索药味表征研究

1.1.1.1　仪器与材料

黄连碱（批号 MUST-16030402）、去氢延胡索甲素（批号 MUST-16041933）、黄藤素（批号 MUST-15062814）、荷包牡丹碱（批号 MUST-16070212）、原阿片碱（批号 MUST-16012408）、小檗碱（批号 MUST-13121601）、奎宁（批号 MUST-14081203）购自成都曼思特生物科技有限公司。延胡索乙素（批号 J140303）购自上海将来试剂有限公司。醋酸（批号 140811）购自天津市康科德科技有限公司，蔗糖（批号 150327）购自天津市科锐思精细化工有限公司，氯化钠（批号 140921）、枸橼酸（批号 20100318）购自天津市光复科技发展有限公司。

实验用药材购自达仁堂（天津）中药饮片有限公司，经天津药物研究院张铁军研究员鉴定，各药材均符合《中国药典》（2015 年版）的相关标准，大黄为蓼科植物药用大黄 *Rheum officinale* Baill.的干燥根和根茎；黄连为毛茛科植物黄连 *Coptis chinensis* Franch.的干燥根茎；黄柏为芸香科植物黄皮树 *Phellodendron chinense* Schneid.的干燥树皮；苦参为豆科植物苦参 *Sophora flavescens* Ait.的干燥根；罗汉果为葫芦科植物罗汉果 *Siraitia grosvenorii*（Swingle）C. Jeffrey ex A. M. Lu et Z. Y. Zhang 的干燥果实；大枣为鼠李科植物枣 *Ziziphus jujuba* Mill.的干燥成熟果实；乌梅为蔷薇科植物梅 *Prunus mume*（Sieb.）Sieb. et Zucc.的干燥近成熟果实；木瓜为蔷薇科植物贴梗海棠 *Chaenomeles speciosa*（Sweet）Nakai 的干燥近成熟果实；山楂为蔷薇科植物山里红 *Crataegus pinnatifida* Bge. var. *major* N. E. Br.的干燥成熟果实；芒硝为硫酸盐类矿物芒硝族芒硝，经加工精制而成的结晶体。

1.1.1.2 样品的制备

（1）模型样品的制备

分别选择苦味、酸味、甘味及咸味代表性药材黄柏、苦参、黄连、大黄；乌梅、山楂、木瓜；罗汉果、大枣；芒硝作为模型药材样品。选择奎宁、蔗糖、醋酸、枸橼酸、氯化钠作为模型苦味、甘味、酸味及咸味标准物质样品。其中黄柏、苦参、黄连、大黄；乌梅、山楂、木瓜；罗汉果、大枣药材加热回流提取，过滤后配制成 60mg/mL、30mg/mL、15mg/mL、5mg/mL、0.1mg/mL、0.01mg/mL 6 个浓度样品。芒硝药材用 pH 7.0 缓冲溶液配制成 60mg/mL、30mg/mL、15mg/mL、5mg/mL、0.1mg/mL、0.01mg/mL 6 个浓度样品。标准物质均用 pH 7.0 缓冲溶液配制成 6 个不同浓度样品，奎宁样品的浓度分别为 0.02mg/mL、0.006mg/mL、0.004mg/mL、0.003mg/mL、0.0012mg/mL、0.0006mg/mL，醋酸样品的浓度分别为 1mg/mL、0.5mg/mL、0.25mg/mL、0.1mg/mL、0.05mg/mL、0.005mg/mL，蔗糖、枸橼酸及氯化钠样品的浓度分别为 60mg/mL、30mg/mL、15mg/mL、5mg/mL、0.1mg/mL、0.01mg/mL。

（2）延胡索样品的制备

延胡索样品分为药材、物质组群及单体成分，其中总生物碱类组分为延胡索所得叔胺碱类及季铵碱类粉末按含量比例 1∶1 混合均匀而得。根据含量、提取率、转移率等数值，推算出药材、物质组群及单体成分之间的比例关系制备样品。

1.1.1.3 方法学考察及结果

（1）样品浓度考察

选择延胡索药材提取液为样品，配制成浓度分别为 50mg/mL、20mg/mL、10mg/mL、2mg/mL、0.5mg/mL、0.1mg/mL 的溶液，标号为 YHS-1、YHS-2、YHS-3、YHS-4、YHS-5、YHS-6，进行 PCA 及 PLS 分析。

由图 6-1、图 6-2 可知，延胡索不同浓度样品在同一 PCA 图中相距较远，说明样品浓度是电子舌检测中影响因素之一。PLS 分析图中 R^2=0.9836，说明样品呈现一定的线性关系。浓度直接影响样品的响应值，因此在测定未知样品时，应选择几个不同浓度以确保实验结果的合理性。本实验每个样品随行 6 个样品浓度。

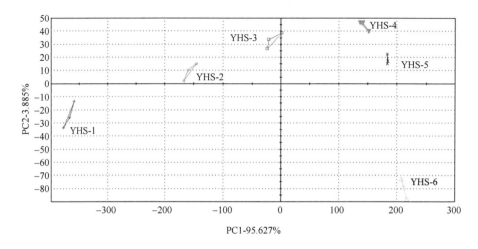

图 6-1　延胡索不同浓度样品 PCA

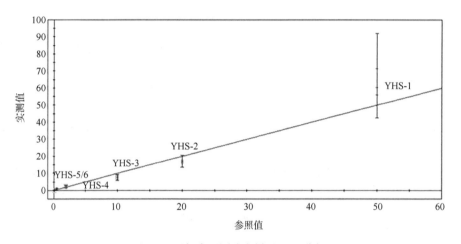

图 6-2　延胡索不同浓度样品 PLS 分析

（2）测定次数考察

选择延胡索 YHS-3 为样品，电子舌经活化、校正、诊断通过后，在室温条件下连续测定 9 次，每次 200s。计算第 1~3 次、2~4 次、3~5 次、4~6 次、5~7 次、6~8 次、7~9 次时 7 根传感器响应值的 RSD 值。

由图 6-3 可知，随着样品测定次数的增加，各传感器 RSD 值逐渐降低，当测定第 7~9 次时，RSD 变化已较为平稳，均小于 1%。尽管随着测定次数的逐步增加，电子舌对样品的测定结果更加稳定，但从节省实验时间、延长电子舌寿命的角度来讲，本实验最终选择样品测定次数为 9 次，取测定第 7~9 次的响应值作为样品原始数据。

（3）测试取值点考察

选择延胡索 YHS-3 为样品，对样品连续测定 9 次，每次 200s，取第 7~9 次响应值为有效结果。记录 200s 中 7 根传感器的相应响应值。计算第 0~20s、10~30s、20~40s 等，取值秒数依次递增 10s，且小区间内 20s 的相应值的 RSD 值。

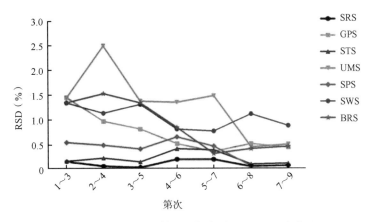

图 6-3　不同测定次数下延胡索样品的 RSD 变化图

由图 6-4、图 6-5 可知，在起初测定时间段内，SWS 传感器变化幅度较大，随着测定时间的增加，响应曲线逐渐趋于平滑，响应信号逐渐稳定，第 180～200s 时 RSD 均在 1%以下，说明对样品进行测定时，传感器需要一段时间适应样品溶液，适应后可给出准确的样品信息。因此为确保样品信息的准确性，本实验选择样品测定 200s，选择第 180～200s 响应值作为样品的原始数据取值点。

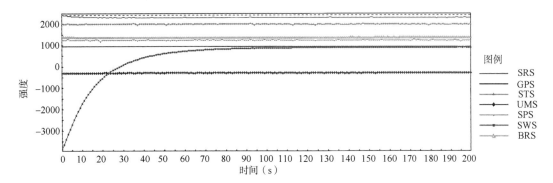

图 6-4　延胡索样品的传感器特征响应曲线

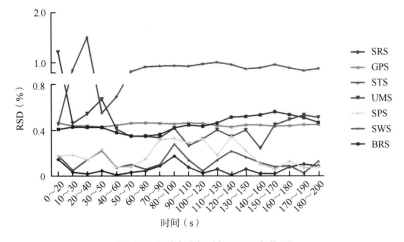

图 6-5　不同测定时长 RSD 变化图

（4）分析参数选择

根据以上因素的考察结果，最终确定电子舌检测的相关参数：统一样品溶剂为 pH 7.0 磷酸氢二钠-枸橼酸缓冲溶液；每个样品选择 6 个浓度；样品测定次数 9 次，测定时间 200s，取第 7～9 次时第 180～200s 的传感器响应值作为样品的电子舌原始数据进行处理与分析。所有样品按单体成分、物质组群、药材顺序在室温条件下进行检测，先检测颜色较轻的样品，对一个样品测定 9 次后，至纯净水清洗杯内对传感器及响应电极进行清洗，矫正传感器及电极后，再对第二个样品进行检测。

（5）重复性考察

选择延胡索 YHS-3 作为待测样品，7 根传感器第 7～9 次第 180～200s 响应值的 RSD 见表 6-1。传感器的 RSD 值均小于 1%，表明数据结果可靠且仪器稳定性良好。

表 6-1　延胡索药材电子舌重复性考察

传感器	RSD（%）	传感器	RSD（%）
SRS	0.089	SPS	0.082
GPS	0.452	SWS	0.889
STS	0.133	BRS	0.470
UMS	−0.513		

1.1.1.4　滋味区域的划分及确定

基于电子舌技术确定苦味区域，本实验从药材、标准物质着手建立电子舌的滋味分析模型。本实验的模型样品均具有典型的滋味，黄连、黄柏、苦参、大黄、奎宁具有苦味；罗汉果、大枣、蔗糖具有甘味；乌梅、木瓜、山楂、醋酸、枸橼酸具有酸味；芒硝、氯化钠具有咸味。本实验将药材和标准物质分为苦、甘、酸、咸四类，采用 PCA、DFA、SIM-CA 等分析方法建立滋味模型，最终选择 DFA 分析方法建立该模型（图 6-6）。

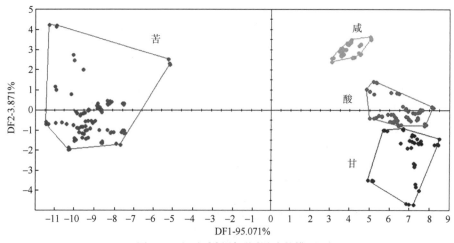

图 6-6　电子舌判别不同滋味的模型

模型中苦、酸、甘、咸各成一个区域，互不交叉。将口尝具有苦、甘、酸、咸味样品分别投影到此模型中，判别结果较为理想，该模型可用于判别未知样品的滋味。

1.1.1.5 电子舌对延胡索样品的检测及结果

（1）延胡索样品的距离分析结果

取延胡索所有电子舌样品检测第7～9次第180～200s的传感器响应平均值作为原始数据进行 DFA 分析。将不同浓度的延胡索药材样品分为一组，比较不同浓度其他样品与延胡索药材之间的距离，距离越小，则表示样品之间的滋味越相近。

由 DFA 分析图（图6-7）可知，每个样品在 DFA 图中有各自的区域，互不交叉，可很好地被区分，不同样品之间有一定的距离，说明不同样品有各自的滋味。由距离分析图（图6-8）可知，不同浓度物质组群及单体成分样品与延胡索的距离不同，说明浓度影响样品的滋味。延胡索其他类样品与延胡索药材的距离最远，说明两者的滋味相差较大。总生物碱类样品与延胡索药材的距离较近，说明两者在味觉上相近。叔胺碱类及季铵碱类样品随着浓度减小，与延胡索药材之间的距离先降低后升高，SAJ-3 及 JAJ-3 样品与药材的距离最小。采用 SPSS17.0 统计学软件对两组距离值进行独立样本 t 检验，组间比较 $P=0.210>0.05$，即说明两组数据之间无显著性差异，叔胺碱类及季铵碱类样品与药材之间的距离无明显差异。

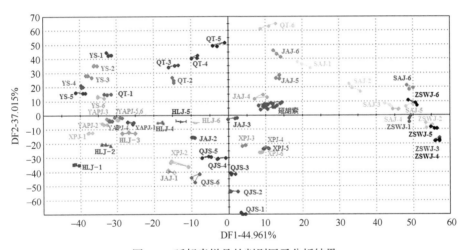

图6-7 延胡索样品的判别因子分析结果

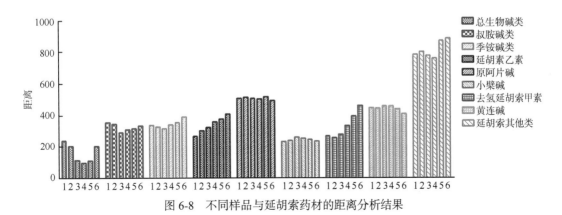

图6-8 不同样品与延胡索药材的距离分析结果

　　单体成分中原阿片碱、黄连碱、小檗碱随着浓度减小，与延胡索药材之间的距离变化不明显。延胡索乙素及去氢延胡索甲素随着浓度减小，与延胡索药材之间的距离越大。五种单体成分与延胡索药材之间的相对距离由近及远依次为小檗碱、延胡索乙素、去氢延胡索甲素、黄连碱、原阿片碱，即小檗碱及延胡索乙素更接近于延胡索药材的滋味。在分子对接-虚拟筛选的实验结果中，延胡索乙素、小檗碱与苦味受体对接的分值较高，一定程度上验证了上述距离分析结果。

　　综上，在延胡索的滋味表达中，生物碱类成分的贡献明显大于其他类成分，而叔胺碱类成分的贡献与季铵碱类成分无明显差异。

　　（2）电子舌对延胡索药材样品的检测

　　由上述距离分析结果可知，物质组群及单体成分样品浓度影响与延胡索药材之间的距离，且呈现出一定的规律性。因此每个样品选择高、中、低3个浓度样品进行投影。相应的，延胡索药材也选择高、中、低3个浓度样品进行投影。用模型投影不同浓度延胡索药材样品（YHS-1、YHS-3、YHS-6），投影结果如图6-9所示，延胡索3个浓度样品均在苦味区域内，识别值为100。

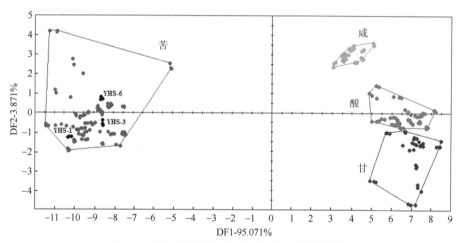

图6-9　模型识别不同浓度延胡索药材样品结果

　　（3）电子舌对物质组群样品的检测

　　用模型投影延胡索物质组群类样品，包括总生物碱类（Y-ZSWJ-1、Y-ZSWJ-3、Y-ZSWJ-6）、叔胺碱类（Y-SAJ-1、Y-SAJ-3、Y-SAJ-6）、季铵碱类（Y-JAJ-1、Y-JAJ-3、Y-JAJ-6）及其他类（Y-QT-1、Y-QT-3、Y-QT-6）。投影结果如图6-10所示，总生物碱类、叔胺碱类及季铵碱类样品均判别为苦味，识别值为100。其他类样品在苦味区域外，未被识别。

　　（4）电子舌对单体成分样品的检测

　　用模型投影延胡索单体成分，包括原阿片碱（Y-YAPJ-1、Y-YAPJ-3、Y-YAPJ-6）、延胡索乙素（Y-YS-1、Y-YS-3、Y-YS-6）、去氢延胡索甲素（Y-QJS-1、Y-QJS-3、Y-QJS-6）、小檗碱（Y-XPJ-1、Y-XPJ-3、Y-XPJ-6）、黄连碱（Y-HLJ-1、Y-HLJ-3、Y-HLJ-6）。投影结果如图6-11所示，延胡索乙素及小檗碱样品判别为苦味，识别值为100；原阿片碱及黄连碱样品未被识别为苦味，而不同浓度的去氢延胡索甲素样品结果不同，QJS-1、QJS-3判别为苦味，识别值为100，QJS-6未被识别为苦味。

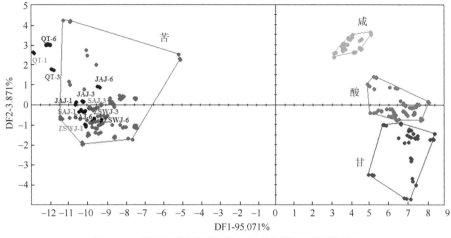

图 6-10　模型识别不同浓度延胡索物质组群样品结果

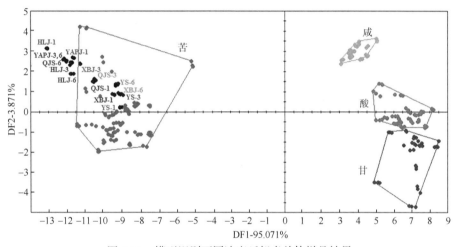

图 6-11　模型识别不同浓度延胡索单体样品结果

（5）电子舌对合适浓度延胡索样品的检测

根据上述投影结果选择编号-3 的延胡索药材、物质组群及单体成分样品进行投影，结果如图 6-12 所示，除其他类、黄连碱及原阿片碱样品未被识别，其余样品均判别为苦味，识别值为 100。

1.1.2　基于电子鼻技术的药味表征及气-味信息融合研究

模仿哺乳动物味觉的电子舌反映滋味信息，模仿嗅觉的电子鼻反映气-味信息。电子舌可以检测酸、甜、苦、咸、鲜五种滋味，而中药五味包括酸、苦、甘、咸、辛。电子舌不具有辛味电极，而且辛味物质基础多为挥发性成分，这些成分使药材具有特异性气味，运用电子鼻能很好地分析、识别和检测样品中的复杂气味和大多数挥发性成分，有利于中药"辛"味的客观化表达。《中国药典》（2015 年版）一部记载"延胡索味辛、苦，温"。即延胡索药材具有味觉和嗅觉的特征，仅采用电子鼻或电子舌技术从气味或滋味单一角度进行表征往往难以获得样品的整体信息，而应将电子鼻和电子舌的数据联用综合气味、滋味做出全面衡量，即气-味信息融合研究。

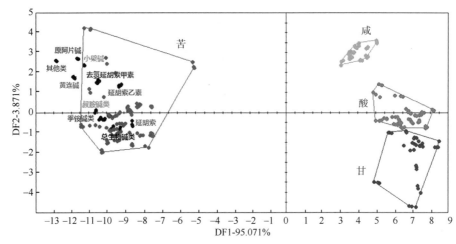

图 6-12　模型识别延胡索样品的结果

1.1.2.1　样品的制备

延胡索样品分为药材、物质组群及单体成分，其中总生物碱类组分为延胡索所得叔胺碱类及季铵碱类粉末按含量比例 1∶1 混合均匀而得。延胡索药材质量水平为 500mg，与电子舌 YHS-3 样品为同一质量水平，便于进行气-味信息融合研究。根据含量、提取率、转移率等指标推算出延胡索物质组群及单体成分的质量水平。样品信息如下：延胡索药材 500mg，编号 YHS-3；物质组群中总生物碱类 3.92mg，编号 Y-ZSWJ-3；叔胺碱类 1.60mg，编号 Y-SAJ-3；季铵碱类 2.41mg，编号 Y-JAJ-3；其他类 40.65mg，编号 Y-JAJ-3；单体成分中延胡索乙素 0.476mg，编号 Y-YS-3；原阿片碱 0.229mg，编号 Y-YAPJ-3；去氢延胡索甲素 1.057mg，编号 Y-QJS-3；小檗碱 0.096mg，编号 Y-XPJ-3；黄连碱 0.573mg，编号 Y-HLJ-3。

1.1.2.2　电子鼻方法学考察

实验以延胡索药材粉末为样品，对电子鼻的检测方法进行单因素考察。检测条件的优化是尽可能使样品的响应输出值处于 0.3～0.8。其中固定样品分析时间 200s，样品瓶体积 20mL，载气流速 150mL/min，分别对样品粉碎粒度、药材质量水平、顶空培养时间、孵化温度及进样体积进行考察，以期建立电子鼻分析方法。

（1）样品粉碎粒度

称取延胡索药材 22 目、50 目、60 目、80 目、100 目、120 目粉末各 0.5g，装入 20mL 顶空进样瓶中，加盖密封，进行检测。由图 6-13 可知，80 目样品的响应强度均高于其他目数样品，且满足大部分传感器响应值在 0.3～0.8，且传感器未超载，故选择药材粉碎粒度为 80 目。

（2）药材质量水平

称取延胡索药材粉末（80 目筛）0.1g、0.5g、1.0g、1.5g、2.0g 装入 20mL 顶空进样瓶中，加盖密封，进行检测。由图 6-14、图 6-15 可知，当质量水平为 0.1g 时，响应强度值过低，未达到要求；质量水平为 0.5g、1.0g、1.5g、2.0g 时的响应强度满足大部分传感器响应值在 0.3～0.8，且传感器未超载。为方便操作，节省药材，故选择样品质量水平 0.5g。

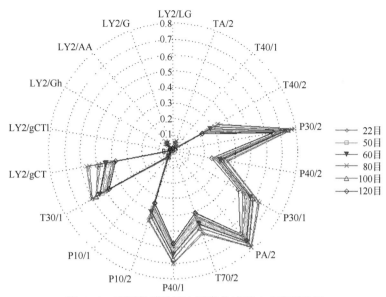

图 6-13　不同粉碎粒度电子鼻传感器响应值雷达图

雷达图：将 18 根传感器按照间隔 20° 均匀排列在圆周上，再将每个传感器的最大响应值取出并标识，形成气味指纹图

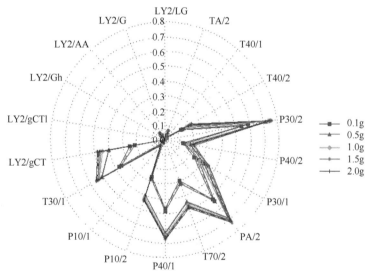

图 6-14　不同质量水平电子鼻响应值雷达图

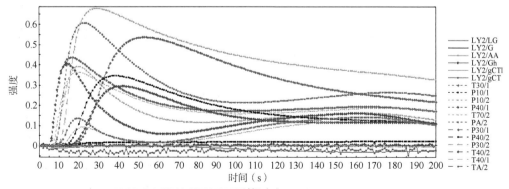

LY2/LG_LG/T9413050153103[时间（s）:0.00 lntensity:0.0000]

图 6-15　延胡索样品电子鼻传感器响应强度曲线

（3）顶空振荡时间

称取延胡索药材粉末（80目筛）0.5g，装入20mL顶空进样瓶中，加盖密封，顶空孵化温度60℃，进样体积1000μL。顶部空间振荡时间分别考察150s、300s、600s、900s。

振荡时间主要影响顶空中所含样品的浓度，振荡时间短，顶空中样品的浓度低；振荡时间长，顶空中样品的浓度高，但达到顶空平衡后，延长振荡时间，顶空中的样品浓度保持一定，样品传感器响应值不会发生改变。由图6-16可知，随着振荡时间的增加，传感器的响应值虽呈升高趋势分布，600s与900s的响应强度虽均满足大部分传感器响应值在0.3～0.8，且传感器未超载，但基本已达到顶空平衡。为节省实验时间、延长电子鼻使用寿命，选择样品振荡培养600s。

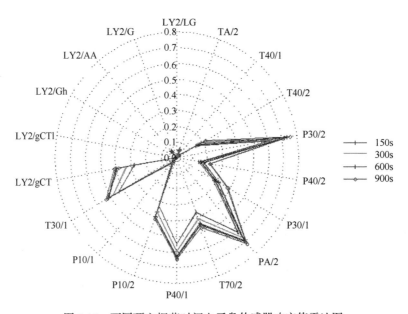

图6-16   不同顶空振荡时间电子鼻传感器响应值雷达图

（4）顶空孵化温度

称取延胡索药材粉末（80目筛）0.5g，装入20mL顶空进样瓶中，加盖密封，顶空振荡时间600s，进样体积1000μL，顶空孵化温度分别考察40℃、50℃、60℃、70℃。由图6-17可知，随着孵化温度的升高，传感器的响应值也呈升高趋势分布，70℃时传感器响应值虽在0.3～0.8，但考虑到温度过高会使样品的品质、气味发生较大变化，影响样品原始气味的分析，故选用顶空孵化温度60℃。

（5）顶空进样体积

称取延胡索药材粉末（80目筛）0.5g，装入20mL顶空进样瓶中，加盖密封，顶空振荡时间600 s，顶空孵化温度60℃，进样体积分别考察500μL、1000μL、2500μL、5000μL。由图6-18可知，随着进样体积的增加，传感器的响应值虽呈升高趋势分布，但进样2500μL和5000μL时传感器响应值超过0.8，传感器已超载，而进样1000μL时响应强度均满足大部分传感器响应值在0.3～0.8，且传感器未超载，故选择顶空进样1000μL。

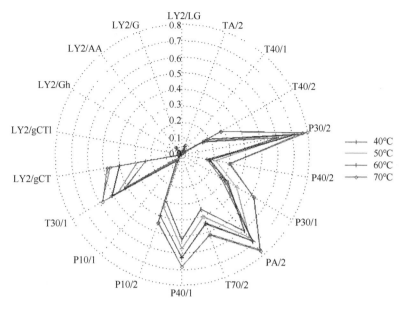

图 6-17 不同顶空孵化温度电子鼻传感器响应值雷达图

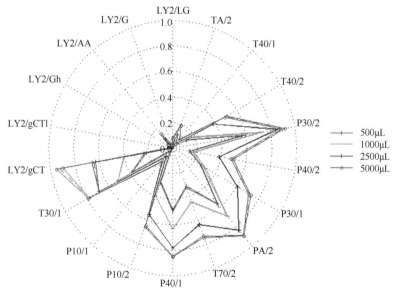

图 6-18 不同进样体积电子鼻传感器响应值雷达图

（6）分析参数

根据考察结果，最终确定电子鼻检测的相关仪器参数（表 6-2）。样品检测时先检测气味较轻的样品，对一个样品测定 6 次后，矫正传感器及电极后，再对第二个样品进行检测。

表 6-2 电子鼻检测条件

条件	参数	条件	参数
载体	干燥空气	样品瓶体积	20mL
流量	150mL/min	培养时间	600s
药材质量	0.5g	孵化温度	60℃

条件	参数	条件	参数
搅拌速度	500r/min	清洗时间	300s
注射器体积	5.0mL	顶空进样法	
注射器温度	70℃	注入体积	1000μL
收集时间	200s	注入速度	500μL/s

（7）重复性考察

称取延胡索 80 目粉末 0.5g，连续测定 6 份，传感器响应值 RSD 见表 6-3。各传感器 RSD 均<5%，表明数据结果可靠且仪器稳定性良好。

表 6-3　延胡索药材电子鼻重复性考察（*n*=6）

传感器	RSD（%）	传感器	RSD（%）
LY2/LG	3.379	P40/1	2.537
LY2/G	2.810	T70/2	2.493
LY2/AA	4.424	PA/2	2.081
LY2/Gh	4.684	P30/1	0.455
LY2/gCtl	1.861	P40/2	0.745
LY2/gCT	.946	P30/2	0.847
T30/1	2.813	T40/2	1.030
P10/1	0.765	T40/1	0.746
P10/2	2.570	TA/2	0.855

1.1.2.3　电子鼻检测结果

取延胡索所有样品电子鼻检测数据进行 PCA，以延胡索药材为一组，比较其他样品与延胡索药材样品之间的距离，距离越小，则表示样品之间的气味越相近。

由 PCA 图（图 6-19）可知，PC1 和 PC2 总贡献率达到 99.245%，且差异较好地表现在信息权重为 96.256% 的横轴上。每个样品在 PCA 图中可被很好地区分，有各自的区域，不同样品之间有一定的距离，说明不同样品有各自的气味。由距离分析图（图 6-20）可知，总生物碱类样品与延胡索药材距离较近，其他类样品与延胡索药材距离较远，说明延胡索药材的气味主要由总生物碱类成分决定，而其他类样品与延胡索气味差距稍大。与季铵碱类样品相比，叔胺碱类样品与药材距离较近，说明叔胺碱类样品的气味与药材更为相近。五种单体成分与延胡索药材之间的相对距离由近及远依次为原阿片碱、延胡索乙素、黄连碱、小檗碱、去氢延胡索甲素，即原阿片碱与药材的气味更为相近。

综上，在延胡索的气味表达中，生物碱类成分的贡献大于其他类成分，叔胺碱类成分的贡献大于季铵碱类成分。

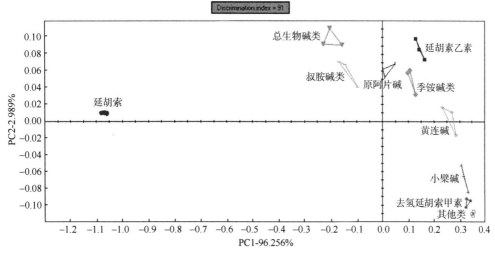

图 6-19　延胡索样品的 PCA 图

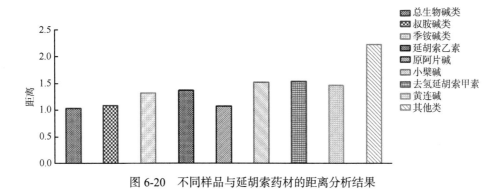

图 6-20　不同样品与延胡索药材的距离分析结果

1.1.2.4　气-味信息融合研究

利用单一的电子舌或电子鼻技术检测只能提供样品的单一味觉或嗅觉信息，造成检测的局限性。若将电子舌和电子鼻数据联用，检测的信息更加全面，更能反映样品的整体味觉和嗅觉信息，即气-味信息融合研究。气-味信息融合是对多种信息的获取、表示及其内在联系进行综合处理和优化的技术。从多信息的视角进行处理及综合，得到各种信息的内在联系和规律，从而剔除无用的和错误的信息，保留正确的和有用的成分，最终实现信息的优化。电子鼻与电子舌的传感器输出结果并非样品成分的分析结果，而是一种与样品某些特性有关的信号模式，这些信号通过具有模式识别能力的计算机分析后，能得出对样品嗅觉/味觉特征的总体评价结果，通过信息融合处理能够更好地实现基于电子鼻/电子舌技术的中药材品鉴工作。

在电子鼻和电子舌数据联用时，数据的联用方法主要有直接合并、特征值提取后联用和分别建模后重组有效信息。实验中将电子鼻系统和电子舌系统分别用于样品的检测，选择信息融合技术中的直接合并方式实现气-味信息融合，将电子鼻和电子舌信号串联输入进行归一化分析，获得电子鼻检测的挥发性气-味信息和电子舌检测的水溶性味觉信息的综合信息，并采用主成分分析法对融合数据进行分析。

选择与延胡索电子鼻样品在同一质量水平下编号-3 的电子舌样品（YHS-3、Y-ZSWJ-3、Y-SAJ-3、Y-JAJ-3、Y-QT-3、Y-YS-3、Y-YAPJ-3、Y-QJS-3、Y-XPJ-3、Y-HLJ-3）进行气-味信息融合研究。将延胡索电子鼻样品的数据与已选择的电子舌样品的数据串联合并，进行归一化分析，并以延胡索药材为一组，比较其他样品与延胡索药材样品之间的距离，距离越小，则表示样品之间的滋味和气味越相近。

由 PCA 图（图 6-21）可知，气-味信息融合后每个样品在 PCA 图中可很好地被区分，有各自的区域，不同样品之间有一定的距离，说明不同样品有各自的气味和滋味。由距离分析图（图 6-22）可知，总生物碱类样品与延胡索药材的距离最近，其他类样品最远，与季铵碱类相比，叔胺碱类与药材的距离更近。单体成分中原阿片碱、去氢延胡索甲素与延胡索药材的距离最近。

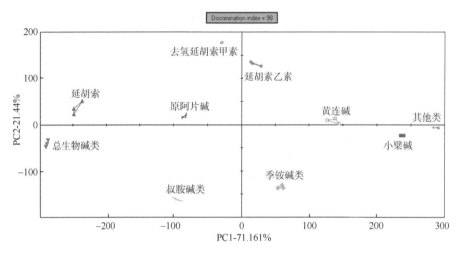

图 6-21　延胡索样品气-味信息融合的 PCA 图

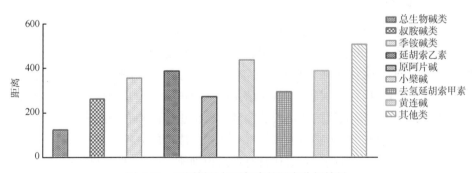

图 6-22　不同样品与延胡索的距离分析结果

综上，在延胡索的滋味和气味表达中，生物碱类成分的贡献大于其他类成分，叔胺碱类成分的贡献大于季铵碱类成分。

1.2　药材生物碱物质组群辨识研究

采用高效液相色谱-四极杆-飞行时间串联质谱（UPLC-Q-TOF-MS/MS）技术对延胡索

药材、各物质组群进行分析，通过检索相关文献和 Scifinder 数据库对目标化合物进行鉴定与确认。结合相关化合物的一级质谱、二级质谱及化合物裂解规律，对未知化合物进行分析与鉴别。延胡索药材⁻ESI-MS 和⁺ESI-MS 的质谱总离子流图（TIC）见图 6-23，分析得到 35 个化合物，鉴定了 33 个生物碱类成分，其中 22 个叔胺碱类成分，11 个季铵碱类成分。叔胺碱类⁻ESI-MS 和⁺ESI-MS 的质谱总离子流图（TIC）见图 6-24，分析得到 24 个化合物，鉴定了 20 个生物碱类成分，其中 17 个叔胺碱类成分，3 个季铵碱类成分。季铵碱类⁻ESI-MS 和⁺ESI-MS 的质谱总离子流图（TIC）见图 6-25，分析得到了 11 个化合物，鉴定了 9 个季铵碱类成分，2 个叔胺碱类成分。其他类⁻ESI-MS 和⁺ESI-MS 的质谱总离子流图（TIC）见图 6-26，分析得到 9 个化合物，鉴定了 7 个化合物，无生物碱类成分，具体鉴定结果见表 6-4、图 6-27。

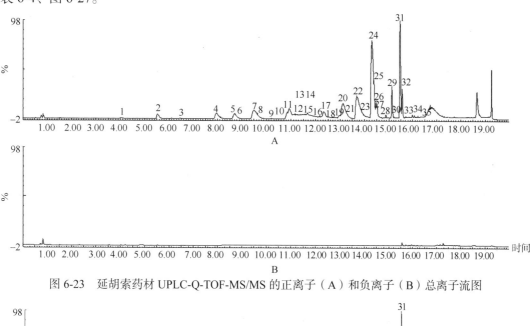

图 6-23 延胡索药材 UPLC-Q-TOF-MS/MS 的正离子（A）和负离子（B）总离子流图

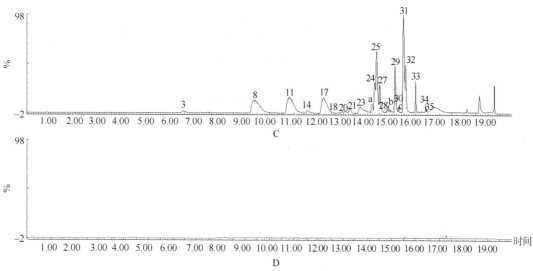

图 6-24 叔胺碱类 UPLC-Q-TOF-MS/MS 的正离子（C）和负离子（D）总离子流图

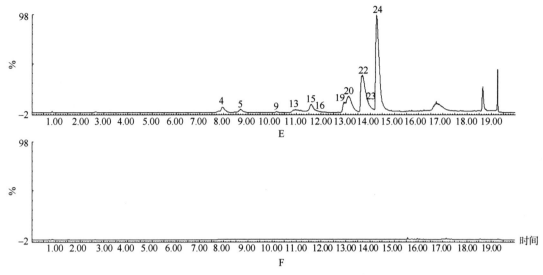

图 6-25　季铵碱类 UPLC-Q-TOF-MS/MS 的正离子（E）和负离子（F）总离子流图

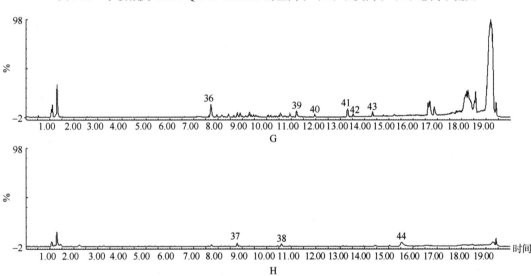

图 6-26　其他类 UPLC-Q-TOF-MS/MS 的正离子（G）和负离子（H）总离子流图

表 6-4　延胡索化学成分信息鉴定表

峰值号	t_R(min)	[M]+/[M+H]+/[M-H]−	MS/MS	化合物	分子式	来源
1	4.08	307.1771	178，177，145，117	Unknow	—	1
2	5.52	314.1756	269，237，209，192，151	Armepavine	$C_{19}H_{23}NO_3$	1
3	6.45	328.1545	178，163，151，137	斯阔任碱	$C_{19}H_{21}NO_4$	1，2
4	7.95	356.1852	340，308，192，177，149	紫堇球碱	$C_{21}H_{25}NO_4$	1，3
5	8.70	356.1858	340，308，192，177，149，	异紫堇球碱	$C_{21}H_{25}NO_4$	1，3
6	8.80	342.1633	192，176，151，148	d-鹅掌楸啡碱	$C_{20}H_{23}NO_4$	1
7	9.42	354.1339	336，320，308，280，275，206	伪原阿片碱	$C_{20}H_{19}NO_5$	1
8	9.49	354.1338	188，149	原阿片碱	$C_{20}H_{19}NO_5$	1，2
9	10.20	352.1160	337，322，305，294，278	13-甲基去氢延胡索胺	$C_{21}H_{22}NO_4^+$	1，3

续表

峰值号	t_R(min)	[M]⁺/[M+H]⁺/[M-H]⁻	MS/MS	化合物	分子式	来源
10	10.83	342.1708	323，208，178	四氢非洲防己胺	$C_{20}H_{23}NO_4$	1
11	10.91	370.1655	206，190，188，149	α-别隐品碱	$C_{21}H_{23}NO_5$	1，2
12	11.16	320.0921	292，290，262	盐酸异黄连碱	$C_{19}H_{14}NO_4^+$	1
13	11.46	338.1387	323，308，294	药根碱	$C_{20}H_{20}NO_4^+$	1，3
14	11.54	342.1721	178，163，151，135	四氢药根碱	$C_{20}H_{23}NO_4$	1，2
15	11.65	370.2012	355，340，322，294，206，190，189	N-甲基四氢巴马汀	$C_{22}H_{28}NO_4^+$	1，3
16	12.17	320.0920	318，290，277，262，249	黄连碱	$C_{19}H_{14}NO_4^+$	1，3
17	12.32	356.1877	325，310，294	脱氢海罂粟碱	$C_{21}H_{25}NO_4$	1，2
18	12.95	370.1653	352，337，322，294	延胡索寅素	$C_{21}H_{23}NO_5$	1，2
19	12.97	352.1539	337，321，318，265	去氢紫堇球碱	$C_{21}H_{22}NO_4^+$	1，3
20	13.11	352.1542	337，308，294	假巴马汀碱	$C_{21}H_{22}NO_4^+$	1，2，3
21	13.26	356.1857	192，165	元胡宁	$C_{21}H_{25}NO_4$	1，2
22	13.68	352.1549	337，322，294，292，279	黄藤素	$C_{21}H_{22}NO_4^+$	1，3
a	14.18	328.2148	121，115	Unknow	—	2，3
23	14.20	336.1226	320，306，292，278	小檗碱	$C_{20}H_{18}NO_4^+$	1，2，3
24	14.29	366.1709	351，336，322，308，292，	去氢延胡索甲素	$C_{22}H_{24}NO_4^+$	1，2
25	14.37	356.1860	192，165，150	延胡索乙素	$C_{21}H_{25}NO_4$	1，2
26	14.47	366.1720	351，336，322，306	甲氧基小檗碱	$C_{21}H_{20}NO_5^+$	1
27	14.51	356.1855	192，178，163	元胡菲碱	$C_{21}H_{25}NO_4$	1，2
28	14.88	352.1229	337，322，306，	氧海罂粟碱	$C_{20}H_{17}NO_5$	1，2
b	14.95	386.1863/384.1451	358，356，340，191	苏元胡碱	$C_{21}H_{23}NO_6$	2
29	15.13	340.1579	324，176，165，149	四氢小檗碱	$C_{20}H_{21}NO_4$	1，2
30	15.21	382.1687	367，352，176	Taxilamine	$C_{21}H_{19}NO_6$	1，2
c	15.27	336.1113	322，308，292，278	Unknow	—	2
31	15.47	370.2065	192，179，150，149	延胡索甲素	$C_{22}H_{27}NO_4$	1，2
32	15.56	324.1262	176，149，119	四氢黄连碱	$C_{19}H_{17}NO_4$	1，2
33	15.98	354.1738	339，320，275，184	Unknow	—	1，2
34	16.41	350.1420	334，320，290	二氢白屈菜红碱	$C_{21}H_{19}NO_4$	1，2
35	16.46	334.1093	332，319，191，102	二氢血根碱	$C_{20}H_{15}NO_4$	1，2
36	7.72	453.7215	334，217	β-羟基-齐墩果烷	$C_{31}H_{48}O_2$	4
37	8.79	339.1936（[M-H]⁻)	199	山嵛酸	$C_{22}H_{44}O_2$	4
38	10.61	173.0928（[M-H]⁻)	131，129，112	δ-乙酰鸟氨酸	$C_7H_{14}O_3N_2$	4
39	11.22	283.1535	284，266，139	大黄素甲醚	$C_{16}H_{12}O_5$	4
40	11.97	184.1701	141	Unknow	—	4
41	13.31	415.1016	399，195，289，332	β-谷甾醇	$C_{29}H_{50}O$	4
42	13.53	389.3143	367，349，183	Unknow	—	4
43	14.37	453.1709	437，227，228，155	β-羟基-齐墩果烷-11, 13-（18）-二烯-28-酸	$C_{31}H_{48}O_2$	4
44	15.55	397.2560（[M-H]⁻)	399，325，279	麦角甾-4-烯-3-酮	$C_{28}H_{46}O$	4

注：1，延胡索药材；2，叔胺碱类；3，季铵碱类；4，其他类。

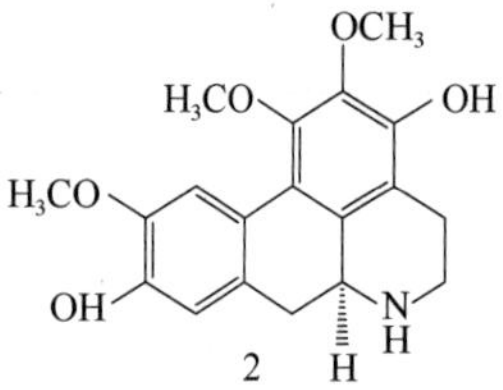

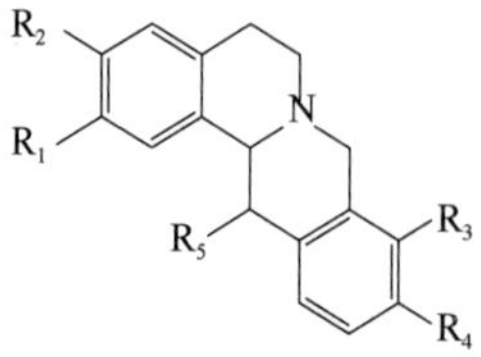

	R₁	R₂	R₃	R₄	R₅
3	OCH₃	OH	OH	OCH₃	H
4	OCH₃	OH	OCH₃	OCH₃	CH₃
5	OH	OCH₃	OCH₃	OCH₃	CH₃
14	OCH₃	OH	OCH₃	OCH₃	H
21	OCH₃	OCH₃	OCH₃	OH	CH₃
25	OCH₃	OCH₃	OCH₃	OCH₃	H
29	O-CH₂-O		OCH₃	OCH₃	H
31	OCH₃	OCH₃	OCH₃	OCH₃	CH₃
32	O-CH₂-O		O-CH₂-O		H

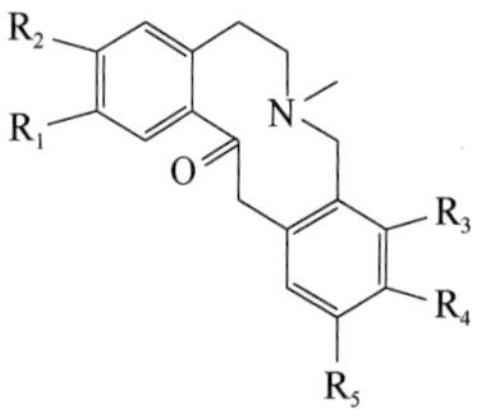

	R₁	R₂	R₃	R₄	R₅
7	O-CH₂-O		H	O-CH₂-O	
8	O-CH₂-O		O-CH₂-O		H
11	O-CH₂-O		OCH₃	OCH₃	H

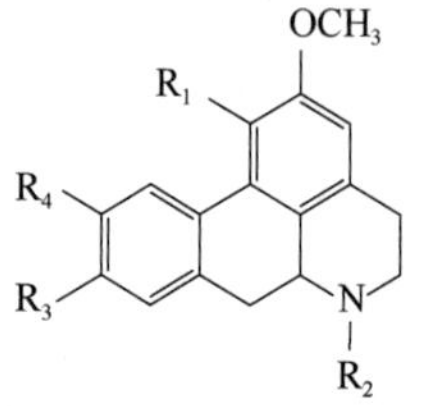

	R₁	R₂	R₃	R₄
6	OH	CH₃	OH	OH
17	OCH₃	CH₃	OCH₃	OCH₃

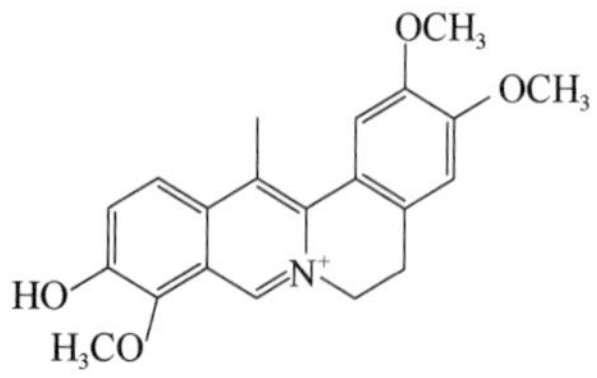

9

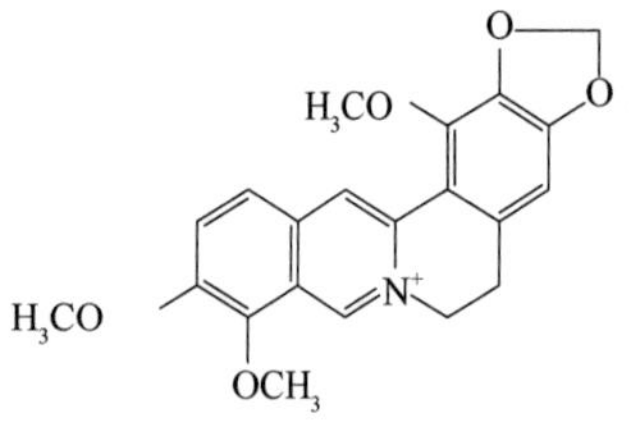

26   15   27

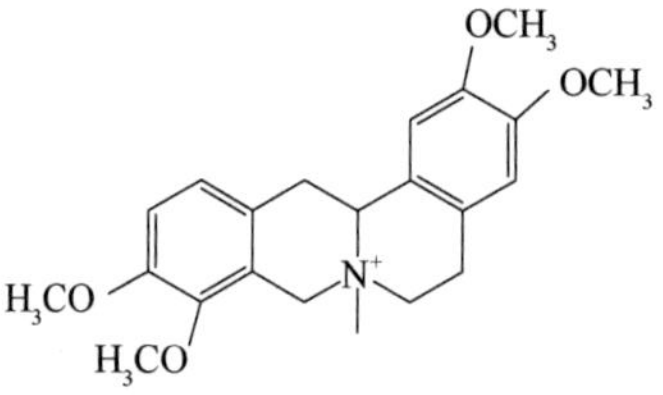

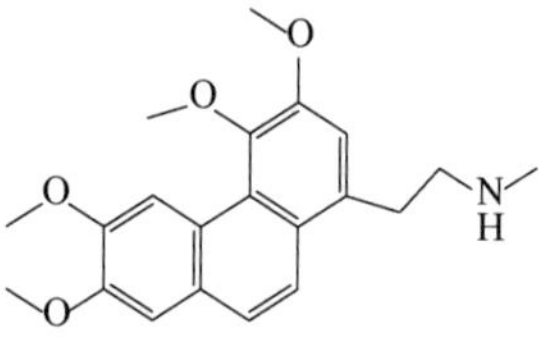

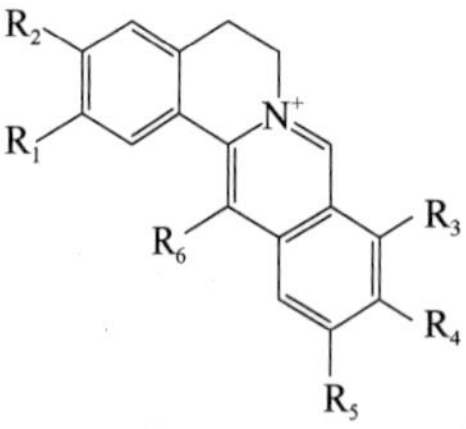

	R₁	R₂	R₃	R₄	R₅	R₆
12	O-CH₂-O		H	OCH₃	O-CH₂-O	H
13	OH	OCH₃	OCH₃	OCH₃	H	H
16	O-CH₂-O		O-CH₂-O		H	H
19	OCH₃	OH	OCH₃	OCH₃	H	CH₃
22	OCH₃	OCH₃	OCH₃	OCH₃	H	H
23	O-CH₂-O		OCH₃	OCH₃	H	H
24	OCH₃	OCH₃	OCH₃	OCH₃	H	CH₃

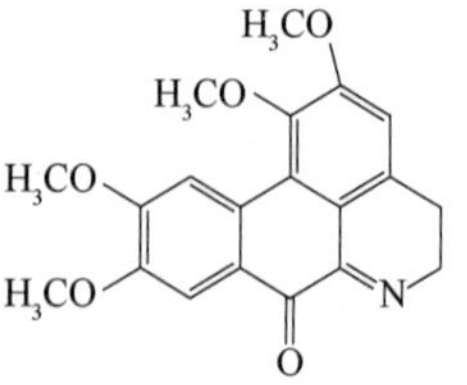

28

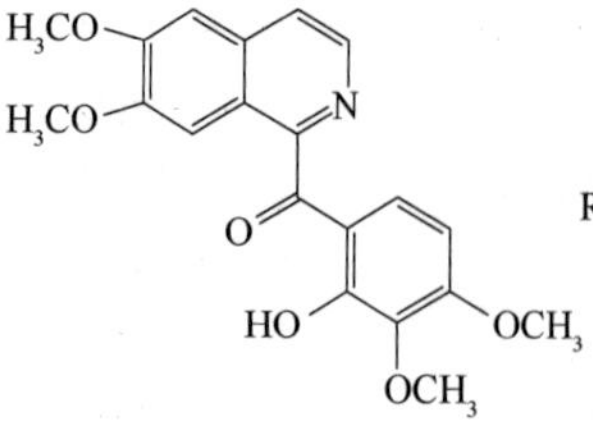

30

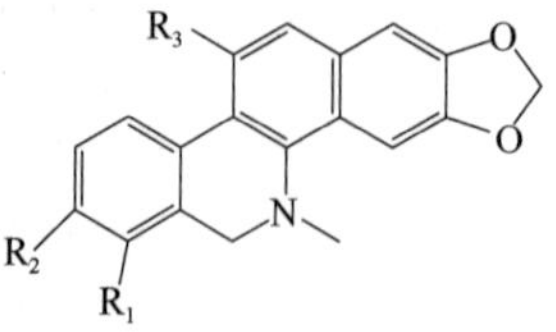

	R₁	R₂	R₃
18	OCH₃	OCH₃	OH
34	OCH₃	OCH₃	H
35	O-CH₂-O		H

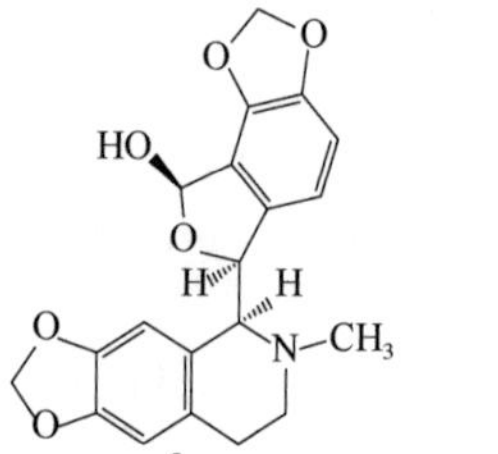

a

图 6-27 延胡索生物碱类成分的化学结构图

1.3　结论与讨论

通过溶剂萃取技术拆分获得延胡索不同生物碱类组分及其他类组分，经 HPLC 法测定延胡索叔胺碱类组分总含量为 57.18%，含有极少量的季铵碱类成分；季铵碱类组分总含量为 42.34%，无叔胺碱类成分；其他类组分中无生物碱类成分。同一药材各拆分组分基本无交叉，可用于后期电子舌及电子鼻表征研究。

通过优化电子舌检测过程中的参数，最终选择 pH 7.0 磷酸氢二钠-枸橼酸缓冲溶液为样品统一溶剂；样品测定次数 9 次，测定时间为 200s，取第 7～9 次时第 180～200s 的传感器响应值作为样品的电子舌原始数据进行处理与分析，并选用代表性药材及标准物质建立电子舌滋味区域模型。根据电子舌对延胡索样品的判定及距离分析结果推断，延胡索药材的滋味为"苦"味，叔胺碱类及季铵碱类成分均为其苦味物质基础。

通过单因素考察优化电子鼻检测过程中的参数，最终确定样品粉碎粒度 80 目，药材质量水平 0.5g，每个样品检测 6 份，样品采集时间 200s，选择传感器的最大或最小特征响应值作为原始数据进行处理与分析，载气流速 150mL/min，顶空培养时间 600s，孵化温度 60℃，进样体积 1000μL。根据电子鼻距离分析结果推断，叔胺碱类成分可能是延胡索药材的辛味物质基础，而季铵碱类成分在其辛味表达中贡献较小。

结合气-味信息融合研究及分子对接-虚拟筛选结果综合推断，生物碱类成分是延胡索的苦、辛味物质基础，其中叔胺碱类成分为其苦、辛味物质基础，而季铵碱类成分可能为苦味物质基础，在辛味表达中的贡献较小。

综上，本研究采用系统化学分离分析技术对延胡索药材进行物质组群拆分，再应用现代仿生技术电子舌对物质组群进行苦味界定与表征，同时结合电子鼻及气-味信息融合技术进行辛味的表征研究。

1.4　基于分子模拟的辛、苦味中药药味物质基础研究

嗅觉受体是一种膜蛋白，其三维结构尚未被解析，需要借助计算机进行模拟，并与中药小分子辛味成分进行对接，可进一步从分子水平表征和阐释辛味的物质基础及其表达原理。苦味的产生是由于味觉物质作用于味觉感受器（味蕾）上，目前已发现苦味的味觉相关受体为 TAS2R 家族，是一类 7 次跨膜的 G 蛋白偶联受体（GPCR），且研究发现苦味受体能与多数苦味中药的化学成分结合，中药苦味物质激活依赖于 T2R 受体基因，可认为苦味中药的味觉表达与 T2R 受体有一定联系。利用味觉、嗅觉受体与中药中的化学成分进行分子对接，进一步界定"真实五味"的物质基础。

1.4.1　苦味受体 hTAS2R10 同源模建及对接实验研究

1.4.1.1　实验方法

（1）苦味受体 hTAS2R10 的构建

从 NCBI 下载 hTAS2R10 序列，以晶体结构 3SN6 为模板用 Prime 方法进行同源模建，构建得到 hTAS2R10 的三维结构。

将构建得到的 hTAS2R10 的三维结构作为受体结构，以 3SN6 的原配体 P0G（8-[（1R）-2-{

1-DIMETHYL-2-（2-METHYLPHENYL）ETHYL] AMINO}-1-HYDROXYETHYL]-5-HYDROXY-2H-1，4-BENZOXAZIN-3（4H）-ONE）为中心，生成受体的格点文件，盒子大小采用默认值，然后用 Glide 方法将已知的 hTAS2R10 配体奎宁对接到 hTAS2R10 中，选择标准精度。

　　以 3NS6 的膜位点为参考，将对接得到 hTAS2R10 与奎宁的复合物结构放入平衡好的含有 256 个 DPPC 分子和 12 800 个水分子的双层膜中，调整蛋白在 DPPC 内的位置。采用 g_membed 程序得到蛋白嵌入 DPPC 内的复合物结构，添加 11 个氯离子以中和体系所带电荷，最终整个体系包括 hTAS2R10、奎宁分子、244 个 DPPC 分子、12 730 个水分子及 11 个氯离子，共 74 827 个原子。

　　首先采用最速下降法对体系进行能量最小化 5000 步；然后分别进行 100ps 的恒温恒体积（NVT）和 200ps 的恒温恒压（NPT）模拟，初步对体系进行平衡；最后进行 1ns 的分子动力学模拟（production MD），步长 2fs，每 4ps 保存一次轨迹。分别采用 V-rescale 和 Parrinello-Rahman 方法控制温度和压力，参考温度设为 310K，库仑和范德瓦耳斯截断半径分别设为 1.4nm 和 1.4nm，采用 PME（particle mesh ewald）方法考虑静电作用。所有计算均在 Gromacs 4.5.4 程序包中执行。

　　（2）配体化合物分子对接

　　本实验选取了延胡索的代表性化合物作为对接配体（化合物具体信息见表 6-5），从 MD 所得的最终结构中提取出 hTAS2R10 和奎宁的复合物结构，进行 500 步的能量最小化，所得结构作为受体结构用于与苦味受体的对接计算。在 Glide 模块中以奎宁为中心进行受体格点生成，与给定配体进行分子对接。

表 6-5　配体化合物信息表

药材	结构类型	化合物	结构式
延胡索 （辛、苦）	原小檗碱型	延胡索乙素 tetrahydropalmatine	
		黄连碱 coptisine	
		四氢药根碱 tetrahydrojatrorrhizine	
		巴马汀 palmatine	

续表

药材	结构类型	化合物	结构式
延胡索 （辛、苦）	原托品碱型	原托品碱 protopine	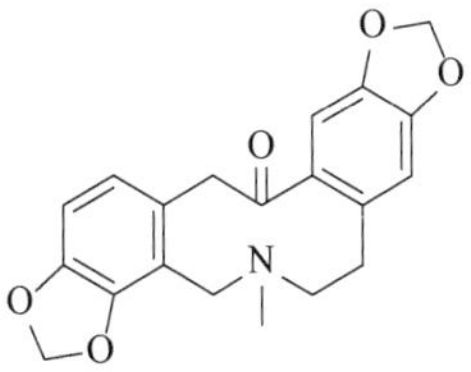
		α-别隐品碱 α-allocryptopine	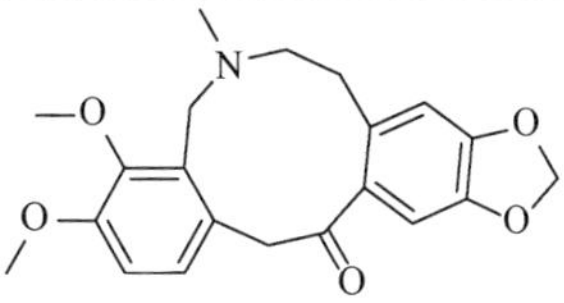
	阿朴啡型	d-海罂粟碱 d-glaucine	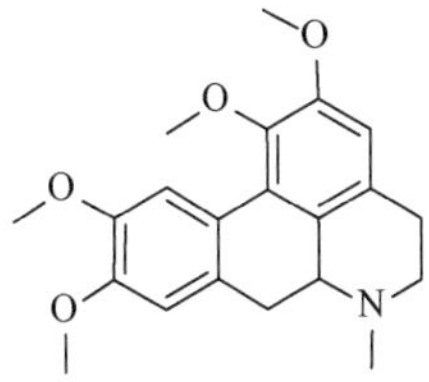
苦味	—	奎宁 quinine	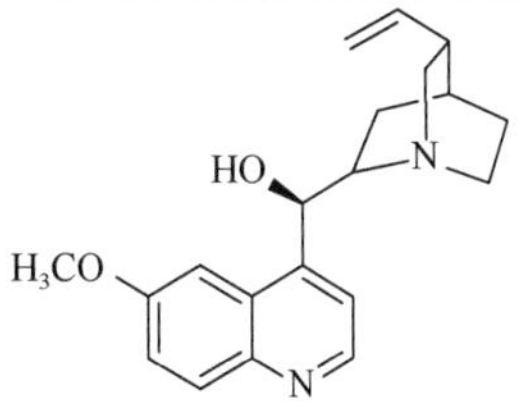

1.4.1.2　实验结果

（1）hTAS2R10 同源模建结果

hTAS2R10 序列和 3SN6 的序列比对结果见图 6-28。构建得到 hTAS2R10 的三维结构，其拉氏图见图 6-29，由图可见大部分的残基处于允许区，表明构建结构的骨架二面角是合理的。

（2）hTAS2R10 与奎宁的对接结果

通过 Schrödinger 软件将 hTAS2R10 的激动剂奎宁用 InduceFit 模块对接到 hTAS2R10 中，得到结合模式图（图 6-30）。由图可见，奎宁与 hTAS2R10 的 SER85 和 TYR239 形成两个氢键。

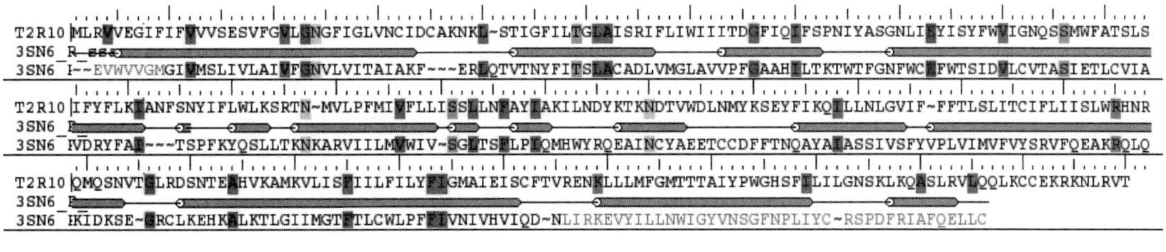

图 6-28　hTAS2R10 与 3SN6 的序列比对结果

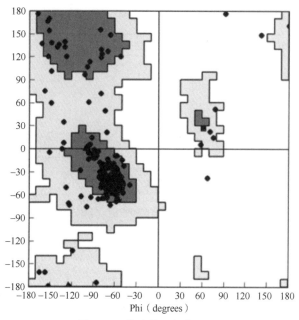

图 6-29　构建模型的拉氏图

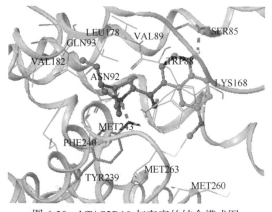

图 6-30　hTAS2R10 与奎宁的结合模式图

（3）分子动力学模拟

图 6-31 中上图为 hTAS2R10 受体骨架原子的均方根偏差（root mean square deviation，RMSD），可以看出 RMSD 在前 600ps 缓慢升高至 0.15nm 左右，之后在 0.15nm 上下浮动说明体系已经基本达到平衡。图 6-31 中下图为各残基的均方根涨落值（root mean square fluctuation，RMSF），由图可见，大多数残基的 RMSF 小于 0.2nm，说明模拟体系已趋于稳定。

图 6-32 为对 MD 轨迹进行氢键分析所得的结果，由图可见整个 MD 过程中共出现 8 种可能的氢键结合模式，涉及 6 个氨基酸。与对接结果相比较可发现，奎宁与 SER85 形成的氢键在 MD 过程中仍保持，且出现频率较高，说明该氢键非常稳定。奎宁与 GLN175、LYS168、GLN68 形成的氢键出现频率则较低。GLU246 的羧基氧原子与奎宁的 OH 及其附近的 NH 形成四种类型的氢键，其中指数为 5 和 6 的出现频率较高。从 MD 得到的最终结构（图 6-33）可以看出，奎宁与 hTAS2R10 共形成 3 个氢键：其中 GLU246 的两个

羧基氧原子分别与奎宁的 OH 和 NH 形成两个氢键，SER85 的骨架氧原子与六元环的 NH 形成氢键。

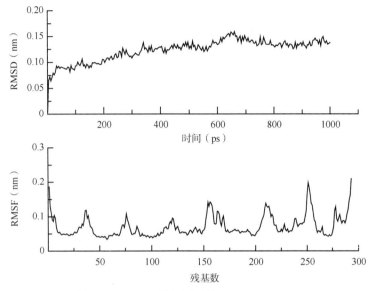

图 6-31　T2R10 骨架原子的 RMSD 和 RMSF

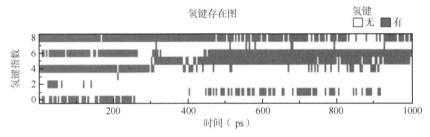

图 6-32　MD 过程中奎宁与 hTAS2R10 间的氢键出现图

键 0：GLN175 | 键 1：LYS168 | 键 2：GLN68 | 键 3：GLN175 | 键 4，5，6，7：GLU246 | 键 8：SER85

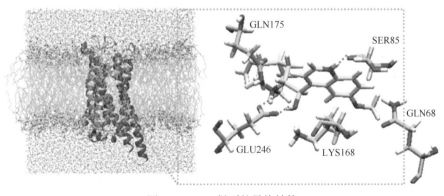

图 6-33　MD 得到的最终结构

（4）配体与 hTAS2R10 的分子对接结果

各化合物与苦味受体 hTAS2R10 的对接结果见表 6-6。通过分析对接打分结果发现，陈皮药材中的黄酮类化合物与 hTAS2R10 的对接得分均高于阳性对照奎宁，推测黄酮类化合物可能为其苦味物质基础；延胡索药材中的原小檗碱型化合物与苦味受体的对接得分高于阳性对照奎宁，且强于原托品碱型和阿朴啡型，因此推断原小檗碱型生物碱类化合物可能为延胡索药材的苦味物质基础。

表 6-6　各化合物与 hTAS2R10 的对接结果

结构类型	化合物	对接得分	疏水作用	氢键	范德瓦耳斯作用	库仑作用	结合能
原小檗碱型	四氢药根碱	−8.00	−3.97	0.00	−35.96	−7.40	−43.36
	延胡索乙素	−7.77	−3.62	−0.37	−40.89	−4.64	−45.53
	黄连碱	−7.69	−3.44	0.00	−40.93	−2.16	−43.09
	巴马汀	−7.93	−3.31	−0.27	−36.85	−6.91	−43.75
阿朴啡型	*d*-海罂粟碱	−6.33	−3.16	0.00	−37.33	−2.18	−39.51
原托品碱型	原阿片碱	−6.45	−2.45	0.00	−34.18	−4.40	−38.58
	α-别隐品碱	−5.26	−1.75	−0.32	−25.07	−3.54	−28.61
—	奎宁	−7.51			−36.95	−8.18	−45.12

1.4.2　嗅觉受体 OR7D4 同源模建及对接实验研究

1.4.2.1　实验方法

（1）嗅觉受体 OR7D4 的构建

从 NCBI 下载 OR7D4 序列，以 β_2 受体的晶体结构 2RH1 为模板在 Schrödinger 软件中用 Prime 模块进行同源模建，得到 OR7D4 的三维结构。

在 Schrödinger 软件中将已知 OR7D4 的激动剂雄甾烯酮（androstenone）用 InduceFit 模块对接到 OR7D4 中，以原配体 CAU 为中心，定义生成受体的格点文件，盒子大小采用默认值，对接精度选择标准精度。

将 OR7D4 与具有膜位点的 2RH1 叠合，得到 OR7D4 的胞内、胞外位置，然后以此为参考将对接得到的 OR7D4 与雄甾烯酮的复合物放入平衡好的含有 256 个 DPPC 分子和 12 800 个水分子的双层膜中，调整蛋白在 DPPC 内的位置。采用 g_membed 程序得到蛋白嵌入 DPPC 内的复合物结构，添加 3 个氯离子以中和体系所带电荷，最终整个体系包括 OR7D4 蛋白、雄甾烯酮分子、248 个 DPPC 分子、12 747 个水分子及 3 个氯离子，共 75 119 个原子。

首先采用最速下降法对体系进行能量最小化 5000 步；然后分别进行 100ps 的 NVT 和 200ps 的 NPT 模拟，初步对体系进行平衡；最后进行 1ns 的 production MD，步长 2fs，每 4ps 保存一次轨迹。分别采用 V-rescale 和 Parrinello-Rahman 方法控制温度和压力，参考温度设为 310K，库仑和范德瓦耳斯截断半径分别设为 1.4nm 和 1.4nm，采用 PME 方法考虑静电作用。所有计算均在 Gromacs 4.5.4 程序包中执行。

（2）配体化合物分子对接

本实验选取延胡索和白芷代表性化合物作为对接配体（化合物具体信息见表 6-7），以 MD 模拟得到的最终结构作为 OR7D4 的激动状态结构，以雄甾烯酮为中心生成受体格点文件，与给定配体进行分子对接。

表 6-7　配体化合物信息表

结构类型	化合物	结构式
原小檗碱型	延胡索乙素 tetrahydropalmatine	
	黄连碱 coptisine	
	四氢药根碱 tetrahydrojatrorrhizine	
	巴马汀 palmatine	
原托品碱型	原托品碱 protopine	
	α-别隐品碱 α-allocryptopine	
阿朴啡型	d-海罂粟碱 d-glaucine	
——	辣椒素 capsaicin	

1.4.2.2　实验结果

（1）OR7D4 同源模建结果

OR7D4 序列和 β₂ 受体的晶体结构 2RH1 的比对结果见图 6-34。得到的三维结构中，CYS97 和 CYS189 形成二硫键。其结构及拉氏图如图 6-35、图 6-36 所示，由图可见大部分的残基处于允许区，表明构建结构的骨架二面角是合理的。

（2）OR7D4 与雄甾烯酮的对接结果

通过 Schrödinger 软件将 OR7D4 的激动剂雄甾烯酮用 InduceFit 模块对接到 OR7D4 中，得到结合模式图（图 6-37）。由图可见，雄甾烯酮所处的活性空腔由 VAL101、LEU104、MET105、ALA202、THR203、LEU166、ASN191、LEU194、LEU199、TYR259 和 VAL276 构成，除 ASN191、THR203 和 TYR259 外均为疏水残基，雄甾烯酮的环状结构占据了疏水空腔，其羰基氧与 THR203 的羟基形成氢键（图中以紫色虚线表示）。

（3）分子动力学模拟

通过将 OR7D4 与具有膜位点的 2RH1 叠合，得到 OR7D4 的胞内、胞外位置（图 6-38）。采用 g_membed 程序得到蛋白嵌入 DPPC 内的复合物结构，添加 3 个氯离子以中和体系所带电荷，最终整个体系包括 OR7D4 蛋白、雄甾烯酮分子、248 个 DPPC 分子、12 747 个水分子及 3 个氯离子，共 75 119 个原子（图 6-39）。

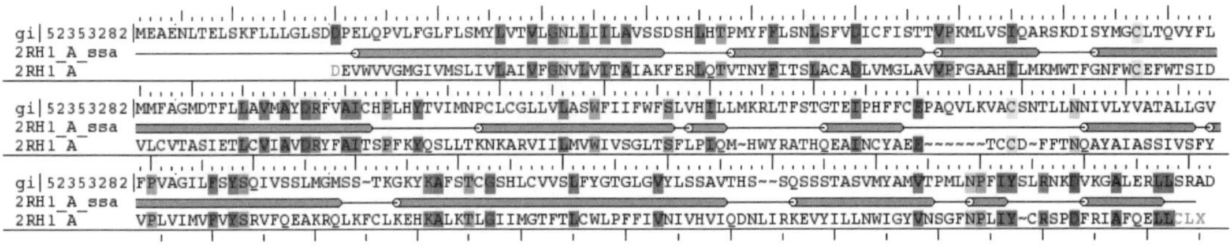

```
gi|52353282  MEAENLTELSKFLLLGLSDPELQPVLFGLFLSMYLVTVLGNLLIILAVSSDSHLHTPMYFFLSNLSFVIICFISTTVPKMLVSLQARSKDISYMGCLTQVYFL
2RH1_A_ssa
2RH1_A                    DEVWVVGMGIVMSLIVLAIVFGNVLVITAIAKFERLQTVTNYFITSLACADLVMGLAVVPFGAAHILMKMWTFGNFWCEFWTSID

gi|52353282  MMFAGMDTFLLAVMAYDRFVAICHPLHYTVIMNPCLCGKARVILVLASWFIIFWFSLVHILLMKRLTFSTGTEIPHFFCDPAQVLKVACSNTLLNNIVLYVATALLGV
2RH1_A_ssa
2RH1_A       VLCVTASIETLCVIAVDRYFAITSPFKYQSLLTKNKARVIIMVWIVSGLTSFLPIQM-HWYRATHQEAINCYAE------TCCD-FFTNQAYAIASSIVSFY

gi|52353282  FPVAGILFSKSQIVSSLMGMSS-TKGKYKAFSTCGSHLCVVSIFYGTGLGVYLSSAVTHS-SQSSSTASVMYAMVTPMLNPFIYSLRNKDIVKGALERLLSRAD
2RH1_A_ssa
2RH1_A       VPLVIMVFVYSRVFQEAKRQLKFCLKEHKALKTLGIIMGTFTLCWLPFFIVNIVHVIQDNLIRKEVYILLNWIGYVNSGFNPLIY-CRSPDFRIAFQELLCLX
```

图 6-34　OR7D4 与 2RH1 的序列比对图

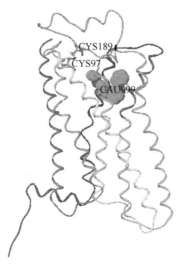

图 6-35　OR7D4 的立体结构图

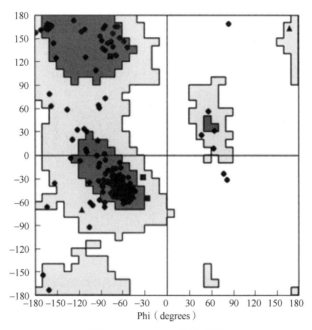

图 6-36 OR7D4 的拉氏图

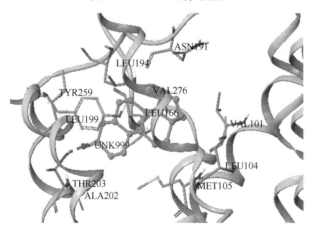

图 6-37 雄甾烯酮与 OR7D4 的结合模式

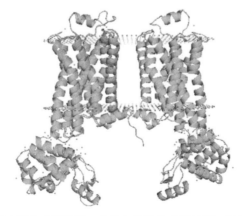

图 6-38 OR7D4 胞内（胞质侧，蓝色）及胞外（胞外侧，红色）位置示意图

氰色 cartoon 为二聚结构的 β₂ 受体（2RH1），绿色为 OR7D4

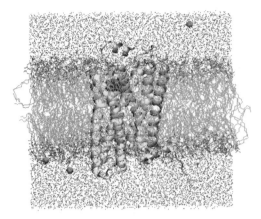

图 6-39　分子动力学模拟所用的 OR7D4-雄甾烯酮体系

OR7D4 显示为黄色 cartoon 模型，紫色 VDW 模型为雄甾烯酮，绿色球状为氯离子，DPPC 和水显示为 line 模型，氢原子未显示

　　由图 6-40 和图 6-41 可见，体系经过长时间的 MD 已经达到平衡状态，图 6-42 为 MD 过程中的氢键情况，可见雄甾烯酮的羰基氧与 THR203 形成的氢键出现频率较高，说明该结合模式比较稳定。

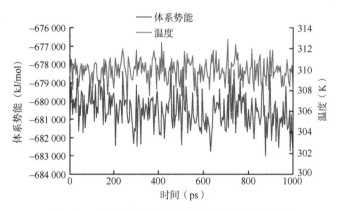

图 6-40　MD 过程中体系势能和温度变化情况图

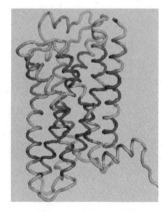

图 6-41　Bfactor 图

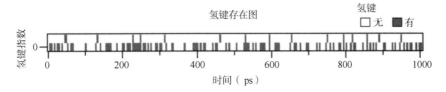

图 6-42　MD 过程中雄甾烯酮与 OR7D4 间氢键出现图

其中指数为 0 的氢键是 THR203 的羟基与雄甾烯酮的羰基氧形成的氢键；指数为 1 的氢键是 THR203 的骨架 N-H 与雄烯酮的羰基氧形成的氢键

（4）配体与 OR7D4 的分子对接结果

各化合物与嗅觉受体 OR7D4 的对接结果见表 6-8，其中辣椒素分子与 OR7D4 作用模式图见图 6-43。由辣椒素在 OR7D4 活性口袋占据情况及作用模式图可见，辣椒素分子占据了疏水区域，且其羟基处于氢键供受体位置，分别与 THR203 的羟基和 VAL198 的羰基氧形成氢键。但通过分析各化合物与 OR7D4 的对接得分结果，并没有发现明显的规律性，还需进一步的实验分析。

表 6-8　化合物与 OR7D4 的对接结果

结构类型	化合物	对接得分	疏水作用	氢键	范德瓦耳斯作用	库仑作用	结合能
原小檗碱型	四氢小檗碱	−8.11	−4.33	0.00	−37.10	−0.77	−37.87
	延胡索乙素	−8.00	−4.61	0.00	−40.05	−1.07	−41.12
	黄连碱	−7.97	−3.25	0.00	−37.99	−1.42	−39.42
	巴马汀	−7.71	−4.36	0.00	−39.3	−0.27	−39.57
原托品碱型	原阿片碱	−7.88	−3.31	0.00	−39.82	−1.38	−41.20
	α-别隐品碱	−7.62	−3.72	0.00	−35.13	−2.31	−37.44
阿朴啡型	d-海罂粟碱	−7.13	−4.02	0.00	−39.31	−0.40	−39.71

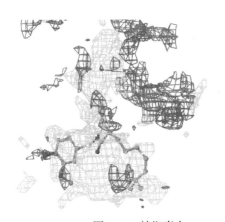
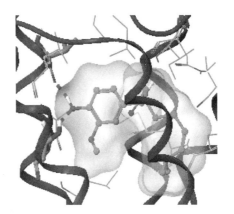

图 6-43　辣椒素在 OR7D4 活性口袋占据情况及作用模式

黄色网格为疏水区，红色及蓝色网格分别为氢键受体和氢键供体位置

2. 基于生物效应表达的性（味）物质基础研究

中药五味药性具有功效内涵，是中药有效性的核心内容，是中药临证治法、遣药组方的重要依据。因此，基于生物效应表达的五味药性物质基础确定是五味药性研究的前提和基础。本部分通过组织器官、细胞、受体及体内过程研究，阐释延胡索"效应五味"的化学物质基础与生物效应表达的关联规律。

2.1　基于未孕大鼠离体子宫平滑肌的性（味）物质基础研究

2.1.1　对缩宫素引起的子宫收缩作用的影响

2.1.1.1　延胡索提取物对离体子宫收缩的影响

由表 6-9 可见，加入终浓度 0.01U/mL 缩宫素后，离体子宫立即产生强烈收缩，频率迅速增加，平均振幅、活动力显著增大，加入延胡索提取物后，可发现子宫收缩频率、平均振幅和活动力均明显降低，并呈现剂量依赖性，终浓度 1.07mg 生药/mL、10.70mg 生药/mL 延胡索提取物的活动力抑制率分别为 38.800%、52.300%。

2.1.1.2　延胡索乙素对离体子宫收缩的影响

由表 6-10 可见，加入终浓度 0.01U/mL 缩宫素后，离体子宫立即产生强烈收缩，收缩频率迅速增加，加入延胡索乙素后，可发现子宫收缩频率和活动力均明显降低，并呈现剂量依赖性，终浓度 6.29μg/mL、15.73μg/mL 延胡索乙素的活动力抑制率分别为 15.500%、26.900%。

表 6-9　延胡索提取物对缩宫素所致离体子宫收缩的影响（$\bar{x}\pm s$）

剂量	收缩强度	收缩张力	收缩振幅	平均振幅	收缩频率（次/分）	活动力	活动力抑制率（%）
—	1.058±0.607	0.242±0.062	0.816±0.546	0.351±0.092	0.571±0.033	0.457±0.284	
—	1.131±0.078	0.253±0.071	0.879±0.008	0.390±0.030	0.552±0.083	0.485±0.077	
—	1.099±0.158	0.246±0.022	0.853±0.136	0.365±0.038	0.574±0.390	0.516±0.411	
缩宫素 0.01U/mL	0.844±0.429	0.314±0.009	0.530±0.420	0.490±0.103	1.524±0.253	0.861±0.774	
缩宫素 0.01U/mL	1.039±0.389	0.358±0.026	0.681±0.363	0.543±0.037	1.553±0.327	1.117±0.786	
缩宫素 0.01U/mL	0.837±0.117	0.345±0.042	0.492±0.074	0.518±0.043	1.451±0.390	0.728±0.300	
延胡索提取物 1.07mg 生药/mL	0.806±0.124	0.340±0.008	0.466±0.117	0.516±0.018	1.204±0.223	0.574±0.244	38.800
延胡索提取物 10.70mg 生药/mL	0.846±0.215	0.284±0.027	0.562±0.188	0.435±0.023	0.773±0.031	0.437±0.163	52.300

表 6-10　延胡索乙素对缩宫素所致离体子宫收缩的影响（$\bar{x}\pm s$）

剂量	收缩强度	收缩张力	收缩振幅	平均振幅	收缩频率（次/分）	活动力	活动力抑制率（%）
—	0.682±0.029	0.147±0.090	0.535±0.119	0.303±0.115	0.768±0.275	0.394±0.056	
—	0.922±0.017	0.240±0.073	0.682±0.056	0.453±0.083	0.767±0.134	0.519±0.048	
—	0.861±0.020	0.150±0.031	0.711±0.051	0.337±0.056	0.636±0.084	0.450±0.027	
缩宫素 0.01U/mL	0.629±0.063	0.240±0.067	0.389±0.004	0.410±0.089	1.044±0.015	0.405±0.001	

续表

剂量	收缩强度	收缩张力	收缩振幅	平均振幅	收缩频率（次/分）	活动力	活动力抑制率（%）
缩宫素 0.01U/mL	0.422±0.090	0.150±0.098	0.272±0.008	0.270±0.108	1.159±0.064	0.316±0.027	
缩宫素 0.01U/mL	0.469±0.005	0.148±0.054	0.321±0.059	0.278±0.033	1.050±0.023	0.338±0.069	
延胡索乙素 6.29µg/mL	0.516±0.229	0.186±0.153	0.330±0.077	0.324±0.193	0.961±0.115	0.312±0.036	15.500
延胡索乙素 15.73µg/mL	0.457±0.205	0.156±0.133	0.301±0.072	0.289±0.176	0.910±0.031	0.272±0.056	26.900

2.1.2 对前列腺素 F2α 引起的子宫收缩作用的影响

2.1.2.1 延胡索提取物对离体子宫收缩的影响

由表 6-11 可见，离体子宫加入终浓度 $2×10^{-6}$mol/L 前列腺素 F2α（PGF2α）后，子宫收缩频率、平均振幅和活动力显著增加，加入延胡索提取物后，发现子宫收缩频率和活动力显著降低，并呈现剂量依赖性，终浓度 1.07mg 生药/mL、10.70mg 生药/mL 延胡索提取物的活动力抑制率分别为 24.100%、40.400%。

2.1.2.2 延胡索乙素对离体子宫收缩的影响

由表 6-12 可见，加入终浓度 $2×10^{-6}$mol/L PGF2α 后，离体子宫立即产生强烈收缩，收缩频率迅速增加，平均振幅、活动力显著增加，加入延胡索乙素后，可发现子宫收缩频率和活动力均明显降低，并呈现剂量依赖性，终浓度 6.29µg/mL、15.73µg/mL、31.45µg/mL 延胡索乙素的活动力抑制率分别为 23.400%、30.600%、52.800%。

表 6-11 延胡索提取物对前列腺素所致离体子宫收缩的影响（$\bar{x}±s$）

剂量	收缩强度	收缩张力	收缩振幅	平均振幅	收缩频率（次/分）	活动力	活动力抑制率（%）
—	1.274±0.381	0.203±0.150	1.071±0.231	0.376±0.150	0.591±0.052	0.639±0.192	
—	1.456±0.127	0.261±0.146	1.195±0.273	0.441±0.074	0.589±0.089	0.692±0.054	
—	1.548±0.029	0.196±0.138	1.352±0.110	0.366±0.108	0.440±0.098	0.590±0.085	
PGF2α $2×10^{-6}$mol/L	0.846±0.307	0.243±0.196	0.603±0.111	0.441±0.219	1.314±0.614	0.826±0.517	
PGF2α $2×10^{-6}$mol/L	1.187±0.051	0.311±0.175	0.876±0.124	0.589±0.127	1.254±0.490	1.068±0.273	
PGF2α $2×10^{-6}$mol/L	1.204±0.029	0.255±0.201	0.949±0.173	0.552±0.143	1.223±0.518	1.116±0.280	
延胡索提取物 1.07mg 生药/mL	1.119±0.039	0.285±0.131	0.794±0.149	0.593±0.085	1.017±0.362	0.781±0.136	24.100
延胡索提取物 10.7mg 生药/mL	1.030±0.399	0.262±0.063	0.768±0.336	0.425±0.070	0.847±0.219	0.614±0.117	40.400

表 6-12 延胡索乙素对前列腺素所致离体子宫收缩的影响（$\bar{x}±s$）

剂量	收缩强度	收缩张力	收缩振幅	平均振幅	收缩频率（次/分）	活动力	活动力抑制率（%）
—	1.045±0.091	0.182±0.099	0.863±0.007	0.305±0.071	0.606±0.184	0.524±0.164	
—	1.058±0.547	0.157±0.106	0.901±0.440	0.317±0.199	0.671±0.010	0.604±0.295	

续表

剂量	收缩强度	收缩张力	收缩振幅	平均振幅	收缩频率（次/分）	活动力	活动力抑制率（%）
—	1.100±0.223	0.149±0.025	0.951±0.247	0.268±0.031	0.532±0.287	0.541±0.405	
PGF2α 2×10⁻⁶mol/L	1.076±0.027	0.184±0.098	0.892±0.125	0.382±0.104	0.933±0.039	0.835±0.152	
PGF2α 2×10⁻⁶mol/L	1.054±0.692	0.148±0.041	0.856±0.580	0.331±0.124	1.102±0.307	0.854±0.376	
PGF2α 2×10⁻⁶mol/L	1.069±0.213	0.143±0.067	0.925±0.280	0.332±0.068	0.976±0.013	0.905±0.285	
延胡索乙素 6.29μg/mL	1.005±0.097	0.178±0.096	0.827±0.193	0.359±0.099	0.780±0.086	0.637±0.080	23.400
延胡索乙素 15.73μg/mL	0.994±0.112	0.169±0.089	0.818±0.193	0.341±0.088	0.714±0.045	0.579±0.101	30.600
延胡索乙素 31.45μg/mL	0.961±0.061	0.161±0.096	0.800±0.035	0.277±0.053	0.496±0.132	0.399±0.123	52.800

2.2　基于鼠原代子宫平滑肌细胞 Ca^{2+} 内流的性（味）物质基础研究

2.2.1　对子宫平滑肌细胞 Ca^{2+} 内流的影响

2.2.1.1　延胡索对子宫平滑肌细胞 Ca^{2+} 内流的影响

由表 6-13 和图 6-44 可见，各组细胞在未加激动剂前（基础状态），细胞内游离 Ca^{2+} 含量基本一致，分别加入终浓度 60mmol/L KCl、0.01U/mL 缩宫素后，细胞内 Ca^{2+} 含量迅速增加，平均荧光强度较基础状态迅速增大，正常组与对照组增加程度一致，说明溶媒 DMSO 对试验基本无影响，加药各组平均荧光强度较基础状态均有不同程度的增加，但增加幅度显著小于对照组，说明药物有效抑制了细胞内 Ca^{2+} 增加。

表 6-13　延胡索提取物对原代子宫平滑肌细胞内游离 Ca^{2+} 含量的影响（$\bar{x}±s$，$n=3$）

组别	基础	KCl	缩宫素
正常组	641.7±26.0	855.0±13.9	1443.3±70.0
对照组	637.7±34.5	888.0±16.5	1451.7±51.9
延胡索提取物组	644.0±30.5	744.3±20.4***	1157.7±83.6**

注：与对照组比较，**$P<0.01$，***$P<0.001$。

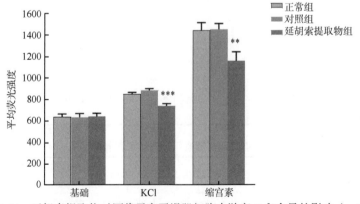

图 6-44　延胡索提取物对原代子宫平滑肌细胞内游离 Ca^{2+} 含量的影响（$n=3$）

与对照组比较，**$P<0.01$，***$P<0.001$

2.2.1.2　延胡索乙素对子宫平滑肌细胞 Ca^{2+} 内流的影响

由表 6-14 和图 6-45 可见，各组细胞在未加激动剂前（基础状态），细胞内游离 Ca^{2+} 含量基本一致，分别加入终浓度 60mmol/L KCl、0.01U/mL 缩宫素后，细胞内 Ca^{2+} 含量迅速增加，平均荧光强度较基础状态迅速增大，正常组与对照组增加程度一致，说明溶媒 DMSO 对试验基本无影响，加药各组平均荧光强度较基础状态均有不同程度的增加，但增加幅度显著小于对照组，说明药物有效抑制了细胞内 Ca^{2+} 增加。

表 6-14　延胡索乙素对原代子宫平滑肌细胞内游离 Ca^{2+} 含量的影响（ $\bar{x}\pm s$ ， $n=3$ ）

组别	基础	KCl	缩宫素
正常组	642.0±32.0	862.7±12.5	1465.7±86.6
对照组	637.3±19.4	856.0±14.0	1442.0±11.4
延胡索乙素组	631.7±11.9	715.7±34.8**	1109.3±33.9***

注：与对照组比较，**$P<0.01$，***$P<0.001$。

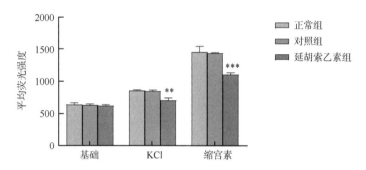

图 6-45　延胡索乙素对原代子宫平滑肌细胞 Ca^{2+} 内流的影响（ $n=3$ ）

与对照组比较，**$P<0.01$，***$P<0.001$

2.2.1.3　延胡索提取物含药血清对子宫平滑肌细胞 Ca^{2+} 内流的影响

由表 6-15 和图 6-46 可见，各组细胞在未加激动剂前（基础状态），细胞内游离 Ca^{2+} 含量基本一致，分别加入终浓度 60mmol/L KCl、0.01U/mL 缩宫素后，细胞内 Ca^{2+} 含量迅速增加，平均荧光强度较基础状态迅速增大，正常组与对照组增加程度一致，说明溶媒 DMSO 对试验基本无影响，加药（20%含药血清）各组平均荧光强度较基础状态均有不同程度的增加，但增加幅度显著小于对照组，说明含药血清有效抑制了细胞内 Ca^{2+} 增加。

表 6-15　延胡索提取物含药血清对原代子宫平滑肌细胞内游离 Ca^{2+} 含量的影响（ $\bar{x}\pm s$ ）

组别	基础	KCl	缩宫素
正常组	650.0±10.4	860.7±12.7	1478.7±119.1
对照组	646.3±37.4	890.0±23.1	1488.0±140.0
延胡索提取物组	653.3±60.2	749.0±6.2***	1204.3±21.5*

注：与对照组比较，*$P<0.05$，***$P<0.001$。

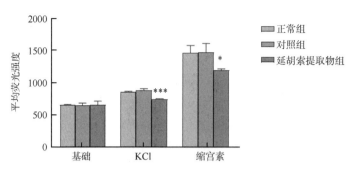

图 6-46　延胡索提取物含药血清对原代子宫平滑肌细胞 Ca^{2+} 内流的影响（$n=3$）

与对照组比较，$*P<0.05$，$***P<0.001$

2.2.2　讨论

痛经是指妇女在月经前后及行经期间，下腹及腰部痉挛性疼痛，严重时伴有头痛、恶心、呕吐、肢冷等症状，分为原发性和继发性两种，原发性痛经无明显生殖系统病变，又称功能性痛经；继发性痛经，又称器质性痛经，是由生殖器炎症、子宫肌瘤、子宫内膜异位等明确生殖系统病变引发。

原发性痛经的发病率高，严重影响女性健康和工作效率。目前，原发性痛经的治疗药物主要包括：①各类前列腺素（prostaglandins，PG）合成抑制剂，如非甾体抗炎药（NSAID）；②口服避孕药是治疗原发性痛经的二线药物；③钙通道阻滞剂（如硝苯地平）；④β_2 受体激动剂（如沙丁胺醇即舒喘灵）也可用来缓解症状，但仅适用于心血管系统功能良好的患者。

大量研究表明，痛经患者血中 PGF2α 含量及 PGF2α/PGE2（前列腺素 E2）增高是造成痛经的直接原因，降低 PGF2α 水平可在一定程度上缓解疼痛。子宫内膜细胞是合成 PG 的功能细胞和靶细胞，在激素和某些介质的特定作用下，产生各种不同的前列腺素物质，调节子宫肌细胞的收缩和舒张。子宫合成和释放的前列腺素增加是原发性痛经的重要原因，尤其是 PGF2α 增高，PGE2 下降时会导致两者比值过度升高。PGF2α 作用于螺旋小动脉壁上的 PGF2α 受体，引起子宫过度收缩，子宫血流不足，子宫肌肉组织缺血，刺激子宫自主神经疼痛纤维而发生痛经。正常情况下，血栓素 A2（TXA2）、前列腺环素（PGI2），TXA2/PGI2 处于平衡状态，维持适当的血管张力及血小板内环境稳定，TXA2/PGI2 失衡将引起血小板与血管壁相互作用即痛经患者存在异常激活的高凝状态，引发血管痉挛、血栓形成、缺血等，导致痛经的发生和加重。由于 TXA2、PGI2 在体内极不稳定，短时间内水解成稳定的 TXB2 和 6-酮-前列腺素 1α（6-Keto-PGF1α），所以检测 TXB2、6-Keto-PGF1α 的含量即可反映 TXA2、PGI2 的水平。

β-内啡肽（β-EP）是一种神经内分泌激素，具有内源性镇痛作用。子宫是 β-EP 的靶器官，其参与子宫功能活动的调节。黄体期 β-EP 水平的降低致子宫功能活动失常，成为疼痛的原因之一。

缩宫素（OT）是一种子宫平滑肌兴奋药，能选择性地激动子宫平滑肌上的缩宫素受体（OTR），然后激活磷酸酶 C-三磷酸肌醇（PLC-IP3）通路，导致细胞内钙释放，这些 Ca^{2+} 主要来自肌质网，但也有一些来自细胞外。增加的钙会与钙调蛋白结合，刺激肌球蛋白轻链激酶（MLCK）产生子宫收缩功能，从而增强子宫的收缩力，加快其收缩频率而直接兴奋子宫平滑肌。许多研究表明，OTR 活性的大小受类固醇激素的调节。人子宫肌层组织体外培养的研究发现，雌激素可以按剂量、时间依赖的方式增加缩宫素受体的含量，孕激素则以浓度依赖的方式抑制这一增加。

乙酰胆碱和 PGF2α 分别通过激活子宫肌层上毒蕈碱（M3）受体和前列腺素 FP 受体引起细胞内 Ca^{2+} 浓度升高，导致子宫收缩。K^+ 可引起细胞膜去极化导致电压依赖性钙通道开启，从而使外钙内流导致平滑肌收缩。细胞内 Ca^{2+} 浓度升高是引起子宫平滑肌收缩的直接原因，而细胞内 Ca^{2+} 增加有细胞外钙内流和细胞内质网钙库释放两种途径，已有研究显示细胞外 Ca^{2+} 内流是细胞内 Ca^{2+} 升高的主要原因，而细胞外 Ca^{2+} 进入细胞受两种不同的钙通道调控，即上述的受体激活通道和电压门控通道。

试验结果表明，延胡索提取物、延胡索乙素及含药血清对大鼠原代子宫平滑肌细胞基础状态（静息状态）内游离 Ca^{2+} 浓度基本无影响，加入激动剂氯化钾及缩宫素后，与对照组比较可显著减弱细胞内 Ca^{2+} 荧光强度，即显著抑制外钙内流，可部分拮抗 KCl 或缩宫素引起的子宫平滑肌收缩，从而抑制子宫的收缩活动。

2.3　基于 G 蛋白偶联受体的性（味）物质基础研究

G 蛋白偶联受体（GPCR）是一大类膜蛋白受体的统称，GPCR 在生物体中普遍存在，广泛地参与了人生理系统的各个调节过程，对很多疾病起到关键的作用，大多数 GPCR 可以与多种信息物质如多肽、神经递质和离子等结合并且被激活，激活的 GPCR 可以通过 G 蛋白依赖性和非依赖性两种途径传导信号，从而调节神经、免疫及心血管等多个系统的功能。本研究以 6 个与辛、苦味功效表达密切相关的 GPCR 受体（5-羟色胺受体，5-HT1A；阿片受体，OPRM1；β₂ 受体，ADRB2；多巴胺受体，D2；乙酰胆碱受体，M2；血栓素-前列腺素受体，TP 受体）为研究对象，通过运用胞内 Ca^{2+} 荧光技术检测延胡索药材及代表性单体延胡索乙素、原托品碱、巴马汀给药后对 5-HT1A、OPRM1 和 ADRB2 的激动作用，以及对 D2、M2 和 TP 受体的抑制作用，从生物效应表达角度揭示延胡索的药性（味）物质基础及其作用机制。

2.3.1　实验材料

2.3.1.1　待测样品

延胡索提取物的制备：称取醋制延胡索药材 100g，置于 1L 的圆底烧瓶中，加入 3 倍量 60%乙醇，浸泡 24h 后，加热回流提取 3h，提取液滤过，药渣加入 2 倍量 60%乙醇加热回流 2h，滤过，合并提取液，减压回收至稠膏得到延胡索提取物 13.39g。取适量提取物用于受体实验检测。

延胡索乙素（批号 J140303，纯度≥98%）、巴马汀（批号 J140303，纯度≥98%）购于上海将来试剂有限公司，原托品碱（批号 MUST-13030101，纯度≥98%）、欧前胡素（批号 MUST-13062105，纯度≥98%）购于成都曼思特生物科技有限公司。

实验以延胡索药材提取物、延胡索乙素、原托品碱、巴马汀单体为实验待测样品。将精确称取的实验样品溶解于适量 DMSO 中，配制成储存液，放于-20℃备用。检测时用 HBSS

缓冲液[含 20mmol/L 4-（2-羟乙基）-1-哌嗪乙磺酸溶液（HEPES）]进行稀释，配制成 5 倍于实验用检测浓度的溶液。本研究中 DMSO 浓度均未超过 0.5%。

2.3.1.2 阳性化合物

实验同时选取了 6 个 GPCR 受体的阳性激动剂和抑制剂作为阳性对照组，并采用多浓度梯度给药法以绘制各个阳性化合物的激动率曲线和抑制率曲线，得到阳性化合物的 IC_{50} 和半数有效浓度（EC_{50}）。阳性化合物信息见表 6-16。

表 6-16 阳性激动剂及抑制剂信息

名称	厂家	货号	分子	储液浓度	储存条件
多巴胺	Sigma	H8502	189.64	10mmol/L（HBSS）	−20℃
奋乃静	Sigma	P6402	403.97	10mmol/L	−20℃
5-HT	Sigma	H9523	212.68	10mmol/L	−20℃
DAMGO	Sigma	E7384	513.59	10mmol/L	−20℃
异丙肾上腺素	Sigma	I6504	247.72	100mmol/L	−20℃
卡巴胆碱	Sigma	C4382	182.65	50mmol/L	−20℃
AF-DX-384	Sigma	SML0620	478.63	10mmol/L	−20℃
U-46619	Sigma	D0400	350.49	2mmol/L（DMSO）	−20℃
L-670596	Tocris	1949	433.47	10mmol/L	−20℃

2.3.1.3 其他材料

其他试剂信息见表 6-17。

表 6-17 其他试剂信息

名称	厂家	货号	代次
FLIPR ® Calcium 4 assay kit	Molecular Devices	R8141	N/A
丙磺舒	Sigma	P8761	N/A
DMSO	Sigma	D2650	N/A
CHO-K1/Gα15/5-HT1A	Genscript	M00330	P7
CHO-K1/Gα15/OPRM1	Genscript	M00304	P7
CHO-K1/Gα15/ADRB2	Genscript	M00308	P8
CHO-K1/Ga15/D2	Genscript	M00152	P10
CHO-K1/Gα15/M2	Genscript	M00258	P12
HEK293/TP	Genscript	M00309	P6

2.3.2 实验方法

2.3.2.1 实验系统

将稳定表达 6 种 GPCR 受体的 CHO-K1 或 HEK293 细胞分别培养于细胞培养皿中，在

37℃/5% CO_2 培养箱中培养，当细胞汇合度达到 80%～85%时，进行消化处理，将收集到的细胞悬液，以 1.5 万个细胞/孔的密度接种到 384 微孔板，然后放入 37℃/5% CO_2 培养箱中继续过夜培养后用于实验。

2.3.2.2　细胞培养条件

CHO-K1 细胞系常规培养，传代在含有 10%胎牛血清的 Ham's F12。HEK293 细胞系常规培养，传代在含有 10%胎牛血清的 DMEM 中。

2.3.2.3　化合物的配制

在检测前，用 HBSS 缓冲液（含 20mmol/L HEPES）稀释待测化合物，配制成 5 倍于检测浓度的溶液。

2.3.2.4　检测方法

（1）实验概览

第一天：将细胞接种到 384 微孔板，细胞铺板步骤如下。

1）消化细胞，离心后重悬计数。

2）将细胞接种至 384 微孔板，每孔 20μL，1.5 万个细胞/孔。

3）将细胞板放至 37℃/5% CO_2 培养箱继续培养 18～24h 后取出用于钙流检测。

第二天：进行钙流检测，激动剂检测步骤如下。

1）配制染料工作液（参照 Molecular Devices 公司产品说明书操作）。

2）往细胞板内加入染料，每孔 20μL，然后放入 37℃/5% CO_2 培养箱中孵育 1h。

3）取出细胞板，于室温平衡 15min。

4）读板。

抑制剂检测步骤如下。

1）配制染料工作液（参照 Molecular Devices 公司产品说明书操作）。

2）往细胞板内加入染料，每孔 20μL。

3）然后每孔加入 10μL 待测化合物或阳性抑制剂，然后放入 37℃/5% CO_2 培养箱中孵育 1h。

4）取出细胞板，于室温平衡 15min。

5）读板。

（2）检测前的准备工作

激动剂检测的准备工作方案：将细胞接种到 384 微孔板，每孔接种 20μL 细胞悬液含 1.5 万个细胞，然后放入 37℃/5% CO_2 培养箱中继续过夜培养后将细胞取出，加入染料，每孔 20μL，然后将细胞板放入 37℃/5% CO_2 培养箱中孵育 1h，最后于室温平衡 15min。检测时，将细胞板、待测化合物板放入高通量实时荧光检测分析系统（FLIPR）内指定位置，由仪器自动加入 10μL 的 5×检测浓度的激动剂及待测化合物检测相对荧光强度（RFU）值。

抑制剂检测的准备工作方案：将细胞接种到 384 微孔板，每孔接种 20μL 细胞悬液含

1.5 万个细胞，然后放入 37℃/5% CO_2 培养箱中继续过夜培养后将细胞取出，抑制剂检测时，加入 20μL 染料，再加入 10μL 配制好的化合物溶液，然后将细胞板放入 37℃/5% CO_2 培养箱中孵育 1h，最后于室温平衡 15min。检测时，将细胞板、阳性激动剂板放入 FLIPR 内指定位置，由仪器自动加入 12.5μL 的 5×EC_{80} 浓度的阳性激动剂检测 RFU 值。

（3）信号检测

将装有化合物溶液（5×检测浓度）的 384 微孔板、细胞板和枪头盒放入 FLIPR 内，运行激动剂检测程序，仪器总体检测时间为 120s，在第 21s 时自动将激动剂及待测化合物 10μL 加入细胞板内。

将装有 5×EC_{80} 浓度阳性激动剂的 384 微孔板、细胞板和枪头盒放入 FLIPRTetra（Molecule Devices）内，运行抑制剂检测程序，仪器总体检测时间为 120s，在第 21s 时自动将 12.5μL 阳性激动剂加入细胞板内。

2.3.2.5　数据分析

通过 ScreenWorks（version 3.1）获得原始数据以 *FMD 文件保存在计算机网络系统中。数据采集和分析使用 Excel 和 GraphPad Prism 6 软件程序。对于每个检测孔而言，以第 1～20s 的平均荧光强度值作为基线，第 21～120s 的最大荧光强度值减去基线值即为相对荧光强度值（ΔRFU），根据该数值并依据以下方程可计算出激活或抑制百分比。

$$激活率(\%) = (\Delta RFU_{Compound} - \Delta RFU_{Background}) / (\Delta RFU_{Agonist\ control\ at\ EC_{100}} - \Delta RFU_{Background}) \times 100\%$$

$$抑制率(\%) = \{1 - (\Delta RFU_{Compound} - \Delta RFU_{Background}) / (\Delta RFU_{Agonist\ control\ at\ EC_{80}} - \Delta RFU_{Background})\} \times 100\%$$

使用 GraphPad Prism 6 用四参数方程对数据进行分析，从而计算出 EC_{50} 和 IC_{50} 值。

2.3.3　实验结果

药材及单体给药对 6 个 GPCR 受体的激活和抑制作用见表 6-18。分析结果图可知，与空白对照组比较，延胡索提取物给药后对 5-HT1A、OPRM1、ADRB2 受体有显著的激活作用，并且体现出浓度梯度依赖性，对 D2 受体产生了显著的抑制作用，但对 M2 和 TP 受体没有明显的抑制效果。由此推测，延胡索可以通过激活与辛、苦味功效表达密切相关的 5-HT1A、OPRM1、ADRB2 受体，抑制 D2、M2 和 TP 受体引发生物级联反应，促进或抑制下游生物信号的传递和表达，从而发挥多种生物活性，也体现了其多靶点多途径发挥药效的作用特点。

分析数据结果发现，延胡索药材中叔胺类代表性化合物延胡索乙素可激活与辛味行气作用相关的 β_2 受体（ADRB2），抑制与活血作用相关的血栓素-前列腺素受体（TP/TBXA2R）和与开窍止痛作用相关的多巴胺受体（D2）；原阿片碱类代表成分原托品碱可抑制与苦味通泄作用相关的乙酰胆碱受体（M2）及 D2；而原小檗碱季铵类化合物巴马汀对 6 个受体均无显著的激动或抑制作用。故推测，从性/效表达层面分析，以延胡索乙素为代表的原小檗碱类化合物及以原托品碱为代表的原阿片碱类化合物可能为延胡索药材辛、苦味的物质基础。

表 6-18　延胡索药材及配伍给药的受体实验结果

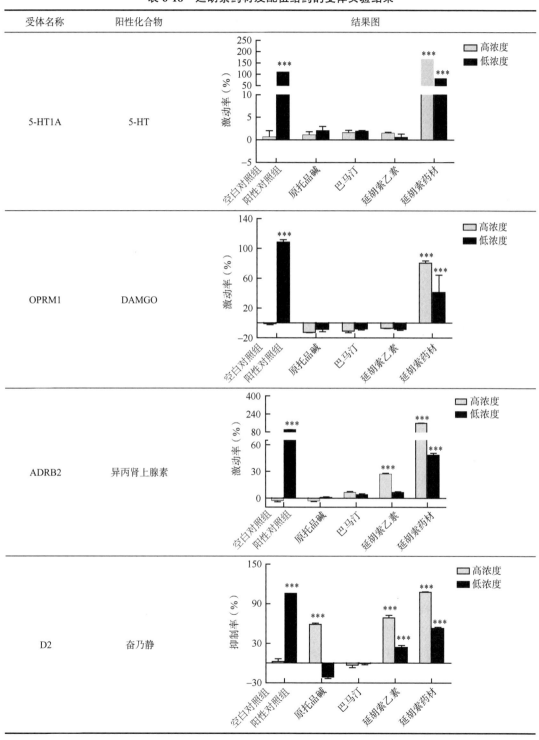

续表

受体名称	阳性化合物	结果图
M2	AF-DX-384	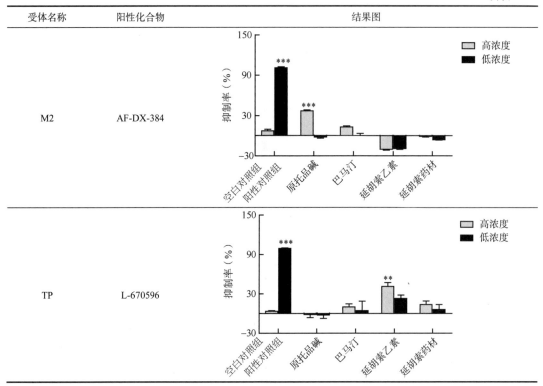
TP	L-670596	

注：与空白对照组相比，** $P<0.01$，*** $P<0.001$。

2.3.4 讨论

5-羟色胺（5-HT）是神经系统的一种重要神经活性物质，具有多种生理功能，如调节运动、伤害性感受、摄食行为、体温及焦虑和抑郁等。5-HT 通过结合分布在中枢、周围神经系统和非神经组织（如内脏、心血管系统）中的一系列 5-HT 受体，在感觉运动、心血管功能、呼吸、睡眠及食欲等多方面发挥重要作用，是参与调节胃肠道运动和分泌功能的重要神经递质。一般认为，5-HT 在中枢主要发挥镇痛作用，而在外周主要促进伤害性信息的传递。根据受体的氨基酸序列、药理学特性及细胞内信号转导机制等，可将 5-HT 受体分为七种类型，即 5-HT1～5-HT7 受体，除 5-HT3 受体为配体门控离子通道受体外，其他 5-HT 受体均为具有 7 次跨膜结构的 G 蛋白偶联受体。其中，5-HT1 受体包括五个亚型，分别为 5-HT1A、5-HT1B、5-HT1D、5-HT1E 和 5-HT1F。5-HT1A 受体多分布在与情感调节相关的边缘系统和中缝核群，在人体内通过突触前和突触后调节机制参与了众多生理和性味反应。激活中枢的 5-HT1A 受体可以引起血压降低、心搏减慢和运动反应的增加，此外，5-HT1A 受体还参与调节焦虑的相关行为及肾上腺皮质激素的分泌。

阿片受体属于 G 蛋白偶联受体家族，早期研究及生物测定鉴定了中枢神经系统中的三种主要类型的阿片受体：μ、δ、κ 受体，这些复杂的受体可以被不同的激动剂激活，产生不同的生物效应。例如，主要分布于脑干的 μ 受体被吗啡激活后，可产生镇痛和呼吸抑制等作用，而主要分布于大脑皮质的 κ 受体只产生镇痛作用而不抑制呼吸。然而不同阿片受体在中枢神经系统的分布，以及对不同阿片配体结合能力存在差异。μ、δ、κ 受体的内源性配体分别为内吗啡肽、脑啡肽和强啡肽。μ 受体镇痛活性最强，成瘾性也最强，δ 受体成瘾性较小，镇痛作用也不明显，κ 受体激动剂发挥镇痛作用的同时有明显的致焦虑作用。阿片类药物作用于受体后，引起膜电位超极化，使神经末梢乙酰胆碱、去甲肾上腺素、多巴胺及 P 物质等神经递质释放减少，从而阻断神经冲动的传递而产生镇痛等各种效应。

肾上腺素受体是介导儿茶酚胺作用的一类组织受体，为 G 蛋白偶联受体。根据其对去甲肾上腺素的不同反应情况，分为 α 受体和 β 受体。α 受体主要分布在皮肤、肾、胃肠的血管平滑肌，β 受体主要分布在骨骼肌、肝脏的血管平滑肌及心脏。β 受体（β-AR）共分为三种亚型：β₁-AR、β₂-AR 和 β₃-AR。激动 β₁-AR、β₂-AR 可使心率增快、血压升高，而激动心脏 β₃-AR 可抑制交感神经活性，减慢心率，解除血管痉挛。

多巴胺（DA）是内源性儿茶酚胺类物质，是中枢神经系统的主要神经递质，多巴胺神经递质的改变会直接或间接导致许多脑功能障碍。一些疾病如帕金森病、精神分裂症、发声和多种运动联合抽动障碍（图雷特综合征 Tourette syndrome）、注意力缺陷多动综合征等都与多巴胺递质传递障碍有关。多巴胺在体内通过与相应的膜受体——多巴胺受体的结合而发挥作用，多巴胺受体为由 7 个跨膜区域（7-GM）组成的 G 蛋白偶联受体家族，目前已分离出五种多巴胺受体，根据其生物化学和药理学性质，可分为 D1 类和 D2 类受体，该受体广泛分布于哺乳动物的中枢及外周神经系统，并发挥着重要的作用。在中枢神经系统，多巴胺受体的存在与自主运动、进食、情感、认知、注意力、睡眠及内分泌调整等一系列的重要功能调节密切相关。在外周神经系统中，多巴胺受体在嗅觉的调整、激素的分泌、血管功能的调节、交感神经的调节、免疫调节、肾脏功能及胃肠的活动及其黏膜的防御机制的调节中均发挥着重要的生理学功能。

乙酰胆碱受体（毒蕈碱受体，简称 M 受体）是由 460～590 个氨基酸组成的一种单链跨膜糖蛋白，属于 G 蛋白偶联受体超家族，可产生副交感神经兴奋效应，即心脏活动抑制，支气管胃肠平滑肌和膀胱逼尿肌收缩，消化腺分泌增加，瞳孔缩小等。其在体内参与肌肉收缩调节、呼吸调节、运动调节、体温调节、学习、记忆等重要的生理功能，是体内重要的受体之一。M 受体的异常变化可引发多种人体疾病，如心律失常、精神分裂症、帕金森病、膀胱过度活动症、慢性肺病、胃溃疡等。根据分子克隆技术将其分为 M1、M2、M3、M4 和 M5 五种亚型。这五种受体亚型广泛分布在身体的不同组织中，在这些组织中发挥着重要的生理功能。研究表明，不同组织中的 M 受体亚型表达有差异，如在胃肠道中，M2 和 M3 受体所占比例为 4∶1，而在膀胱中，两者比例为 3∶1。其中 M1 受体主要分布于交感节后神经和胃壁细胞，受体激动引起兴奋和胃酸分泌。M2 受体主要分布于心肌、平滑肌。

血栓素 A2（TBXA2）是体内的生物活性物质，是最早从血小板中提纯鉴别的前列腺素之一，它由环氧化前列腺素代谢生成花生四烯酸，再通过血栓合成酶生成。TBXA2 的生物活性作用是通过特异性细胞膜受体 TP 介导的，TP 属于 G 蛋白偶联受体，由单基因编码 α 和 β 两个变异体，人的 TP 是由 343 个氨基酸组成的 G 蛋白偶联受体。细胞学研究发现，TP 不仅表达在血小板，而且还表达在血管平滑肌细胞、内皮细胞和上皮细胞等多种细胞中。TBXA2 激活特异性受体 TP 后，会强烈诱导血小板聚集，使血管和支气管平滑肌收缩，刺激血管平滑肌有丝分裂和肥大，从而导致血管、支气管痉挛和血管内广泛微血栓的形成，其在多种疾病如急性冠脉综合征、冠心病、肺动脉高压、脑梗死、支气管哮喘、急性肺损伤的发生和发展中起着重要作用。

辛味药能散能行，有发散、行气行血、活血化瘀、止痛的功效。药理研究表明，辛味药的行气作用主要表现在对平滑肌的调节方面，其与 β 受体和 M 受体密切相关；活血作用主要表现在对血液循环系统的作用方面，与血栓素-前列腺素受体相关；开窍止痛作用主要与其作用于中枢神经系统的兴奋与抑制作用有关，与 5-HT 受体、阿片受体和多巴胺受体的激活或抑制有密切的联系。苦味药能泄、能燥、能坚，有清热泻火、泄降气逆、通泄大便、燥湿、降泄肺气、坚阴的作用，与 β 受体和 M 受体功能关系密切。通过本实验研究发现，延胡索药材可激活与辛、苦味功效表达密切相关的 5-HT1A、OPRM1、ADRB2 受体，抑制 D2 受体发挥多种生物活性，其中，以延胡索乙素为代表的原小檗碱类化合物，以原托品碱为代表的原阿片碱类化合物可能为延胡索药材辛、苦味物质基础。

2.4 基于体内过程的性（味）物质基础研究

针对五味药性的升降浮沉和归经特点，选取延胡索药材中代表性化合物延胡索甲素、延胡索乙素、原阿片碱，进行药动学和脑组织分布研究，揭示辛、苦味药性物质基础的升降浮沉、归经特点规律。

2.4.1 大鼠药动学研究

2.4.1.1 延胡索甲素药动学结果

大鼠单次灌胃给予延胡索后所测得延胡索甲素的血浆药物浓度数据见表 6-19，血药浓度-时间曲线见图 6-47。

表 6-19 延胡索给药后延胡索甲素血浆药物浓度

时间（h）	血浆药物浓度（ng/mL）						平均值	标准差
	1	2	3	4	5	6		
0.08	35.10	4.03	26.70	17.35	5.75	14.33	17.21	12.03
0.25	73.38	11.82	56.94	37.95	69.00	69.20	53.05	23.97
0.5	90.81	13.06	48.90	38.33	74.33	59.63	54.18	27.38
1	105.77	36.43	59.60	56.79	83.34	66.25	68.03	23.91
1.5	57.63	113.26	46.85	34.21	104.32	100.24	76.09	33.80
2	62.26	131.27	43.44	41.60	82.64	84.02	74.20	33.40
3	42.48	111.91	25.41	27.98	67.44	57.86	55.51	32.13
4	25.68	76.20	21.64	25.17	46.47	42.35	39.58	20.59
6	13.00	22.81	7.08	10.56	21.83	15.81	15.18	6.24
8	8.10	14.14	4.90	6.57	12.92	8.80	9.24	3.60
12	2.04	6.96	2.59	2.39	5.98	3.70	3.94	2.06
24	0.30	0.57	0.28	0.26	0.65	0.35	0.40	0.17

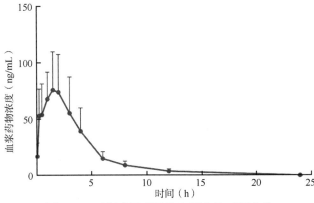

图 6-47 延胡索甲素平均血药浓度-时间曲线

各给药组延胡索甲素的血药浓度-时间数据经 DAS 2.0 软件分析计算所得药动学参数见表 6-20。

表 6-20 延胡索给药后延胡索甲素药动学参数

参数	单位	分组						平均值	标准差
		1	2	3	4	5	6		
$AUC_{(0-t)}$	μg·h/L	331.57	554.46	228.52	228.39	470.05	395.93	368.16	131.33
$AUC_{(0-\infty)}$	μg·h/L	332.99	557.24	230.07	228.87	473.53	397.65	370.06	132.22
$MRT_{(0-t)}$	h	3.26	4.43	3.68	3.99	4.22	3.75	3.89	0.42
$MRT_{(0-\infty)}$	h	3.37	4.56	3.85	4.12	4.40	3.86	4.03	0.43
$t_{1/2}$	h	3.32	3.37	3.86	2.79	3.72	3.45	3.42	0.37
T_{max}	h	1.00	2.00	1.00	1.00	1.50	1.50	1.33	0.41
C_{max}	μg/L	105.77	131.27	59.60	56.79	104.32	100.24	93.00	29.11

注：MRT，平均驻留时间；$t_{1/2}$，消除半衰期；T_{max}，浓度达峰时间；C_{max}，峰浓度。

2.4.1.2 延胡索乙素药动学结果

大鼠单次灌胃给予延胡索（醋制）后所测得延胡索乙素的血浆药物浓度数据见表 6-21，血药浓度-时间曲线见图 6-48。

表 6-21 延胡索给药后延胡索乙素血浆药物浓度

时间（h）	血浆药物浓度（ng/mL）						平均值	标准差
	1	2	3	4	5	6		
0.08	73.88	5.33	50.89	48.89	13.05	22.34	35.73	26.37
0.25	132.28	12.56	113.41	75.14	95.83	115.47	90.78	42.97
0.5	170.85	16.09	110.25	95.10	145.49	112.17	108.32	52.90
1	186.59	62.83	160.20	105.59	145.00	141.65	133.64	43.59
1.5	149.99	169.65	140.92	115.75	148.72	211.69	156.12	32.32
2	159.11	219.40	145.69	119.08	166.41	198.05	167.96	36.10
3	147.99	245.00	119.22	100.33	167.15	183.82	160.58	51.40
4	118.96	210.84	126.05	109.61	149.47	178.27	148.87	39.15
6	82.18	116.29	53.30	75.95	93.68	88.75	85.03	20.80

续表

时间（h）	血浆药物浓度（ng/mL）						平均值	标准差
	1	2	3	4	5	6		
8	66.14	81.61	35.85	51.68	67.69	50.29	58.88	16.15
12	20.40	30.61	12.38	18.57	29.13	14.71	20.97	7.47
24	0.67	1.74	3.88	1.06	1.58	0.64	1.59	1.21

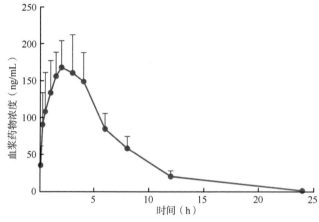

图 6-48　延胡索乙素平均血药浓度-时间曲线

各给药组延胡索乙素的血药浓度-时间数据经 DAS 2.0 软件分析计算所得药动学参数见表 6-22。

表 6-22　延胡索给药后延胡索乙素药动学参数

参数	单位	分组						平均值	标准差
		1	2	3	4	5	6		
$AUC_{(0-t)}$	μg·h/L	1244.90	1584.11	975.92	984.05	1372.18	1295.25	1242.73	234.16
$AUC_{(0-\infty)}$	μg·h/L	1247.22	1591.35	1002.82	988.52	1379.12	1297.58	1251.10	230.19
$MRT_{(0-t)}$	h	5.04	5.70	4.91	5.47	5.57	4.60	5.21	0.43
$MRT_{(0-\infty)}$	h	5.08	5.81	5.62	5.58	5.68	4.64	5.40	0.45
$t_{1/2}$	h	2.42	2.89	4.84	2.92	3.05	2.53	3.11	0.88
T_{max}	h	1.00	3.00	1.00	2.00	3.00	1.50	1.92	0.92
C_{max}	μg/L	186.59	245.00	160.20	119.08	167.15	211.69	181.62	43.65

2.4.1.3　原阿片碱药动学结果

大鼠单次灌胃给予延胡索（醋制）后所测得原阿片碱的血浆药物浓度数据见表 6-23，血药浓度-时间曲线见图 6-49。

表 6-23　延胡索给药后原阿片碱血浆药物浓度

时间（h）	血浆药物浓度（ng/mL）						平均值	标准差
	1	2	3	4	5	6		
0.08	0.46	0.34	0.22	0.43	0.27	0.33	0.34	0.09
0.25	0.66	0.89	0.14	0.64	0.41	0.45	0.53	0.26

续表

时间（h）	血浆药物浓度（ng/mL）						平均值	标准差
	1	2	3	4	5	6		
0.5	0.90	1.20	0.35	0.90	0.50	0.52	0.73	0.32
1	1.07	1.67	0.57	1.30	0.52	0.53	0.94	0.48
1.5	0.68	1.16	1.11	0.75	0.59	0.82	0.85	0.23
2	0.67	0.51	1.82	0.54	0.45	0.72	0.79	0.52
3	0.54	0.39	1.40	0.40	0.39	0.64	0.63	0.39
4	0.36	0.28	0.74	0.36	0.24	0.38	0.39	0.18
6	0.25	0.16	0.36	0.17	0.16	0.16	0.21	0.08
8	0.16	0.11	0.19	0.16	0.13	0.11	0.14	0.03

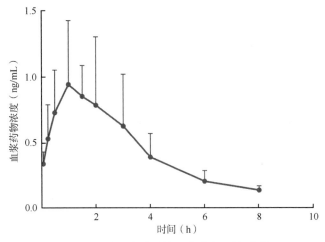

图 6-49　原阿片碱平均血药浓度-时间曲线

各给药组原阿片碱的血药浓度-时间数据经 DAS 2.0 软件分析计算所得药动学参数见表 6-24。

表 6-24　延胡索给药后原阿片碱药动学参数

参数	单位	分组						平均值	标准差
		1	2	3	4	5	6		
$AUC_{(0-t)}$	μg·h/L	3.65	3.72	5.81	3.39	2.41	3.19	3.70	1.14
$AUC_{(0-\infty)}$	μg·h/L	4.30	4.16	6.35	4.15	3.02	3.55	4.26	1.14
$MRT_{(0-t)}$	h	2.83	2.26	3.17	2.62	2.96	2.86	2.78	0.31
$MRT_{(0-\infty)}$	h	4.24	3.30	3.83	4.47	4.91	3.72	4.08	0.58
$t_{1/2}$	h	2.86	2.76	2.02	3.34	3.25	2.25	2.75	0.53
T_{max}	h	1.00	1.00	2.00	1.00	1.50	1.50	1.33	0.41
C_{max}	μg/L	1.07	1.67	1.82	1.30	0.59	0.82	1.21	0.48

2.4.1.4　小结与讨论

本节采用已建立的 UPLC-MS/MS 定量方法，测定灌胃给予延胡索后不同时间点大鼠血浆中各效应指标成分的浓度。结果表明，给予延胡索后，大鼠血浆中延胡索甲素药物浓度的达峰时间（T_{max}）为 1.33h、峰浓度（C_{max}）为 93.00μg/L、消除半衰期（$t_{1/2}$）为 3.42h、$MRT_{(0-t)}$ 为 3.89h 和 $AUC_{(0-t)}$ 为 368.16μg·h/L，延胡索乙素的 T_{max} 为 1.92h、C_{max} 为 181.62μg/L、

$t_{1/2}$ 为 3.11h、MRT $_{(0-t)}$ 为 5.21h 和 AUC $_{(0-t)}$ 为 1242.73μg·h/L，原阿片碱的 T_{max} 为 1.33h、C_{max} 为 1.21μg/L、$t_{1/2}$ 为 2.75h、MRT $_{(0-t)}$ 为 2.78h 和 AUC $_{(0-t)}$ 为 3.70μg·h/L。

2.4.2　大鼠脑组织分布研究

2.4.2.1　延胡索甲素脑组织分布结果

大鼠单次灌胃给予延胡索后，不同时间点各脑组织中所测得的延胡索甲素血药浓度见表 6-25。

表 6-25　延胡索给药后脑组织中延胡索甲素血药浓度

| 时间（h） | 血浆药物浓度（ng/g） | | | | | 平均值 | 标准差 |
	1	2	3	4	5		
0.25	93.31	127.88	128.20	168.40	195.28	142.61	39.67
0.5	135.72	161.99	170.26	218.29	236.29	184.51	41.57
1.5	66.47	99.07	102.54	116.55	116.67	100.26	20.51
3	21.41	22.52	29.94	31.27	33.64	27.76	5.46
6	5.67	8.08	8.27	9.44	10.82	8.46	1.90

2.4.2.2　延胡索乙素脑组织分布结果

大鼠单次灌胃给予延胡索后，不同时间点各脑组织中所测得的延胡索乙素血药浓度见表 6-26。

表 6-26　延胡索给药后脑组织中延胡索乙素血药浓度

| 时间（h） | 血浆药物浓度（ng/g） | | | | | 平均值 | 标准差 |
	1	2	3	4	5		
0.25	381.66	392.31	403.10	518.31	572.05	453.49	86.17
0.5	575.65	580.84	717.90	803.64	826.17	700.84	119.00
1.5	502.05	507.55	543.17	573.59	605.58	546.39	43.96
3	256.87	283.96	295.69	347.71	359.06	308.66	43.37
6	89.94	109.02	112.84	121.73	127.42	112.19	14.39

2.4.2.3　原阿片碱脑组织分布结果

大鼠单次灌胃给予延胡索和元胡止痛方后，不同时间点各脑组织中所测得的原阿片碱血药浓度见表 6-27。

表 6-27　延胡索给药后脑组织中原阿片碱血药浓度

| 时间（h） | 血浆药物浓度（ng/g） | | | | | 平均值 | 标准差 |
	1	2	3	4	5		
0.25	17.54	18.02	23.22	42.56	58.10	31.89	17.85
0.5	36.31	43.40	55.60	74.91	152.09	72.46	46.85
1.5	22.85	26.86	28.47	64.77	74.84	43.56	24.31
3	3.14	6.49	8.66	13.06	16.91	9.65	5.42
6	0.57	1.15	1.39	1.78	2.44	1.47	0.70

2.4.2.4　小结与讨论

血脑屏障对于保持脑组织内环境的基本稳定具有重要意义，本实验灌胃给药15min后即可在大鼠脑组织中检测到延胡索甲素、延胡索乙素、原阿片碱的存在，表明它们能够迅速透过血脑屏障进入中枢神经系统。辛味药多具有温热升浮之性，且辛味药能散能行，药物作用有向上或向外的趋势。本实验结果与辛味药性特点一致，故推断延胡索甲素、延胡索乙素、原阿片碱等生物碱类成分可能为延胡索的辛味物质基础。

第二节　白芍药性（味）物质基础拆分和表征研究

中药白芍为中药材大品种，始载于《神农本草经》，味苦、酸，性微寒。归肝、脾经，具有养血调经、敛阴止汗、柔肝止痛、平抑肝阳的功效，临床应用广泛，常用于治疗类风湿关节炎、内脏疼痛、慢性胃炎、慢性乙型肝炎及痛经等疾病。白芍现有研究着重于质量标准的提升、临床用药及药效学研究，但以往的药效学研究并未与传统中医药理论相关联，且受传统研究工具、研究方法、研究技术等的限制，中药五味药性理论研究尚不完善。本课题以白芍药材为研究载体，在传统中医药理论指导下，以"性-效-物"三元论为研究思路，采用液质联用技术、计算机模拟技术、网络药理学、细胞、GPCR受体实验相结合的技术方法，阐释白芍的药性（味）物质基础。

1. 化学物质组系统辩识研究

本部分采 HPLC-Q-TOF-MS/MS 联用技术，对中药白芍、炒白芍、赤芍的化学成分进行系统的表征和辨识。

1.1　实验材料

Sciex AB 高效液相色谱仪（美国 AB SCIEX 公司）；Sciex X500 Q-TOF 液-质联用仪（美国 AB SCIEX 公司）；BT25S 万分之一电子天平（德国 Sartorius 公司）；AB204-N 十万分之一电子天平（德国 METELER 公司）；超声波清洗仪（宁波新芝生物科技股份有限公司）。

白芍（批号 BS-1，产地安徽亳州）、炒白芍（批号 2003101，产地安徽亳州）、赤芍（批号 2001111，产地内蒙古）均购自安徽济人药业股份有限公司。

没食子酸（批号 110831-201906）、原儿茶酸（批号 110809-200604）、儿茶素（批号 110877-202005）、芍药苷（批号 110736-202044，96.8%）、山柰酚（批号 110861-202013）、没食子酸甲酯（110877-202005）对照品购自中国食品药品检定研究院；氧化芍药苷（批号 M19S10S97994）、芍药苷亚硫酸酯（批号 M21S11S125351）、芍药内酯苷（批号 P26N11F132310）、苯甲酰芍药苷（批号 J21N10T100881）对照品购自上海源叶生物科技有限公司。甲醇（色谱纯）、乙腈（色谱纯）购自天津市康科德科技有限公司。

1.2 实验方法

1.2.1 供试品溶液的制备

分别取白芍、炒白芍和赤芍粉末各约 2.0g，精密称定，置于 100mL 具塞锥形瓶中，精密加入 50% 甲醇 50mL，密塞，称定重量，超声处理（功率 250W，频率 35kHz）45min，放冷，再称定重量，50% 甲醇补足减失重量，摇匀，0.22μm 微孔滤膜过滤，取续滤液，即得。

1.2.2 对照品溶液的制备

取没食子酸、原儿茶酸、儿茶素、芍药苷、山柰酚、没食子酸甲酯、氧化芍药苷、芍药苷亚硫酸酯、芍药内酯苷、苯甲酰芍药苷对照品各适量，精密称定，置于 10mL 量瓶中，加甲醇溶解至刻度，摇匀，制成约 1mg/mL 的混合对照品溶液。

1.2.3 色谱条件

色谱柱 Diamonsil C_{18}（250×4.6mm，5μm）；流动相：乙腈（A）-0.1% 甲酸（B）溶液；进样量 5μL；流速 0.8mL/min；检测波长为 230nm；柱温 25℃；梯度洗脱见表 6-28。

表 6-28　流动相梯度洗脱条件

时间（min）	A（%）	B（%）	时间（min）	A（%）	B（%）
0	5	95	45	48	52
5	5	95	48	66	34
22	20	80	50	95	5
36	28	72	60	100	0

1.2.4 质谱条件

质谱条件信息见表 6-29。

表 6-29　质谱检测条件

离子化学模式	检测电压	去簇电压	碰撞能量	离子源温度	离子扫描范围
电喷雾正离子	5500V	50V	10V	600℃	50～1000Da
电喷雾负离子	4500V	−80V	−10V	600℃	50～1000Da

1.3 实验结果

通过对照品比对，结合准分子离子、二级碎片离子信息及相关文献，在白芍共鉴定出 42 个化合物，其中单萜及其苷类化合物 26 个，黄酮类化合物 1 个，鞣质类化合物 7 个，有机酸类化合物 6 个，其他类化合物 2 个；在炒白芍共鉴定出 43 个化合物，其中单萜及其苷类化合物 27 个，黄酮类化合物 1 个，鞣质类化合物 7 个，有机酸类化合物 6 个，其他类化合物 2 个；在赤芍样品中共鉴定出 35 个化合物，其中单萜及其苷类化合物 21 个，黄酮类化合物 1 个，鞣质类化合物 6 个，有机酸类化合物 6 个，其他类化合物 1 个。具体成分信息见表 6-30，各样品的 TIC 正、负离子模式图见图 6-50～图 6-53，主要化合物结构图见图 6-54。

表 6-30　白芍、炒白芍、赤芍三种化合物 LC-MS 数据

编号	保留时间（min）	离子模式	理论值	实测值	碎片离子	分子式	化合物	来源
1	3.83	[M-H]⁻	341.1084	341.1095	119.0343, 89.0233, 71.0129, 59.0126	$C_{12}H_{22}O_{11}$	蔗糖	A, B, C
2	5.81	[M+HCOO]⁻	375.1291	421.1365	375.1365, 345.1193, 195.0668, 165.0551	$C_{16}H_{24}O_{10}$	去苯甲酰基芍药苷或异构体	A, B, C
3	6.17	[M-H]⁻	191.0192	191.0200	111.0076, 87.0076, 85.0284, 57.0338	$C_6H_8O_7$	柠檬酸	A, B, C
4	6.54	[M+HCOO]⁻	375.1291	421.1378	375.1328, 345.1199, 195.0673, 165.0561	$C_{16}H_{24}O_{10}$	去苯甲酰基芍药苷或异构体	A, B, C
5	6.68	[M+HCOO]⁻	359.1342	405.1432	359.1373, 197.0823, 179.0721	$C_{16}H_{24}O_9$	牡丹酮-1-O-β-D-葡萄糖苷或异构体	A, B, C
6	7.04	[M+HCOO]⁻	361.1499	407.1585	361.1530, 101.0239, 59.0118	$C_{16}H_{26}O_9$	6-O-β-D-吡喃葡萄糖基-白芍醇内酯	A, B, C
7	9.06	[M-H]⁻	493.1193	493.1231	331.0685, 169.0139, 125.0238	$C_{19}H_{26}O_{15}$	没食子酰蔗糖基或异构体	A, B, C
8	11.25	[M-H]⁻	125.0239	125.0253	79.9575, 96.9595	$C_6H_6O_3$	邻苯三酚	A, B, C
9	11.39	[M-H]⁻	169.0137	169.0148	125.0238, 79.0185	$C_7H_6O_5$	没食子酸	A, B, C
10	13.07	[M-H]⁻	493.1193	493.1222	331.0692, 169.0142, 125.0242	$C_{19}H_{26}O_{15}$	没食子酰蔗糖或异构体	A, B, C
11	13.74	[M-H]⁻	493.1193	493.1220	331.0685, 169.0139, 125.0238	$C_{19}H_{26}O_{15}$	没食子酰蔗糖或异构体	A, B, C
12	17.58	[M-H]⁻	153.0188	153.0197	109.0288	$C_7H_6O_4$	原儿茶酸*	A, B, C
13	17.70	[M+HCOO]⁻	343.1393	389.1478	343.1425, 181.0881, 151.0770	$C_{16}H_{24}O_8$	牡丹皮苷 F	A, B, C
14	21.74	[M-H]⁻	543.1172	543.1217	543.1227, 259.0296, 121.0300	$C_{23}H_{28}O_{13}S$	芍药苷亚硫酸酯*	A, B
15	21.82	[M-H]⁻	495.1503	495.1540	495.1544, 333.1002, 165.0565, 137.0249	$C_{23}H_{28}O_{12}$	氧化芍药苷*	A, B, C
16	22.18	[M-H]⁻	183.0293	183.0269	124.0159	$C_8H_8O_5$	没食子酸甲酯*	A, B, C
17	23.15	[M-H]⁻	289.0712	289.0730	245.0833, 179.0358, 151.0404, 137.0242, 109.0295	$C_{15}H_{14}O_6$	儿茶素*	A, B, C
18	24.96	[M+HCOO]⁻	445.1346	491.1446	445.1385, 323.1022	$C_{19}H_{26}O_{12}$	6-O-苯甲酰蔗糖同分异构体*	A, B, C
19	25.06	[M+HCOO]⁻	641.2082	687.2185	641.2063, 611.2063, 489.1686, 323.1022, 121.0299	$C_{29}H_{38}O_{16}$	6-O-β-D-葡萄糖芍药内酯苷	A, B, C
20	25.15	[M-H]⁻	543.1172	543.1380	497.2455, 323.0599	$C_{23}H_{28}O_{13}S$	芍药苷亚硫酸酯同分异构体*	A, B
21	25.85	[M+HCOO]⁻	479.1553	525.1646	525.1662, 479.1597, 283.0849, 121.0298, 77.0397	$C_{23}H_{28}O_{11}$	芍药内酯苷*	A, B, C
22	26.26	[M-H]⁻	641.2082	641.2085	641.2148, 525.1655, 479.1593, 283.0862, 161.0461, 121.0299	$C_{29}H_{38}O_{16}$	异角芍药苷*	A, B
23	26.52	[M+HCOO]⁻	641.2082	687.2189	641.2136, 611.2048, 489.1653, 323.1008, 121.0297	$C_{29}H_{38}O_{16}$	6-O-β-D-glucopyranosylalbiflorin	A, B, C
24	27.25	[M-H]⁻	479.1553	479.1587	449.1488, 327.1105, 121.0298	$C_{23}H_{28}O_{11}$	牡丹皮苷 I	A

续表

编号	保留时间（min）	离子模式	理论值	实测值	碎片离子	分子式	化合物	来源
25	27.37	[M+HCOO]⁻	479.1553	525.1627	449.1463, 327.1091, 165.0554, 121.0281, 77.0388	$C_{23}H_{28}O_{11}$	芍药苷*	A, B, C
26	27.58	[M+HCOO]⁻	461.1448	507.1543	339.1085, 177.0560, 121.0296	$C_{23}H_{26}O_{10}$	芍药新苷或异构体	A, B, C
27	27.69	[M-H]⁻	461.1448	461.1455	281.0857, 253.0888, 163.0419, 121.0299	$C_{23}H_{26}O_{10}$	unknown	A, B
28	29.69	[M-H]⁻	197.045	197.0467	169.0144, 125.0250, 124.0159	$C_{9}H_{10}O_{5}$	没食子酸乙酯	A, B, C
29	30.72	[M-H]⁻	787.0994	787.1038	617.0844, 465.0706, 447.0607, 169.0147	$C_{34}H_{28}O_{22}$	四没食子酰葡萄糖	A, B, C
30	32.93	[M-H]⁻	631.1663	631.1692	613.1613, 449.1440, 327.1085	$C_{30}H_{32}O_{15}$	没食子酰芍药苷*	A, B, C
31	33.97	[M-H]⁻	939.1104	939.1158	787.0996, 617.0829, 465.0667, 447.0600, 169.0146	$C_{41}H_{32}O_{26}$	五没食子酰葡萄糖	A, B, C
32	34.88	[M-H]⁻	632.1742	631.1691	479.1505, 449.1447, 327.1082	$C_{30}H_{32}O_{15}$	没食子酰芍药苷或异构体	A, B, C
33	36.35	[M-H]⁻	632.1742	631.1686	613.1610, 449.1442, 327.1083	$C_{30}H_{32}O_{15}$	没食子酰芍药苷或异构体	A, B, C
34	38.30	[M-H]⁻	509.1659	509.1691	509.1690, 463.1643, 121.0294, 77.0391	$C_{24}H_{30}O_{12}$	牡丹皮苷 D	A, B, C
35	39.44	[M+HCOO]⁻	941.3079	987.3193	941.3226, 431.1342, 121.0288	$C_{46}H_{54}O_{21}$	丹皮素 F	A
36	40.79	[M+HCOO]⁻	459.1866	505.2298	505.1979, 293.0903, 165.0929, 149.0463, 131.0355, 89.0244, 59.0132	$C_{21}H_{32}O_{11}$	紫苏酸苷	A, B
37	41.27	[M+HCOO]⁻	461.1448	507.1527	339.1140, 177.0565, 121.0298	$C_{23}H_{26}O_{10}$	芍药新苷或异构体	A, B, C
38	42.00	[M-H]⁻	783.1778	783.1818	783.1829, 765.1748, 631.1740, 465.0708, 313.0582, 169.0144	$C_{37}H_{36}O_{19}$	3',6-二没食子酰芍药苷	B
39	42.07	[M-H]⁻	615.1714	615.1755	615.1792, 493.1501, 169.0149	$C_{30}H_{32}O_{14}$	牡丹皮苷 H	A, B
40	46.63	[M-H]⁻	629.187	629.1897	583.1841, 553.1739, 431.1363, 165.0559, 121.0281, 77.0389	$C_{31}H_{34}O_{14}$	牡丹皮苷 B	A, B
41	46.68	[M+HCOO]⁻	461.1448	507.1543	339.1085, 177.0560, 121.0296	$C_{23}H_{26}O_{10}$	芍药新苷或异构体*	A, B, C
42	46.81	[M+HCOO]⁻	583.1816	629.1895	583.1846, 553.1735, 431.1370, 121.0283, 165.0560, 77.0391	$C_{30}H_{32}O_{12}$	苯甲酰芍药苷*	A, B, C
43	47.27	[M+HCOO]⁻	583.1816	629.1903	583.1860, 121.0290, 77.0390	$C_{30}H_{32}O_{12}$	苯甲酰芍药苷异构体	A, B, C
44	49.03	[M-H]⁻	285.0399	285.0404	285.0394, 229.0521, 187.0403, 143.0503, 93.03407	$C_{15}H_{10}O_{6}$	山柰酚*	A, B, C

*：与对照品比对；A: 白芍；B: 炒白芍；C: 赤芍。

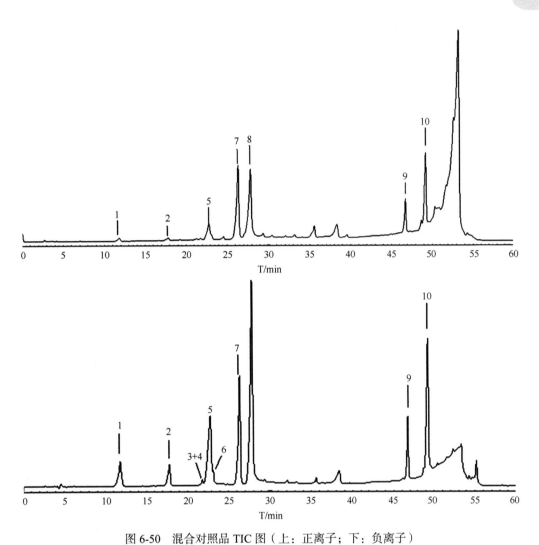

图 6-50 混合对照品 TIC 图（上：正离子；下：负离子）

1. 没食子酸；2. 原儿茶酸；3、4. 芍药苷亚硫酸酯、氧化芍药苷；5. 没食子酸甲酯；6. 儿茶素；7. 芍药内酯苷；8. 芍药苷；9. 苯甲酰芍药苷；10. 山柰酚

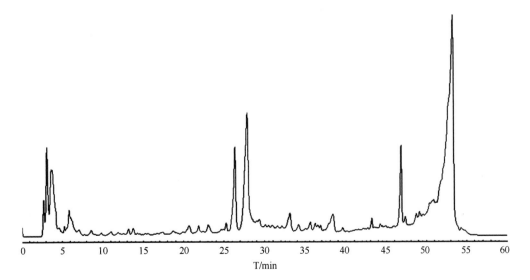

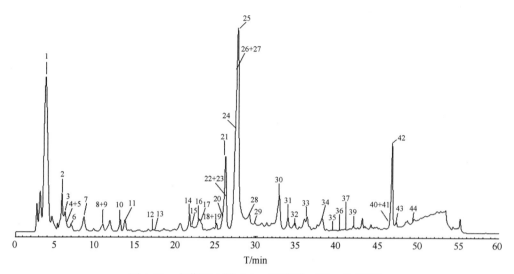

图 6-51　白芍 TIC 图（上：正离子；下：负离子）

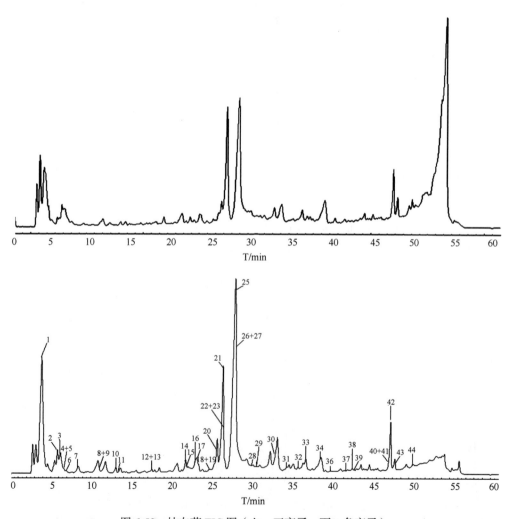

图 6-52　炒白芍 TIC 图（上：正离子；下：负离子）

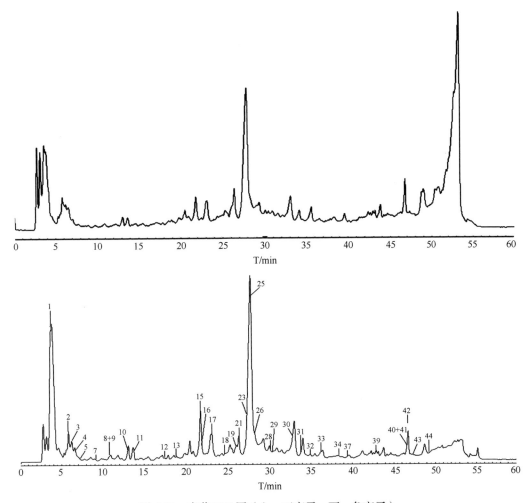

图 6-53 赤芍 TIC 图（上：正离子；下：负离子）

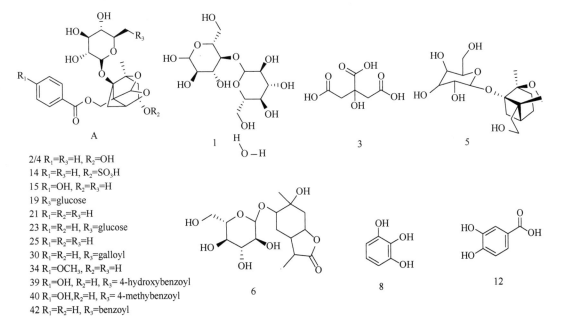

2/4 R₁=R₃=H, R₂=OH
14 R₁=R₃=H, R₂=SO₃H
15 R₁=OH, R₂=R₃=H
19 R₃=glucose
21 R₁=R₂=R₃=H
23 R₁=R₂=H, R₃=glucose
25 R₁=R₂=R₃=H
30 R₁=R₂=H, R₃=galloyl
34 R₁=OCH₃, R₂=R₃=H
39 R₁=OH, R₂=H, R₃= 4-hydroxybenzoyl
40 R₁=OH,R₂=H, R₃= 4-methybenzoyl
42 R₁=R₂=H, R₃=benzoyl

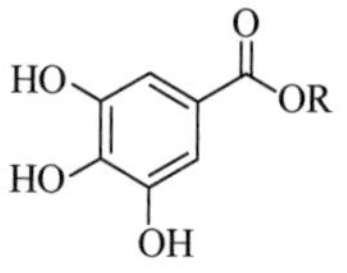

B

9 R=H

16 $R=CH_3$

28 $R=C_2H_5$

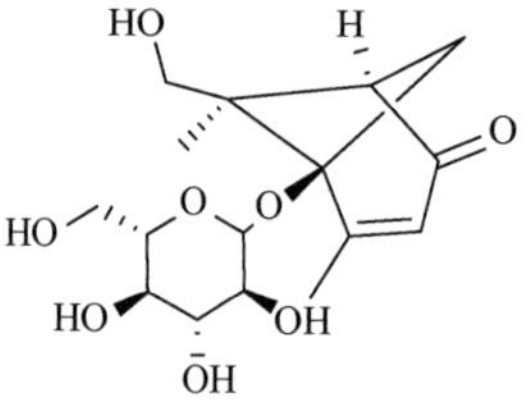

13

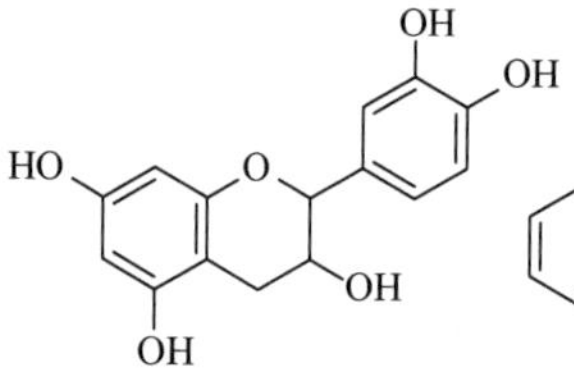

17

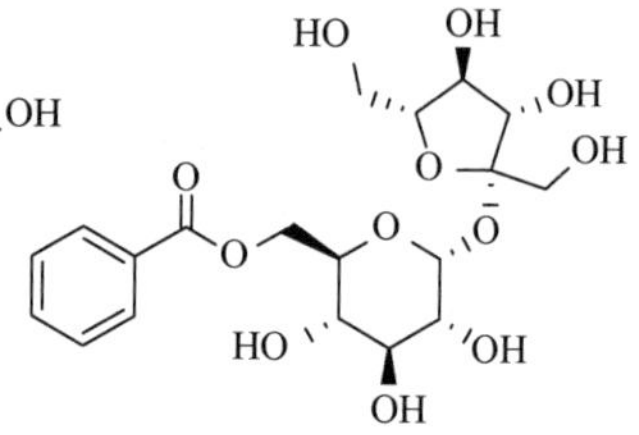

18

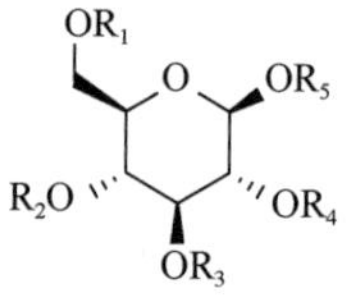

C

29 $R_1=R_2=R_4=R_5$=glucose

31 $R_1=R_2=R_3=R_4=R_5$=glucose

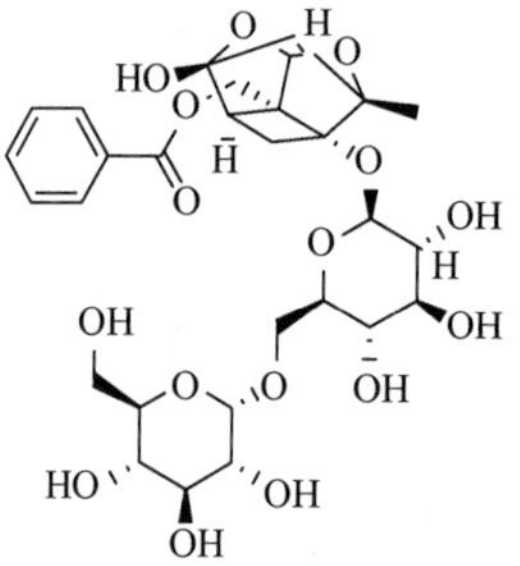

22

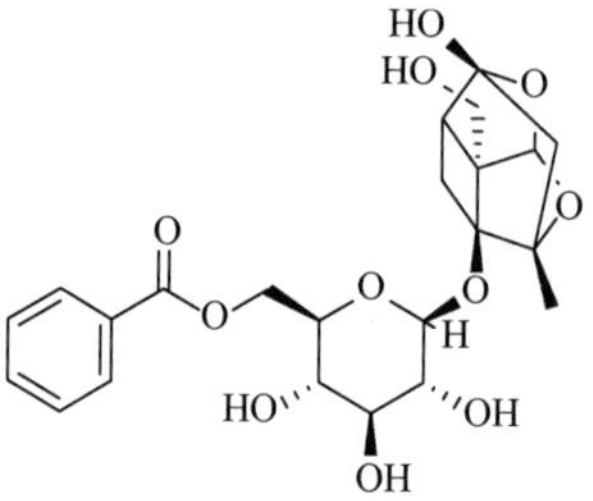

25

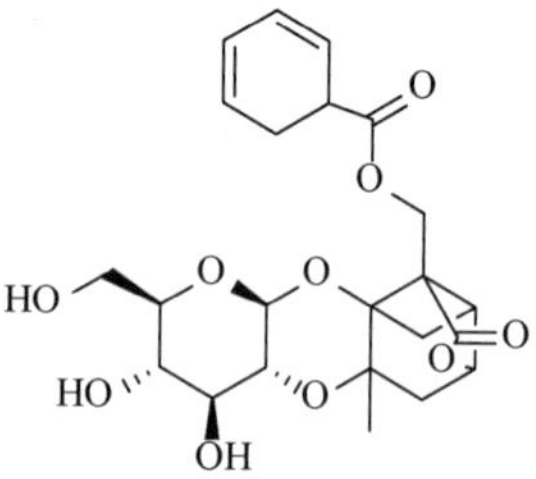

26/37/41

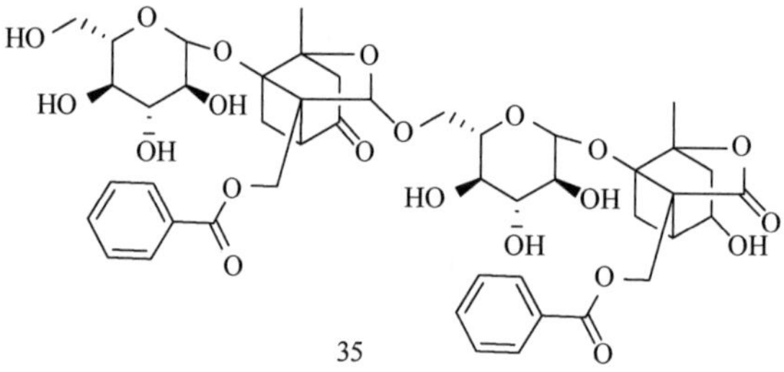

35

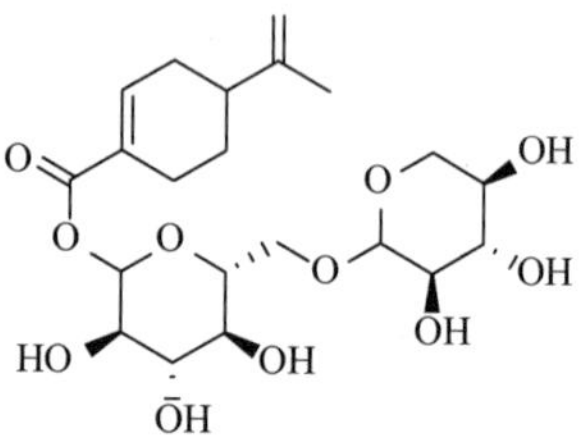

36

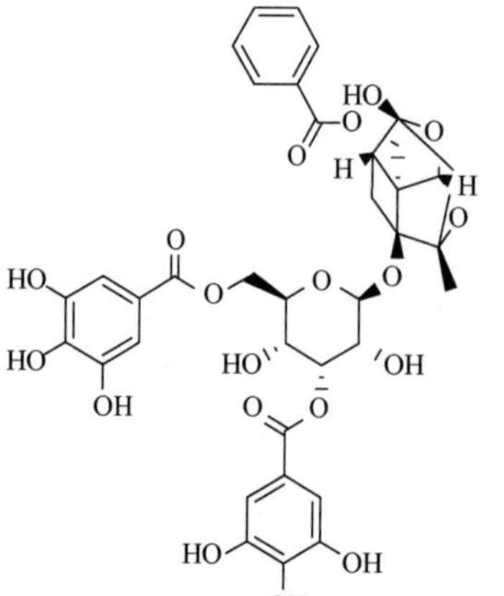

38

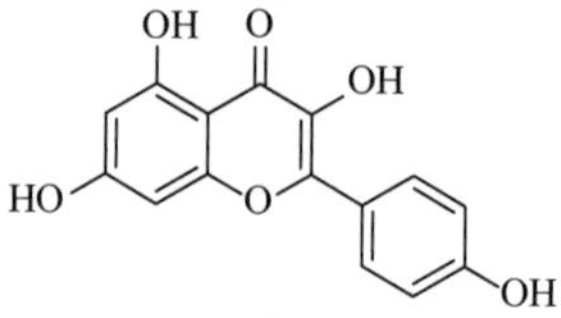

44

图 6-54　主要化合物结构图

1.3.1　单萜及其苷类化合物鉴定分析举例

白芍中主要的化学物质为单萜及其苷类，大多数具有相似的母核结构。在单萜母核上连接一个苯甲酰取代基和一个葡萄糖苷化基团，其类似物为在此基础上连接有其他取代基。

　　大多数单萜及其苷类在质谱中往往发生苯甲酸处断裂，继而丢失葡萄糖。又或者丢失—CH_2O 后在苯甲酸处断裂。其二级质谱图中常见 m/z 89.02、71.01、59.01、149.04 为其葡萄糖裂解的碎片，其中 m/z 121.02、77.03 分别为苯甲酸和苯环裂解的碎片。

　　化合物 25，在负离子模式下的一级质谱信息显示其准分子离子峰为 m/z 479.1595，二级质谱图中主要碎片离子为 m/z 449.1488、327.1115、165.0558，其裂解规律为 m/z 479.1595[M-H]$^-$，二级扫描裂解产生了 m/z 449.1488[M-H-CH_2O]$^-$、m/z 327.1115[M-H-CH_2O-Benzoic Acid]$^-$、m/z 165.0558[M-H-CH_2O-Benzoic Acid-Glu]$^-$，进一步与对照品比对，鉴定化合物 25 为芍药苷，其 MS/MS 谱图见图 6-55，可能的裂解途径见图 6-56。

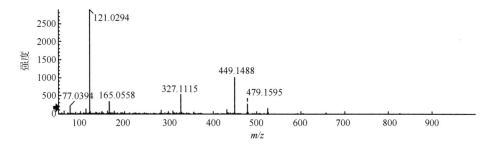

图 6-55　芍药苷 MS/MS 谱图

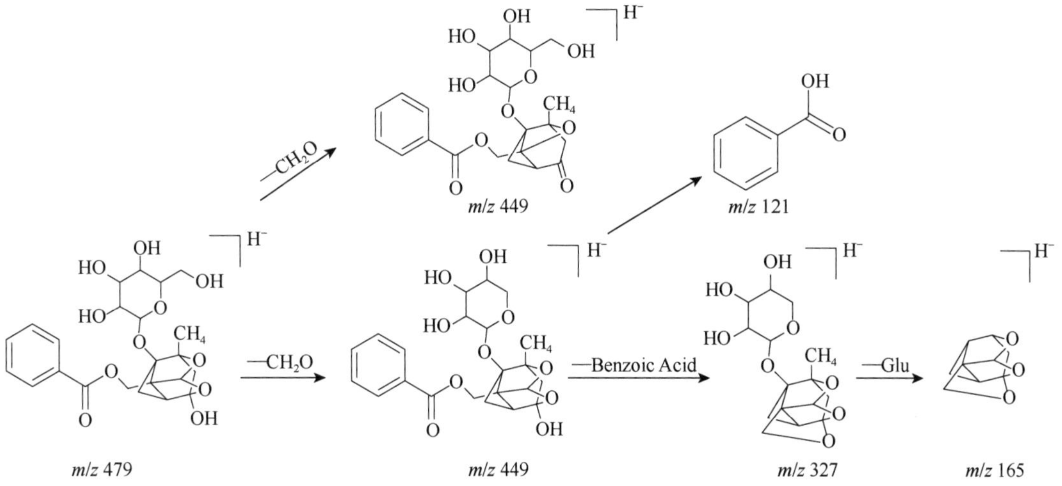

图 6-56　芍药苷质谱裂解途径

　　化合物 21，在负离子模式下的一级质谱信息显示其准分子离子峰为 m/z 525.1662，二级质谱图中主要碎片离子为 m/z 479.1597、283.0849，其裂解规律为 m/z 525.1662 [M+HCOO]$^-$，二级扫描裂解产生了 m/z 479.1597[M-H]$^-$、m/z 283.0849[M-CO_2-2CH_3 -$C_7H_6O_2$]$^-$，进一步与对照品比对，鉴定化合物 21 为芍药内酯苷，其 MS/MS 谱图见图 6-57，可能的裂解途径见图 6-58。

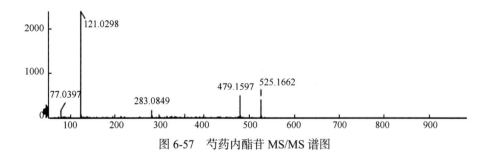

图 6-57   芍药内酯苷 MS/MS 谱图

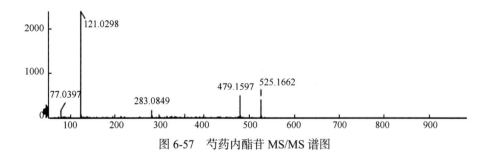

图 6-58   芍药内酯苷质谱裂解途径

化合物 15，在负离子模式下的一级质谱信息显示其准分子离子峰为 m/z 495.1544，二级质谱图中主要碎片离子为 m/z 333.1002、137.0249，其裂解规律为 m/z 495.1544[M-H]⁻，二级扫描裂解产生 m/z 333.1002 碎片为准分子离子峰丢失一分子糖苷形成、m/z 137.0249 [M-H-$C_{10}H_{11}O_3$-$C_6H_{11}O_6$]⁻ 碎片为准分子离子峰丢失一分子对羧基苯甲酸和一分子糖苷形成，进一步与对照品比对，鉴定化合物 15 为氧化芍药苷。

化合物 42，在负离子模式下的一级质谱信息显示其准分子离子峰为 m/z 629.1895，二级质谱图中主要碎片离子为 m/z 583.1846、553.1735、431.1370，其裂解规律为 m/z 629.1895[M+HCOO]⁻，二级扫描裂解产生 m/z 583.1846[M-H]⁻、m/z 553.1735[M-H-CH_2O]⁻、m/z 431.1370[M-H-CH_2O-Benzoic Acid]⁻，进一步与对照品比对，鉴定化合物 42 为苯甲酰芍药苷。

1.3.2   鞣质类化合物鉴定分析举例

化合物 7，在负离子模式下的一级质谱信息显示其准分子离子峰为 m/z 493.1231，二级质谱图中主要碎片离子为 m/z 331.0685、169.0139、125.0238，其裂解规律为 m/z 493.1231[M-H]⁻，二级扫描裂解产生了 m/z 331.0685[M-H-$C_6H_{10}O_5$]⁻、m/z 169.0139[M-H-$C_6H_{10}O_5$-Glu]⁻、m/z 125.0238[M-H-$C_6H_{10}O_5$-Glu-CO_2]⁻碎片为没食子酰基负离子发生羟基 α 裂解丢失 CO_2 后产生，进一步结合文献报道，推测化合物 7 为没食子酰蔗糖。

化合物 31，在负离子模式下的一级质谱信息显示其准分子离子峰为 *m/z* 939.1158，二级质谱图中主要碎片离子为 *m/z* 787.0996、617.0844、447.0607、169.0147，其裂解规律为 *m/z* 939.1158[M-H]⁻，二级扫描裂解产生了 *m/z* 787.0996[M-H-Ara]⁻、*m/z* 617.0844 碎片和 *m/z* 447.0607 为连续丢失没食子酸形成、*m/z* 169.0147 碎片为产生的没食子酸负离子，进一步结合文献报道，推测化合物 31 为五没食子酰葡萄糖。

1.3.3 黄酮类化合物鉴定分析举例

黄酮类化合物是广泛存在于自然界、种类繁多且具有广泛生物活性的一类物质，也是中药中一类重要的有效成分，具有多种生理活性。

化合物 17，在负离子模式下的一级质谱信息显示其准分子离子峰为 *m/z* 289.0735，二级质谱图中主要碎片离子为 *m/z* 245.0832、203.0724，其裂解规律为 *m/z* 289.0735[M-H]⁻，二级扫描裂解产生了 *m/z* 245.0832[M-H-CO₂]⁻、*m/z* 203.0724[M-H-CO₂-C₂H₂O]⁻，进一步与对照品比对，鉴定化合物 17 为儿茶素，儿茶素 MS/MS 谱图见图 6-59，其可能的裂解途径见图 6-60。

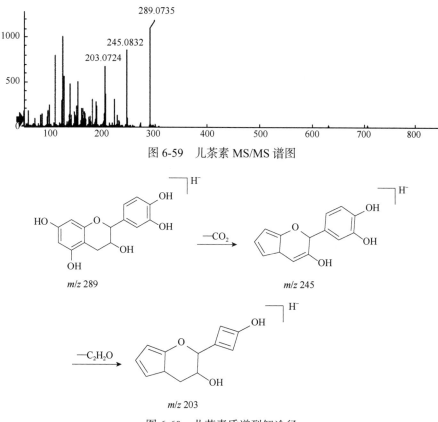

图 6-59　儿茶素 MS/MS 谱图

图 6-60　儿茶素质谱裂解途径

化合物 44，在负离子模式下的一级质谱信息显示其准分子离子峰为 *m/z* 285.0397，二级质谱图中主要碎片离子为 *m/z* 229.0517、151.0041，其裂解规律为 *m/z* 285.0397 [M-H]⁻，二级扫描裂解产生了 *m/z* 229.0517[M-CO-CO₂]⁻、*m/z* 151.0041[RDA 裂解]⁻为准分子离子峰发生 RDA 裂解形成的碎片，进一步与对照品比对，鉴定化合物 44 为山柰酚，山柰酚 MS/MS 谱图见图 6-61，其可能的裂解途径见图 6-62。

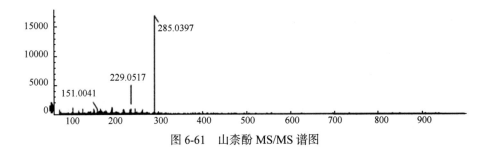

图 6-61　山柰酚 MS/MS 谱图

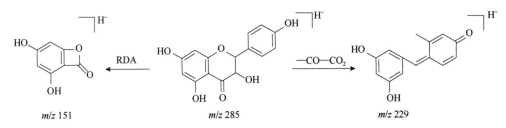

图 6-62　山柰酚质谱裂解途径

1.3.4　有机酸类化合物鉴定分析举例

化合物 9，在负离子模式下的一级质谱信息显示其准分子离子峰为 m/z 169.0144，二级质谱图中主要碎片离子为 m/z 125.0244，其裂解规律为 m/z 169.0144[M-H]$^-$，二级扫描裂解产生了 m/z 125.0244[M-H-CHO$_2$]$^-$，进一步与对照品比对，鉴定化合物 9 为没食子酸，没食子酸 MS/MS 谱图见图 6-63，其可能的裂解途径见图 6-64。

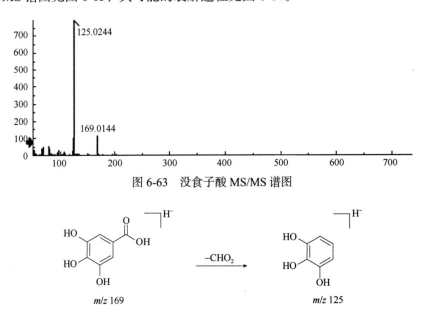

图 6-63　没食子酸 MS/MS 谱图

图 6-64　没食子酸质谱裂解途径

1.4　小结与讨论

通过采用 HPLC-Q-TOF-MS/MS 联用技术方法，优化液相色谱及质谱分离检测条件，建立白芍指纹谱分析所含化学成分，通过与对照品和相关文献数据比对，分析其质谱裂解规律，结果在白芍共鉴定出 42 个化合物，其中单萜及其苷类化合物 26 个，黄酮类化合物 1 个，鞣质类化合物 7 个，有机酸类化合物 6 个，其他类化合物 2 个；在炒白芍共鉴定出 43 个化合物，其中单萜及其苷类化合物 27 个，黄酮类化合物 1 个，鞣质类化合物 7 个，有机酸类化合物 6 个，其他类化合物 2 个；在赤芍样品中共鉴定出 35 个化合物，其中单萜及其苷类化合物 21 个，黄酮类化合物 1 个，鞣质类化合物 6 个，有机酸类化合物 6 个，其他类化合物 1 个。

2. 基于滋味表达的性（味）物质基础研究

本部分在白芍化学物质组的表征与辨识基础上，选取白芍中 42 个化合物，并根据《中国药典》（2020 年版）白芍味苦、酸，选择苦、酸味的味觉受体与白芍中 42 个化合物进行分子对接实验，从中药五味药性中真实"滋味"的角度确定白芍苦、酸味药性（味）物质基础。

2.1　实验材料

分子对接实验研究的主要材料是分析软件和数据库，包括：Schrödinger 2020 Maestro12.4；PubChem（https：//pubchem.ncbi.nlm.nih.gov/）；PDB（https：//www1.rcsb. org/）；NCBI（https：//www.ncbi.nlm.nih.gov/genome/）等。

2.2　实验方法

2.2.1　配体化合物预处理

本实验选取了前期化学物质表征和辨识研究中，白芍 42 个化合物作为对接配体（表 6-31）。首先，从 PubChem 下载小分子 sdf.格式文件；其次，在 Schrödinger 2020 Maestro12.4 软件中导入配体小分子库，进行小分子预处理，电场力 OPLS3e、不改变小分子离子化状态、保留指定手性、最多产生分子 5 个；最后将处理后的配体小分子库用于后续与苦、酸味受体进行分子对接实验。

表 6-31　配体化合物信息表

结构类型	化合物	结构式
单萜及其苷类	芍药苷	

结构类型	化合物	结构式
单萜及其苷类	芍药内酯苷	
	苯甲酰芍药苷	
	氧化芍药苷	
	没食子酰芍药苷	
	去苯甲酰基芍药苷	
	芍药新苷	

续表

结构类型	化合物	结构式
单萜及其苷类	芍药苷亚硫酸酯	
	牡丹皮苷 F	
	牡丹皮苷 B	
	牡丹皮苷 D	
	牡丹皮苷 H	

续表

结构类型	化合物	结构式
单萜及其苷类	牡丹酮-1-*O*-*β*-*D*-葡萄糖苷	
	6-*O*-*β*-*D*-吡喃葡萄糖基-白芍醇内酯	
	紫苏酸苷	
	牡丹皮苷 I	
	异麦角芍药苷	
	6-*O*-*β*-*D*-葡萄糖芍药内酯苷	

续表

结构类型	化合物	结构式
单萜及其苷类	丹皮素 F	
黄酮类	山奈酚	
鞣质类	五没食子酰葡萄糖	
	四没食子酰葡萄糖	
	6-O-苯甲酰蔗糖	
	儿茶素	

续表

结构类型	化合物	结构式
鞣质类	没食子酰蔗糖	
有机酸类	原儿茶酸	
	没食子酸甲酯	
	没食子酸乙酯	
	邻苯三酚	
	没食子酸	
	枸橼酸	
其他	蔗糖	

2.2.2　酸味受体选择及预处理

瞬时受体电位多囊蛋白（TRPP）通道家族成员 PKD1L3 和 PKD2L1 为非选择性阳离子通道，可在特定区域的味觉受体表达酸味并作为酸味受体，产生一系列应答反应。本部分实验从 PDB 数据库下载 6D1W 晶体结构，导入 Schrödinger 2020 Maestro12.4，提取 chain A，通过 Protein Preparation Wizard 进行预处理，将 delete water 的范围设置为 0Å。应用 Binding Site Detection 计算可能的活性空腔，选择打分最高的空腔，通过 Receptor Grid Generation 生成受体格点文件（图 6-65），用于后续分子对接。

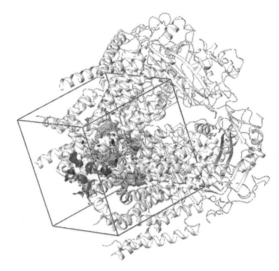

图 6-65　6D1W 晶体结构可能的格点文件

枸橼酸，是一种重要的有机酸，本部分实验以枸橼酸为阳性酸味小分子，将枸橼酸导入 Schrödinger 2020 Maestro12.4 软件并对其加以预处理，设置电场力 OPLS3e、不改变小分子离子化状态、保留指定手性、最多产生分子 5 个。随后在 Ligand Docking 中选择此前已生成的酸味受体格点文件，与预处理后的枸橼酸阳性配体小分子进行分子对接。

2.2.3　苦味受体选择及同源建模

研究发现苦味由 hTAS2R 基因家族的 G 蛋白偶联受体介导，可与呈苦味的物质相结合。本部分实验通过同源模建构建苦味受体，从 NCBI 下载 hTAS2R10 序列，以晶体结构 3SN6 为模板用 Prime 方法进行同源模建，将构建得到的 hTAS2R10 的三维结构作为受体结构，以 3SN6 原配体为中心，生成受体的格点文件（图 6-66）。随后用 Glide 方法将已知的 hTAS2R10 配体奎宁对接到 hTAS2R10 中，选择标准精度。采用能量最小化和 NVT、NPT 模拟，最后进行 production MD，保存相关轨迹，控制温度和压力并采用 PME 法考虑静电作用。

以奎宁为阳性苦味小分子，将奎宁导入 Schrödinger 2020 Maestro12.4 软件中并对其进行预处理，设置电场力 OPLS3e、不改变小分子离子化状态、保留指定手性、最多产生分子 5 个；用

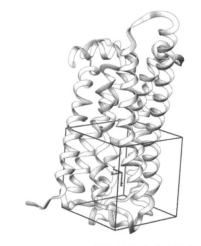

图 6-66　hTAS2R10 晶体结构生成的格点文件

Glide 方法将已知的 hTAS2R10 配体奎宁对接到 hTAS2R10 中，进行 500 步的能量最小化，选择标准精度；将已生成的受体格点文件与处理后的奎宁对接。

2.3　实验结果

2.3.1　酸味受体 6D1W 分子对接结果

2.3.1.1　酸味受体 6D1W 与枸橼酸分子对接结果

通过 Schrödinger 2020 Maestro12.4 软件将枸橼酸小分子与酸味受体 6D1W 的格点文件进行对接，对接得分为−5.197，其结合模式图见图 6-67。

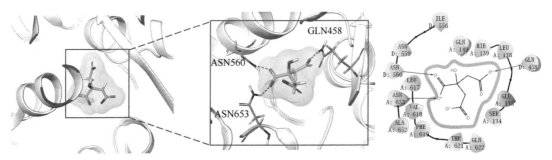

图 6-67　枸橼酸与 6D1W 的结合模式图

2.3.1.2　酸味受体 6D1W 与配体化合物分子对接结果

白芍中各化合物与酸味受体 6D1W 的对接结果见表 6-32，相关化合物对接展示图见图 6-68。结果显示，酸味受体的阳性配体枸橼酸与酸味受体 6D1W 的对接得分为−5.197；白芍中鞣质类如五没食子酰葡萄糖的对接得分为−6.871、四没食子酰葡萄糖的对接得分为−6.569、没食子酰芍药苷的对接得分为−6.833、没食子酰蔗糖的对接得分为−5.746，且以上化合物的对接得分皆好于阳性配体枸橼酸的得分−5.197。当小分子与受体结合得分小于−5 时可以认为两者有自发结合的趋势，即与酸味受体 6D1W 的对接得分小于−5 可自发结合。因此初步推断，带有没食子酰基的鞣质类化合物可能为白芍酸味物质基础。

表 6-32　化合物与酸味 6D1W 受体对接结果

化合物	对接得分	疏水作用	范德瓦耳斯作用	库仑作用	结合能
异麦角芍药苷	−7.095	−2.195	−44.929	−10.828	−55.757
牡丹皮苷 B	−7.063	−2.127	−47.934	−11.506	−59.439
五没食子酰葡萄糖	−6.871	−3.426	−73.405	−11.202	−84.607
没食子酰芍药苷	−6.833	−1.732	−33.350	−22.171	−55.521
四没食子酰葡萄糖	−6.569	−2.540	−50.339	−12.667	−63.005
苯甲酰芍药苷	−6.520	−2.941	−41.140	−2.445	−43.585
牡丹皮苷 D	−5.964	−2.200	−32.148	−15.049	−47.198
紫苏酸苷	−5.821	−2.194	−32.598	−11.880	−44.478
没食子酰蔗糖	−5.746	−1.272	−35.256	−20.930	−56.186
牡丹皮苷 I	−5.706	−1.783	−30.848	−12.183	−43.032

续表

化合物	对接得分	疏水作用	范德瓦耳斯作用	库仑作用	结合能
牡丹皮苷 H	−5.703	−1.207	−32.019	−17.396	−49.416
6-O-苯甲酰蔗糖	−5.669	−1.804	−29.206	−13.539	−42.745
山柰酚	−5.659	−1.774	−29.047	−8.196	−37.243
儿茶素	−5.477	−0.964	−25.942	−9.293	−35.236
没食子酸甲酯	−5.418	−0.081	−14.977	−16.120	−31.097
邻苯三酚	−5.251	−1.103	−14.242	−7.160	−21.402
枸橼酸	−5.197	−1.114	−20.162	−7.301	−27.464

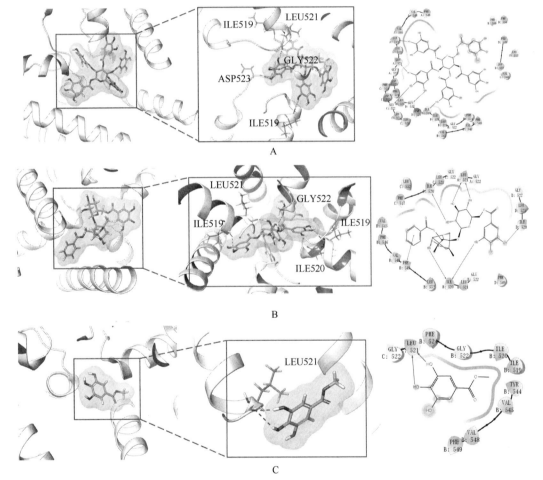

图 6-68　化合物与酸味受体 6D1W 的对接展示图

A：五没食子酰葡萄糖；B：没食子酰芍药苷；C：没食子酸甲酯

2.3.2　苦味受体 hTAS2R10 分子对接结果

2.3.2.1　苦味受体 hTAS2R10 与奎宁分子对接结果

通过 Schrödinger 2020 Maestro12.4 软件将 hTAS2R10 的激动剂奎宁对接到 hTAS2R10

中，得到结合模式图见图 6-69。

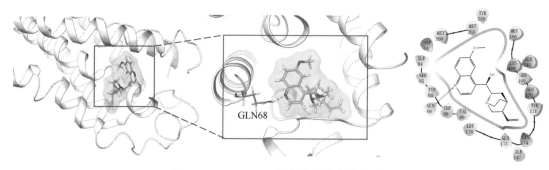

图 6-69　hTAS2R10 与奎宁的结合模式图

2.3.2.2　苦味受体 hTAS2R10 与配体化合物分子对接结果

白芍中各化合物与苦味受体 hTAS2R10 的对接结果见表 6-33，相关化合物对接展示图见图 6-70。结果显示，苦味受体的阳性配体奎宁与苦味受体 hTAS2R10 的对接得分为−5.217；白芍中单萜苷类化合物如芍药苷、芍药内酯苷、牡丹皮苷 F 和芍药新苷；黄酮类化合物如山柰酚、儿茶素等成分与苦味受体的对接结果均好于阳性配体奎宁的得分−5.217。此外，当小分子与受体结合得分小于−5 时可以认为两者有自发结合的趋势，即与苦味受体 hTAS2R10 的对接得分小于−5 可自发结合。因此初步推断，单萜苷类化合物可能为白芍苦味物质基础。

表 6-33　化合物与苦味受体 hTAS2R10 对接结果

化合物	对接得分	疏水作用	范德瓦耳斯作用	库仑作用	结合能
儿茶素	−8.199	−2.452	−33.730	−14.870	−48.600
牡丹皮苷 F	−7.151	−2.198	−31.290	−15.563	−46.854
芍药新苷	−6.906	−3.802	−30.986	−3.095	−34.081
6-O-β-D-葡萄糖芍药内酯苷	−6.776	−2.419	−31.700	−17.895	−49.595
山柰酚	−6.689	−2.472	−38.397	−5.920	−44.317
牡丹皮苷 I	−6.686	−2.791	−27.321	−12.022	−39.343
芍药苷	−6.573	−3.307	−37.459	−8.340	−45.799
紫苏酸苷	−6.490	−3.381	−40.058	−3.505	−43.563
没食子酸	−6.218	−1.123	−22.585	−10.821	−33.406
没食子酸甲酯	−6.218	−1.123	−22.585	−10.821	−33.406
没食子酸乙酯	−6.218	−1.123	−22.585	−10.821	−33.406
氧化芍药苷	−6.141	−1.483	−28.009	−15.496	−43.505
芍药内酯苷	−6.085	−3.996	−19.248	−6.030	−25.277
原儿茶酸	−5.812	−0.869	−14.792	−9.742	−24.534
牡丹酮-1-O-β-D-葡萄糖苷	−5.608	−1.982	−29.958	−7.677	−37.635
奎宁	−5.217	−4.119	−29.421	−5.232	−34.653

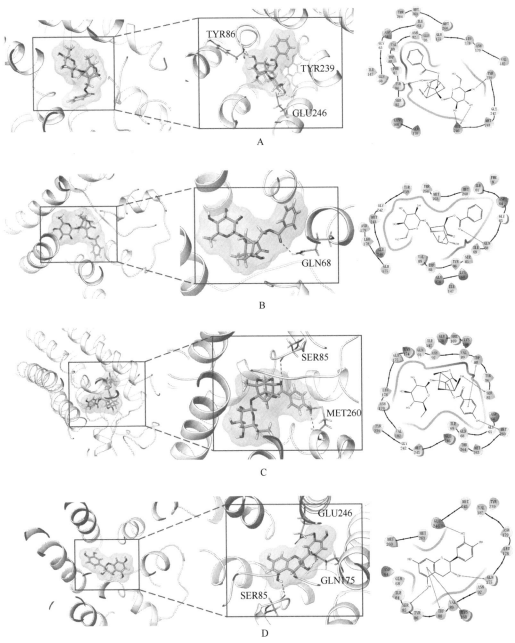

图 6-70　化合物与苦味受体 hTAS2R10 的对接展示图

A：芍药苷；B：芍药内酯苷；C：氧化芍药苷；D：儿茶素

2.4　小结与讨论

采用分子对接技术将白芍中 42 个化合物作为配体小分子分别与苦、酸味受体对接，结果发现，白芍中 15 个化学成分可作为苦味药性（味）物质基础，主要为单萜及其苷类化合物如芍药苷、芍药内酯苷、氧化芍药苷等；16 个化学成分可作为酸味药性（味）物质基础，主要为鞣质类化合物和部分苷类化合物，如五没食子酰葡萄糖、没食子酰芍药苷和没食子酰蔗糖等。

3. 基于生物效应表达的性（味）物质基础研究

3.1 基于网络药理学的白芍性/效物质基础预测分析

本研究根据前期分子对接研究结果并结合相关文献，选取白芍中主要成分、入血成分及各类型结构成分等在内的 17 个化学成分，通过 Swiss Target Prediction、TCMSP、UNIPORT 等相关数据库，预测分析其作用靶点并借助相关数据库平台和在线软件进行通路富集分析、生物信息学分析，从而构建 "化合物-靶点-信号通路-药理作用-功效" 网络图，从网络药理学角度，对白芍性/效物质基础进行预测分析。

3.1.1 实验材料

本实验主要材料是软件及相关数据库，具体信息如下。

ChemBioOffice 2010；Swiss Target Prediction 服务器（http://new.swisstargetprediction.ch/）；TCMSP 数据库（http://old.tcmsp-e.com/tcmsp.php.）；UniProt 数据库（http://www.uniprot.org/）；KEGG 数据库（http://www.genome.jp/kegg/）；STRING 10 数据库（http://string-db.org/）；Omicsbean 在线分析软件（http://www.omicsbean.cn/）；Cytoscape 3.8.0 软件。

3.1.2 实验方法

3.1.2.1 目标化合物的选取

本部分实验基于前期分子对接研究结果及相关文献，综合选取白芍中主要化学成分、入血成分的同时兼顾各结构类型代表化学成分 17 个为研究对象，运用 Chemdraw19.0 软件绘制其化学结构，具体信息见表 6-34。

表 6-34 17 个化合物具体信息表

编号	结构类型	化合物	英文名称	分子式
1	单萜及其苷类	芍药苷	paeoniflorin	$C_{23}H_{28}O_{11}$
2		氧化芍药苷	oxypaeoniflorin	$C_{23}H_{28}O_{12}$
3		芍药内酯苷	alibiflorin	$C_{23}H_{28}O_{11}$
4		苯甲酰芍药苷	benzoypaeoniflorin	$C_{30}H_{32}O_{12}$
5		没食子酰芍药苷	gallic paeoniflorin	$C_{30}H_{32}O_{15}$
6		紫苏酸苷	perillyl glycoside	$C_{21}H_{32}O_{11}$
7		牡丹皮苷 I	mudanpioside I	$C_{22}H_{28}O_{11}$
8		牡丹皮苷 H	mudanpioside H	$C_{30}H_{32}O_{14}$
9		牡丹皮苷 B	mudanpioside B	$C_{31}H_{34}O_{14}$
10	黄酮类	山柰酚	kaempferol	$C_{15}H_{10}O_{6}$

续表

编号	结构类型	化合物	英文名称	分子式
11	鞣质类	四没食子酰葡萄糖	tetragalloylglucose	$C_{34}H_{28}O_{22}$
12		五没食子酰葡萄糖	pentagalloylglucose	$C_{41}H_{32}O_{26}$
13		儿茶素	catechin	$C_{15}H_{14}O_6$
14	有机酸类	原儿茶酸	protocatechic acid	$C_7H_6O_4$
15		没食子酸	gallic acid	$C_7H_6O_5$
16		没食子酸乙酯	ethyl gallate	$C_9H_{10}O_5$
17		没食子酸甲酯	methyl gallate	$C_8H_8O_5$

3.1.2.2　目标化合物靶点的预测分析

登录 Swiss Target Prediction 服务器，在线绘制白芍 17 个化合物的化学结构，采用反向药效团匹配方法得到虚拟匹配筛选结果，并在 UniProt 数据库中将检索得到的所有蛋白校正为其官方名称。此外，在 TCMSP 数据库中检索相关蛋白并整合，随后将其导入 STRING 10 数据库中，获得蛋白间相互作用关系，最后采用 Cytoscape 3.8.0 软件绘制蛋白相互作用关系图。

3.1.2.3　通路及生物信息学分析

通过 KEGG 数据库及相关文献，对通路进行分析。然后，运用 Omicsbean 在线分析软件对靶点蛋白进行生物信息学分析，探究白芍的传统功效在细胞组分、分子功能及生物过程方面的作用机制。

3.1.2.4　"化合物-靶点-通路-药理作用-功效"网络构建

将化合物与靶点、靶点与通路、靶点与药理作用、药理作用与功效相互对应关系导入 Cytoscape 3.8.0 软件中，构建白芍"化合物-靶点-通路-药理作用-功效"网络数据图。

3.1.3　实验结果

3.1.3.1　化合物潜在靶点分析结果

通过 Swiss Target Prediction 服务器反向对接实验，得到 17 个化合物共 191 个相关靶点。从 STRING 10 数据库中获得蛋白间相互作用关系（PPI），然后利用 Cytoscape 3.8.0 软件构建 PPI 网络图（图 6-71）并对网络进行分析，结果显示，处于白芍 PPI 网络中心的 ALB（度值=97）、AKT1（度值=92）、TP53（度值=86）、IL6（度值=85）、VEGFA（度值=78）、EGFR（度值=76）、SRC（度值=75）、CASP3（度值=74）、MAPK8（度值=64）、JUN（度值=62）、PTGS2（度值=56）、FGF2（度值=45）、NOS3（度值=43）等拥有较多相互作用关系，为核心靶点。这些蛋白涉及抗炎、镇痛、保肝、抑制子宫收缩、促进骨髓造血、抗高血压、抑制汗腺分泌等方面，提示白芍发挥养血调经、柔肝止痛、平抑肝阳、敛阴止汗作用可能与这些蛋白有关。

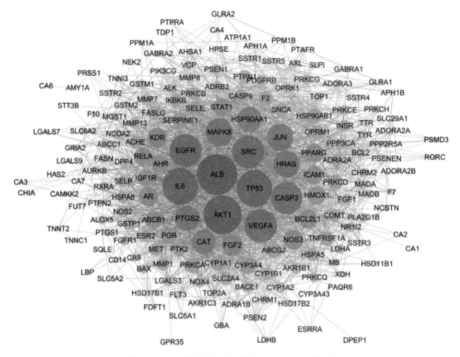

图 6-71 白芍相关蛋白靶点的 PPI 网络图

圆节点代表蛋白靶点，圆圈大小和颜色深浅代表靶点蛋白相互作用的紧密程度

3.1.3.2 生物信息学分析

利用 Omicsbean 在线分析软件对相关靶点蛋白进行功能注释分析（GO 分析），包含细胞组分（cellular component）、分子功能（molecular function）和生物过程（biological process）3 个方面，选取 P 值最小的前 10 个进行作图呈现（图 6-72）。结果发现，这些蛋白主要涉及胞外空间、细胞外膜结合细胞器、胞外细胞器等过程；在分子功能方面主要参与蛋白结合、酶结合、药物结合、受体结合、激酶结合等过程；在生物过程方面主要表现在对内源性刺激的反应、单细胞-多细胞生物体过程及多细胞生物体突起等过程。推测白芍养血调经、柔肝止痛、平抑肝阳、敛阴止汗功效可能与以上功能过程相关。

3.1.3.3 通路分析

STRING 10 数据库分析得到 165 条相关通路，通过 Omicshare 在线平台对错误发现率前 20 的通路进行可视化处理（图 6-73），其中 Richfactor 表示相关基因中位于该通路的基因数目与所有注释基因中位于该通路的基因总数的比值，该值越大代表富集程度越高。

3.1.3.4 "化合物-靶点-通路-药理作用-功效"网络构建

根据对应关系在 Cytoscape 3.8.0 软件中，构建"化合物-靶点-通路-药理作用-功效"的网络关系图（图 6-74）。其中包括 386 个节点与 3493 条边，特征路径长度为 1.457，大多数蛋白的联系非常密切，表明该网络具有较快的传播速度和较短的反应时间，具有小世界性质。平均相邻节点数目 10.373、网络直径 3、网络密度 0.013。提示该网络具有无

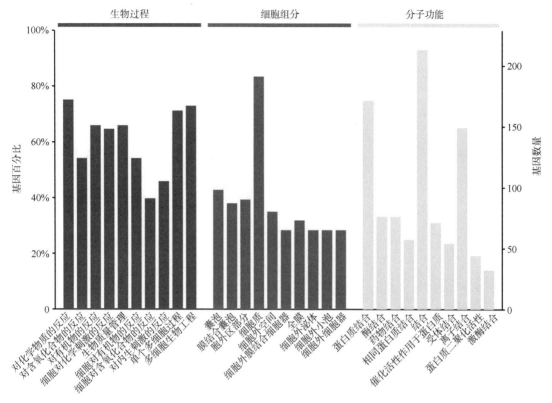

图 6-72 白芍相关靶点的 GO 富集分析

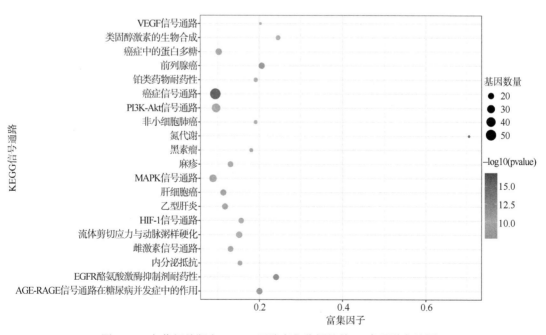

图 6-73 白芍相关靶点 KEGG 通路富集分析的前 20 条通路气泡图

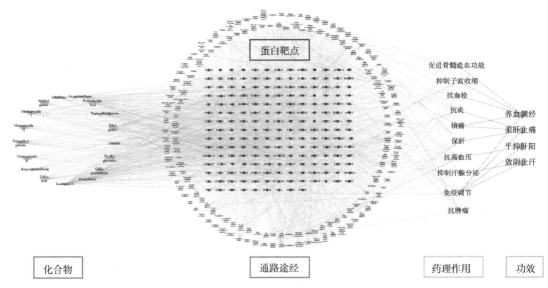

图 6-74　白芍"化合物-靶点-通路-药理作用-功效"网络药理图

标度、小范围的体系结构。分析发现，网络中既存在一个分子与多个靶蛋白的相互作用，也存在不同分子作用于同一个靶蛋白的现象，显示了白芍的多成分、多靶点、多通路的作用特点，初步阐释了白芍养血调经、敛阴止汗、柔肝止痛、平抑肝阳的药效物质基础和药理作用机制。

3.1.4　小结与讨论

研究表明，白芍对心血管系统、神经系统、消化系统、免疫调节系统等均有影响。本部分根据分子对接研究结果并结合文献报道，选取白芍中主要成分、入血成分、各结构类型包括单萜及其苷类、黄酮类、鞣质类、有机酸类及其他类等在内的 17 个化合物为研究对象，利用在线数据平台筛选出白芍 191 个潜在作用靶点，并通过通路富集分析和生物信息学分析得到 165 条相关信号通路，其中重点关注了与促进骨髓造血功能、抑制子宫收缩、抗血栓、抗炎、镇痛、保肝、抗高血压、抑制汗腺分泌、免疫调节、抗肿瘤等方面相关作用的靶点和通路，并进行分析研究。结果表明芍药苷、芍药内酯苷、氧化芍药苷、苯甲酰芍药苷、没食子酰芍药苷、没食子酸、没食子酸甲酯、没食子酸乙酯和山柰酚等化合物可通过分别作用于白细胞分化抗原 14（CD14）、脂多糖结合蛋白（LBP）、蛋白激酶 C（PRKCG）、蛋白激酶 Cα（PRKCA）、纤溶酶原激活物抑制因子 1（SERPINE1）、前列腺素 G/H 合酶 1（PTGS1）、前列腺素，G/H 合酶 2（PTGS2）、5-脂氧合酶（ALOX5）、丝氨酸/苏氨酸蛋白激酶（AKT1）、诱导型一氧化氮合酶（NOS2）、胱天蛋白酶 3（CASP3）、内皮型一氧化氮合酶（NOS3）、丝裂原激活蛋白激酶 8（MAPK8）、转录因子 AP-1（JUN）、血小板活化因子受体（PTAFR）、IL-6、肿瘤坏死因子-α（TNF-α）、核转录因子 κB（NF-κB）等蛋白靶点，进而参与调控 mTOR、丝裂原活化蛋白激酶（MAPK）、NF-κB、TNF、PI3K-Akt、花生四烯酸代谢、雌激素、钙、TLR4、NOD 样受体、T 细胞受体、B 细胞受体、炎症介质对 TRP 通道的调节作用、醛固酮的合成和分泌、胰岛素等信号通路发挥养血调经、柔肝止痛、平抑肝阳、敛阴止汗的传统功效。通过建立"化合物-靶点-通路-药理作用-功效"网络图以表明其多成分、多靶点、整体调节的特点，初步对白芍的性/效物质基础进行预测分析，相关分析讨论如下。

3.1.4.1　养血调经

白芍具有养血调经之功效，其发病机制与营血亏虚有关，其病因、临床特点与现代医学的贫血和治疗产后出血、月经不调、痛经等妇科疾病相关，而作用机制可能与促进骨髓造血功能相关。此外，有研究发现前列腺素的合成与释放异常会致使子宫平滑肌收缩过强进而导致痛经，其作用机制可能与性腺激素作用相关，从而影响在体、离体子宫平滑肌收缩程度，进一步调节子宫收缩程度，缓解痛经。

（1）促进骨髓造血功能

造血微环境能够产生相关刺激因子和抑制因子，进而影响细胞增殖。其中骨髓基质细胞是产生调控造血的细胞因子的主要来源，可表达和分泌多种调控因子。研究表明，白芍中芍药苷与芍药内酯苷可促进该细胞分泌造血因子进而抑制其细胞中炎性蛋白的分泌，调节骨髓细胞中白细胞介素（IL-6、IL-4R、IL-7R）相关基因的表达，还可调节破骨细胞分化、骨吸收及骨髓造血功能的损伤；此外也有研究表明，NF-κB、mTOR 及 Wnt 信号通路与发挥促进骨髓造血功能相关。

网络药理学研究发现，芍药苷、芍药内酯苷、氧化芍药苷和苯甲酰芍药苷等化合物可作用于 CD14、LBP、PRKCG、PRKCA 和 SERPINE1 等蛋白靶点，进而调控 mTOR、JAK-STAT、MAPK、Wnt 和 NF-κB 等信号通路发挥促进骨髓造血功能。

（2）抑制子宫收缩

子宫由平滑肌组成，当交感神经兴奋时促进子宫收缩进而导致腹痛；当舒张子宫平滑肌时疼痛减轻。痛经在一定程度上受前列腺素的影响，是其发生的根本机制，该类物质如 PGF2α、PGE2 的合成与其过氧化物合酶（PTGS）和花生四烯酸密切相关，两者对子宫平滑肌的调节均有一定作用，其中 PGF2α 表现为促进，PGE2 则表现为抑制。花生四烯酸可通过影响类固醇的生成进一步调节卵巢类固醇生成通路而影响子宫的收缩。此外，当子宫由于缺血再灌注发生一系列损伤时，大量 Ca^{2+} 进入细胞，致使细胞内 Ca^{2+} 超载而导致子宫痉挛引起痛经。

网络药理学研究发现，芍药苷、山奈酚、苯甲酰芍药苷、没食子酸、没食子酸乙酯和没食子酸甲酯等化合物可作用于 PTGS1、PTGS2、ALOX5 和 AKT1 等蛋白靶点，进一步调控花生四烯酸代谢、雌激素、钙、卵巢类固醇生成和血管平滑肌收缩等信号通路从而发挥抑制子宫收缩作用。

3.1.4.2　柔肝止痛

疼痛是一种感觉和反应，通过各级中枢系统将外周感受器受到的伤害性刺激传至机体进一步诱导其产生。而疼痛的发生与身体炎症密不可分，是人体对炎症因子及局部损伤产生的生物防御反应，也是临床上一种常见的病理反应过程。白芍具有柔肝止痛之功效，柔肝而达止痛，作用于全身。研究表明白芍对急性炎症具有较好的抗炎效果，白芍总苷能通过下调 NF-κB 蛋白表达，降低炎症因子，进一步抑制炎性细胞因子的生成和释放。

（1）抗炎

花生四烯酸代谢产物可通过介导炎性介质（细胞因子、趋化因子和黏附分子）参与炎性反应并调节细胞免疫的发展。NF-κB 可被脂多糖（LPS）、细菌、病毒等激活，从而进一步调控 COX-2 和 TNF-α 的表达。此外，炎症介质白细胞介素（IL）可通过调节免疫细胞和介导 T、B 细胞发挥抗炎作用。研究表明，芍药苷、氧化芍药苷、苯甲酰芍药苷和五没食子酰葡萄糖等化合物可抑制巨噬细胞中 IL-6、TNF-α 和 IL-1β 的表达从而发挥抗炎作用。此外，也有文献报道山柰酚、儿茶素和原儿茶酸可通过影响 NF-κB 信号通路（NF-κB signaling pathway）发挥抗炎作用。

网络药理学研究发现，芍药苷、氧化芍药苷、苯甲酰芍药苷、芍药内酯苷、山柰酚、儿茶素、原儿茶酸和五没食子酰葡萄糖等活性成分可作用于 IL-6、IL-1β、IL-18、TNF-α、NF-κB 等蛋白靶点，进而调控 TLR4、T 细胞受体、B 细胞受体、NOD 样受体和 TNF 等信号通路进而发挥抗炎作用。

（2）镇痛

疼痛是机体受到伤害性刺激后产生的一种保护性反应，全身皮肤和相关神经末梢都可作为伤害性感受器影响疼痛中枢从而引起疼痛的感觉和反应。TRP 蛋白可对感觉信号起作用并通过感受器参与疼痛信号的传递，通过炎症调控的 TRP 通路可调节外周神经痛，其中 TRPV1 在体内传递热痛并参与因注射炎症介质所引起的痛觉过敏，是炎症损伤下热痛觉过敏的关键介质。此外，Ca^{2+} 可通过影响钙、TRP 信号通路从而影响中枢镇痛系统对疼痛的表达。有研究表明，山柰酚可能通过激活 TRPV1 受体发挥急性和炎性的镇痛作用；芍药苷和芍药内酯苷可抑制 IL-1、TNF-α 的表达并影响 MAPK 信号通路从而发挥治疗神经性疼痛的作用。

网络药理学研究发现，芍药苷、氧化芍药苷、芍药内酯苷、没食子酰芍药苷和山柰酚等化合物可作用于 PKRCG、PKECA、NOS2、CASP3、PTGS1、PTGS2 和 ALOX5 等蛋白靶点，进而调控 GABA 能突触、5-羟色胺能突触、炎症介质对 TRP 通道的调节作用、钙和 MAPK 等信号通路从而发挥镇痛作用。

（3）保肝

肝细胞结构的破坏与肝脏代谢转化酒精和药物时产生的自由基相关，从而影响肝脏损伤，引发后续机体炎症反应。当血清中谷丙转氨酶（ALT）和谷草转氨酶（AST）活性上升或在炎症因子的作用下，肝纤维化和细胞坏死皆可引发一系列肝脏疾病。研究发现，山柰酚、没食子酸和原儿茶酸可通过抑制 IL-1β、IL-6 和 TNF-α 炎症因子的表达影响 TLR4 信号通路进一步减轻炎症反应和肝脏缺血再灌注（I/R）损伤或急性肝损伤从而发挥保护作用。此外，研究发现芍药苷在调控 TNF-α、IL-6 靶点蛋白并降低 TLR4、NF-κB 信号分子表达的同时，还可通过调节 TLR4、腺苷酸活化蛋白激酶（AMPK）、mTOR、PI3K-Akt 和 JAK-STAT 等信号通路治疗胰岛素抵抗、非酒精性脂肪肝等疾病进而预防肝脏损伤。综上，白芍保肝作用机制可能与自由基的清除、减少炎症反应以抑制氧化应激从而减轻肝细胞损伤发挥抗炎保肝作用。

网络药理学研究发现，芍药苷、氧化芍药苷、芍药内酯苷、山柰酚、没食子酰芍药苷和没食子酸等化合物可作用于 MAPK8、IL-6、AKT1 和 TNF-α 等蛋白靶点，进而调控

AMPK、mTOR、PI3K-Akt、JAK-STAT、叉头框蛋白 O（FoxO）、TNF、TLR4 和雌激素等信号通路从而发挥保肝作用。

3.1.4.3　平抑肝阳

高血压是临床常见且多发病症，现代医学认为肝阳上亢表现为高血压，而平抑肝阳药物大部分具有降低血压的作用，平抑肝阳药物可进一步降低血压从而改善患者症状、维稳血压、保护靶器官和减少并发症的发生。在高血压早期阶段，炎症的损伤作为其发生的主要环节贯穿整个过程，是高血压发生的重要影响因素。系统性血压的调节与醛固酮影响水和钠的吸收相关，而血管紧张素 II（Ang II）作为影响醛固酮分泌的重要物质，可通过其效应受体从而调节平滑肌、血管阻力、水钠滞留、肾上腺素的分泌进一步影响血压。此外，钙通道亦可通过调节心肌收缩能力、窦房结功能和血管张力进一步影响血压；而蛋白激酶G（PKG）在血压调节中也发挥着重要作用，其中 PKG1 基因可通过调节细胞内 Ca^{2+} 浓度影响血管张力和 cGMP-PKG 信号通路从而调节血压，属于高血压的易感基因。研究发现，山奈酚可舒张血管并抑制 Ang II 导致的血管重构进而增强内皮源性和外源性 NO 引起的舒张，通过调节 Ca^{2+} 信号转导继而影响钙离子信号通路调节血压水平；也有研究发现，芍药苷可调节 NO 和诱导型一氧化氮合酶（iNOS）水平，抑制 Ang II 诱导的平滑肌细胞增殖和炎症，进一步改善心室功能，影响 MAPK 信号通路从而发挥抗高血压作用。综上，白芍发挥抗高血压药理作用的机制可能与抑制肾素-血管紧张素系统、抑制炎症介质和自由基的生成密切相关。

网络药理学研究发现，芍药苷、氧化芍药苷、芍药内酯苷、苯甲酰芍药苷、没食子酰芍药苷和山奈酚等化合物可作用于 PKRCG、PKECA、PKRCB、CD14、MAPK8、NOS3 和 AKT1 等蛋白靶点，进而调控炎症介质对 TRP 通道的调节作用、醛固酮的合成和分泌、心肌细胞中肾上腺素能信号传递、cGMP-PKG、胰岛素、MAPK 和钙等信号通路发挥抗高血压作用。

3.1.4.4　敛阴止汗

中医学认为，当机体出现精神疲倦、食欲不佳、失眠多梦等病症时大多数都会伴随或长或短时间的出汗。白芍可益阴和营、收敛阴液并敛汗，多用于自汗、盗汗或分娩导致的阴血流失。毛囊的早期诱导与其他外分泌腺形成分支结构不同，每个汗腺仅形成单个管状导管，可分为外泌汗腺和顶泌汗腺两种。当细胞内游离钙升高时可导致汗腺分泌颗粒数量增多，进而引发一系列疾病。当汗腺和毛发发育缺陷时可表现为无汗综合征，该症状主要由胚叶发育不全因子（EDA）基因导致。此外，EDA 可通过激活 NF-κB 途径与其他基因共同表达从而诱导汗腺的生成和发育。

有研究发现 Wnt 信号在皮肤上皮细胞中被阻断时，汗腺诱导完全失败，并伴随着下游 Wnt、Eda 和 Shh 通路基因急剧下调以此显示汗腺发育与 Wnt 信号通路有关。此外，也有研究发现 NF-κB 信号通路与汗腺分泌相关。网络药理学研究发现，没食子酸、四没食子酰葡萄糖、五没食子酰葡萄糖和没食子酰芍药苷等化合物可能作用于 PRKCQ、PRKCG、PRKCB、JUN、PTAFR 等蛋白靶点，进一步调控 Wnt、NF-κB 和钙等信号通路从而抑制汗腺分泌。

3.2 基于 GPCR 受体、酶活检测及体外炎症模型的白芍药效物质基础研究

基于网络药理学对白芍性/效物质基础预测分析的研究结果及相关文献，综合考量白芍中主要成分及入血成分等方面的因素，选取了白芍药材及其 8 个具有代表性的单体化合物为研究对象。在传统中医药理论的指导下，选取了与白芍传统功效相关联的功能受体对前期网络药理学研究结果进行实验验证，其中，重点选取了与养血调经相关的雌激素受体（ERα）、毒蕈碱受体（M2）；与柔肝止痛相关的 COX-2、NF-κB、TLR4、PGE2；与平抑肝阳相关的内皮素受体（ET$_B$）；与敛阴止汗相关的肾上腺素受体（α1A）、毒蕈碱受体（M3）为研究载体，通过运用胞内钙离子荧光检测和酶抑制剂检测技术评价白芍及其 8 个代表性单体化合物给药后对受体的抑制或激动作用及酶的抑制活性，并通过 LPS 诱导小鼠腹腔巨噬细胞（RAW264.7）构建体外炎症模型，从而进一步在分子水平上探究白芍发挥传统功效的药效物质基础及其相关药理作用机制。

3.2.1 实验材料

3.2.1.1 单体化合物信息

实验所用单体化合物信息见表 6-35。

表 6-35　单体化合物信息表

编号	名称	化学式	纯度（%）	批号	厂家
1	芍药苷	$C_{23}H_{28}O_{11}$	96.8	110736-202044	中国食品药品检定研究院
2	芍药内酯苷	$C_{23}H_{28}O_{11}$	91.4	P26N11F132310	上海源叶生物科技有限公司
3	氧化芍药苷	$C_{23}H_{28}O_{12}$	98.0	M19S10S97994	上海源叶生物科技有限公司
4	苯甲酰芍药苷	$C_{30}H_{32}O_{12}$	98.0	J21N10T100881	上海源叶生物科技有限公司
5	没食子酰芍药苷	$C_{30}H_{32}O_{15}$	98.0	P08A10S85131	上海源叶生物科技有限公司
6	儿茶素	$C_{15}H_{14}O_6$	91.5	110877-202005	中国食品药品检定研究院
7	五没食子酰葡萄糖	$C_{41}H_{32}O_{26}$	99.0	P16M11F113433	上海源叶生物科技有限公司
8	没食子酸	$C_7H_6O_5$	91.5	110831-201906	中国食品药品检定研究院

3.2.1.2 仪器设备

实验所用仪器设备见表 6-36。

表 6-36　实验用主要仪器设备信息

仪器设备	厂家	型号
二氧化碳培养箱	Thermo	3111
低温高速离心机	Thermo	Legend RT plus
电热恒温水槽	上海精宏实验设备有限公司	DK-600
液氮储存系统	Thermo	7405

续表

仪器设备	厂家	型号
细胞计数仪	BIO-RAD	TC20
超净工作台	上海智城分析仪器制造有限公司	ZHJH-C1118B
倒置显微镜	OLYMPUS	CKX41SF
微孔板振荡器	Thermo	80913192
纳升级声波移液系统	LABCYTE	550
超低温冰箱	Thermo Scientific	——
FLIPR 移液枪头	Molecular Devices	9000-0764
双荧光素酶报告基因系统	Promega	E1960
多功能酶标仪	PerkinElmer	ENVISION
微量移液器 10～5000μL	Eppendorf	——
自动化细胞计数仪	Countstar IC1000	Countstar
声波移液系统（Echo）	Echo555	Labcyte
涡旋混合器	上海五相仪器仪表有限公司	
离心机	NA	Beckman
恒温培养箱	NA	Thermo
高压灭菌器	日本 Hirayama 公司	——
荧光成像板读取器 FLIPR	Tetra+System	Molecular Devices

3.2.1.3　材料和试剂

实验所用材料和试剂见表 6-37。

表 6-37　实验耗材和试剂信息

名称	生产厂家	货号
胎牛血清（FBS）	Biosera	04-001-1ACS
F12K 培养基	Gibco	21127-022
透析的胎牛血清（DFBS）	Biosera	04-011-1A
MEM/DMEM/F12 培养基	Gibco	10565-018
磷酸盐缓冲液（DPBS）	Gibco	14190-144
遗传霉素	InvivoGen	ant-gn-5
胰酶	Gibco	25200-072
FLIPR®钙 4 实验试剂盒	Molecular Devices	R8141
Hank's 平衡盐溶液（HBSS）	Gibco	14025-092
4-（2-羟乙基）-1-哌嗪乙磺酸溶液（HEPES）	Gibco	15630-080
丙磺舒	InvivoGen	P36400
肾上腺素	Sigma	E4642
环氧化酶-2（COX-2）抑制剂筛选试剂盒	上海碧云天生物技术有限公司	S0168
TNF-α	InvivoGen	rcyc-htnfa

名称	生产厂家	货号
QUANTI-Blue™	InvivoGen	rep-qbs2
CellTiter-Glo	Promega	G7573
HEK-Dual™ TNF-α 细胞株	InvivoGen	—
HEK-Blue hTLR4	InvivoGen	—
LPS-RS	InvivoGen	tlrl-rslps
LPS-EK	InvivoGen	tlrl-eklps
杀稻瘟菌素 S HCl	Gibco	A11139
聚-*L*-赖氨酸氢溴酸盐	Sigma	P1399
0.05%胰酶	Gibco	425300-062
Fluo-4 Direct™试剂盒	Invitrogen	F10471
N-2 羟乙基哌嗪-*N*-2-乙烷磺酸	Gibco	15630-080
牛血清白蛋白（BSA）	Sigma	B2064-100G
384 孔细胞板	Greiner	781090
384 孔化合物板	Greiner	781280
HI FBS	Gibco	10100-147C
L-谷氨酰胺（*L*-glutamine）	Gibco	25030-081
PS	Hyclone	SV30010
杀稻瘟素（blasticidin）	Invivogen	ant-bl
Normocin	Invivogen	ant-nr-1
吉欧霉素（zeocin）	Invivogen	ant-zn-05
TrypLE Express	Invitrogen	12605-010
0.25%胰酶	Gibco	25200-072
卡巴胆碱	Sigma	1092009
氧化震颤素 M	Sigma	O100
地塞米松	Sigma	—
双抗（氨苄西林、链霉素 100×）	Gibco	—
IL-6 ELISA 试剂盒	上海西唐生物科技有限公司	—
TNF-α ELISA 试剂盒	上海西唐生物科技有限公司	—
NO 检测试剂盒	上海碧云天生物技术有限公司	S0261
脂多糖（LPS）	Sigma	—
二甲基亚砜（DMSO）	Sigma	—
MTS	Promega	—
阿托品	MCE	HY-B1205
3-异丁基-1-甲基黄嘌呤	Calbiochem	410957
cAMP 检测试剂盒	PerkinElmer	264

3.2.2　实验方法

3.2.2.1　体外抗炎实验

（1）细胞培养及复苏

液氮罐中迅速取出小鼠腹腔巨噬细胞（RAW264.7），37℃水浴快速融化，然后转移至培养瓶中，DMEM 完全培养基（含 1%双抗和 20%胎牛血清）置于 37℃、5% CO_2 培养箱中培养 6h 后换液，以去除冻存中所产生的代谢废物及死亡细胞。当细胞生长至 90%时（调整细胞密度为 5×10^5 个），转移至培养瓶中并置于常规培养箱中培养。

（2）LPS 诱导的 RAW264.7 细胞炎症模型的建立

首先配制浓度为 1mg/mL 的 LPS 高浓度储存液并梯度稀释，然后取细胞接种于 96 孔板，常规培养箱中培养过夜。设置空白对照组、模型组（给药浓度为 0.1μg/mL），双复孔，常规培养箱中培养 6h、24h。取 96 孔板每孔 100μL 培养基并加入 20μL MTS，常规培养箱培养 2～4h 后，490nm 下读取吸光值，以此检测 LPS 对细胞增殖的影响。

（3）白芍提取液及单体化合物抗炎药效实验

取已培养好的细胞，按实验分组，每组设双复孔，空白对照组（Control）每孔加入 100μL 含 2%血清的 DMEM，模型组（Model）加入 100μL 终浓度为 0.1μg/mL 的 LPS；阳性药地塞米松组（Dex）加入 100μL 终浓度为 100μmol/L100mM 地塞米松 100μmol/L 和 0.1μg/mL 的 LPS 混合溶液；样品组中白芍提取液组每孔加入 200μg/mL 和 100μg/mL 的白芍提取液及 0.1μg/mL 的 LPS 混合溶液，单体化合物组为 1～9 号化合物溶液，给药组每组加入 100μL 终浓度为 50μmol/L、10μmol/L 样品和 0.1μg/mL 的 LPS 混合溶液。各组细胞处理后，置于常规培养箱中培养 24h。

（4）按照试剂盒操作检测细胞上清液中 NO、TNF-α 和 IL-6 含量。

（5）统计分析：GraphPad Prism 5.0 软件。

3.2.2.2　养血调经相关靶点激动/抑制实验

（1）ERα 激动实验

1）待测样品的配制：设置供试品 1～8 号化合物的检测浓度为 50μmol/L 和 10μmol/L，两复孔。白芍提取液的检测浓度为储备液 2 倍稀释 7 个浓度，两复孔。Estradiol（最高检测浓度为 1μmol/L，3 倍稀释，10 个浓度点）作为阳性激动剂。

2）细胞复苏和培养：液氮罐中取出 HEK293 细胞，37℃水浴箱中快速溶化，细胞悬液中加入 5mL 完全培养基（DMEM+10%FBS），1000r/min 离心 5min，随后加入合适体积的培养基在常规培养箱中培养。

3）细胞种板和质粒转染：首先准备好转染混合物，然后用 0.25%胰酶消化细胞并在培养基（EMEM+10%FBS）内终止消化，随后 700r/min 离心 5min。弃上清，重悬细胞，计数，调整细胞密度（20 万个细胞/毫升）。将转染混合液加入调整好细胞密度的重悬液中，每孔铺 100μL 细胞，置于常规培养箱中培养 24h。

4）数据分析与处理：双荧光素酶报告基因检测系统检测并用多功能酶标仪读取信号值，计算公式：

$$激活率（\%）= \left(\frac{未知值 - 最小值}{最大值 - 最小值} \right) \times 100\%$$

未知值为每个浓度点的"F/R"值，最小值为 0.5%DMSO 的"F/R"平均值，最大值为阳性化合物 Estadiol 最高浓度点的"F/R"平均值。

（2）M2 抑制实验

1）待测样品的配制：设置供试品 1～8 号化合物的检测浓度为 50μmol/L 和 10μmol/L，两复孔。白芍提取液的检测浓度为储备液 2 倍稀释 7 个浓度，两复孔。Atropine（最高检测浓度为 2μmol/L，3 倍稀释，10 个浓度点）作为阳性抑制剂。

2）用纳升级声波移液系统将待测样品转移至检测板中进行前期处理。

3）细胞复苏和培养：液氮储存系统里取出 CHO-K1/M2 稳转细胞株，37℃水浴箱中快速溶化，转移至 15mL 离心管中，补加 10mL 完全培养基（F12K 培养基+10%FBS +800μg/mL 遗传霉素），1000r/min 离心 4min，弃上清，补加 15mL 完全培养基，于常规培养箱中培养，细胞传代 1 次后用于该细胞实验。当细胞密度达到 80%～90%时弃培养基，DPBS 清洗细胞，加 2mL 胰酶，常规培养箱中培养 2～5min，随后同上述步骤，调整好细胞密度。

4）反应：首先取 10μL 细胞溶液转移到检测板上，600r/min 离心 3min，室温培养 1h。其次在平板上加入 cAMP 检测试剂盒中的 5μL（4X）Eu-cAMP 示踪液和 5μL（4X）ULight™-anti-cAMP 液，600r/min 离心 3min，室温培养 1h，多功能酶标仪检测。

5）数据分析与处理同 ERα 激动实验。

3.2.2.3　柔肝止痛相关靶点抑制实验

（1）COX-2 抑制实验

1）待测样品的配制：取待测定的样品 1～8 号化合物适量，用 DMSO 将化合物配制成 1000μmol/L 和 200μmol/L 检测浓度的溶液（终浓度为 50μmol/L 和 10μmol/L），用 DMSO 将白芍提取液制成 4mg/mL 和 2mg/mL 检测浓度的溶液（终浓度为 200μg/mL 和 100μg/mL）。以塞来昔布为阳性对照，以 100μmol/L 的起始浓度（终浓度 5μmol/L），在 DMSO 中 5 倍连续梯度稀释 8 个点。

2）试剂盒的准备按照 COX-2 试剂盒说明书操作。

3）样品检测：细胞板设置对照孔和样品孔，按照顺序依次加入，随后混匀，37℃培养 10min，按照顺序各孔加入 5μL 的 COX-2 探针和 COX-2 底物工作液，混匀，37℃避光培养 5min，荧光测定。

4）数据分析与处理

抑制率（%）＝（$RFU_{100\%酶活性对照}$ －$RFU_{样品}$）/（$RFU_{100\%酶活性对照}$－$RFU_{空白对照}$）×100%

（2）TLR4 抑制实验

1）待测样品的配制：设置供试品 1～8 号化合物的检测浓度为 50μmol/L 和 10μmol/L，两复孔。白芍提取液的检测浓度为储备液 2 倍稀释 10 个浓度，两复孔。LPS-RS（最高检测浓度为 1μmol/L，3 倍稀释，10 个浓度点）作为阳性抑制剂。其中样品检测孔每孔加入 10μL 化合物，阴性对照孔（NC）每孔加入 10μL 培养基，阳性对照孔（PC）每孔加入 10μL 浓度为 10μg/mL 的 LPS-RS，DMSO 终浓度为 0.5%。

2）细胞培养：HEK-Blue hTLR4 细胞生长于 DMEM 培养基（10%HI FBS+2mmol/L L-谷氨酰胺 +50U/mL 青霉素 +50μg/mL 链霉素 +100μg/mL Normocin+1× HEK-Blue™

Selection）。当细胞长至约 80% 时，移去培养基，DPBS 润洗，加 TrypLE Express 消化细胞，培养基终止其消化，随后细胞一周传代 2 次。

3）细胞铺板：将 80μL 的 HEK-Blue™ hTLR4 细胞种铺在已经加好化合物的细胞板中，调整好密度（5 万个细胞/孔），置于常规培养箱中培养 2h。

4）加入激动剂：每孔加入 10μL 浓度为 1ng/mL 的 LPS-EK，1000r/min 离心 4min，置于常规培养箱中培养 24h。

5）样品抑制率检测：每孔取 20μL 细胞上清，加入含有 180μL 的 QUANTI-Blue™ 试剂的实验板中，37℃ 培养 1h 之后，用多功能酶标仪 Flexstation 3 检测 650nm 的吸光度值。

6）用多功能酶标仪检测细胞活性并按照说明书操作。

7）数据分析与处理同 COX-2 抑制实验。

（3）NF-κB 抑制实验

1）待测样品的配制：设置供试品 1~8 号化合物的检测浓度为 50μmol/L 和 10μmol/L，两复孔。白芍提取液的检测浓度为储备液 2 倍稀释 10 个浓度，两复孔。TNF-α（最高检测浓度为 1μmol/L，3 倍稀释，10 个浓度点）作为阳性激动剂。其中样品检测孔每孔加入 10μL 化合物，阴性对照孔（NC）每孔加入 10μL 培养基，阳性对照孔（PC）每孔加入 10μL 浓度为 10μg/mL 的 LPS-RS，DMSO 终浓度为 0.5%。

2）细胞培养：HEK-Dua TNF-α 细胞生长于 DMEM 培养基（10%HI FBS+2mmol/L *L*-谷氨酰胺+50U/mL 青霉素+50μg/mL 链霉素+100μg/mL Normocin+ 100μg/mL 吉欧霉素）。当细胞长至约 80% 时，移去培养基，用 DPBS 润洗一遍，加入 TrypLE Express 消化细胞约 3min，培养基终止消化后将细胞传代至新的培养瓶，一周传代 2 次。

3）细胞铺板：将 80μL 的 HEK-Dual™ TNF-α 细胞种于已经加好待测样品的细胞板中，调整好密度（5 万个细胞/孔），置于常规培养箱中培养 2h。

4）加入激动剂：阳性对照孔加入 10μL 完全培养基，剩下每孔加 10μL 浓度为 200ng/mL 的 TNF-α，1000r/min 离心 4min 后在 37℃、5% CO_2 培养箱中培养 24h。

5）样品抑制率检测：每孔取 20μL 细胞上清，加入含有 180μL 的 QUANTI-Blue™ 试剂的实验板中，37℃ 培养 1h 之后，用多功能酶标仪 FlexStation 3 检测 650nm 的吸光度值。

6）细胞活性检测、数据分析与处理同 TLR4 抑制实验。

（4）PGE2 受体 EP2 抑制实验

1）待测样品的配制：设置供试品 1~8 号化合物的检测浓度为 50μmol/L 和 10μmol/L，两复孔。白芍提取液的检测浓度为储备液 2 倍稀释 8 个浓度，两复孔。AH6809（最高检测浓度为 100μmol/L，4 倍稀释，10 个浓度点）作为阳性抑制剂。

2）细胞株培养及条件：将 EP2 受体稳定过表达在宿主细胞（CHO）上，用 F12 培养基（10% FBS+300μg/mL 遗传霉素+2μg/mL 杀稻瘟菌素 S HCl）培养细胞。

3）细胞板准备：在 500mL ddH_2O 中加入 25mg 多聚 *L*-赖氨酸氢溴化物，配制好包被液。细胞板上每孔加 20μL 包被液，37℃ 培养 2h。弃去液体，加入无菌水，清洗后的细胞板可用于细胞铺板。

4）细胞铺板：预热培养基（DPBS+0.05% 胰酶），取出细胞，加 DPBS 清洗，加 0.05% 胰酶消化细胞，培养基终止其消化，转移至 15mL 离心管中，1000r/min 离心 5min，重悬，计数。

调整细胞密度（100 万个细胞/毫升），在细胞板中每孔铺 20μL 细胞，常规培养箱中培养过夜。

5）FLIPR 实验

A. 试剂准备：首先按照试剂盒操作说明，在 77mg 丙磺舒中加入 1mL 检测缓冲盐溶液配制好 250mmol/L 丙磺舒溶液。然后提前溶化实验用量管数的 Fluo-4 Direct™，每管加入 10mL FLIPR 缓冲盐溶液，加入 0.2mL 250mmol/L 丙磺舒溶液，避光振荡涡旋大于 5min，配制好（2×，8μM）Fluo-4 Direct™加样缓冲液。最后配制好检测缓冲液（20mmol/L HEPES+HBSS+0.5% BSA）。

B. 化合物 EC_{80} 检测：去除 EP_2 受体 EC_{80} 检测细胞板中的细胞培养液，每孔加入 20μL 检测缓冲液后再加入 20μL（2×）Fluo-4 检测试剂，培养箱中培养 50min 后室温静置 10min。通过声波移液系统用 DMSO 将激动剂前列腺素 E2（终浓度为 50μmol/L）4 倍稀释成 10 个浓度，转移 750nL 到化合物板中后，每孔加入 30μL 检测缓冲液，启动 FLIPR 仪器检测。

C. 化合物抑制活性检测：配制 EP_2 受体的（6X）EC_{80} 并加入 EC_{80} 板中，每孔 30μL。将化合物板、EC_{80} 板、细胞板和移液枪头放入 FLIPR 仪器中，启动仪器，从化合物板中转移 10μL 化合物到细胞板中，读数。从 EC_{80} 板中转移 10μL 激动剂到细胞板中，读数，计算各化合物抑制率。

6）数据分析与处理同 COX-2 抑制实验。

3.2.2.4　平抑肝阳相关靶点抑制实验

ET_B 抑制实验

1）待测样品的配制：设置供试品 1～8 号化合物的检测浓度为 50μmol/L 和 10μmol/L，两复孔。白芍提取液的检测浓度为储备液 2 倍稀释 7 个浓度，两复孔。BQ-788（最高检测浓度为 5 μmol/L，4 倍稀释，10 个浓度点）作为阳性抑制剂。

2）细胞培养及条件：将 ET_B 受体稳定过表达在宿主细胞（HEK293）上，用 DMEM 培养基（10% FBS+300μg/mL 遗传霉素+2μg/mL 杀稻瘟菌素 S HCl）培养细胞。

3）细胞板准备、细胞铺板、FLIPR 实验、数据分析与处理等操作同 PGE2 抑制实验。

3.2.2.5　敛阴止汗相关靶点激动实验

α1A、M3 激动实验

1）待测样品的配制：设置供试品 1～8 号化合物的检测浓度为 50μmol/L 和 10μmol/L，两复孔。白芍提取液的检测浓度为储备液 2 倍稀释 7 个浓度，两复孔。肾上腺素（最高检测浓度为 3μmol/L，3 倍稀释，10 个浓度点）作为 α1A 阳性激动剂。卡巴胆碱（最高检测浓度为 3μmol/L，3 倍稀释，10 个浓度点）作为 M3 阳性激动剂。

2）细胞株：CHO-K1/α1A 稳转细胞株和 CHO-K1/M3 稳转细胞株。

3）FLIPR 方法同 M2 抑制实验。

4）数据分析与处理方法同 ERα 激动实验。

3.2.3　实验结果

3.2.3.1　体外抗炎实验结果

（1）白芍提取液及单体化合物对细胞 NO 释放量的影响

结果表明，模型组中 NO 含量比空白对照组（Control）高，且有显著性差异。阳性对照组（Dex）在给药浓度为 100μmol/mL 时可显著抑制 NO 的释放，具体如图 6-75 所示。单体化合物如芍药苷、氧化芍药苷、苯甲酰芍药苷、没食子酰芍药苷、儿茶素、五没食子酰葡萄糖和没食子酸等在 50μmol/mL、10μmol/mL 给药浓度时对细胞上清液中 NO 的释放有显著的抑制作用，芍药内酯苷只在高给药浓度下对 NO 的释放有抑制作用。白芍提取液在 200μg/mL 和 100μg/mL 给药浓度时对细胞上清液中 NO 的释放有显著的抑制作用。

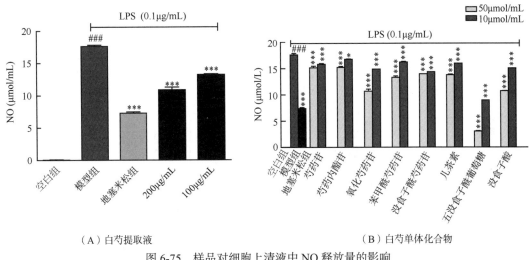

（A）白芍提取液　　　　　　　　　　（B）白芍单体化合物

图 6-75　样品对细胞上清液中 NO 释放量的影响

与空白对照组比较，### $P<0.001$；与模型组比较，* $P<0.05$，*** $P<0.001$

（2）白芍提取液及单体化合物对细胞 TNF-α 释放量的影响

结果表明，模型组中 TNF-α 含量比空白对照组（Control）高，且具有显著性差异。阳性对照组（Dex）在给药浓度为 100μmol/mL 时 TNF-α 的含量显著低于模型组，具体如图 6-76 所示。单体化合物如芍药苷、芍药内酯苷、氧化芍药苷、苯甲酰芍药苷、没食子酰芍药苷、儿茶素、五没食子酰葡萄糖和没食子酸等在 50μmol/mL、10μmol/mL 对细胞上清液中 TNF-α 的释放均有显著的抑制作用。白芍提取液在 200μg/mL 和 100μg/mL 给药浓度时对细胞上清液中 TNF-α 的释放均有显著的抑制作用。

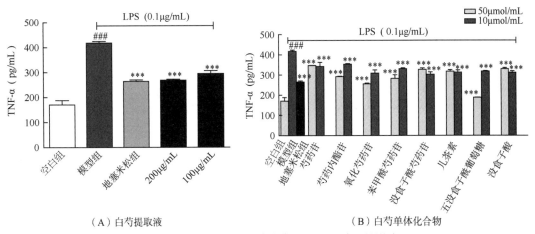

（A）白芍提取液　　　　　　　　　　（B）白芍单体化合物

图 6-76　样品对细胞上清液中 TNF-α 释放量的影响

与空白对照组比较，### $P<0.001$；与模型组比较，* $P<0.05$，*** $P<0.001$

（3）白芍提取液及单体化合物对细胞 IL-6 释放量的影响

结果表明，模型组中 IL-6 含量比空白对照组（Control）高，且具有显著性差异。阳性对照组（Dex）在给药浓度为 100μmol/mL 时 IL-6 的含量显著低于模型组，具体如图 6-77 所示。单体化合物如氧化芍药苷、苯甲酰芍药苷、儿茶素和五没食子酰葡萄糖等在 50μmol/mL、10μmol/mL 对细胞上清液中 IL-6 的释放均有显著的抑制作用。同时，芍药内酯苷、没食子酰芍药苷在高给药浓度对细胞上清液中 IL-6 的释放均有显著的抑制作用，而白芍提取液仅在 200μg/mL 时对细胞上清液中 IL-6 的释放均有显著的抑制作用。

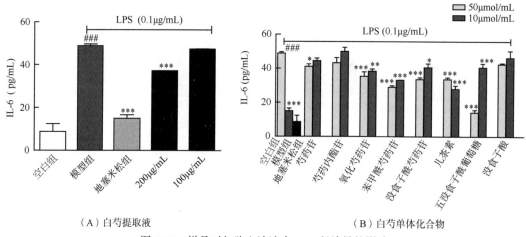

（A）白芍提取液　　　　　　　　　　　（B）白芍单体化合物

图 6-77　样品对细胞上清液中 IL-6 释放量的影响

与空白对照组比较，### $P<0.001$；与模型组比较，* $P<0.05$，** $P<0.01$，*** $P<0.001$

3.2.3.2　养血调经相关靶点激动/抑制实验结果

（1）ERα 激动实验结果

白芍提取液及其单体化合物对 ERα 激动活性实验结果如图 6-78 所示。结果表明，白芍提取液对该靶点无活性。白芍单体化合物对该靶点无活性。

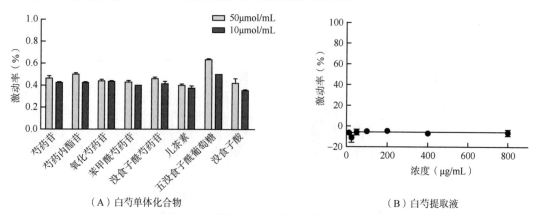

（A）白芍单体化合物　　　　　　　　　　（B）白芍提取液

图 6-78　样品对 ERα 激动活性实验结果

（2）M2 抑制实验结果

白芍提取液及化合物对 M2 抑制活性实验结果如图 6-79 所示。结果表明，白芍提取液对该靶点无活性。白芍单体化合物中五没食子酰葡萄糖和没食子酸等化合物在 50μmol/mL 浓度下的抑制率分别为 25.44% 和 24.67%，有较微弱的抑制作用。

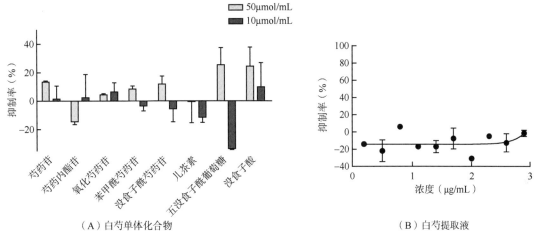

（A）白芍单体化合物　　　　　　　　（B）白芍提取液

图 6-79　样品对 M2 抑制活性实验结果

3.2.3.3　柔肝止痛相关靶点抑制实验结果

（1）COX-2 抑制实验结果

白芍提取液及化合物对 COX-2 的抑制活性实验结果如图 6-80 所示。结果表明，白芍提取液在 200μg/mL 浓度下对 COX-2 抑制率为 96.10%，在 100μg/mL 浓度下对 COX-2 的抑制率为 88.92%，有显著抑制活性，且呈浓度梯度依赖性。其中，儿茶素在 50μmol/mL 和 10μmol/mL 浓度下对 COX-2 的抑制率分别为 102.73% 和 93.80%；五没食子酰葡萄糖 50μmol/mL 和 10μmol/mL 浓度下对 COX-2 的抑制率分别为 117.34% 和 117.09%；没食子酸在 50μmol/mL 和 10μmol/mL 浓度下对 COX-2 的抑制率分别为 86.82% 和 86.84%，以上化合物均表现出显著抑制活性。此外，没食子酰芍药苷在 50μmol/mL 浓度下对 COX-2 的抑制率为 88.23%，表现出显著的抑制活性；芍药内酯苷、氧化芍药苷在 50μmol/mL 浓度下对 COX-2 的抑制率分别为 23.20% 和 33.28%，有较微弱的抑制活性。

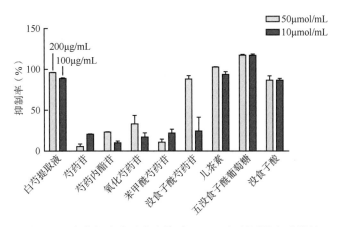

图 6-80　白芍提取液及化合物对 COX-2 抑制活性实验结果

（2）TLR4 抑制实验结果

白芍提取液及化合物对 TLR4 的抑制活性实验结果如图 6-81 所示。结果表明，白芍提取液对 TLR4 靶点无抑制活性。其中，五没食子酰葡萄糖在 50μmol/mL 浓度下，对 TLR4 的抑制率为 19.45%，细胞存活率为 91.01%；没食子酸在 50μmol/mL 浓度下，对 TLR4 的抑制率为 14.21%，细胞存活率为 93.84%，两者对 TLR4 有较微弱的抑制活性。

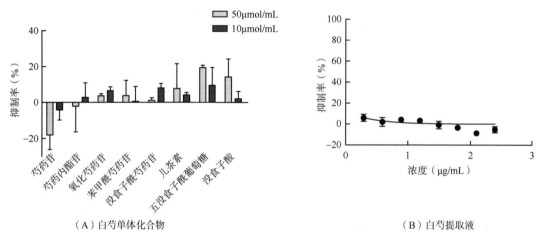

（A）白芍单体化合物　　　　　　　（B）白芍提取液

图 6-81　样品对 TLR4 抑制活性实验结果

（3）NF-κB 抑制实验结果

白芍提取液及化合物对 NF-κB 的抑制活性实验结果如图 6-82 所示。结果表明，白芍提取液对 NF-κB 无抑制活性。其中，五没食子酰葡萄糖在 50μmol/mL 浓度下，对 NF-κB 的抑制率为 47.36%，细胞存活率为 77.61%，未表现出明显的细胞毒性；没食子酸在 50μmol/mL 浓度下，对 NF-κB 的抑制率为 15.83%，细胞存活率为 88.20%，未表现出明显的细胞毒性，两者有较微弱的抑制活性。

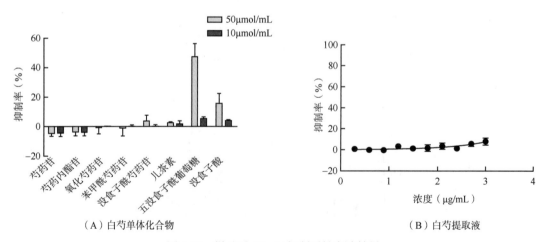

（A）白芍单体化合物　　　　　　　（B）白芍提取液

图 6-82　样品对 NF-κB 抑制活性实验结果

（4）PGE2 受体 EP2 抑制实验结果

白芍提取液及化合物对 PGE2 受体 EP2 的抑制活性实验结果如图 6-83 所示。结果表明，白芍提取液对 EP2 无抑制活性。其中，苯甲酰芍药苷在 50μmol/mL 浓度下，对 EP2 的抑制率为 42.71%，表现出一定的抑制活性；芍药内酯苷、五没食子酰葡萄糖在 10μmol/mL 浓度下，对 EP2 的抑制率分别为 18.60%和 21.40%，以上化合物表现出较微弱的抑制活性。

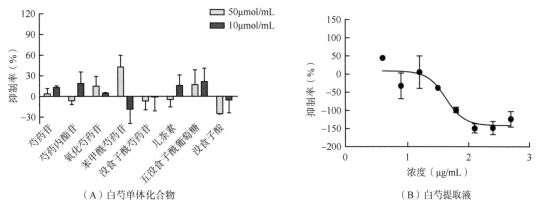

图 6-83　样品对 PGE2 受体 EP2 抑制活性实验结果

3.2.3.4　平抑肝阳相关靶点抑制实验结果

白芍提取液及化合物对 ET$_B$ 的抑制活性实验结果如图 6-84 所示。结果表明，白芍提取液对 ET$_B$ 无抑制活性。其中，五没食子酰葡萄糖在 50μmol/mL 浓度下，对 ET$_B$ 的抑制率为 19.93%；没食子酸、没食子、酰芍药苷在 50μmol/mL 浓度下，对 ET$_B$ 的抑制率分别为 15.88%、15.56%，两者表现出较微弱的抑制活性。

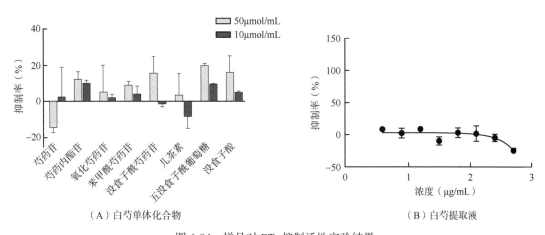

图 6-84　样品对 ET$_B$ 抑制活性实验结果

3.2.3.5　敛阴止汗相关靶点激动实验结果

（1）α1A 激动实验结果

白芍提取液及化合物对肾上腺素 α1A 激动活性实验结果如图 6-85 所示。结果表明，白芍提取液及单体化合物对肾上腺素 α1A 靶点无激动活性。

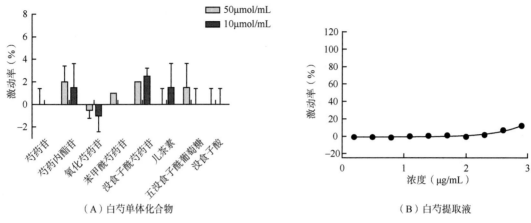

图 6-85　样品对 α1A 激动活性实验结果

（2）M3 激动实验结果

白芍提取液及化合物对 M3 受体测试结果如图 6-86 所示。结果表明，白芍单体化合物对 M3 靶点无活性。白芍提取液在 200μg/mL 浓度下对 M3 激动活性为 65.67%，在 400μg/mL 浓度下对 M3 激动活性为 67.27%，在 800μg/mL 浓度下对 M3 激动活性为 98.66%，随着浓度的增大，其激动活性也呈增加趋势。

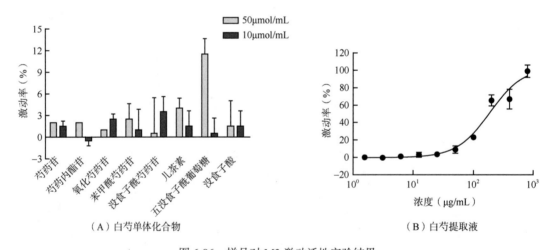

图 6-86　样品对 M3 激动活性实验结果

3.2.4　小结与讨论

实验结果表明，五没食子酰葡萄糖、没食子酸对抑制子宫收缩相关靶点 M2 有较微弱的抑制作用；白芍提取液、儿茶素、五没食子酰葡萄糖和没食子酸对抗炎、镇痛、保肝相关靶点 COX-2 均表现出较强的抑制活性，芍药内酯苷、氧化芍药苷对 COX-2 有较微弱的抑制活性；五没食子酰葡萄糖、没食子酸对抗炎、镇痛、保肝相关靶点 TLR4 有较微弱的抑制活性；五没食子酰葡萄糖、没食子酸对抗炎、镇痛、保肝相关靶点 NF-κB 有较微弱的抑制活性；苯甲酰芍药苷、芍药内酯苷和五没食子酰葡萄糖对抗炎、镇痛、保肝相关靶点 EP2 有较微弱的抑制活性；五没食子酰葡萄糖、没食子酸、没食子酰芍药苷对抗高血压相关靶点 ET_B 有较微弱的抑制活性；白芍提取液对抑制汗腺分泌相关靶点 M3 有显著激动作用；8 个单体化合物及白芍提取液对细胞上清液中 NO 的释放均有显著抑制作用；8 个单体化合物及白芍提取液对细胞上清液中 TNF-α 的释放均有显著抑制作用；氧化芍药苷、苯甲酰芍药苷、儿茶素和五没食子酰葡萄糖等单体化合物和白芍提取液对细胞上清液中 IL-6 的释放均有显著抑制作用，相关分析讨论如下。

3.2.4.1　养血调经药效物质基础

M 受体在交感神经结后纤维支配的效应器细胞上广泛存在，为毒蕈碱受体，包括 M1、M2、M3、M4 和 M5 五种亚型。其中 M2 受体主要分布于心脏、自主神经结、平滑肌等。研究发现，乙酰胆碱可作用于突触间隙引发胆碱能神经兴奋进一步与毒蕈碱受体结合，产生诸多生物活性，如抑制腺苷酸环化酶、影响 Ca^{2+} 的浓度，进而调节平滑肌、消化腺、副交感神经末梢抑制子宫及肠道平滑肌收缩而止痛。因此，本实验选择了 M2 受体进行抑制活性实验。实验结果发现，白芍提取液对该靶点无活性，五没食子酰葡萄糖和没食子酸对 M2 靶点有微弱的抑制活性，推测两者可能为白芍发挥养血调经功效的主要药效物质基础，提示白芍可能通过拮抗 M2 受体调节平滑肌的收缩，进一步发挥止痛作用，可能为抑制子宫收缩的潜在靶点之一。

3.2.4.2　柔肝止痛药效物质基础

机体的细胞免疫反应与巨噬细胞密切相关，而该细胞作为吞噬细胞也是人体内诸多炎症介质产生的关键。当人体产生大量致炎因子时，细胞活性因子如干扰素 α（IFN-α）、TNF、IL-1、IL-6、IL-10、PGE 和 NO 等，参与细胞间信息传递、特异性免疫调节，对细胞炎症反应的调控有直接或间接作用。TNF-α 可作用于相关特异受体，从而进一步参与多种炎症和自身免疫病的发病机制并增加其他促炎介质的分泌，诱导细胞黏附分子的表达，如 IL-6、IL-1β、NOS、NO 等。其中，NO 可双向调节炎症的发生，一方面增加炎性渗出激活前列腺素合酶，另一方面少量的 NO 维持机体正常的细胞功能。研究发现，LPS 可诱导单核巨噬细胞促使 iNOS 合成过量的 NO，造成细胞毒性和组织损伤等一系列炎症反应。因此，本部分实验结果表明，白芍提取液能显著降低 NO、TNF-α 和 IL-6 的含量，且浓度越大含量越低，具有一定的抗炎作用。同时单体化合物能下调细胞上清液中 NO、TNF-α 和 IL-6 的表达，抑制作用显著，有的呈现良好的浓度依赖关系，说明其抗炎作用与抑制 NO、TNF-α 和 IL-6 的释放相关。因此，推测芍药苷、芍药内酯苷、氧化芍药苷、苯甲酰芍药苷、没食子酰芍药苷、儿茶素、五没食子酰葡萄糖和没食子酸等化合物可能为白芍发挥抗炎作用的关键药效物质基础。

环氧化酶又称前列腺素合成酶，是催化花生四烯酸合成前列腺素的关键限速酶，包括 COX-1、COX-2 和 COX-3 三种亚型，其中 COX-2 是广泛使用的非甾体抗炎药的靶点，可作为触发后续炎症反应的关键环节，可在 LPS、TNF-α、IL 等因子的诱导下表达。研究发现，花生四烯酸可通过磷脂酶 A2（PLA2）和 COX-2 的相关作用转化成为前列腺素 G2，进一步转化为 PGH2，继而通过一系列生物反应过程形成多种具有生物活性的前列腺素

（PG），如 PGE2、PGD2、PGF2α 等。其中，PGE2 生理活性较强，可诱导炎症相关细胞释放趋化因子，影响 LPS 诱导的 IL-6 和 IL-1 表达，调节血管收缩、动脉平滑肌和血压。同时，PG 可导致疼痛且持续时间较长，作用持久。而 PGE2 可导致子宫强烈收缩并对各时期妊娠子宫皆具有收缩作用。为了探究白芍柔肝止痛的作用机制，本研究选取 COX-2 及 PGE2 研究载体，探究白芍及其代表化合物对 COX-2 的抑制活性及对 PGE2 的抑制活性。结果表明，白芍提取液、儿茶素、五没食子酰葡萄糖和没食子酸等化合物对 COX-2 均表现出显著抑制活性，此外，没食子酰芍药苷、芍药内酯苷、氧化芍药苷等化合物对 COX-2 也有较微弱的抑制活性；同时苯甲酰芍药苷、芍药苷、氧化芍药苷、五没食子酰葡萄糖等化合物对 PGE2 表现出较微弱的抑制活性。因此，推测以上化合物可能为白芍发挥抗炎保肝及止痛作用的药效物质基础，其作用机制可能通过抑制 COX-2 活性影响花生四烯酸代谢途径，抑制相关炎症因子从而发挥抗炎保肝及止痛作用，相关代谢途径及作用机制见图 6-87。

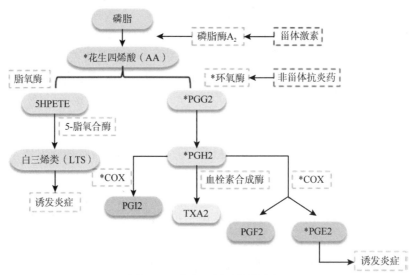

图 6-87　花生四烯酸代谢途径

加*处可能为白芍或其单体化合物产生作用部位

NF-κB 在炎症、自身免疫及肿瘤等相关过程中起重要作用，可转录表达多种基因，其中核转录因子抑制蛋白（IκB），由 NF-κB 抑制因子基因编码且与以上过程密切相关，随后影响 NF-κB 信号通路发挥抗炎作用。研究发现，当 IκB 激酶（IKK）磷酸化时可激活 NF-κB，并通过上调促肿瘤的促炎蛋白促进肿瘤发生。研究表明，相关配体可与特异性跨膜 TNF 受体（TNFR）相互作用，从而调节受体相互作用蛋白（RIP），随后 RIP 通过相关蛋白激酶诱导 IKK 磷酸化，启动 NF-κB 通路和 TNF 途径。细胞核中的 NF-κB 复合物可单独或协同其他转录因子诱导炎症基因表达，如诱生型 iNOS、COX-2、IL-6、TNF-α 和 LPS 等，进而重新刺激和维持炎症，对炎症具有潜在的抑制作用。因此，本实验对白芍提取液及其代表性单体化合物进行了 NF-κB 抑制实验。实验发现，五没食子酰葡萄糖和没食子酸对 NF-κB 有较微弱的抑制活性，推测两者可能为白芍发挥抗炎作用的主要物质基础，提示 NF-κB 可能为白芍发挥抗炎保肝、止痛作用的潜在靶点之一。

　　TLR 家族的成员是先天性和适应性免疫反应中的重要介质，不仅能刺激细胞产生特异性免疫，还能参与许多病理状况的发展，包括传染病、组织损伤、自身免疫病、神经退行性疾病及癌症等。研究表明，微生物在识别外物、唤醒机体、产生应答的同时还可识别诸多病原体细菌脂多糖和病毒 RNA。除此之外，TLR 可影响相关细胞炎症因子、趋化因子及信号转导，继而诱发下游炎症因子的大量释放。因此，本实验对白芍提取液及其代表性单体化合物进行了 TLR4 抑制实验。实验发现，五没食子酰葡萄糖、没食子酸对 TLR4 有较微弱的抑制活性，推测两者可能为白芍发挥作用的主要药效物质基础，提示 TLR4 可能为白芍发挥抗炎保肝、止痛作用的潜在靶点之一，相关通路及作用机制见图 6-88。

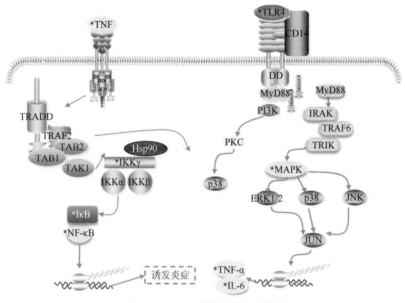

图 6-88　TLR4 信号传递示意图

加*处可能为白芍或其单体化合物产生作用部位

3.2.4.3　平抑肝阳药效物质基础

　　内皮素（endothelin，ET）在 ET 肽酶和转化酶作用下生成，属于单基因编码。该因子在机体内分布广泛，可影响血管收缩张力及心血管系统的稳定性，是调节心血管功能的关键。ET 包括 ET-1、ET-2 和 ET-3，存在三种不同的亚型，分别为 ET_A、ET_B 和 ET_C。虽 NO 可影响血管收缩、血小板聚集和血管平滑肌细胞增殖，但与 NO 相比，ET-1 对血压的调节较为敏感，通过激活相关受体如 ET_A 和 ET_B，介导血管收缩从而发挥作用。其中，ET_B 主要分布在血管内皮中且对 ET 的三种亚型的亲和力相同，对内皮舒张因子及前列腺素的释放有一定影响，可刺激 NO 合成并导致血管舒张，从而调节血压。为探究白芍抗高血压作用机制，本研究选取 ET_B 为研究载体，探究白芍提取液及代表性化合物对该靶点的抑制活性，结果表明，白芍提取液对 ET_B 无抑制活性。其中，五没食子酰葡萄糖和没食子酸对 ET_B 有较微弱的抑制活性，提示该靶点可能为白芍发挥抗高血压作用的潜在靶点之一，且两者可能为白芍发挥平抑肝阳传统功效的主要药效物质基础。

3.2.4.4　敛阴止汗药效物质基础

M3 受体也是毒蕈碱受体的亚型之一，可介导血管、膀胱平滑肌收缩和腺体分泌增加等生理功能，主要分布在外分泌腺、平滑肌、血管内皮及自主神经节等部位。大量研究表明，外分泌腺上存在的毒蕈碱受体被分类为 M3，主要来自唾液腺和胰腺，与汗腺分泌具有高度相关性，受胆碱能交感神经节后纤维支配。因此，本部分研究选取毒蕈碱 M3 受体为研究载体，探究白芍提取液及其代表化合物对该靶点的激动活性。结果表明，白芍单体化合物对 M3 靶点无活性，而白芍提取液对该靶点具有显著活性，且随着浓度的增加，其激动活性也呈增加趋势，推测该靶点可能为白芍抑制汗腺分泌以达敛阴止汗的潜在靶点之一。

综上推测，白芍可能通过调节 M2 靶点发挥养血调经作用，通过调节 COX-2、TLR4、NF-κB、PGE2 靶点发挥柔肝止痛作用，通过调节 ET$_B$ 靶点发挥平抑肝阳作用，通过调节 M3 发挥敛阴止汗的功效，通过下调 IL-6、TNF-α 和 NO 等炎症因子的表达而发挥抗炎作用。其关键药效物质基础主要为芍药苷、芍药内酯苷、氧化芍药苷、没食子酰芍药苷、儿茶素、五没食子酰葡萄糖、没食子酸和苯甲酰芍药苷。

4.　结　　论

本研究基于"性-效-物"三元论研究理论，采用液质联用技术、计算机模拟技术、网络药理学、细胞、GPCR 受体实验等技术方法，对白芍的药性物质基础进行研究，从物质组、味觉表征、功效表征到物质基础的确定等多方面，解析、表征和界定白芍药性（味）物质基础。

1）通过 HPLC-Q-TOF-MS/MS 技术对白芍、炒白芍、赤芍中化学成分进行全面表征和辨识，经对照品比对、高分辨质谱数据分析及文献检索比对，从白芍中共鉴别或表征出 42 个化合物，包括单萜及其苷类化合物 26 个，黄酮类化合物 1 个，鞣质类化合物 7 个，有机酸类化合物 6 个，其他类化合物 2 个；从炒白芍中共鉴别或表征出 43 个化合物，包括单萜及其苷类化合物 27 个，黄酮类化合物 1 个，鞣质类化合物 7 个，有机酸类化合物 6 个，其他类化合物 2 个；从赤芍中共鉴别或表征出 35 个化合物，包括单萜及其苷类化合物 21 个，黄酮类化合物 1 个，鞣质类化合物 6 个，有机酸类化合物 6 个，其他类化合物 1 个，阐明了白芍、炒白芍、赤芍的化学物质基础。

2）基于传统中医药理论中的中药"五味药性"理论，从"药性"角度出发，在 PDB、NCBI 上分别下载酸味受体 6D1W 晶体结构及苦味受体 hTAS2R10 序列，随后进行同源建模、蛋白预处理并生成受体的格点文件；同时，选取前期白芍化学物质组解析出的 42 个化合物作为对接配体，建立配体化合物库并进行预处理；最后，通过 Schrödinger 2020 Maestro12.4 软件，进行药味受体的分子对接实验。研究发现，白芍中的 13 个化学成分可作为苦味物质基础，其中大部分来源于单萜及其苷类化合物如芍药苷、芍药内酯苷、牡丹皮苷 F、芍药新苷；此外，确定 14 个化学成分可作为酸味物质基础，大部分来源于鞣质类化合物如五没食子酰葡萄糖、四没食子酰葡萄糖、没食子酰芍药苷和没食子酰蔗糖等，本部分研究主要从真实"滋味"角度，初步阐释了白芍药性（味）物质基础，为后续白芍性/

效物质基础的确定提供数据支持。

　　3）基于分子对接研究结果及相关文献，选取白芍中主要成分、入血成分同时兼顾主要结构类型，并综合考量了白芍"特有性"化学成分，选取了包括单萜及苷类、黄酮类、鞣质类、有机酸类及其他类等在内的 17 个化学成分为研究对象，借助 TCMSP、Swiss Target Prediction、UniProt 数据库、STRING 10 数据库、Omicsbean 在线分析软件及 Cytoscape 实现数据可视化，构建"化合物-靶点-通路-药理作用-功效"网络数据图，初步预测其作用靶点、通路及作用机制，从"生物效应"角度对白芍的性/效物质基础进行预测分析。

　　4）基于网络药理学研究结果及文献检索，综合考量白芍炮制前后对相关化学成分的影响、潜在活性成分及入血成分等方面选取白芍及其 8 个代表性单体化合物为研究对象，对网络药理学研究结果进行实验验证。选取与白芍传统功效相关的功能受体对化合物进行活性筛选，考察其对抑制子宫收缩、抗炎、镇痛、保肝、抗高血压、抑制汗腺分泌相关靶点的调节作用，推测抑制 M2 受体为白芍发挥抑制子宫收缩作用的途径，抑制 COX-2、TLR4、NF-κB 活性、PGE2 受体及下调 IL-6、TNF-α 和 NO 等炎症因子的表达是白芍发挥抗炎、镇痛、保肝作用的途径，抑制 ET_B 受体可能为白芍发挥抗高血压作用的途径，激动 M3 受体可能为白芍发挥抑制汗腺分泌作用的途径，本部分实验筛选出白芍中 8 个化学成分可为白芍发挥传统功效的药效物质基础。

　　通过以上对白芍化学物质组、真实"滋味"成分、功效成分的综合分析，初步确定其药性物质基础，其中单萜及其苷类成分包括芍药苷、芍药内酯苷、氧化芍药苷、没食子酰芍药苷和苯甲酰芍药苷为苦味物质基础；鞣质类成分儿茶素、五没食子酰葡萄糖和有机酸类成分没食子酸为酸味物质基础。

第七章

中药复方药性/药效物质基础与作用机制研究

复方是中药临床运用的主要形式，是基于"病-证结合"和"方-证对应"的中医药理论、临床优势和作用特点的集中体现。按照中医药理论，中药的有效性包括"药性"和"药效"两个方面的内涵。"药性"与"药效"均是表征中药功效的核心概念，是从不同侧面、不同角度对中药的生物效应表达的客观描述。"药性（味）"和"药效"体现中药的"物质基础"作用于人体疾病主体的不同层面、不同方式的生物效应表达形式，两者呈现复杂的离合关系。"性-效-物"的表征、相关性规律研究是阐释中药作用原理及配伍规律、指导临床实践的重要依据和研究路径。因此，中药的药效物质基础研究应从"性-效-物"三元论的整体视角，着眼于中药物质基础及其生物效应表达的"性""效""物"三个核心要素及其关联规律，客观、系统地表征和确定药效物质基础。

第一节 小儿消积止咳口服液药性/药效物质基础与作用机制研究

小儿消积止咳口服液由炒山楂、槟榔、枳实、蜜枇杷叶、瓜蒌、炒莱菔子、炒葶苈子、桔梗、连翘、蝉蜕 10 味药组成，具有清热肃肺、消积止咳的功能，临床用于小儿饮食积滞、痰热蕴肺所致的咳嗽，夜间加重，喉间痰鸣，腹胀，口臭等症。小儿消积止咳口服液复方成分复杂，其有效成分及作用机制尚不完全明确。本研究通过液质联用、计算机分子对接、网络药理学、G 蛋白偶联受体及关键酶活性实验，从"药性（味）""药效"两个方面阐释小儿消积止咳口服液的有效成分和作用机制。

1. 小儿消积止咳口服液及其原料药材化学物质组研究

1.1 实验材料

ACQUITY UPLC 液相色谱仪、Xevo™ G2Q-TOF 质谱仪；ME104/02 电子天平（METTLER

TOLEDO 公司）；G&G JJ100 电子天平（美国双杰兄弟公司）；高速中药粉碎机（浙江瑞安市永历制药机械有限公司）；SB-3200DTN 超声波清洗机（宁波新芝生物科技股份有限公司）。

枸橼酸（批号 100396-201603）、金丝桃苷（批号 111521-201205）、芦丁（批号 100080-200707）、绿原酸（批号 110753-200413）、氢溴酸槟榔碱（批号 111684-202003）、柚皮苷（批号 110722-201815）、熊果酸（批号 110742-201421）、异槲皮苷（批号 111809-201403）、3,29-二苯甲酰基栝楼仁三醇（批号 111931-201804）、木犀草素（批号 111520-201605）、芥子碱硫氰酸盐（批号 111702-202006）、槲皮素-3-*O*-*β*-*D*-葡萄糖-7-*O*-*β*-*D*-龙胆双糖苷（批号 111854-201905）、桔梗皂苷 D（批号 111851-201708）、连翘酯苷 A（批号 111810-201707）、原儿茶酸（批号 110809-200604）、表儿茶素（批号 110878-200102）、齐墩果酸（批号 110709-200505）、异鼠李素（批号 110860-200608）、阿魏酸（批号 0773-9910）购自中国食品药品检定研究院；槲皮素（批号 MUST-18101104）、辛弗林（批号 MUST-14082611）、芸香柚皮苷（批号 MUST-17030408）、橙皮素（批号 MUST-16040814）、新橙皮苷（批号 MUST-17040707）、柚皮素（批号 MUST-16032406）购自成都曼思特生物科技有限公司；连翘酯苷 B（批号 ps10061801）购自成都普思生物科技股份有限公司；橙皮苷（批号 P06D9F77001）、槲皮苷（批号 P19D10F106420）购自上海源叶生物科技有限公司，所有对照品质量分数均大于 90%。小儿消积止咳口服液及其药材饮片：炒山楂、槟榔、枳实、蜜枇杷叶、瓜蒌、炒莱菔子、炒葶苈子、桔梗、连翘、蝉蜕 10 味药材饮片均由山东鲁南厚普制药有限公司提供，经天津药物研究院张铁军研究员鉴定，均符合《中国药典》（2020 年版）一部有关规定。

1.2 实验方法

1.2.1 供试品溶液的制备

取小儿消积止咳口服液 2mL，置 10mL 量瓶中，加水至刻度，摇匀，经 0.22μm 微孔滤膜过滤，取续滤液即得。

1.2.2 对照品溶液的制备

精密称取各对照品适量，置 25mL 量瓶中，用甲醇稀释至刻度，制成质量浓度约为 40μg/mL 的混合对照品溶液。

1.2.3 色谱条件

采用 ACQUITY UPLC 系统，色谱柱为 ACQUITY UPLC BEH C18 1.7μm（2.1×100mm，美国 Waters 公司）色谱柱；以 0.1%甲酸乙腈（A）–0.1%甲酸水溶液（B）进行梯度洗脱，0～5min，5%～13%A；5～20min，13%～25%A；20～25min，25%～60%A；25～35min，60%～90%A；柱温 40℃，流速 0.4mL/min，进样量 5μL。

1.2.4 质谱条件

质谱鉴定采用 Xevo™ G2Q-TOF 系统。离子源为 ESI 源，正、负离子模式检测；脱溶剂气流速 800L/h；脱溶剂气温度 400℃；锥孔气流速 50L/h；源温度 120℃；正离子毛细管电压 3.0kV，负离子毛细管电压 2.5kV；锥孔电压 35V。校准液采用亮氨酸脑啡肽[M+H]⁺（m/z 556.2771）、[M–H]⁻（m/z 554.2615）进行实时质量校准，流速 5μL/min。为了获得物质母离子及碎片离子信息，采用 MS^E 模式进行样品测定，参数如下：1 通道的扫描范围 m/z 50～1500，扫描时间 1.0s，扫描延迟 20ms，碰撞能量 6eV；2 通道的扫描范围 m/z 50～1500，扫描时间 1.0s，扫描延迟 20ms，碰撞能量 30～50eV。

1.3 实验结果

通过对照品的比对，结合准分子离子、二级碎片离子信息及相关文献，共鉴别出 108 个化学成分，包括 37 个黄酮类、11 个生物碱类、13 个三萜类、4 个木脂素类、2 个香豆素类、5 个简单苯丙素类、4 个苯乙醇苷类、14 个有机酸类及 18 个其他类成分。小儿消积止咳口服液中化学成分的基峰色谱图见图 7-1。具体成分信息见表 7-1，小儿消积止咳口服液中化学成分结构式见图 7-2。

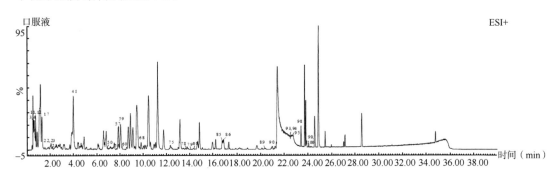

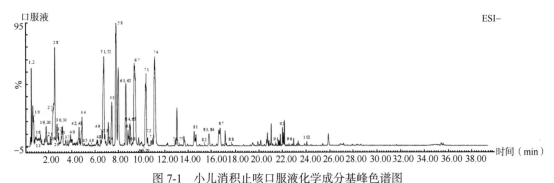

图 7-1 小儿消积止咳口服液化学成分基峰色谱图

表 7-1 小儿消积止咳口服液的化学成分 LC-MS 数据

编号	保留时间	准分子离子	理论值	实测值	碎片离子	分子式	辨认	来源
1	0.56	[M-H]⁻	181.0712	181.0726	179，165，101	$C_6H_{14}O_6$	*L*-rhamnose monohydrate/mannitol 鼠李糖/甘露醇	炒山楂
2	0.58	[M-H]⁻	533.1718	533.1716	377，341，101	$C_{19}H_{34}O_{17}$	glucopyranosyl fructofuranoside quinic acid 吡喃葡萄糖基-呋喃果苷奎宁酸	炒山楂

续表

编号	保留时间	准分子离子	理论值	实测值	碎片离子	分子式	辨认	来源
3	0.62	[M+H]⁺	144.1025	114.1027	134，114，107	$C_7H_{13}NO_2$	methyl piperidine-3-carboxylate 3-哌啶甲酸甲酯	槟榔
4	0.63	[M+H]⁺	168.1025	168.1031	150，135，107	$C_9H_{13}NO_2$	synephrine 辛弗林*	枳实
5	0.65	[M+H]⁺	118.0868	118.0871	107，91，86，81	$C_5H_{11}NO_2$	valine L-缬氨酸	槟榔
6	0.66	[M+H]⁺	128.0712	128.0706	110，81	$C_6H_9NO_2$	isoguvacine 异去甲基槟榔次碱	槟榔
7	0.68	[M+H]⁺	128.0712	128.0704	110，81	$C_6H_9NO_2$	guvacine 去甲基槟榔次碱	槟榔
8	0.71	[M+H]⁺	142.0868	142.0873	113，110，81	$C_7H_{11}NO_2$	guvacoline 去甲基槟榔碱	槟榔
9	0.74	[M+H]⁺	343.1240	343.1224	179，161，101	$C_{12}H_{22}O_{11}$	sucrose 蔗糖	—
10	0.74	[M-H]⁻	133.0137	133.0141	115，71	$C_4H_6O_5$	malic acid 苹果酸	炒山楂
11	0.75	[M+H]⁺	142.0868	142.0866	113，110，81	$C_7H_{11}NO_2$	arecaidine 槟榔次碱	槟榔
12	0.8	[M+H]⁺	156.1025	156.1016	142，127，107	$C_8H_{13}NO_2$	arecoline 槟榔碱*	槟榔
13	0.81	[M-H]⁻	191.0192	191.0196	111	$C_6H_8O_7$	citric acid 枸橼酸*	桔梗，炒山楂
14	0.81	[M+H]⁺	182.0817	182.0827	163，145，136	$C_9H_{11}NO_3$	tyrosine L-酪氨酸	槟榔
15	0.81	[M+H]⁺	268.1046	268.1053	136	$C_{10}H_{13}N_5O_4$	adenosine 腺苷	瓜蒌
16	0.95	[M-H]⁻	309.1186	309.1184	191，179，161	$C_{12}H_{22}O_9$	4,6-dideoxysucrose 4,6-二脱氧蔗糖	炒山楂
17	1.29	[M+H]⁺	144.0483	144.0489	127，87	C_6H_9NOS	(E)-5-(methylsulfinyl)pent-4-enenitrile 5-甲亚砜基戊-4-烯腈	炒莱菔子
18	1.64	[M-H]⁻	153.0188	155.0214	138，109	$C_7H_6O_4$	3,4-dihydroxybenzoic acid 原儿茶酸*	连翘
19	1.83	[M-H]⁻	475.1452	475.1464	313，151	$C_{20}H_{28}O_{13}$	vanillin lactoside 香兰素乳糖苷	炒山楂
20	1.843	[M-H]⁻	375.1291	375.1297	213	$C_{16}H_{24}O_{10}$	loganic acid 五福花苷酸	连翘
21	1.9	[M-H]⁻	353.0873	353.0879	191，179	$C_{16}H_{18}O_9$	neochlorogenic acid 新绿原酸	蜜枇杷叶，炒山楂
22	1.98	[M+H]⁺	127.0395	127.0402	99	$C_6H_6O_3$	5-hydroxymethylfurfural 5-羟甲基糠醛	蜜枇杷叶
23	2.01	[M+H]⁺	205.0977	205.0972	190，161，146	$C_{11}H_{12}N_2O_2$	tryptophan L-色氨酸	槟榔
24	2.28	[M+H]⁺	178.0360	178.0363	144，130	$C_6H_{11}NOS_2$	sulforaphane 萝卜硫素	炒莱菔子
25	2.32	[M+Na]⁺	323.1107	323.1112	194，137，121	$C_{14}H_{20}O_7$	salidroside 毛柳苷	连翘
26	2.33	[M-H]⁻	255.0505	255.0518	243，195	$C_{11}H_{12}O_7$	dimethyl 3,6-dihydroxy-4-methoxyphthalate	炒山楂
27	2.45	[M-H]⁻	137.0239	137.0241	135，115，101	$C_7H_6O_3$	protocatechualdehyde 3,4-二羟基苯甲醛	蝉蜕

续表

编号	保留时间	准分子离子	理论值	实测值	碎片离子	分子式	辨认	来源
28	2.58	[M-H]⁻	461.1659	461.1668	135	$C_{20}H_{30}O_{12}$	forsythoside E 连翘酯苷 E	连翘
29	2.66	[M-H]⁻	191.0556	191.0563	175，147	$C_7H_{12}O_6$	quinic acid 奎宁酸	桔梗
30	2.75	[M-H]⁻	289.0712	289.0692	137，125，123	$C_{15}H_{14}O_6$	catechin 儿茶素	槟榔
31	2.8	[M-H]⁻	787.1933	787.1976	625，463，301	$C_{33}H_{40}O_{22}$	quercetin-3-O-β-D-glucose-7-O-β-D-gentiobioside 槲皮素-3-O-β-D-葡萄糖-7-O-β-D-龙胆双糖苷*	炒葶苈子
32	2.87	[M-H]⁻	353.0873	353.0881	191，175，173	$C_{16}H_{18}O_9$	chlorogenic acid 绿原酸*	蜜枇杷叶，炒山楂
33	3.15	[M-H]⁻	239.0556	239.0563	195，179	$C_{11}H_{12}O_6$	2-benzyl-2,3-dihydroxybutanedioic acid	炒山楂
34	3.17	[M-H]⁻	353.0873	353.0878	191	$C_{16}H_{18}O_9$	cryptochlorogenic acid 隐绿原酸	蜜枇杷叶
35	3.24	[M-H]⁻	179.0344	179.0348	135	$C_9H_8O_4$	caffeic acid 咖啡酸	炒山楂，连翘
36	3.44	[M-H]⁻	625.1405	625.1417	463，301	$C_{27}H_{30}O_{17}$	quercetin-7-O-β-gentiobioside 槲皮素-7-O-β-龙胆二糖苷	炒葶苈子
37	3.56	[M-H]⁻	771.1984	771.1987	609，447，185	$C_{33}H_{40}O_{21}$	kaempferol-3-O-β-D-glucopyranosyl-7-O-β-gentiobioside 山奈酚-3-O-β-D-吡喃葡萄糖基-7-O-β-龙胆二糖苷	炒葶苈子
38	3.71	[M-H]⁻	547.1663	547.1675	385，223，190	$C_{23}H_{32}O_{15}$	Z-芥子酸龙胆二糖苷	炒莱菔子
39	3.88	[M-H]⁻	801.2089	801.2094	639，477，315	$C_{34}H_{42}O_{22}$	isorhamnetin-3-O-β-D-glucopyranosyl-7-O-β-gentiobioside 异鼠李素-3-O-β-D-吡喃葡萄糖基-7-O-β-龙胆双糖苷	炒葶苈子
40	3.94	[M-H]⁻	485.1295	485.1287	353，191	$C_{21}H_{26}O_{13}$	fabiatrin 法筸枝苷	枳实
41	3.97	[M+H]⁺	310.1654	310.1646	251，179	$C_{16}H_{24}NO_5^+$	sinapine 芥子碱*	炒莱菔子，炒葶苈子
42	4.67	[M-H]⁻	639.1561	639.1555	477，315	$C_{28}H_{32}O_{17}$	isorhamnetin-7-O-β-gentiobioside 异鼠李素-7-O-β-龙胆双糖苷	炒葶苈子
43	4.68	[M-H]⁻	593.1506	593.1517	431，341，269	$C_{27}H_{30}O_{15}$	glucosylvitexin 牡荆素葡萄糖苷	炒山楂
44	4.95	[M-H]⁻	547.1663	547.1667	385，223，190	$C_{23}H_{32}O_{15}$	E-芥子酸龙胆二糖苷	炒莱菔子
45	5.13	[M-H]⁻	385.1135	385.1145	371，325，223	$C_{17}H_{22}O_{10}$	芥子酸葡萄糖苷	炒莱菔子
46	5.84	[M-H]⁻	681.2395	681.2383	519，357	$C_{32}H_{42}O_{16}$	pinoresinol diglucoside 松脂醇二葡萄糖苷	连翘

续表

编号	保留时间	准分子离子	理论值	实测值	碎片离子	分子式	辨认	来源
47	6.41	[M-H]⁻	609.1456	609.1453	301	$C_{27}H_{30}O_{16}$	kaempferol-3,7-diglucoside 山柰酚-3,7-二葡萄糖苷	蜜枇杷叶
48	6.65	[M-H]⁻	463.0877	463.0889	301	$C_{21}H_{20}O_{12}$	hyperoside 金丝桃苷*	炒山楂，蜜枇杷叶
49	6.74	[M-H]⁻	609.1456	609.1481	463，301	$C_{27}H_{30}O_{16}$	rutin 芦丁*	炒山楂，连翘，蜜枇杷叶
50	6.93	[M+H]⁺	197.1178	197.1185	179，163，149	$C_{11}H_{16}O_3$	loliolide 黑麦草内酯	瓜蒌
51	6.98	[M-H]⁻	463.0877	463.088	301	$C_{21}H_{20}O_{12}$	isoquercitrin 异槲皮苷*	炒山楂，蜜枇杷叶
52	6.98	[M-H]⁻	287.0556	287.0564	271，179，161，151	$C_{15}H_{12}O_6$	eriodictyol 圣草酚	枳实
53	6.99	[M-H]⁻	595.1663	595.1672	459，287，151	$C_{27}H_{32}O_{15}$	eriocitrin 圣草枸橼苷	枳实
54	7.04	[M-H]⁻	223.0606	223.0601	179，161，135	$C_{11}H_{12}O_5$	4-hydroxy-3,5-dimethoxycinnamic acid 芥子酸	莱菔子
55	7.44	[M-H]⁻	447.0927	447.0941	285，275	$C_{21}H_{20}O_{11}$	cynaroside 木犀草苷	瓜蒌
56	7.6	[M-H]⁻	595.1663	595.1663	459，287，151	$C_{27}H_{32}O_{15}$	neoeriocitrin 新北美圣草苷	枳实
57	7.67	[M+Na]⁺	779.2374	779.2376	603，325，163	$C_{34}H_{44}O_{19}$	forsythoside B 连翘酯苷 B*	连翘
58	7.92	[M+HCOO]⁺	441.1761	441.1745	305，261，130	$C_{20}H_{28}O_8$	lobetyolin 党参炔苷	桔梗
59	8.06	[M-H]⁻	593.1506	593.1506	447，285	$C_{27}H_{30}O_{15}$	lonicerin 忍冬苷	枳实
60	8.11	[M+Na]⁺	647.1952	647.1947	471，325，163	$C_{29}H_{36}O_{15}$	forsythoside A 连翘酯苷 A*	连翘
61	8.26	[M+H]⁺	287.0556	287.056	163	$C_{15}H_{10}O_6$	kaempferol 山柰酚	连翘，蜜枇杷叶
62	8.79	[M-H]⁻	447.0927	447.0928	301，300，271	$C_{21}H_{20}O_{11}$	quercitrin 槲皮苷*	炒山楂，蜜枇杷叶
63	8.83	[M-H]⁻	579.1714	579.1711	271，151	$C_{27}H_{32}O_{14}$	narirutin 芸香柚皮苷*	枳实
64	9.07	[M-H]⁻	433.1135	433.1126	271	$C_{21}H_{22}O_{10}$	naringenin-O-hexoside 柚皮素-O-己糖苷	枳实
65	9.18	[M-H]⁻	519.1866	519.1869	357	$C_{26}H_{32}O_{11}$	（+）-piresil-4-O-β-D-glucopyraside（+）-松脂素-β-D-吡喃葡萄糖苷	连翘
66	9.18	[M-H]⁻	357.1338	357.134	341，269	$C_{20}H_{22}O_6$	dehydrodiconiferyl alcohol 去氢二松柏醇	枳实
67	9.34	[M-H]⁻	477.1033	477.1026	315，301，285	$C_{22}H_{22}O_{12}$	isorhamnetin-3-O-β-D-glucopyranoside 异鼠李素-3-O-β-D-吡喃葡萄糖苷	炒葶苈子

编号	保留时间	准分子离子	理论值	实测值	碎片离子	分子式	辨认	来源
68	9.59	[M-H]⁻	579.1714	579.1712	271，151	$C_{27}H_{32}O_{14}$	naringin 柚皮苷*	枳实
69	9.82	[M+H]⁺	271.0606	271.0615	153，119	$C_{15}H_{10}O_5$	galangin/apigenin 高良姜素/芹菜素	瓜蒌，枳实
70	10.33	[M-H]⁻	457.171	457.1702	325，163	$C_{21}H_{30}O_{11}$	eugenol beta-primeveroside	炒山楂
71	10.34	[M-H]⁻	461.1084	461.1092	299，286	$C_{22}H_{22}O_{11}$	3′,5-dihydroxy-7-（β-D-glucopyranosyloxy）-4′-methoxyflavone 香叶木素-7-O-β-D-葡萄糖苷	瓜蒌
72	10.57	[M-H]⁻	609.1819	609.1832	301，286	$C_{28}H_{34}O_{15}$	hesperidin 橙皮苷*	蜜枇杷叶，枳实
73	10.73	[M-H]⁻	753.2242	753.2261	609，223，190	$C_{34}H_{42}O_{19}$	3,6′-disinapoyl sucrose 3,6′-二芥子酰基蔗糖	炒莱菔子
74	11.03	[M-H]⁻	463.124	463.1209	301	$C_{22}H_{24}O_{11}$	hesperetin-7-O-β-D-glucoside 橙皮素-7-O-β-D-葡萄糖苷	枳实
75	11.35	[M-H]⁻	609.1819	609.1829	301，286，164	$C_{28}H_{34}O_{15}$	neohesperidin 新橙皮苷*	枳实
76	12.23	[M+H]⁺	385.14	385.1415	325，273，179，165，147	$C_{20}H_{20}N_2O_6$	N-[（E）-2-[（2S,3R）-2-acetamido-3-（3,4-dihydroxyphenyl）-2,3-dihydro-1,4-benzodioxin-6-yl]ethenyl]acetamide 乙酰多巴胺二聚体1	蝉蜕
77	13.52	[M-H]⁻	533.2023	533.202	371	$C_{27}H_{34}O_{11}$	arctiin/forsythin 牛蒡子苷/连翘苷	连翘
78	13.52	[M-H]⁻	407.1342	407.1357	245	$C_{20}H_{24}O_9$	shanyenoside A 山萸苷皂苷A	炒山楂
79	13.66	[M+H]⁺	387.1556	387.1530	329，163，147	$C_{20}H_{22}N_2O_6$	N-[（2S,3R）-7-（2-acetamidoethyl）-3-（3,4-dihydroxyphenyl）-2,3-dihydro-1,4-benzodioxin-2-yl]acetamide 乙酰多巴胺二聚体2	蝉蜕
80	14.08	[M+H]⁺	1417.6487	1417.6465	931，799，683，653，521	$C_{64}H_{104}O_{34}$	deapi-platycoside E 去芹糖桔梗皂苷E	桔梗
81	14.35	[M+H]⁺	387.1556	387.1559	330，315，216，147，114	$C_{20}H_{22}N_2O_6$	N-[（2S,3R）-6-（2-acetamidoethyl）-3-（3,4-dihydroxyphenyl）-2,3-dihydro-1,4-benzodioxin-2-yl]acetamide 乙酰多巴胺二聚体3	蝉蜕
82	14.76	[M-H]⁻	371.1495	371.1482	250，121	$C_{21}H_{24}O_6$	phillygenin 连翘脂素	连翘
83	14.81	[M+H]⁺	453.3441	453.3452	209，114	$C_{24}H_{44}N_4O_4$	1,8,15,22-tetrazacyclooctacosane-2,9,16,23-tetrone	炒莱菔子
84	15.72	[M-H]⁻	271.0606	271.061	151，119	$C_{15}H_{12}O_5$	naringenin 柚皮素*	枳实

编号	保留时间	准分子离子	理论值	实测值	碎片离子	分子式	辨认	来源
85	16.05	[M-H]⁻	593.187	593.1853	285	$C_{28}H_{34}O_{14}$	isosakuranetin-7-rutinoside（didymin）香风草苷	枳实
86	16.05	[M-H]⁻	285.0763	285.0767	271	$C_{16}H_{14}O_5$	isosakuranetin 异樱花亭	枳实
87	16.66	[M+H]⁺	361.0923	361.0919	163，145，135	$C_{18}H_{16}O_8$	rosmarinic acid 迷迭香酸	枳实
88	16.9	[M+H]⁺	287.0919	287.0921	203	$C_{16}H_{14}O_5$	prangenin 独活内酯	枳实
89	17.01	[M-H]⁻	593.187	593.1865	285	$C_{28}H_{34}O_{14}$	poncirin 枸橘苷	枳实
90	18.04	[M-H]⁻	301.0712	301.0695	164，151，136	$C_{16}H_{14}O_6$	hesperetin 橙皮素*	枳实
91	20.34	[M+H]⁺	1093.5431	1093.5433	961，815，683，485	$C_{52}H_{84}O_{24}$	deapi-platycodin D 去芹糖桔梗皂苷 D	桔梗
92	20.95	[M+H]⁺	1225.5853	1225.5822	1093，961，799，683，521，485	$C_{57}H_{92}O_{28}$	platycodin D 桔梗皂苷 D*	桔梗
93	21.22	[M-H]⁻	1265.5803	1265.5839	681	$C_{59}H_{94}O_{29}$	platycodin A 桔梗炔苷 A	桔梗
94	21.29	[M-H]⁻	1207.5748	1207.5718	665，503	$C_{57}H_{92}O_{27}$	polygalacin D 远志皂苷 D	桔梗
95	21.84	[M-H]⁻	401.0873	401.0891	289，245，125	$C_{20}H_{18}O_9$	procyanidins derivative 原花青素衍生物	炒山楂
96	21.86	[M-H]⁻	517.3165	517.3156	327，146	$C_{30}H_{46}O_7$	cucurbitacin R 葫芦素 R	瓜蒌
97	22.39	[M-H]⁻	329.2328	329.2325	311，285，211，183	$C_{18}H_{34}O_5$	tianshic acid 天师酸	瓜蒌
98	22.41	[M+H]⁺	473.2175	473.2162	454，425，367	$C_{26}H_{32}O_8$	deacetylnomilin 去乙酰闹米林	枳实
99	22.41	[M+H]⁺	471.2019	471.2018	425	$C_{26}H_{30}O_8$	limonin 柠檬苦素	枳实
100	22.76	[M+H]⁺	343.1182	343.1181	329，315，301，287	$C_{19}H_{18}O_6$	3′,4′,7,8-tetramethoxyflavone 3′,4′,7,8-四甲氧基黄酮	枳实
101	22.9	[M-H]⁻	503.3373	503.3394	485，422	$C_{30}H_{48}O_6$	madecassic acid/isomer 羟基积雪草苷	炒山楂
102	23.17	[M+H]⁺	515.2281	515.2287	473	$C_{28}H_{34}O_9$	nomilin 诺米林	枳实
103	23.39	[M+H]⁺	403.1393	403.1396	425，373，358	$C_{21}H_{22}O_8$	nobiletin 川陈皮素	枳实
104	24.04	[M+H]⁺	373.1287	373.1287	359，345，331	$C_{20}H_{20}O_7$	6-demethoxylnobiletin 异橙黄酮	枳实
105	24.06	[M+H]⁺	455.207	455.2067	395，389	$C_{26}H_{30}O_7$	obacuno 黄柏酮	枳实
106	24.43	[M+H]⁺	389.1236	389.1249	373，359，345，331	$C_{20}H_{20}O_8$	demethylnobiletin 去甲基川陈皮素	枳实
107	24.5	[M-H]⁻	487.3423	487.3463	455，439，423	$C_{30}H_{48}O_5$	tormentic acid 2A, 19A-二羟基熊果酸	炒山楂
108	25.63	[M+Na]⁺	689.4182	689.4102	649，603，475	$C_{44}H_{58}O_5$	3,29-dibenzoyl rarounitriol 3,29-二苯甲酰基栝楼仁三醇*	瓜蒌

*为与标准品比对确认。

黄酮类：

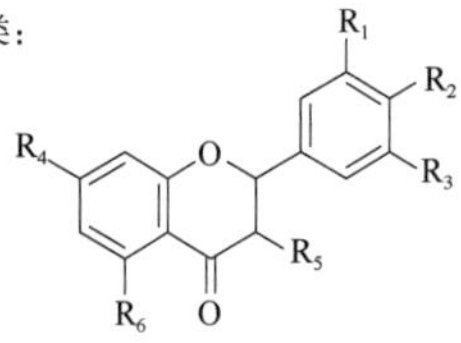

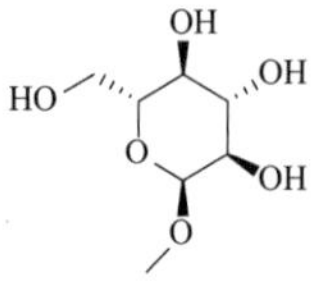

二氢黄酮（醇）
30 儿茶素 R_1=H, R_2=R_3=R_4=R_5=R_6=OH
52 圣草酚 R_1=R_5=H, R_2=R_3=R_4=R_6=OH
53 圣草枸橼苷 R_1=R_5=H, R_2=R_3=R_6=OH, R_4=D
56 新北美圣草苷 R_1=R_5=H, R_2=R_3=R_6=OH, R_4=E
63 芸香柚皮苷 R_1=R_3=R_5=H, R_2=R_6=OH, R_4=B
64 柚皮素-O-己糖苷 R_1=R_3=R_5=H, R_2=R_4=OH, R_6=A
68 柚皮苷 R_1=R_3=R_5=H, R_2=R_6=OH, R_4=E
72 橙皮苷 R_1=R_5=H, R_2=OCH$_3$, R_3=R_6=OH, R_4=D
74 橙皮素-7-O-β-D-葡萄糖苷 R_1=R_5=H, R_2=OCH$_3$, R_3=R_6=OH, R_4=A
75 新橙皮苷 R_1=R_5=H, R_2=OCH$_3$, R_3=R_6=OH, R_4=E
84 柚皮素 R_1=R_3=R_5=H, R_2=R_4=R_6=OH
85 香风草苷 R_1=R_3=R_5=H, R_2=R_6=OH, R_4=D
86 异樱花亭 R_1=R_3=R_5=H, R_2=OCH$_3$, R_4=R_6=OH
89 枸橘苷 R_1=R_3=R_5=H, R_2=OCH$_3$, R_6=OH, R_4=E
90 橙皮素 R_1=R_5=H, R_2=OCH$_3$, R_3=R_4=R_6=OH

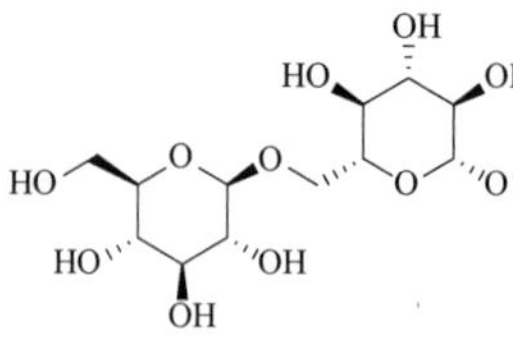

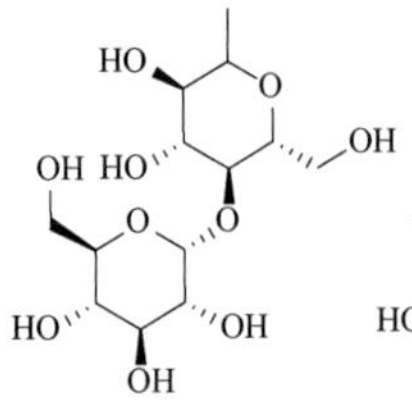

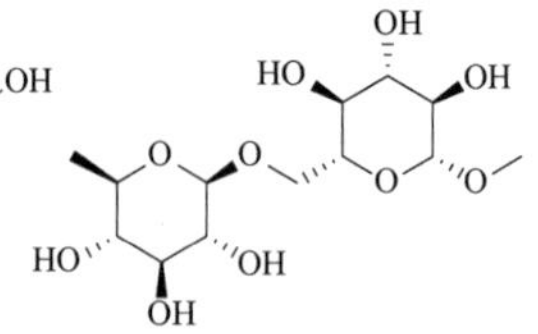

黄酮（醇）
31 槲皮素-3-O-β-D-葡萄糖-7-O-β-D-龙胆双糖苷 2′=3′=6′=6=8=H, 4′=5′=5=OH, 3=A, 7=B
36 槲皮素-7-O-β-龙胆二糖苷 2′=3′=6′=6=8=H, 3′=4′=5′=5=OH,7=B
37 山柰酚-3-O-β-D-吡喃葡萄糖基-7-O-β-龙胆二糖苷 2′=3′=6′=6=8=H, 4′=5=OH, 3=A.7=B
39 异鼠李素-3-O-β-D-吡喃葡萄糖基-7-O-β-龙胆双糖苷 2′=3′=6′=6=8=H, 4′=5=OH, 5′=OCH3, 3=A, 7=B
42 异鼠李素-7-O-β-龙胆双糖苷 2′=3′=6′=6=8=H, 4′=3=5=OH, 5′=OCH$_3$, 7=B
43 牡荆素葡萄糖苷 2′=3′=5′=6′=3=6=H, 4′=5=7=OH, 8=C
47 山柰酚-3, 7-二葡萄苷 2′=3′=5′=6′=6=8=H, 4′=5=OH, 3=7=A
48 金丝桃苷 2′=5′=6′=6=8=H, 3′=4′=5=7=OH, 3=A
49 芦丁 2′=3′=6′=6=8=H, 4′=5′=5=7=OH, 3=D
51 异槲皮苷 2′=3′=6′=6=8=H, 4′=5′=5=7=OH, 3=A
55 木犀草苷 2′=3′=6′=3=6=8=H, 4′=5′=5=OH, 7=A
59 忍冬苷 2′=3′=6′=3=6=8=H, 4′=5=OH,7=E
61 山柰酚 2′=3′=5′=6′=6=8=H, 4′=3=5=7=OH
62 槲皮苷 2′=5′=6′=6=8=H, 3′=4′=5=7=OH, 3=F
67 异鼠李素-3-O-β-D-吡喃葡萄糖苷 2′=3′=6′=6=8=H,4′=5=7=OH,5′=OCH3,3=A
69 高良姜素 2′=3′=4′=5′=6′=6=8=H,3=5=7=OH /芹菜素 2′=3′=5′=6′=3=6=8=H,4′=5=7=OH
71 香叶木素-7-O-β-D-葡萄糖苷 2′=3′=6′=3=6=8=H,4′=5=5′=OH,4′=OCH$_3$,7=A
100 3′,4′,7,8-四甲氧基黄酮 2′=3′=6′=3=5=6=H,4′=5′=7=8=OCH3
103 川陈皮素 2′=3′=3=6′=H,4′=5′=5=7=8=OCH3
104 异橙黄酮 2′=3′=3=6′=H,4′=5′=5=7=8=OCH3
106 去甲基川陈皮素 2′=5′=6′=3=H, 3′=4′=5=OH, 6=7=8=OCH3

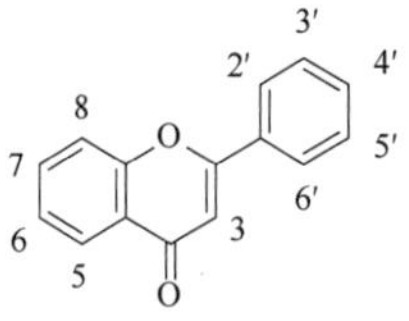

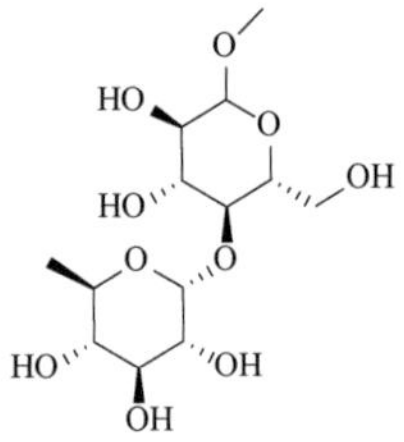

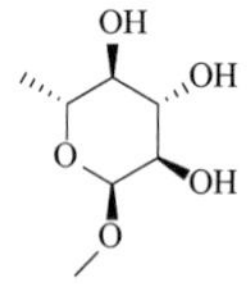

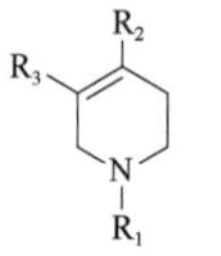

生物碱类：

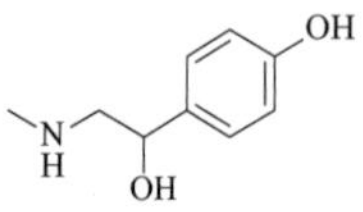

4 辛弗林*

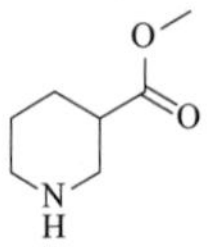

3 3-哌啶甲酸甲酯

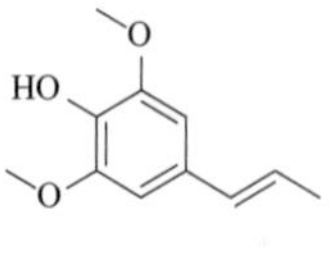

41 芥子碱*

6 异去甲基槟榔次碱 R_1=R_3=H, R_2=COOH
7 去甲基槟榔次碱 R_1=R_2=H, R_3=COOH
8 去甲基槟榔碱 R_1=R_2=H, R_3=COOCH$_3$
11 槟榔碱 R_1=CH$_3$, R_2=H, R_3=COOH
12 氢溴酸槟榔碱* R_1=CH$_3$, R_2=H, R_3=COOCH$_3$

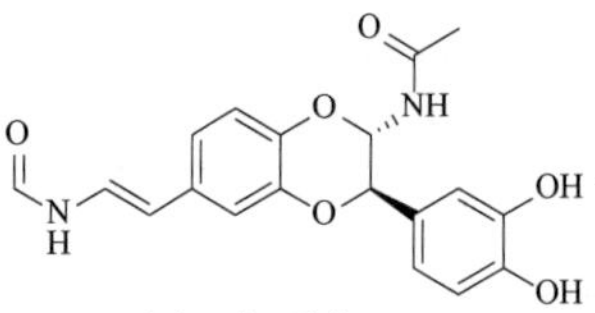

76 乙酰多巴胺二聚体1

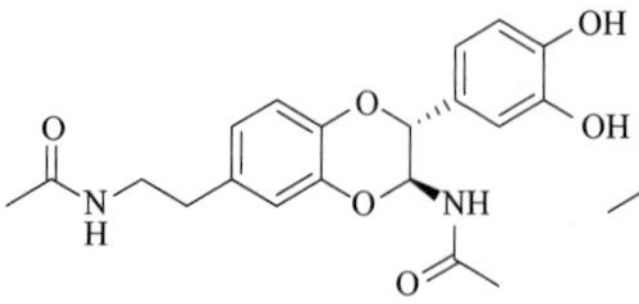

79 乙酰多巴胺二聚体2

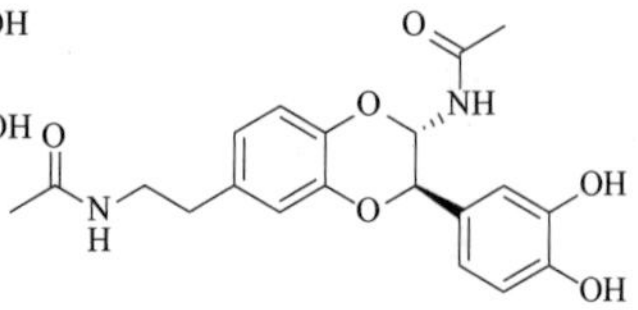

81 乙酰多巴胺二聚体3

三萜类：

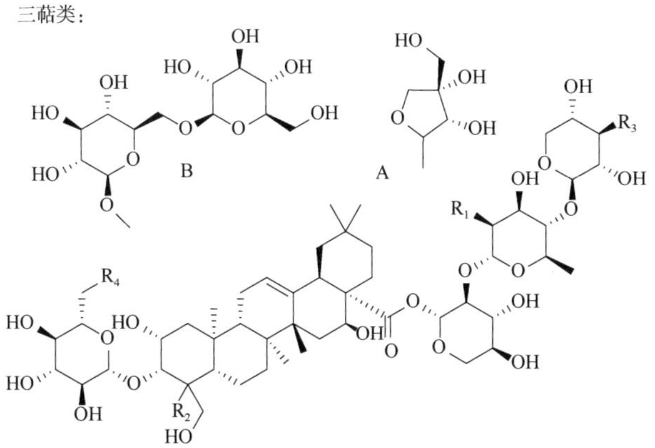

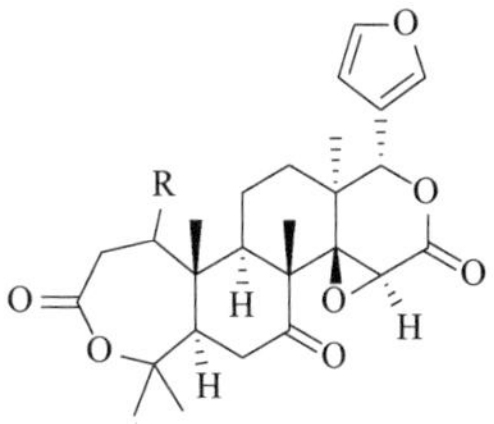

98去乙酰闹米林 R=OH
102诺米林 R=CH₃COO

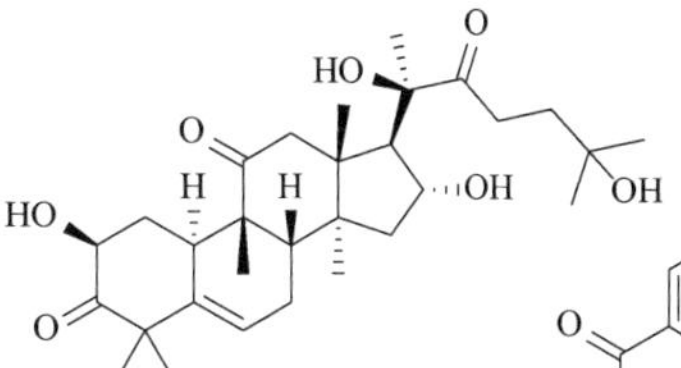

80去芹糖桔梗皂苷E R₁=R₃=OH,R₂=Ch₂OH, R₄=B
91去芹糖桔梗皂苷D R₁=R₃=R₄=OH, R₂=Ch₂OH
92桔梗皂苷D* R₁=R₄=OH, R₂=Ch₃OH, R₃=A
93桔梗炔苷A R₁=CH₃COO, R₂=Ch₃OH, R₃=A，R₄=OH
94远志皂苷D R₁=R₄=OH, R₂=CH₃, R₃=A

96葫芦素R

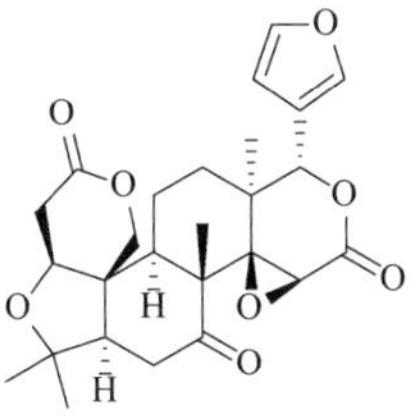

99柠檬苦素

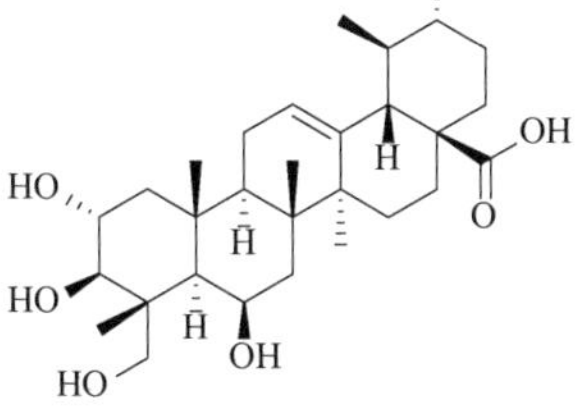

101羟基积雪草苷

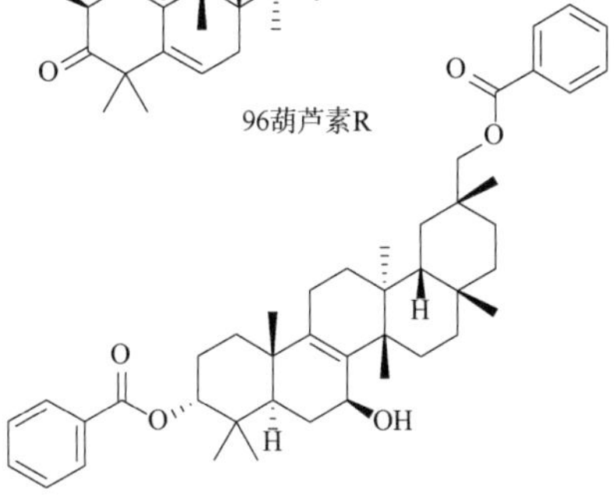

108 3,29-二苯甲酰基栝楼仁三醇*

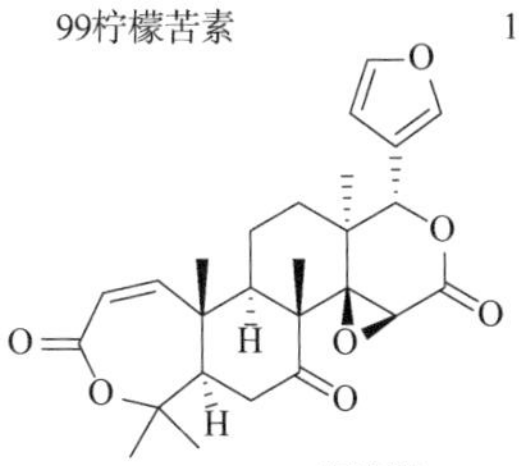

105黄柏酮

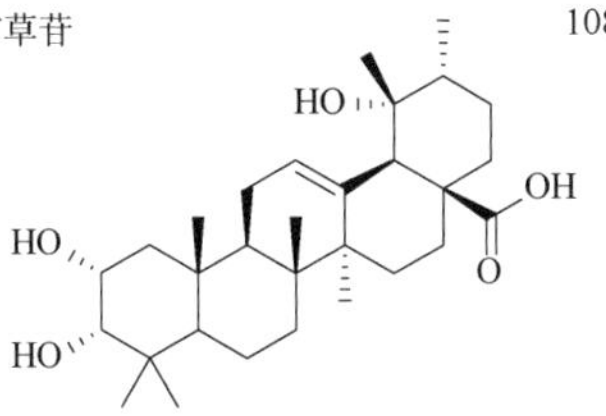

107 2A,19A-二羟基熊果酸

木脂素类：

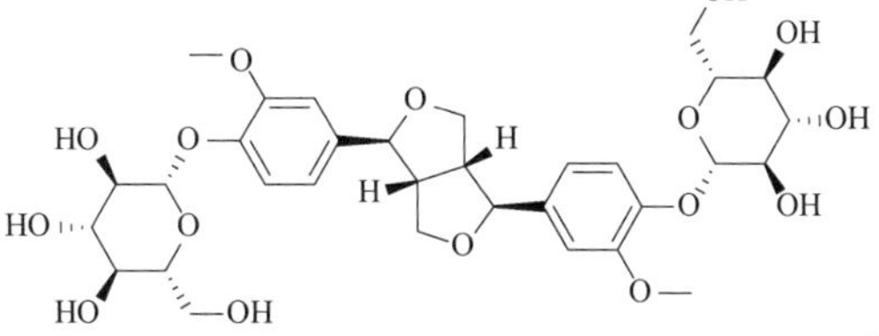

46松脂醇二葡萄糖苷

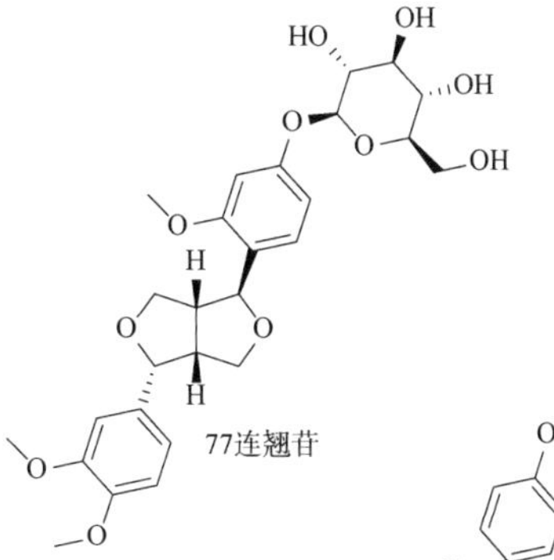

77连翘苷

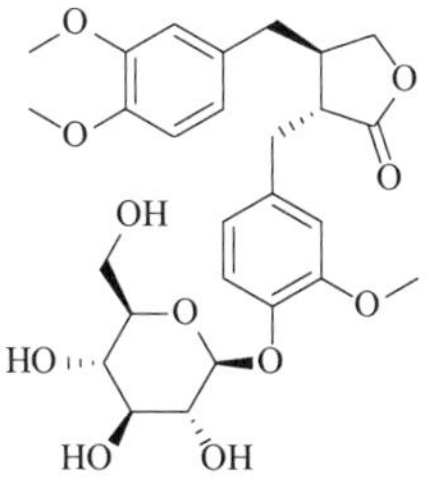

77牛蒡子苷

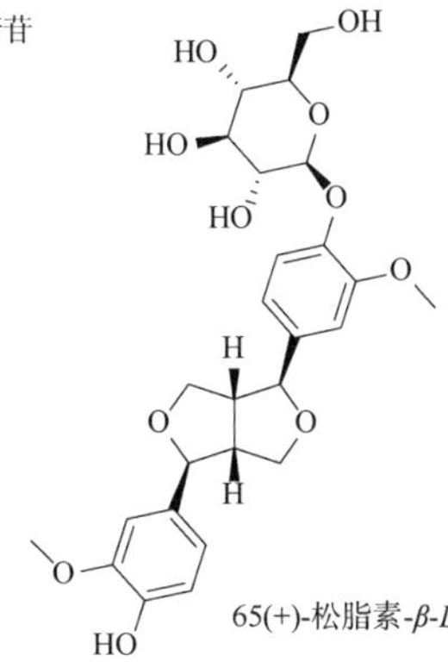

65(+)-松脂素-β-D-吡喃葡萄糖苷

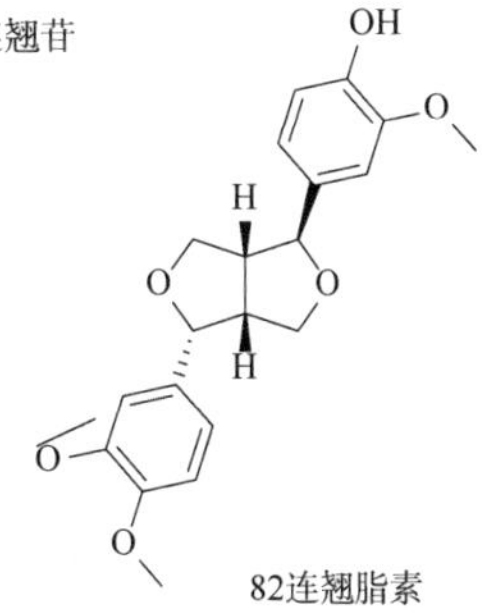

82连翘脂素

香豆素类:

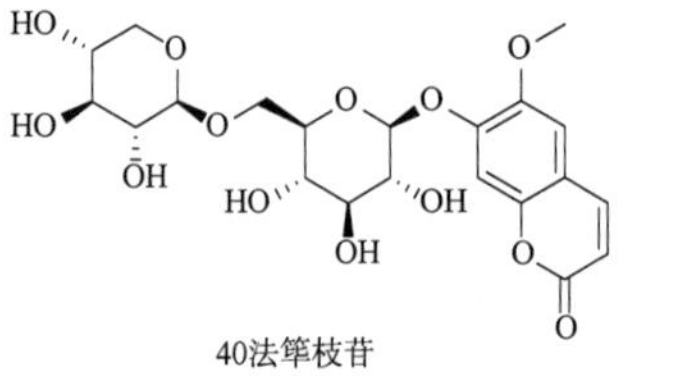

40法筸枝苷 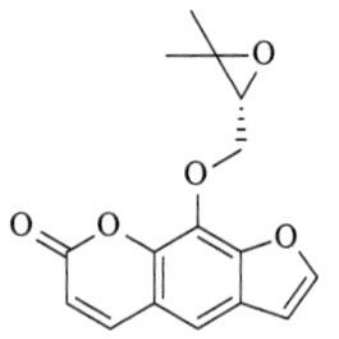　　　88独活内酯

简单苯丙素类:

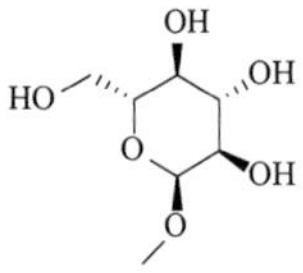

A 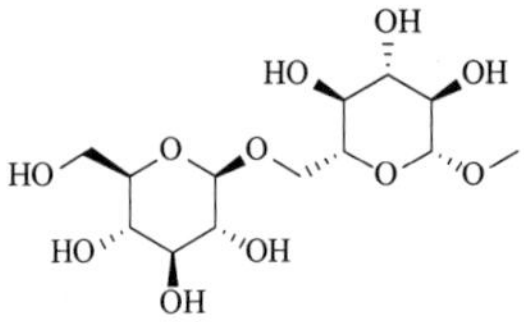　　　B

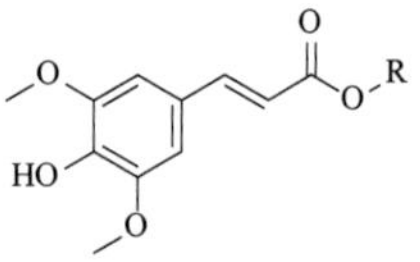

54芥子酸　R=H
38、44芥子酸龙胆二糖苷　R=B
45芥子酸葡萄糖苷　R=A

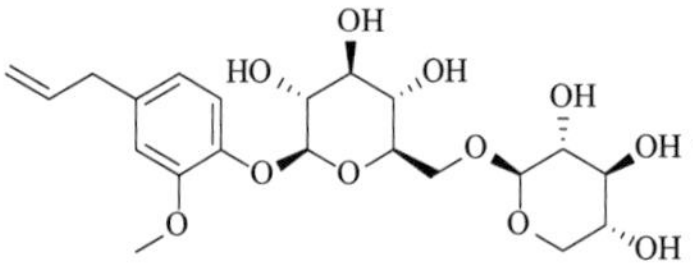

70 eugenol beta-primeveroside 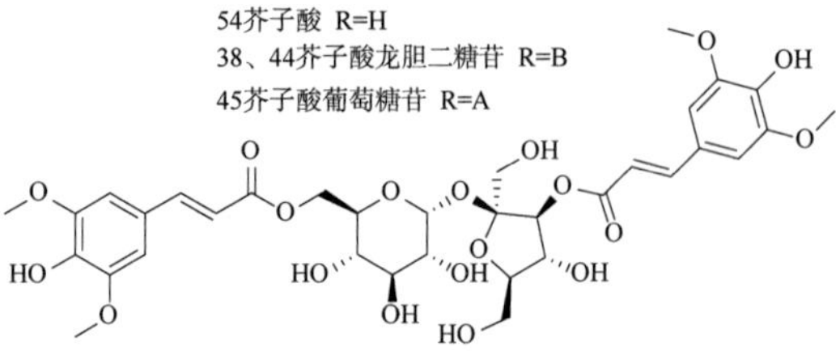　　　73 3,6′-二芥子酰基蔗糖

苯乙醇苷类:

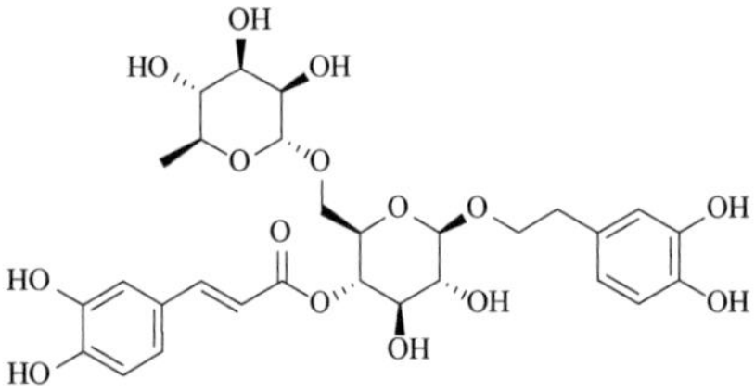

60连翘酯苷A* 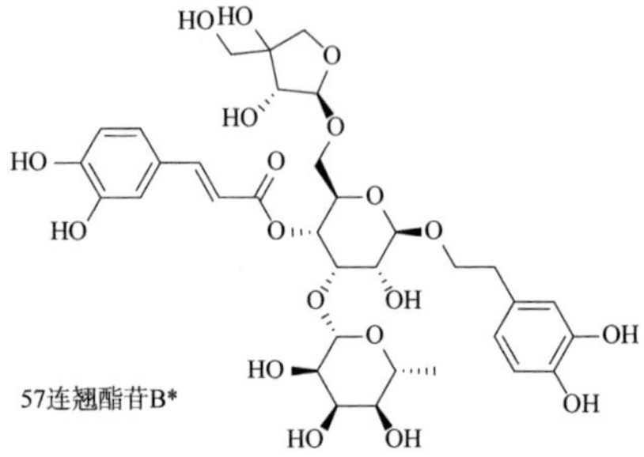　　　57连翘酯苷B*

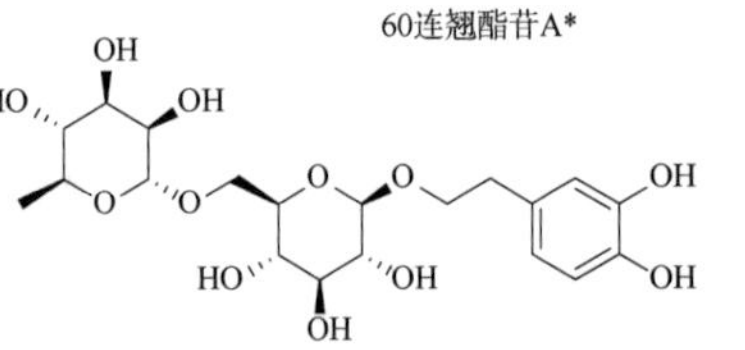

28连翘酯苷E 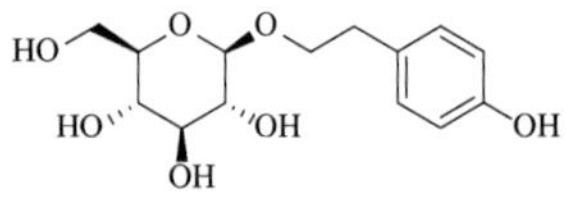　　　25毛柳苷

有机酸类:

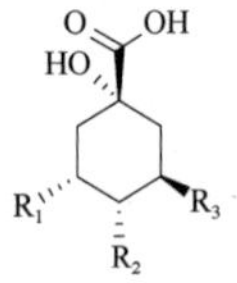

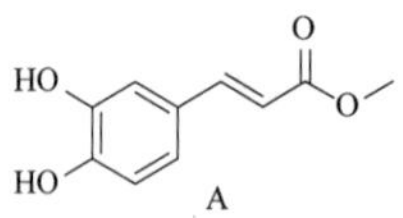

A 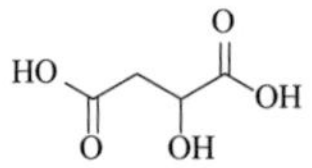　　　10苹果酸 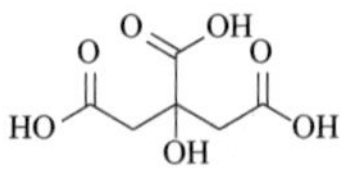　　　13枸橼酸* 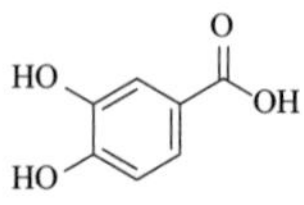　　　18原儿茶酸*

29奎宁酸　　R₁=R₂=R₃=OH
21新绿原酸　R₁=A, R₂=R₃=OH
32绿原酸*　　R₃=A, R₁=R₂=OH
34隐绿原酸　R₂=A,R₁=R₃=OH

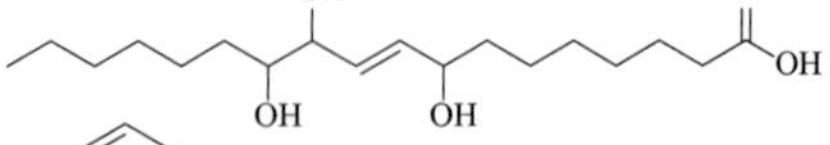

97天师酸

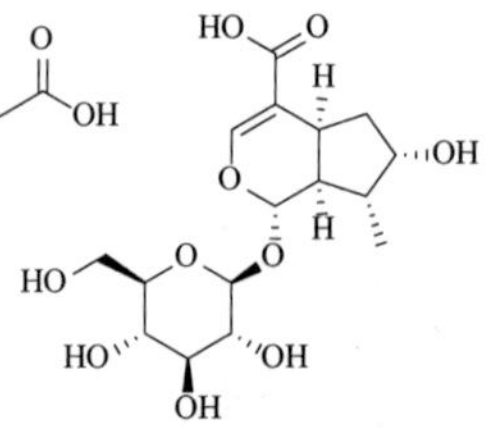

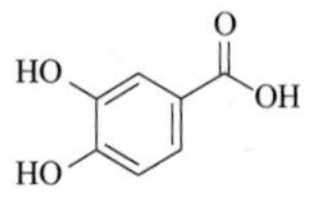

27 3,4-二羟基苯甲醛 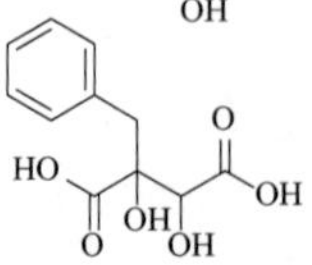　　　33 2-benzyl-2,3-dihydroxybutanedioic acid　　　20五福花苷酸

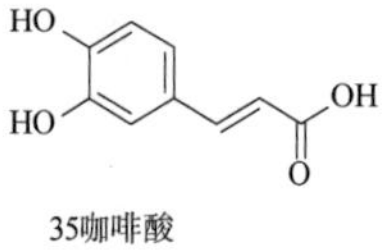

35咖啡酸 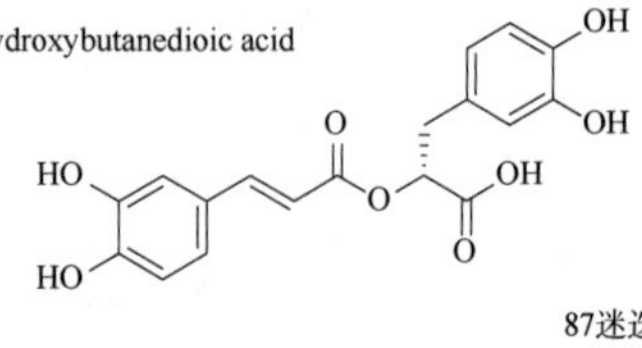　　　87迷迭香酸

其他：

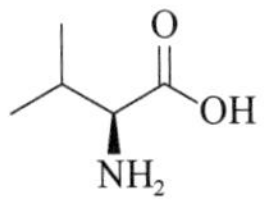

5 *L*-缬氨酸 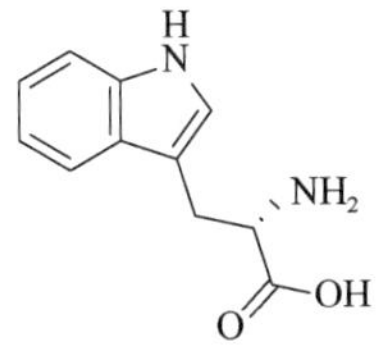　　23 *L*-色氨酸 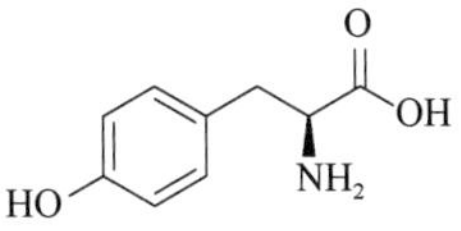　　14 *L*-酪氨酸 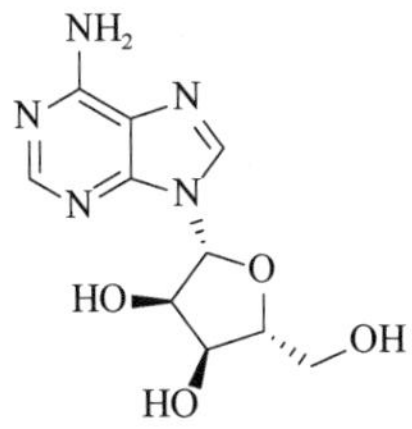　　15 腺苷 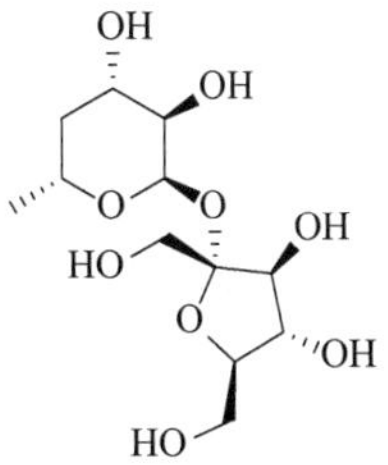　　16 4,6-二脱氧蔗糖

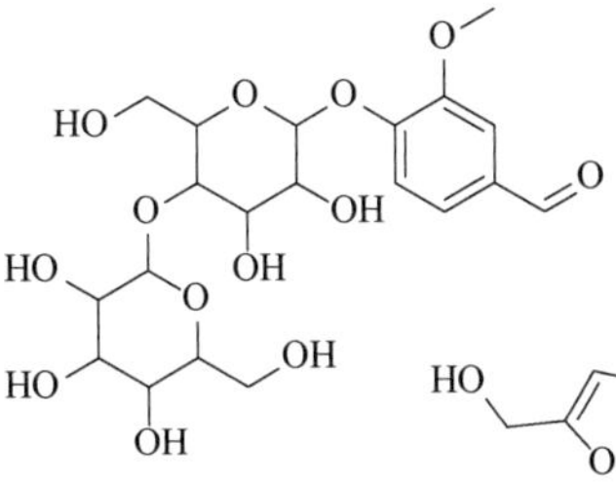

19 香兰素乳糖苷　　22 5-羟甲基糠醛 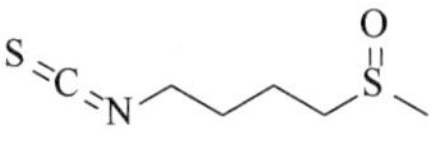　　24 萝卜硫素 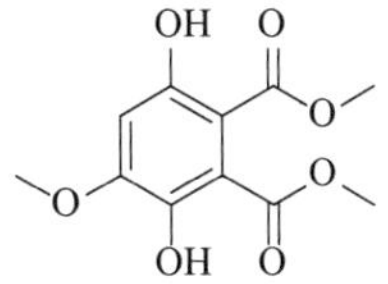　　26 dimethyl 3,6-dihydroxy-4-methoxyphthalate

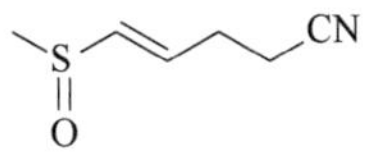

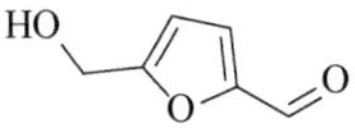

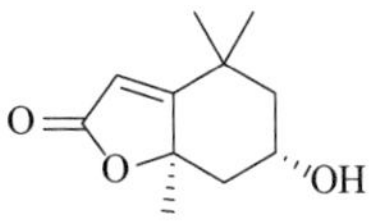

50 黑麦草内酯 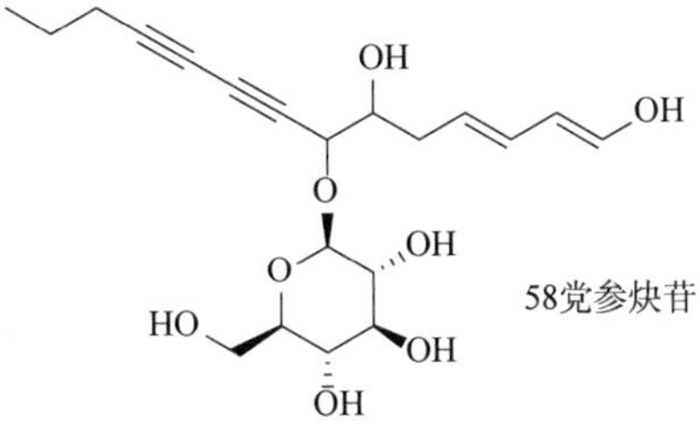　　58 党参炔苷 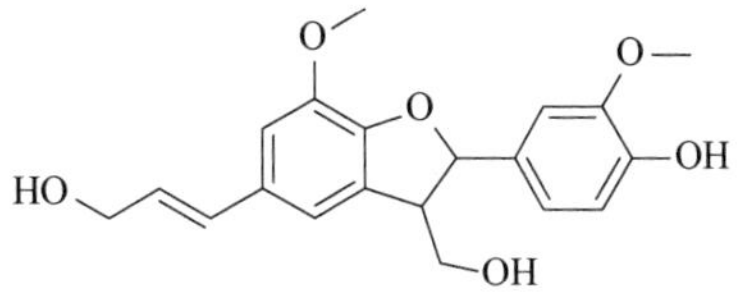　　66 去氢二松柏醇

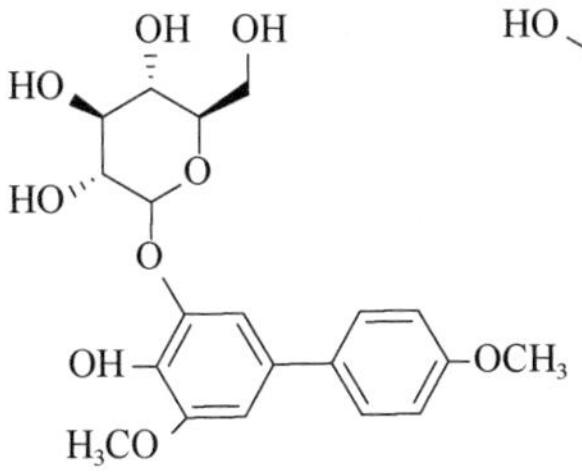

78 山莨菪皂苷A 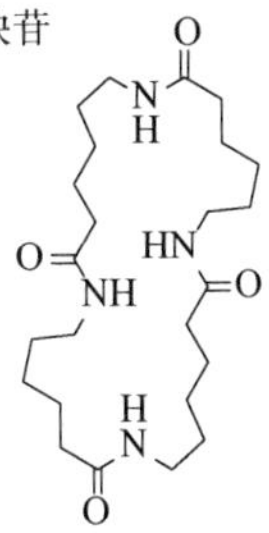　　83 1,8,15,22-tetrazacyclooctacosane-2,9,16,23-tetrone

图 7-2　小儿消积止咳口服液中的化学成分结构式

1.4　小结

本研究建立了一种简单、快速的 UPLC-Q-TOF-MS 技术方法，通过对照品的比对，结合准分子离子、二级碎片离子信息及相关文献，共鉴别或表征出 108 个化学成分，包括 37 个黄酮类、11 个生物碱类、13 个三萜类、4 个木脂素类、2 个香豆素类、5 个简单苯丙素类、4 个苯乙醇苷类、14 个有机酸类及 18 个包括氨基酸、聚炔类等其他类成分。

通过与单味药材色谱比较，21 个来源于炒山楂，10 个来源于槟榔，11 个来源于蜜枇杷叶，13 个来源于连翘，8 个来源于瓜蒌，8 个来源于桔梗，29 个来源于枳实，9 个来源于炒莱菔子，7 个来源于炒葶苈子，4 个来源于蝉蜕。其中黄酮类成分多数来源于枳实、炒山楂和炒葶苈子，木脂素类成分均来自连翘，香豆素类成分均来自枳实，简单苯丙素类成分多数来源于炒莱菔子，生物碱类成分多数来源于槟榔，三萜皂苷类成分均来自桔梗，其他三萜类成分多数来源于枳实和炒山楂，苯乙醇苷类成分均来自连翘，有机酸类成分多数来源于炒山楂，其中脂肪酸均来自炒葶苈子。

2. 基于分子对接的小儿消积止咳口服液药性（味）物质基础研究

本实验选取小儿消积止咳口服液中各结构类型代表性化合物，通过 Schrödinger 2020 Maestro12.4 软件，进行药味受体的分子对接实验，从真实气味、滋味的角度确定其性味物质基础。分子对接主要研究分子间的相互作用，如配体和受体，通过受体的特征及其和药物分子之间的相互作用方式来进行药物设计，并预测其结合模式和亲合力等。最早由 Fisher 提出，他认为大分子蛋白和小分子配体类似"锁钥模型"，识别和结合依赖两者的空间匹配，后随着研究的深入，分子对接配体和受体的结合要比锁钥结合复杂得多，首先配体和受体的构象是变化的，两者的结合过程是动态的；其次，配体和受体的结合既要满足空间的匹配，又要满足能量的匹配。若结合能＜0kJ/mol，表明配体分子均能和受体蛋白自发地结合，结合能＜−5.0kJ/mol，表明其结合性好，结合能越小对接越好。将小儿消积止咳口服液中各单味药根据《中国药典》（2020 年版）的性味归经分类见表 7-2。

表 7-2 基于性味的单味药归类

药味	数量	单味药
酸	2	炒山楂、枳实
甘	4	炒山楂、瓜蒌、炒莱菔子、蝉蜕
苦	7	槟榔、枳实、蜜枇杷叶、瓜蒌（微苦）、炒葶苈子、桔梗、连翘
辛	5	槟榔、枳实、炒莱菔子、炒葶苈子、桔梗

2.1 酸味受体分子对接实验研究

2.1.1 受体选择及预处理

研究发现，瞬时受体电位多囊蛋白（TRPP）通道家族成员 PKD2L1 是一个非选择性阳离子通道，具有高度 Ca^{2+} 渗透性，可以和 PKD2L3 形成异源四聚体，作为酸味受体进行酸信号的传递。本部分实验从 PDB 数据库下载 6D1W 晶体结构，导入 Schrödinger 2020 Maestro 12.4，提取 chain D，通过 Protein Preparation Wizard 进行预处理，将 delete water 的范围设置为 0Å。应用 Binding Site Detection 计算可能的活性空腔，选择打分最高的空腔，通过 Receptor Grid Generation 生成受体格点文件（图 7-3），用于后续分子对接。

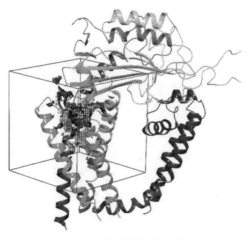

图 7-3 6D1W 晶体结构可能的格点文件

2.1.2 建立配体小分子库

选取小儿消积止咳口服液中酸味药材山楂、枳实的代表性化合物作为对接配体，并从

PubChem 下载小分子 sdf.格式文件，建立酸味小分子库。

2.1.3　分子对接

枸橼酸又名柠檬酸，是一种重要的有机酸，无色晶体，无臭，有很强的酸味，易溶于水，是天然防腐剂和食品添加剂。本部分实验以枸橼酸为阳性酸味小分子，并对其加以预处理，电场力 OPLS3e、不改变小分子离子化状态、保留指定手性、最多产生分子5 个。同时将小分子库导入 Schrödinger 软件，和阳性酸味小分子相同条件进行预处理，在 Ligand Docking 中选择第一步生成的受体格点文件，与处理后的小分子进行分子对接。

2.1.4　实验结果

通过 Schrödinger 软件将枸橼酸小分子与酸味受体 6D1W 的格点文件进行对接，对接得分为–5.418，结合模式图如图 7-4 所示。酸味小分子库内各化合物与酸味受体 6D1W 的对接结果见表 7-3，对接得分绝对值结果见图 7-5，有机酸类绿原酸和迷迭香酸的对接展示图见图 7-6。山楂中的有机酸如咖啡酸、绿原酸、新绿原酸、2-苄基-2,3-二羟基丁二酸与受体结合的打分在–6.1～–5.4，均高于阳性配体枸橼酸的对接得分，对接结果较好；黄酮类如牡荆素葡萄糖苷、金丝桃苷、异槲皮苷，以及香兰素乳糖苷、山莨菪皂苷 A 的对接得分均大于–5，糖类鼠李糖和甘露醇对接得分分别为–4.107 和–3.973，对接结果均较差，与酸味受体不能自发结合；枳实中的有机酸迷迭香酸与受体结合的对接得分为–7.723，香豆素类独活内酯和法筚枝苷对接得分分别为–6.134 和–5.833，对接结果较好；黄酮类如橙皮苷、橙皮素-7-O-β-D-葡萄糖苷、芸香柚皮苷、异橙黄酮、新北美圣草苷、新橙皮苷、3′,4′,7,8-四甲氧基黄酮、枸橘苷、圣草枸橼苷、柚皮素-O-己糖苷、柚皮苷、香风草苷、异樱花亭、忍冬苷、去甲基川陈皮素、川陈皮素、柚皮素、橙皮素与受体结合的对接得分均大于–5，对接结果整体较差。因此推测山楂和枳实中的有机酸类及枳实中的香豆素类化合物具有一定的酸味特性，为小儿消积止咳口服液的主要酸味物质基础。

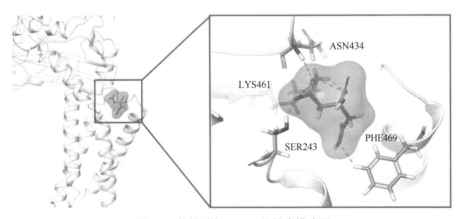

图 7-4　枸橼酸与 6D1W 的结合模式图

表 7-3　酸味小分子库与 6D1W 的对接结果

化合物名称	对接得分	疏水作用	范德瓦耳斯作用	库仑作用	结合能
hesperidin 橙皮苷	−8.640	−4.133	−50.595	−10.582	−61.177
hesperetin-7-*O*-*β*-*D*-glucoside 橙皮素-7-*O*-*β*-*D*-葡萄糖苷	−8.550	−4.319	−39.073	−16.923	−55.996
narirutin 芸香柚皮苷	−8.482	−3.919	−51.732	−11.086	−62.817
6-demethoxylnobiletin 异橙黄酮	−8.237	−4.453	−44.089	−2.691	−46.780
neoeriocitrin 新北美圣草苷	−8.202	−3.335	−49.369	−13.714	−63.083
neohesperidin 新橙皮苷	−7.982	−5.118	−56.886	−1.711	−58.596
3′,4′,7,8-tetramethoxyflavone 3′,4′,7,8-四甲氧基黄酮	−7.836	−4.504	−40.110	−0.556	−40.666
poncirin 枸橘苷	−7.789	−5.080	−55.217	−2.983	−58.200
rosmarinic acid 迷迭香酸	−7.723	−3.474	−35.796	−11.504	−47.300
vanillin lactoside 香兰素乳糖苷	−7.595	−3.239	−27.489	−13.665	−41.153
eriocitrin 圣草枸橼苷	−7.578	−4.392	−63.791	−6.162	−69.952
naringenin-*O*-hexoside 柚皮素-*O*-己糖苷	−7.460	−3.803	−31.462	−10.740	−42.202
naringin 柚皮苷	−7.418	−5.119	−55.782	−2.662	−58.444
dehydrodiconiferyl alcohol 去氢二松柏醇	−7.400	−4.138	−36.905	−3.159	−40.064
glucosylvitexin 牡荆素葡萄糖苷	−7.374	−3.919	−43.572	−10.039	−53.612
isosakuranetin-7-rutinoside（didymin）香风草苷	−7.256	−4.098	−42.193	−5.788	−47.981
galangin 高良姜素	−7.228	−3.544	−29.856	−2.832	−32.688
isosakuranetin 异樱花亭	−7.114	−3.208	−32.001	−2.228	−34.228
shanyenoside A 山莨菪皂苷 A	−7.076	−3.773	−36.037	−7.365	−43.402
lonicerin 忍冬苷	−7.065	−3.749	−47.182	−4.854	−52.036
hyperoside 金丝桃苷	−7.000	−3.239	−38.670	−10.119	−48.789
demethylnobiletin 去甲基川陈皮素	−6.965	−3.482	−35.464	−5.370	−40.834
apigenin 芹菜素	−6.924	−3.393	−33.130	−1.322	−34.452
eriodictyol 圣草酚	−6.902	−2.300	−31.819	−8.352	−40.170
isoquercitrin 异槲皮苷	−6.867	−3.034	−37.792	−10.771	−48.563
nobiletin 川陈皮素	−6.695	−3.972	−42.372	0.325	−42.047
naringenin 柚皮素	−6.577	−2.281	−30.599	−6.037	−36.636
prangenin 独活内酯	−6.134	−2.634	−32.521	−4.034	−36.555
2-benzyl-2,3-dihydroxybutanedioic acid 2-苄基-2,3-二羟基丁二酸	−6.006	−1.208	−23.342	−13.370	−36.712
neochlorogenic acid 新绿原酸	−5.847	−1.077	−26.748	−19.601	−46.349
fabiatrin 法筚枝苷	−5.833	−2.046	−40.245	−11.610	−51.855
chlorogenic acid 绿原酸	−5.545	−1.520	−33.984	−11.718	−45.702
hesperetin 橙皮素	−5.456	−1.304	−28.851	−8.329	−37.181
caffeic acid 咖啡酸	−5.435	−1.867	−21.579	−8.276	−29.854
citric acid 枸橼酸	−5.418	−0.081	−14.977	−16.120	−31.097

续表

化合物名称	对接得分	疏水作用	范德瓦耳斯作用	库仑作用	结合能
deacetylnomilin 去乙酰闹米林	−5.366	−3.821	−18.579	1.277	−17.302
malic acid 苹果酸	−4.413	−0.243	−7.535	−9.796	−17.332
L-rhamnose monohydrate 鼠李糖	−4.107	−0.462	−12.738	−15.286	−28.024
mannitol 甘露醇	−3.973	−1.018	−13.230	−16.727	−29.956
limonin 柠檬苦素	−3.612	−1.610	−26.292	−1.780	−28.073
obacuno 黄柏酮	−3.438	−1.453	−27.520	−1.864	−29.383

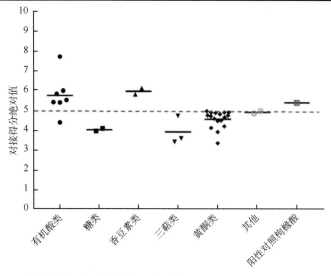

图 7-5 酸味小分子库化合物与酸味受体 6D1W 的对接得分绝对值结果图

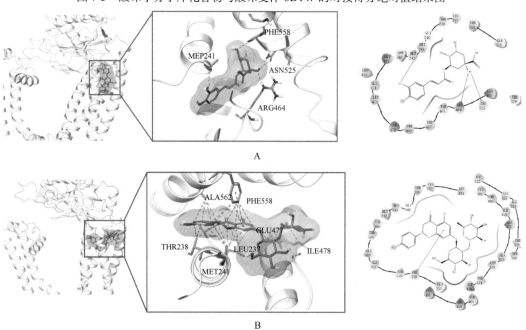

图 7-6 酸味小分子库部分化合物与酸味受体 6D1W 的对接展示图

A. 绿原酸；B. 柚皮苷

2.2　甘味受体分子对接实验研究

2.2.1　受体选择及预处理

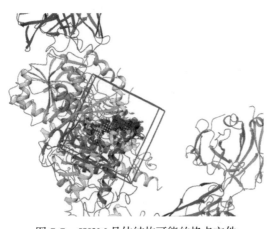

图 7-7　5X2M 晶体结构可能的格点文件

研究发现，味觉受体 T1R 家族的 T1R2/T1R3 以异源二聚体形式与蔗糖、糖精等甘味物质结合，是人类的甜味味觉受体，属于 G 蛋白偶联受体。本部分实验从 PDB 数据库下载 5X2M 晶体结构，导入 Schrödinger 2020 Maestro12.4，通过 Protein Preparation Wizard 进行预处理，将 delete water 的范围设置为 0Å。应用 Binding Site Detection 计算可能的活性空腔，选择打分最高的空腔，通过 Receptor Grid Generation 生成受体格点文件（图 7-7），用于后续分子对接。

2.2.2　建立配体小分子库

选取小儿消积止咳口服液中甘味药材山楂、蝉蜕、瓜蒌和莱菔子的代表性化合物作为对接配体，并从 PubChem 下载小分子 sdf.格式文件，建立甘味小分子库。

2.2.3　分子对接

葡萄糖是自然界分布最广且最为重要的一种单糖，纯净葡萄糖为无色晶体，有甜味。本部分实验以葡萄糖作为阳性甘味小分子，同时将甘味配体小分子库导入 Schrödinger 软件，进行小分子预处理，电场力 OPLS3e、不改变小分子离子化状态、保留指定手性、最多产生分子 5 个，在 Ligand Docking 中选择第一步中生成的受体格点文件，与小分子进行分子对接。

2.2.4　实验结果

通过 Schrödinger 软件将葡萄糖小分子与甘味受体 5X2M 的格点文件进行对接，对接得分为 –5.258，结合模式图如图 7-8 所示。甘味小分子库内各化合物与甘味受体 5X2M 的对接结果见表 7-4，对接得分绝对值结果见图 7-9，其中蔗糖、香兰素乳糖苷、生物碱类乙酰多巴胺二聚体 1 的对接展示图见图 7-10。山楂中的糖类鼠李糖、4,6-二脱氧蔗糖的对接得分分别为 –5.617 和 –5.651，对接结果较好；香兰素乳糖苷、山莨菪皂苷 A 的对接得分分别为 –6.884 和 –5.115，与受体结合较好。蝉蜕中的生物碱如乙酰多巴胺二聚体 1 和乙酰多巴胺二聚体 3 的对接得分分别为 –6.492 和 –6.305，得分绝对值较高。瓜蒌中腺苷对接得分为 –6.274。莱菔子中的简单苯丙素类如 Z-芥子酸龙胆二糖苷、芥子酸葡萄糖苷的对接得分分别为 –5.819、–5.780，均能与受体自发结合。来自四味药材中的有机酸类、黄酮类和三萜类化合物与甘味受体对接结果整体均较差。因此推测山楂中的糖类、苷类，蝉蜕中的部分生物碱类，瓜蒌中的腺苷，以及莱菔子中的部分简单苯丙素类化合物具有一定的甘味特性，为小儿消积止咳口服液的主要甘味物质基础。

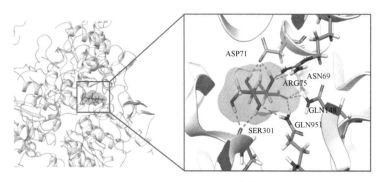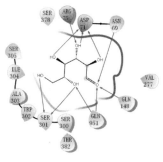

图 7-8　葡萄糖与 5X2M 的结合模式图

表 7-4　甘味小分子库与 5X2M 的对接结果

化合物名称	对接得分	疏水作用	范德瓦耳斯作用	库仑作用	结合能
vanillin lactoside 香兰素乳糖苷	−6.884	−0.597	−34.212	−26.791	−61.003
N-[（*E*）-2-[（2*S*,3*R*）-2-acetamido-3-（3,4-dihydroxyphenyl）-2,3-dihydro-1,4-benzodioxin-6-yl]ethenyl]acetamide 乙酰多巴胺二聚体 1	−6.492	−0.368	−32.008	−19.134	−51.143
N-[（2*S*,3*R*）-6-（2-acetamidoethyl）-3-（3,4-dihydroxyphenyl）-2,3-dihydro-1,4-benzodioxin-2-yl]acetamide 乙酰多巴胺二聚体 3	−6.305	−0.236	−14.502	−30.499	−45.001
adenosine 腺苷	−6.274	−0.316	−27.111	−14.639	−41.750
glucosylvitexin 牡荆素葡萄糖苷	−6.193	−0.797	−28.605	−10.081	−38.686
Z-芥子酸龙胆二糖苷	−5.819	−0.314	−28.779	−20.678	−49.458
芥子酸葡萄糖苷	−5.780	−0.318	−28.640	−20.451	−49.091
cynaroside 木犀草苷	−5.744	−0.410	−26.831	−29.025	−55.856
hyperoside 金丝桃苷	−5.690	−0.528	−22.523	−29.746	−52.269
4,6-dideoxysucrose 4,6-二脱氧蔗糖	−5.651	−0.592	−12.173	−22.164	−34.336
L-rhamnose monohydrate 鼠李糖	−5.617	−0.287	−4.996	−26.299	−31.295
3′,5-dihydroxy-7-（*β*-D-glucopyranosyloxy）-4′-methoxyflavone 香叶木素-7-*O*-*β*-D-葡萄糖苷	−5.546	−0.241	−37.343	−21.970	−59.313
protocatechualdehyde 3,4-二羟基苯甲醛	−5.505	−0.529	−17.986	−9.487	−27.473
sucrose 蔗糖	−5.347	−0.403	−18.599	−24.673	−43.272
tianshic acid 天师酸	−5.347	−1.519	−35.237	−19.551	−54.789
glucose 葡萄糖	−5.258	−0.435	−14.443	−24.849	−39.292
shanyenoside A 山茛苕皂苷 A	−5.115	−0.188	−21.361	−22.237	−43.598
3,6′-disinapoyl sucrose 3,6′-二芥子酰基蔗糖	−5.020	−0.563	−39.041	−16.435	−55.476
mannitol 甘露醇	−4.793	−0.580	−14.542	−24.684	−39.226
N-[（2*S*,3*R*）-7-（2-acetamidoethyl）-3-（3,4-dihydroxyphenyl）-2,3-dihydro-1,4-benzodioxin-2-yl]acetamide 乙酰多巴胺二聚体 2	−4.703	−0.655	−27.975	−10.790	−38.765
4-hydroxy-3,5-dimethoxycinnamic acid 芥子酸	−4.651	−0.268	−17.223	−11.040	−28.264

续表

化合物名称	对接得分	疏水作用	范德瓦耳斯作用	库仑作用	结合能
3,29-dibenzoyl rarounitriol 3,29-二苯甲酰基栝楼仁三醇	−4.298	−1.124	−45.986	−3.070	−49.057
isoquercitrin 异槲皮苷	−4.125	−0.647	−34.168	−12.489	−46.657
cucurbitacin R 葫芦素 R	−3.745	−0.596	−22.798	−13.606	−36.404
sinapine 芥子碱	−3.742	−0.615	−31.243	−4.927	−36.170

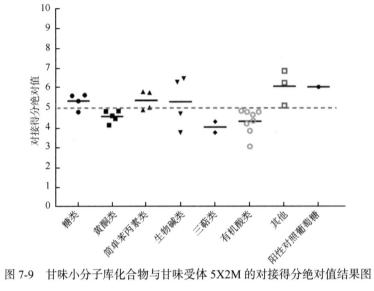

图 7-9　甘味小分子库化合物与甘味受体 5X2M 的对接得分绝对值结果图

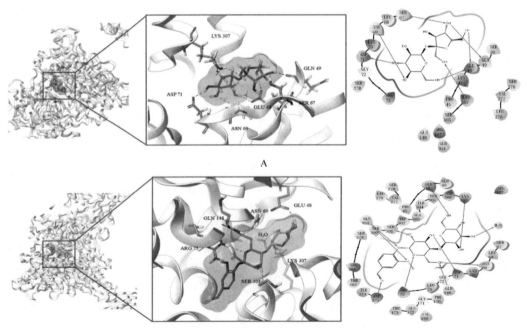

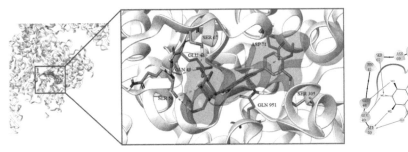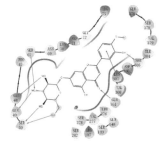

C

图 7-10　甘味小分子库部分化合物与甘味受体 5X2M 的对接展示图

A. 蔗糖；B. 香兰素乳糖苷；C. 香叶木素-7-*O*-*β*-*D*-葡萄糖苷

2.3　苦味受体分子对接实验研究

2.3.1　苦味受体选择及同源模建

研究发现，人类对苦味的感知是由 hTAS2R 基因家族的 G 蛋白偶联受体介导的，多种苦味中药的化学成分能与苦味受体相结合，如苦艾中的木防己苦毒素等 8 种苦味物质均能与 hT2R14 受体相结合，芦荟素能激活 hT2R43 受体等。本部分实验通过同源模建构建苦味受体，从 NCBI 下载 hTAS2R10 序列，以晶体结构 3SN6 为模板用 Prime 方法进行同源模建，构建得到 hTAS2R10 的三维结构。

将构建得到的 hTAS2R10 的三维结构作为受体结构，以 3SN6 的原配体 P0G（8-[（1R）-2-{[1，1-DIMETHYL-2-（2-METHYLPHENYL）ETHYL] AMINO}-1-HYDROXYETHYL]-5-HYDROXY-2H-1，4-BENZOXAZIN-3 （4H）-ONE）为中心，生成受体的格点文件，盒子大小采用默认值，然后用 Glide 方法将已知的 hTAS2R10 配体奎宁对接到 hTAS2R10 中，选择标准精度。

以 3NS6 的膜位点为参考，将对接得到 hTAS2R10 与奎宁的复合物结构放入平衡好的含有 256 个 DPPC 分子和 12 800 个水分子的双层膜中，调整蛋白在 DPPC 内的位置。采用 g_membed 程序得到蛋白嵌入 DPPC 内的复合物结构，添加 11 个氯离子以中和体系所带电荷，最终整个体系包括 hTAS2R10、奎宁分子、244 个 DPPC 分子、12 730 个水分子及 11 个氯离子，共 74 827 个原子。

首先采用最速下降法对体系进行能量最小化 5000 步；然后分别进行 100ps 的 NVT 和 200ps 的 NPT 模拟，初步对体系进行平衡；最后进行 1ns 的 production MD，步长 2fs，每 4ps 保存一次轨迹。分别采用 V-rescale 和 Parrinello-Rahman 方法控制温度和压力，参考温度设为 310K，库仑和范德瓦耳斯截断半径分别设为 1.4nm 和 1.4nm，采用 PME（Particle Mesh Ewald）方法考虑静电作用。所有计算均在 Gromacs 4.5.4 程序包中执行。

2.3.2　建立配体小分子库

选取小儿消积止咳口服液中苦味药材枳实、葶苈子、枇杷叶、连翘、桔梗、槟榔和瓜蒌的代表性化合物作为对接配体，并从 PubChem 下载小分子 sdf.格式文件，建立苦味小分子库。

2.3.3 分子对接

导入小分子库，进行小分子预处理，电场力 OPLS3e、不改变小分子离子化状态、保留指定手性、最多产生分子 5 个；提取 hTAS2R10 和奎宁的复合物结构，进行 500 步的能量最小化，所得结构作为受体用于与苦味小分子的对接计算。在 Glide 模块中以奎宁为中心进行受体格点生成，与小分子库配体进行分子对接。

2.3.4 实验结果

（1）hTAS2R10 同源模建结果

hTAS2R10 序列和 3SN6 的序列比对结果见图 7-11。构建得到 hTAS2R10 的三维结构，其拉氏图如图 7-12 所示，可见大部分的残基处于允许区，表明构建结构的骨架二面角是合理的。

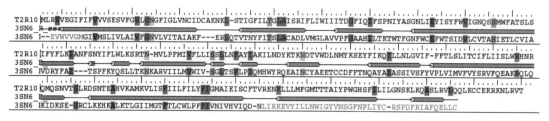

图 7-11　hTAS2R10 与 3SN6 的序列比对结果

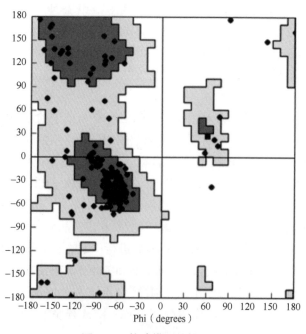

图 7-12　构建模型的拉氏图

（2）hTAS2R10 与奎宁的对接结果

通过 Schrödinger 软件将 hTAS2R10 的激动剂奎宁用 InduceFit 模块对接到 hTAS2R10 中，得到结合模式图如图 7-13 所示，奎宁与 hTAS2R10 的 SER85 和 TYR239 形成两个氢键。

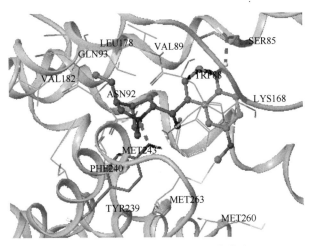

图 7-13　hTAS2R10 与奎宁的结合模式图

（3）分子动力学模拟

如图 7-14 所示，RMSD-时间为 hTAS2R10 受体骨架原子的均方根偏差，可以看出 RMSD 在前 600ps 缓慢升高至 0.15nm 左右，之后在 0.15nm 上下浮动说明体系已经基本达到平衡；RMSF 残基数为各残基的均方根涨落值，可见大多数残基的 RMSF 小于 0.2nm，说明模拟体系已趋于稳定。

对 MD 轨迹进行氢键分析，结果如图 7-15 所示，整个 MD 过程中涉及 6 个氨基酸，共出现 8 种可能的氢键结合模式。和对接结果相比，发现在 MD 过程中仍保持着奎宁与 SER85 形成的氢键，且出现频率较高，说明该氢键非常稳定，而奎宁与 GLN175、LYS168、GLN68 形成的氢键出现频率则较低。GLU246 的羧基氧原子与奎宁的羟基及其附近的氨基形成

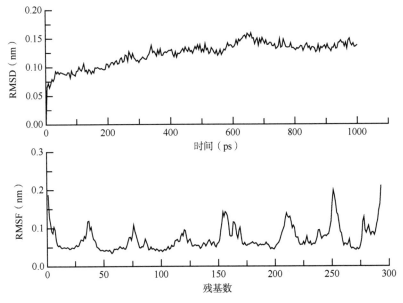

图 7-14　T2R10 骨架原子的 RMSD 和 RMSF

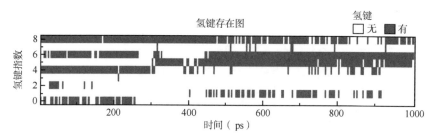

图 7-15   MD 过程中奎宁与 hTAS2R10 之间的氢键出现图

键 0：GLN175；键 1：LYS168；键 2：GLN68；键 3：GLN175；键 4,5,6,7：GLU246；键 8：SER85

4 种类型的氢键，其中指数为 5 和 6 的出现频率较高。如图 7-16 为从 MD 得到的最终结构，可见奎宁与 hTAS2R10 共形成 3 个氢键，其中 GLU246 的两个羧基氧原子分别与奎宁的羟基和氨基形成氢键，SER85 的骨架氧原子与六元环的氨基形成氢键。

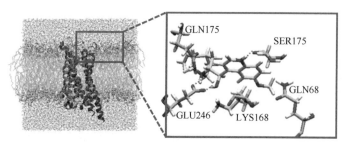

图 7-16   MD 得到的最终结构

（4）配体与 hTAS2R10 的分子对接结果

苦味小分子库各化合物与苦味受体 hTAS2R10 的对接结果见表 7-5，对接得分绝对值结果见图 7-17。生物碱成分辛弗林、槟榔碱，黄酮类槲皮素-3-*O-β-D*-葡萄糖-7-*O-β-D*-龙胆双糖苷，有机酸迷迭香酸，苯乙醇苷类连翘酯苷 E 的对接结果见图 7-18。苦味受体的阳性配体奎宁与苦味受体 hTAS2R10 的对接得分为–7.591，枳实中生物碱辛弗林得分为–5.329，黄酮类芸香柚皮苷、柚皮苷、去甲基川陈皮素、橙皮苷、新北美圣草苷等化合物的对接得分在–7.9～–5.16；葶苈子的黄酮类槲皮素-3-*O-β-D*-葡萄糖-7-*O-β-D*-龙胆双糖苷、山柰酚-3-*O-β-D*-吡喃葡萄糖基-7-*O-β*-龙胆二糖苷等的对接得分在–7.8～–6.9；枇杷叶的黄酮类成分金丝桃苷、芦丁、槲皮苷、异槲皮苷等的对接得分在–7.8～–7.4；瓜蒌的黄酮类成分木犀草苷的对接得分为–7.592；连翘的木脂素类连翘苷、松脂醇二葡萄糖苷、（+）-松脂素-*β-D*-吡喃葡萄糖苷对接得为分别为–7.490、–7.224、–4.781，苯乙醇苷类如毛柳苷、连翘酯苷 A、连翘酯苷 E 的对接得分分别为–7.048、–7.45、–6.101；槟榔中的生物碱去甲基槟榔次碱、槟榔碱、去甲基槟榔碱等的对接得分在–5.9～–5.0；桔梗中三萜类桔梗皂苷 D、远志皂苷 D 的对接得分分别为–7.181 和–6.261，以上化合物与苦味受体的对接得分均小于–5，说明能够与受体自发结合。因此推测枳实中的生物碱类、黄酮类化合物，葶苈子、枇杷叶和瓜蒌中的黄酮类化合物，连翘中的木质素类和苯乙醇苷类化合物，槟榔中的生物碱类化合物，以及桔梗中的部分三萜类化合物具有一定的苦味特性，为小儿消积止咳口服液的主要苦味物质基础。

表 7-5　苦味小分子库与苦味受体 hTAS2R10 的对接结果

化合物名称	对接得分	疏水作用	范德瓦耳斯作用	库仑作用	结合能
rosmarinic acid 迷迭香酸	−8.171	−3.207	−41.852	−15.307	−57.159
naringenin-O-hexoside 柚皮素-O-己糖苷	−7.825	−2.495	−32.085	−8.802	−40.887
fabiatrin 法筚枝苷	−7.797	−3.135	−38.111	−12.699	−50.809
quercetin-3-O-β-D-glucose-7-O-β-D-gentiobioside 槲皮素-3-O-β-D-葡萄糖-7-O-β-D-龙胆双糖苷	−7.714	−2.874	−33.62	−12.236	−45.856
hyperoside 金丝桃苷	−7.714	−2.875	−33.622	−12.232	−45.854
rutin 芦丁	−7.714	−2.875	−33.622	−12.233	−45.855
isoquercitrin 异槲皮苷	−7.714	−2.875	−33.622	−12.232	−45.854
quercitrin 槲皮苷	−7.714	−2.875	−33.622	−12.232	−45.854
cynaroside 木犀草苷	−7.592	−2.955	−32.792	−10.715	−43.507
lonicerin 忍冬苷	−7.592	−2.955	−32.793	−10.715	−43.508
quinine 奎宁	−7.591	−3.406	−28.975	−8.306	−37.281
narirutin 芸香柚皮苷	−7.565	−2.420	−37.005	−5.912	−42.918
naringin 柚皮苷	−7.555	−2.409	−37.005	−5.922	−42.928
eriodictyol 圣草酚	−7.512	−2.413	−32.044	−11.350	−43.394
eriocitrin 圣草枸橼苷	−7.511	−2.413	−32.048	−11.347	−43.395
neoeriocitrin 新北美圣草苷	−7.510	−2.413	−32.021	−11.346	−43.367
kaempferol-3,7-diglucoside 山奈酚-3,7-二葡萄糖苷	−7.500	−2.851	−35.077	−8.098	−43.175
kaempferol 山奈酚	−7.498	−2.851	−35.078	−8.092	−43.170
kaempferol-3-O-β-D-glucopyranosyl-7-O-β-gentiobioside 山奈酚-3-O-β-D-吡喃葡萄糖基-7-O-β-龙胆二糖苷	−7.497	−2.850	−35.070	−8.092	−43.162
apigenin 芹菜素	−7.491	−2.429	−35.193	−7.605	−42.798
forsythin 连翘苷	−7.490	−2.753	−37.756	−16.045	−53.802
naringenin 柚皮素	−7.421	−2.334	−36.739	−5.870	−42.609
loganic acid 五福花苷酸	−7.381	−2.172	−34.596	−14.458	−49.054
adenosine 腺苷	−7.241	−0.682	−27.276	−16.536	−43.812
pinoresinol diglucoside 松脂醇二葡萄糖苷	−7.224	−3.620	−34.511	−6.728	−41.239
loliolide 黑麦草内酯	−7.060	−1.999	−27.547	−3.214	−30.761
salidroside 毛柳苷	−7.048	−2.231	−24.504	−17.399	−41.904
isorhamnetin-3-O-β-D-glucopyranoside 异鼠李素-3-O-β-D-吡喃葡萄糖苷	−6.969	−2.338	−38.963	−7.871	−46.834
isorhamnetin-3-O-β-D-glucopyranosyl-7-O-β-gentiobioside 异鼠李素-3-O-β-D-吡喃葡萄糖基-7-O-β-龙胆双糖苷	−6.964	−2.333	−38.930	−7.880	−46.810
isorhamnetin-7-O-β-gentiobioside 异鼠李素-7-O-β-龙胆双糖苷	−6.964	−2.333	−38.930	−7.880	−46.810
tyrosine L-酪氨酸	−6.716	−1.751	−20.661	−14.264	−34.925
chlorogenic acid 绿原酸	−6.647	−2.448	−30.231	−13.922	−44.153
galangin 高良姜素	−6.438	−2.562	−35.649	−4.033	−39.682
quinic acid 奎宁酸	−6.135	−1.500	−26.105	−9.497	−35.601

续表

化合物名称	对接得分	疏水作用	范德瓦耳斯作用	库仑作用	结合能
neochlorogenic acid 新绿原酸	−6.116	−1.950	−19.914	−15.204	−35.118
forsythoside E 连翘酯苷 E	−6.101	−2.780	−0.760	−20.063	−20.823
caffeic acid 咖啡酸	−5.989	−2.106	−24.279	−6.733	−31.012
guvacine 去甲基槟榔次碱	−5.861	−1.225	−16.379	−9.430	−25.809
prangenin 独活内酯	−5.816	−2.548	−39.701	−1.103	−40.804
3,4-dihydroxybenzoic acid 原儿茶酸	−5.766	−0.967	−17.802	−12.997	−30.799
isoguvacine 异去甲基槟榔次碱	−5.687	−1.174	−16.704	−8.694	−25.397
arecoline 槟榔碱	−5.450	−1.786	−20.590	−1.405	−21.994
synephrine 辛弗林	−5.329	−1.203	−18.060	−9.604	−27.664
guvacoline 去甲基槟榔碱	−5.159	−1.004	−16.858	−3.176	−20.034
arecaidine 槟榔次碱	−5.088	−1.674	−21.889	−1.319	−23.209
tianshic acid 天师酸	−5.078	−2.336	−41.013	−7.442	−48.455
5-hydroxymethylfurfural 5-羟甲基糠醛	−5.028	−1.460	−17.563	−4.544	−22.108
methyl piperidine-3-carboxylate 3-哌啶甲酸甲酯	−4.883	−0.779	−16.962	−3.413	−20.374
(+)-piresil-4-*O*-β-*D*-glucopyraside (+)-松脂素-β-*D*-吡喃葡萄糖苷	−4.781	−3.632	−12.706	−3.942	−16.648
valine *L*-缬氨酸	−4.538	−0.725	−14.050	−8.955	−23.006
citric acid 枸橼酸	−3.985	−0.139	−21.679	−16.141	−37.820
lobetyolin 党参炔苷	−3.945	−2.689	−25.281	−9.880	−35.161
cryptochlorogenic acid 隐绿原酸	−3.680	−2.178	−40.245	−9.820	−50.065
sinapine 芥子碱	−2.042	−2.369	−38.212	−1.871	−40.084

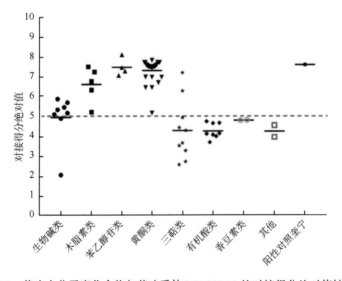

图 7-17 苦味小分子库化合物与苦味受体 hTAS2R10 的对接得分绝对值结果图

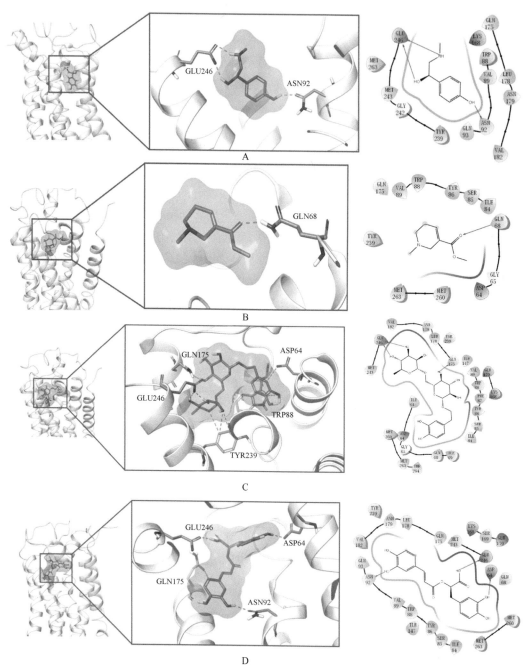

图 7-18　苦味小分子库部分化合物与苦味受体 TAS2R10 的对接展示

A. 辛弗林；B. 槟榔碱；C. 连翘酯苷 E；D. 槲皮素-3-*O*-β-*D*-葡萄糖-7-*O*-β-*D*-龙胆双糖苷

2.4　辛味受体分子对接实验研究

2.4.1　辛味受体选择及同源模建

研究表明，辛味中药大多气味浓烈且作用广泛，发挥药效的关键环节可能是其化学成分与嗅觉受体（olfactory receptor，OR）的相互作用。嗅觉受体蛋白是由单个编码外显子基因产生的 G 蛋白偶联受体大家族的成员，负责嗅觉信号的识别和 G 蛋白介导的信号转导。我们从 NCBI 下载 OR7D4 序列，以 β₂ 受体的晶体结构 2RH1 为模板在 Schrödinger 软件中用 Prime 模块进行同源模建，得到 OR7D4 的三维结构。

在 Schrödinger 软件中将已知 OR7D4 的激动剂雄甾烯酮用 InduceFit 模块对接到 OR7D4 中，原配体 CAU 为中心生成受体的格点文件，盒子大小默认值即可，对接精度选择标准精度。

将 OR7D4 与具有膜位点的 2RH1 叠合，得到 OR7D4 的胞内、胞外位置，然后以此为参考将对接得到的 OR7D4 与雄甾烯酮的复合物放入平衡好的含有 256 个 DPPC 分子和 12 800 个水分子的双层膜中，调整蛋白在 DPPC 内的位置。采用 g_membed 程序得到蛋白嵌入 DPPC 内的复合物结构，添加 3 个氯离子以中和体系所带电荷，最终整个体系包括 OR7D4 蛋白、雄甾烯酮分子、248 个 DPPC 分子、12 747 个水分子及 3 个氯离子，共 75 119 个原子。

首先采用最速下降法对体系进行能量最小化 5000 步；然后分别进行 100ps 的 NVT 和 200ps 的 NPT 模拟，初步对体系进行平衡；最后进行 1ns 的 production MD，步长 2fs，每 4ps 保存一次轨迹。分别采用 V-rescale 和 Parrinello-Rahman 方法控制温度和压力，参考温度设为 310K，库仑和范德瓦耳斯截断半径均设为 1.4nm，采用 PME（Particle Mesh Ewald）方法考虑静电作用。所有计算均在 Gromacs 4.5.4 程序包中执行。

2.4.2　建立配体小分子库

选取小儿消积止咳口服液中辛味药材枳实、莱菔子、葶苈子、桔梗和槟榔的代表性化合物作为对接配体，并从 PubChem 下载小分子 sdf.格式文件，建立辛味小分子库。

2.4.3　分子对接

导入小分子库，进行小分子预处理，电场力 OPLS3e、不改变小分子离子化状态、保留指定手性、最多产生分子 5 个；以 MD 模拟得到的最终结构作为 OR7D4 的激动状态结构，以雄甾烯酮为中心生成受体格点文件，与小分子配体进行分子对接。

2.4.4　实验结果

（1）OR7D4 同源模建结果

OR7D4 序列和 β₂ 受体的晶体结构 2RH1 的比对结果见图 7-19。得到的三维结构中，CYS97 和 CYS189 形成二硫键，其结构及拉氏图见图 7-20、图 7-21，可见大部分的残基处于允许区，表明构建结构的骨架二面角是合理的。

（2）OR7D4 与雄甾烯酮的对接结果

通过 Schrödinger 软件将 OR7D4 的激动剂雄甾烯酮用 InduceFit 模块对接到 OR7D4 中，得到结合模式图如图 7-22 所示，可见雄甾烯酮所处的活性空腔由 LEU104、MET105、LEU194、VAL101、THR203、LEU166、ALA202、ASN191、LEU199、VAL276 和 TYR259 构成，除 ASN191、THR203 和 TYR259 外均为疏水残基，雄甾烯酮的环状结构占据了疏水空腔，其羰基氧与 THR203 的羟基形成氢键（图中以紫色虚线表示）。

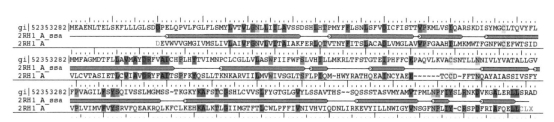

图 7-19　OR7D4 与 2RH1 的序列比对图

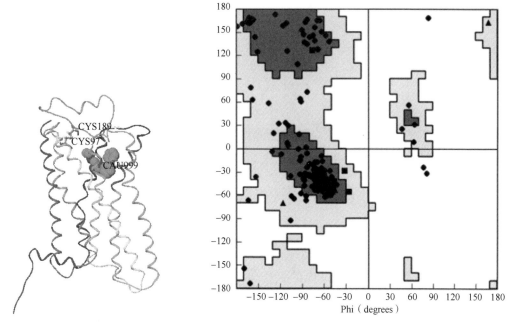

图 7-20　OR7D4 的立体结构图

图 7-21　OR7D4 的拉氏图

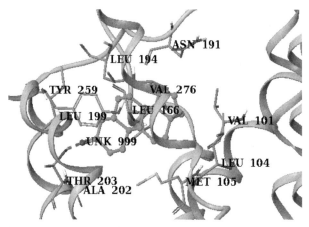

图 7-22　雄甾烯酮与 OR7D4 的结合模式图

（3）分子动力学模拟

如图 7-23 所示，将 OR7D4 与具有膜位点的 2RH1 叠合，得到 OR7D4 的胞内、胞外位置。采用 g_membed 程序得到蛋白嵌入 DPPC 内的复合物结构，添加 3 个氯离子中和体系所带电荷，最终整个体系包括 OR7D4 蛋白、雄甾烯酮分子、248 个 DPPC 分子、12 747 个水分子及 3 个氯离子，共 75 119 个原子，如图 7-24 所示。

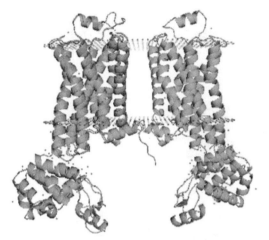

图 7-23　OR7D4 胞内（胞质侧，蓝色）及胞外（胞外侧，红色）位置示意图

氰色 cartoon 为二聚结构的 β_2 受体（2RH1），绿色为 OR7D4

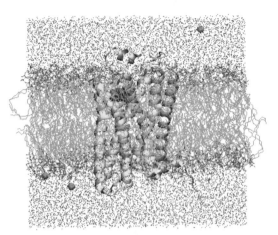

图 7-24　分子动力学模拟所用的 OR7D4-雄甾烯酮体系

OR7D4 显示为黄色 cartoon 模型，紫色 VDW 模型为雄甾烯酮，绿色球状为氯离子，DPPC 和水显示为 line 模型，氢原子未显示

由图 7-25、图 7-26 可见，体系经过长时间的 MD 已经达到平衡状态，图 7-27 为 MD 过程中的氢键情况，可见雄甾烯酮的羰基氧与 THR203 形成的氢键出现频率较高，即该结合模式比较稳定。

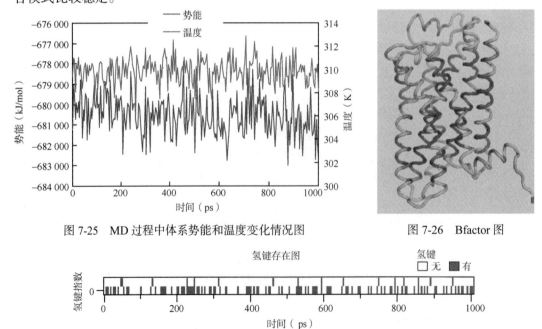

图 7-25　MD 过程中体系势能和温度变化情况图

图 7-26　Bfactor 图

图 7-27　MD 过程中雄甾烯酮与 OR7D4 间氢键出现图

图中指数为 0 的氢键是由 THR203 的羟基与雄甾烯酮的羰基氧形成的；指数为 1 的氢键是由 THR203 的骨架 N-H 与雄甾烯酮的羰基氧形成的

（4）配体与 OR7D4 的分子对接结果

辛味小分子库各化合物与嗅觉受体 OR7D4 的对接结果见表 7-6，对接得分绝对值结果见图 7-28。生物碱类槟榔碱和辛弗林、香豆素类法筚枝苷的对接展示图见图 7-29。辛味受体的阳性配体雄甾烯酮与辛味受体 OR7D4 的对接得分为 -8.891，枳实中的生物碱类辛弗林的对接得分为 -7.000，三萜类黄柏酮的对接得分为 -7.698，黄酮类圣草酚、新北美圣草苷等的对接得分为 -8.1～-7.4，香豆素类独活内酯和法筚枝苷的对接得分分别为 -7.744 和 -7.317；葶苈子中的黄酮类山柰酚-3-O-β-D-吡喃葡萄糖基-7-O-β-龙胆二糖苷、异鼠李素-7-O-β-龙胆双糖苷的对接得分为 -7.7～-7.0，以上化合物与辛味受体的对接得分小于 -5，能够自发与之结合。因此推测枳实中的生物碱类化合物、部分三萜类化合物、部分黄酮类化合物和香豆素类化合物及葶苈子中的黄酮类化合物具有一定的辛味特性，为小儿消积止咳口服液的主要辛味物质基础。

表 7-6　辛味小分子库与辛味受体 OR7D4 的对接结果

化合物名称	对接得分	疏水作用	范德瓦耳斯作用	库仑作用	结合能
androstenone 雄甾烯酮	-8.891	-4.140	-34.822	-1.722	-36.545
neoeriocitrin 新北美圣草苷	-8.032	-3.152	-28.204	-10.006	-38.210
eriodictyol 圣草酚	-8.031	-3.153	-28.221	-9.993	-38.214
eriocitrin 圣草枸橼苷	-8.017	-3.143	-27.853	-10.085	-37.939
lonicerin 忍冬苷	-7.777	-3.280	-33.803	-6.640	-40.444
prangenin 独活内酯	-7.744	-3.809	-37.656	-3.020	-40.676
apigenin 芹菜素	-7.696	-3.331	-33.066	-2.979	-36.045
kaempferol-3-O-β-D-glucopyranosyl-7-O-β-gentiobioside 山柰酚-3-O-β-D-吡喃葡萄糖基-7-O-β-龙胆二糖苷	-7.608	-3.022	-30.564	-7.135	-37.699
quercetin-3-O-β-D-glucose-7-O-β-D-gentiobioside 槲皮素-3-O-β-D-葡萄糖-7-O-β-D-龙胆双糖苷	-7.566	-3.213	-35.103	-6.311	-41.414
naringenin-O-hexoside 柚皮素-O-己糖苷	-7.564	-3.050	-33.050	-3.416	-36.465
narirutin 芸香柚皮苷	-7.496	-2.872	-29.623	-4.972	-34.595
naringin 柚皮苷	-7.496	-2.872	-29.623	-4.972	-34.595
naringenin 柚皮素	-7.496	-2.872	-29.623	-4.972	-34.596
galangin 高良姜素	-7.404	-3.255	-33.430	-3.892	-37.323
fabiatrin 法筚枝苷	-7.317	-3.408	-35.411	-6.043	-41.453
tyrosine L-酪氨酸	-7.304	-1.891	-19.223	-13.601	-32.825
isorhamnetin-3-O-β-D-glucopyranosyl-7-O-β-gentiobioside 异鼠李素-3-O-β-D-吡喃葡萄糖基-7-O-β-龙胆双糖苷	-7.063	-3.326	-33.436	-5.418	-38.853
isorhamnetin-7-O-β-gentiobioside 异鼠李素-7-O-β-龙胆双糖苷	-7.063	-3.326	-33.436	-5.418	-38.853
isorhamnetin-3-O-β-D-glucopyranoside 异鼠李素-3-O-β-D-吡喃葡萄糖苷	-7.063	-3.326	-33.439	-5.414	-38.853
synephrine 辛弗林	-7.000	-2.298	-19.972	-9.105	-29.077
Z-芥子酸龙胆二糖苷	-6.428	-2.253	-26.505	-6.126	-32.631
芥子酸葡萄糖苷	-6.428	-2.253	-26.505	-6.126	-32.631
4-hydroxy-3,5-dimethoxycinnamic acid 芥子酸	-6.428	-2.253	-26.507	-6.124	-32.631

续表

化合物名称	对接得分	疏水作用	范德瓦耳斯作用	库仑作用	结合能
guvacoline 去甲基槟榔碱	−6.250	−1.595	−17.931	−3.514	−21.446
methyl piperidine-3-carboxylate 3-哌啶甲酸甲酯	−6.189	−1.615	−17.463	−3.356	−20.819
isoguvacine 异去甲基槟榔次碱	−6.051	−1.463	−19.032	−4.552	−23.584
guvacine 去甲基槟榔次碱	−5.987	−1.363	−18.172	−3.366	−21.537
quinic acid 奎宁酸	−5.937	−1.276	−23.635	−7.586	−31.222
rosmarinic acid 迷迭香酸	−5.794	−3.548	−36.159	−14.010	−50.169
arecaidine 槟榔次碱	−5.267	−1.398	−18.456	−4.063	−22.520
arecoline 槟榔碱	−5.247	−1.616	−19.638	−1.603	−21.240
（E）-5-（methylsulfinyl）pent-4-enenitrile 5-甲亚砜基戊-4-烯腈	−4.852	−1.076	−14.407	−6.220	−20.628
valine L-缬氨酸	−4.333	−1.024	−14.659	−5.277	−19.936
citric acid 枸橼酸	−3.971	−0.871	−28.659	−2.976	−31.634
lobetyolin 党参炔苷	−3.649	−3.452	−23.462	−10.536	−33.998
sinapine 芥子碱	−3.543	−3.307	−33.967	−1.400	−35.367

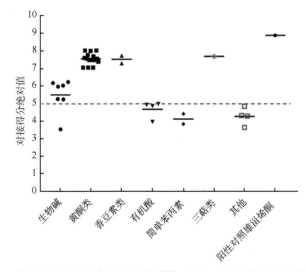

图 7-28　辛味小分子库化合物与辛味受体 OR7D4 的对接得分绝对值结果图

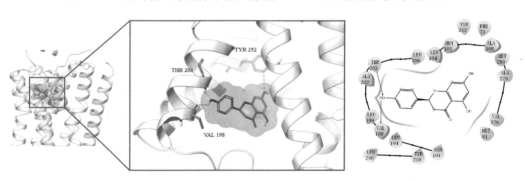

A

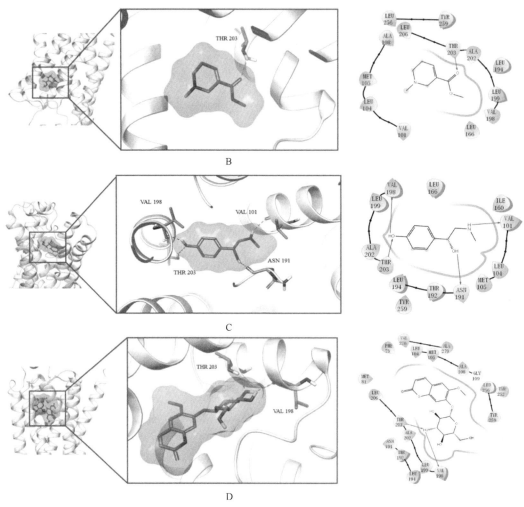

图 7-29　辛味小分子库部分化合物与辛味受体 OR7D4 的对接展示图
A. 柚皮苷；B. 槟榔碱；C. 辛弗林；D. 法筜枝苷

2.5　小结

通过酸、甘、苦、辛各味配体小分子库与味觉、嗅觉受体的对接结果研究发现，山楂中的有机酸如枸橼酸、咖啡酸、绿原酸，枳实中的有机酸迷迭香酸，香豆素类如独活内酯、法筜枝苷等成分与酸味受体的结合好于阳性酸味小分子枸橼酸，可能是小儿消积止咳口服液的酸味物质基础。山楂中的糖类鼠李糖、4,6-二脱氧蔗糖及香兰素乳糖苷、山萘苷皂苷 A；蝉蜕中的生物碱类乙酰多巴胺二聚体 1 和乙酰多巴胺二聚体 3；瓜蒌中的腺苷；莱菔子中的简单苯丙素类 Z-芥子酸龙胆二糖苷、芥子酸葡萄糖苷等成分与甘味受体的结合对接结果较好，可能是小儿消积止咳口服液的甘味物质基础。枳实中的生物碱辛弗林，黄酮类如柚皮素-O-己糖苷、忍冬苷、芸香柚皮苷、柚皮苷等；葶苈子的黄酮类如槲皮素-3-O-β-D-葡萄糖-7-O-β-D-龙胆双糖苷等；枇杷叶的黄酮类成分如金丝桃苷、芦丁、槲皮苷等；瓜蒌的黄酮类成分如木犀草苷、芹菜素、高良芹素等；连翘的木脂素类如连翘苷、（＋）-松脂素-β-D-

吡喃葡萄糖苷，苯乙醇苷类如毛柳苷、连翘酯苷 E；槟榔中的生物碱如槟榔碱、去甲基槟榔碱等；桔梗中的三萜类桔梗皂苷 D、远志皂苷 D 等成分与苦味受体的对接得分均小于–5，能够自发与之结合，可能是小儿消积止咳口服液的苦味物质基础。枳实中的黄酮类如新北美圣草苷、圣草酚、柚皮苷、柚皮素等，生物碱类辛弗林，三萜类黄柏酮；葶苈子中的黄酮类如槲皮素-3-*O*-*β*-*D*-葡萄糖-7-*O*-*β*-*D*-龙胆双糖苷等；槟榔中的生物碱如去甲基槟榔碱、槟榔碱等成分与辛味受体的对接得分均小于–5，能够自发与之结合，可能是小儿消积止咳口服液的辛味物质基础。

3. 基于网络药理学的小儿消积止咳口服液药性（味）物质基础研究

本实验基于中药"功效五味"的认识，利用网络药理学技术，选择小儿消积止咳口服液中具有真实气味、滋味的性味化学成分及与功效五味相关靶点蛋白，构建"化合物-靶点-通路""化合物-靶点-药理过程-药味"网络关系图，预测其作用靶点及作用机制，从"功效五味"的角度对小儿消积止咳口服液性味物质基础进行预测分析。

3.1 主要材料

本实验主要材料为软件及相关数据库，具体信息如下。
Chem Office 2019
TCMSP 数据库（http：//lsp.nwu.edu.cn/tcmspsearch.php）
PharmMapper 数据库（http：//www.lilab-ecust.cn/pharmmapper/）
Swiss Target Prediction 服务器（http：//new.swisstargetprediction.ch/）
UniProt 数据库（http：//www.uniprot.org/）
GeneCards 数据库（https：//www.genecards.org/）
Bioinformatics & Evolutionary Genomics 在线制图软件（http：//bioinformatics.psb.ugent.be/webtools/）
KEGG 数据库（http：//www.genome.jp/kegg/）
STRING 11 数据库（http：//string-db.org/）
Omicsbean 在线分析软件（http：//www.omicsbean.cn/）
Omicshare Tools 在线制图软件（https：//www.omicshare.com/tools/）
Cytoscape 3.7.0 软件

3.2 实验方法

3.2.1 目标化合物的选取

小儿消积止咳口服液由炒山楂、槟榔、枳实、蜜枇杷叶、瓜蒌、炒莱菔子、炒葶苈子、桔梗、连翘、蝉蜕 10 味药材提取制成，根据本课题前期化学物质组和分子对接实验研究结果，选择具有真实滋味、气味代表性的化合物，兼顾不同化学结构类型，本部分研究选取了包括黄酮类、三萜类、生物碱、苯乙醇苷类、木脂素、有机酸类等在内的 32 个化学成分为研究对象，应用 Chem Office 2019 软件绘制 32 个化合物的结构式并保存为 sdf.格式，具体化合物信息见表 7-7。

表 7-7 32 个化合物具体信息表

编号	中文名	英文名称	来源	结构	性味
1	连翘酯苷 A	forsythoside A	连翘	苯乙醇苷类	苦
2	连翘酯苷 E	forsythoside E	连翘	苯乙醇苷类	苦
3	连翘苷	forsythoside D	连翘	木脂素	苦
4	连翘脂素	phillygenin	连翘	木脂素	苦
5	（+）-松脂素-β-D-吡喃葡萄糖苷	（+）-piresil-4-O-β-D-glucopyraside	连翘	木脂素	苦
6	山奈酚	kaempferol	连翘，蜜枇杷叶	黄酮类	苦
7	槲皮苷	quercitrin	山楂，蜜枇杷叶	黄酮类	苦
8	异槲皮苷	isoquercitrin	山楂，蜜枇杷叶	黄酮类	苦
9	金丝桃苷	hyperoside	山楂，蜜枇杷叶	黄酮类	苦
10	芦丁	rutin	山楂，连翘，蜜枇杷叶	黄酮类	苦
11	绿原酸	chlorogenic acid	山楂，蜜枇杷叶	有机酸	酸
12	枸橼酸	citric acid	山楂，桔梗	有机酸	酸
13	槲皮素-3-O-β-D-葡萄糖-7-O-β-D-龙胆双糖苷	quercetin-3-O-β-D-glucose-7-O-β-D-gentiobioside	葶苈子	黄酮类	辛
14	异鼠李素-3-O-β-D-吡喃葡萄糖苷	isorhamnetin-3-O-β-D-glucopyranoside	葶苈子	黄酮类	苦
15	芥子碱硫氰酸盐	sinapine thiocyanate	莱菔子，葶苈子	生物碱	甘
16	3,6'-二芥子酰基蔗糖	3,6'-disinapoyl sucrose	莱菔子	苯丙素	甘
17	柚皮苷	naringin	枳实	黄酮类	苦
18	橙皮苷	hesperidin	枳实，蜜枇杷叶	黄酮类	苦
19	新橙皮苷	neohesperidin	枳实	黄酮类	苦
20	去甲基川陈皮素	demethylnobiletin	枳实	黄酮类	苦
21	芸香柚皮苷	narirutin	枳实	黄酮类	苦
22	辛弗林	synephrine	枳实	生物碱	辛
23	3,29-二苯甲酰基栝楼仁三醇	3,29-dibenzoyl rarounitriol	瓜蒌	三萜类	苦
24	葫芦素 R	cucurbitacin R	瓜蒌	三萜类	苦
25	木犀草苷	cynaroside	瓜蒌	黄酮类	苦
26	腺苷	adenosine	瓜蒌	核苷酸	甘
27	桔梗皂苷 D	platycodin D	桔梗	三萜皂苷	苦
28	远志皂苷 D	polygalacin D	桔梗	三萜皂苷	苦
29	氢溴酸槟榔碱	arecoline hydrobromide	槟榔	生物碱	辛
30	槟榔次碱	arecaidine	槟榔	生物碱	辛

编号	中文名	英文名称	来源	结构	性味
31	乙酰多巴胺二聚体 1	*N*-[（E）-2-[（2*S*,3*R*）-2-acetamido-3-（3,4-dihydroxyphenyl）-2,3-dihydro-1,4-benzodioxin-6-yl]ethenyl]acetamide	蝉蜕	生物碱	甘
32	原儿茶醛	protocatechualdehyde	蝉蜕	苯丙素	酸

3.2.2　目标化合物靶点的预测分析

登录 Swiss Target Prediction 和 PharmMapper 服务器，导入 32 个化合物的化学结构文件，采用反向药效团匹配方法得到虚拟匹配筛选结果，同时在 TCMSP 数据库检索，获取化合物的相关靶点信息。使用 UniProt 数据库中 UniProtKB 搜索功能，通过输入蛋白名称并限定物种为 "human"，将检索得到的蛋白校正为其官方名称。整合 Swiss Target Prediction、PharmMapper 和 TCMSP 靶点结果，得到化合物潜在作用靶点库。

3.2.3　疾病靶点的预测分析

登录 GeneCards 数据库，依次检索关键词 "dyspepsia" "cough" "respiratory tract inflammation" "fever"，下载对应文件并整理得到疾病靶点数据库。

3.2.4　药物疾病共有靶点的筛选

通过整合化合物潜在作用靶点库和疾病靶点数据库，得到化合物依次和消化不良、咳嗽、呼吸道炎症、发热的共有靶点，去重后得到最终药物疾病共有靶点，通过 Bioinformatics & Evolutionary Genomics 在线制图软件实现数据可视化。

3.2.5　通路分析及生物信息学分析

运用 Omicsbean 软件对靶点蛋白进行生物信息学分析，探究靶点蛋白在细胞组分（cellular component）、分子功能（molecular function）及生物过程（biological process）方面的作用机制。然后，通过 STRING 11 数据库得到与靶点相关的通路过程，利用 KEGG 数据库及相关文献，对得到的通路进行分析。

3.2.6　构建蛋白互作网络及筛选关键蛋白靶点

将整合的靶点信息导入 STRING 11 数据库中，获得蛋白间相互作用关系（protein-protein interaction，PPI），得到结果导入 Cytoscape 软件中绘制蛋白互作网络，筛选 PPI 网络中关键靶点蛋白。

3.2.7　"化合物-靶点-药理过程-药味" 网络构建

根据上述 32 个化学成分的靶点相关疾病靶点预测结果，在 Excel 表格中建立化合物-靶点、靶点-药理过程、药理过程-药味的相互对应关系，然后导入 Cytoscape 软件中构建网络，运用 Network Analyzer 插件计算网络的特征。网络中节点（node）表示化合物、靶点、药理过程、药味，边（edge）表示化合物-靶点、靶点-药理过程、药理过程-药味的相互作用。经处理后，得到 32 个化学成分的相关靶点、药理过程和药味的预测图，以该图来表示小儿消积止咳口服液"化合物-靶点-药理过程-药味"之间的相互关系。

3.2.8　"化合物-靶点-通路"网络构建

根据上述 32 个化学成分的靶点及通路预测结果，在 Excel 表格中建立化合物-靶点、靶点-通路的相互对应关系，然后导入 Cytoscape 软件中构建网络，并运用其插件 Network Analyzer 计算网络的特征。网络中节点（node）表示化合物、靶点和作用通路，边（edge）表示化合物-靶点、靶点-通路的相互作用，经 Cytoscape 处理后，得到 32 个化学成分的相关靶点、通路预测图，以该图来表示小儿消积止咳口服液"化合物-靶点-作用通路"之间的相互关系。

3.3　实验结果

3.3.1　化合物潜在靶点分析结果

通过 Swiss Target Prediction、PharmMapper 服务器反向对接实验和 TCMSP 数据库检索，得到 32 个化合物共 277 个相关靶点。通过 GeneCards 数据库，依次检索关键词"dyspepsia""cough""respiratory tract inflammation""fever"，下载对应文件并整理得到消化不良相关靶点 2528 个，咳嗽相关靶点 4400 个，呼吸道炎症相关靶点 6263 个，发热相关靶点 7379 个。整合化合物靶点库和疾病靶点库，得到化合物消化不良相关共有靶点 131 个，与咳嗽相关共有靶点 188 个，与呼吸道炎症相关共有靶点 230 个，与发热相关共有靶点 241 个，去重后得到最终药物疾病共有靶点 261 个，通过 Bioinformatics & Evolutionary Genomics 在线制图软件 Draw Venn Diagram 功能实现数据可视化，如图 7-30 所示。

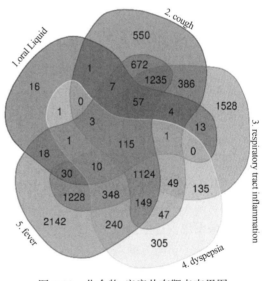

图 7-30　化合物-疾病共有靶点韦恩图

将 261 个共有靶点导入 STRING 11 数据库中获得蛋白间相互作用关系（PPI），根据 degree 值大于 2 倍中位数筛选出核心靶点；然后利用 Cytoscape 软件构建 PPI 网络图（图 7-31）并对网络进行分析，结果显示，处于小儿消积止咳口服液 PPI 网络中心的蛋白胰岛素（INS）、白蛋白（ALB）、甘油醛-3-磷酸脱氢酶（GAPDH）、IL-6、TNF、表皮生长因子受体（EGFR）、原癌基因酪氨酸蛋白激酶（SRC）、MAPK1、CASP3、CXCL8、JUN 等拥有较多相互作用关系，这些蛋白质涉及血管及胃肠道平滑肌的收缩和舒张、加速糖酵解、磷酸戊糖循环和肝脏中糖原的合成、控制细胞生长和分化、抗感染、发热、炎症反应及免疫调节等方面，提示小儿消积止咳口服液发挥消食导滞、宣肺化痰的功效机制可能与这些蛋白质相关。

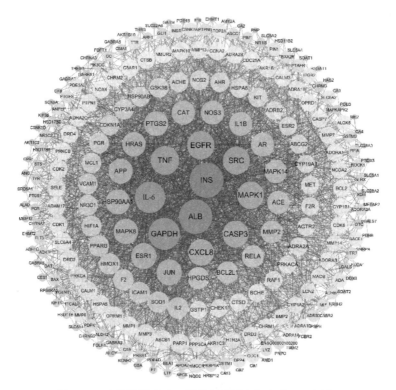

图 7-31 小儿消积止咳口服液相关蛋白靶点的 PPI 网络

圆节点代表蛋白靶点，圆圈大小和颜色深浅代表靶点蛋白相互作用的紧密程度

3.3.2 生物信息学分析

利用 Omicsbean 软件对相关靶点蛋白进行功能注释分析（GO 分析），包含细胞组分（cellular component）、分子功能（molecular function）和生物过程（biological process）3 个方面。共富集了 1165 个分子功能，其中 805 个 P 具有统计学意义（$P<0.05$）；611 个细胞组分，其中 423 个 P 具有统计学意义（$P<0.05$）；6724 个生物过程，其中 5460 个 P 具有统计学意义（$P<0.05$）。选取 P 最小的前 10 个进行作图呈现，如图 7-32 所示。

结果发现，这些蛋白在细胞组分方面主要参与构成细胞器、细胞囊泡、细胞质基质等过程；在分子功能方面主要参与蛋白结合、酶结合、受体结合、分子转导活性等过程；在生物过程方面主要涉及有机物或含氧化合物的应激反应、对内源性刺激的反应、生物过程和细胞过程的正调控等。推测小儿消积止咳口服液发挥消食导滞、宣肺化痰的功效可能与以上生物过程相关。

3.3.3 通路分析

将靶点数据导入 Omicsbean 数据库中，得到 270 条相关通路，取 $P<0.05$ 的通路共 165 条，随后对这 165 条通路进行 KEGG 通路分析及相关文献查阅，得到 90 条相关信号通路，通过 Omicbean 在线平台对 P 前 20 的通路进行可视化处理（图 7-33），其中富集因子表示相关基因中位于该通路的基因数目与所有注释基因中位于该通路的基因总数的比值，该值越大代表富集程度越高。

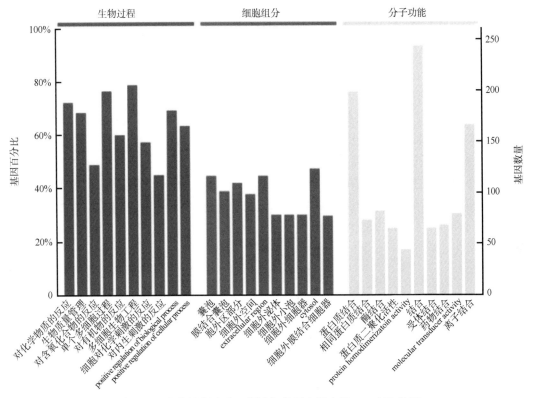

图 7-32　小儿消积止咳口服液相关蛋白靶点的 GO 富集分析

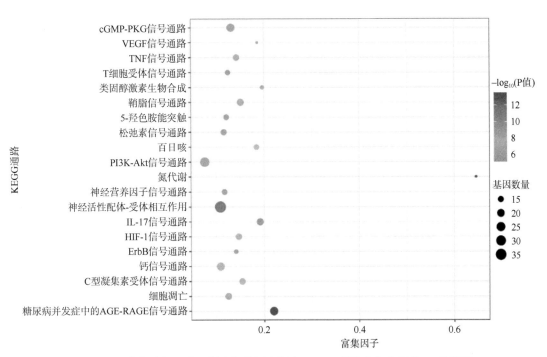

图 7-33　小儿消积止咳口服液相关蛋白靶点 KEGG 通路富集分析前 20 条通路

3.3.4　"化合物-靶点-通路"网络构建

根据对应关系在 Cytoscape 3.7.0 软件中构建"化合物-靶点-通路"的网络关系图（图 7-34）。通过拓扑属性分析发现，该网络有 383 个节点，146 306 条边，且构建网络的节点度分布服从幂分布[$P(x)=0.381 \times x^{-0.01}$（$r^2=0.501$）]，表明该网络为无标度网络。特征路径长度 3.216，即网络路径长度为 3 步，大多数蛋白的联系非常密切，表明该网络具有较快的传播速度和较短的反应时间，具有小世界性质。网络异质性为 0.945，平均相邻节点数目 9.227，网络中心度 0.147。提示该网络具有无标度、小范围的体系结构。分析发现，网络中既存在一个分子与多个靶点蛋白的相互作用，也存在不同分子作用于同一个靶点蛋白的现象，显示了小儿消积止咳口服液的多成分、多靶点、多通路的作用特点，初步阐释了其消食导滞、宣肺化痰的药性（味）物质基础和作用机制。

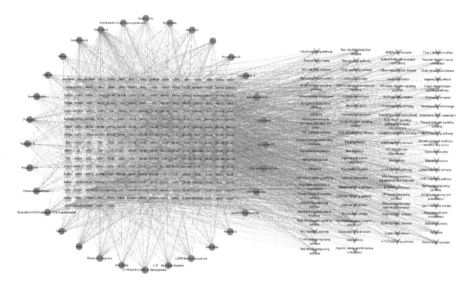

图 7-34　小儿消积止咳口服液"化合物-靶点-通路"网络关系图

橘色圆形节点代表化学成分，蓝色三角形节点代表蛋白靶点，绿色箭头节点代表通路

3.3.5　"化合物-靶点-药理过程-药味"网络构建

根据对应关系在 Cytoscape 3.7.0 软件中构建"化合物-靶点-药理过程-药味"的网络关系图（图 7-35）。通过拓扑属性分析发现，该网络有 301 个节点，90 300 条边，且构建网络的节点度分布服从幂分布[$P(x)=21.564 \times x^{-0.633}$（$r^2=0.370$）]，表明该网络为无标度网络。特征路径长度 2.186，即网络路径长度为 2 步，大多数蛋白的联系非常密切，表明该网络具有较快的传播速度和较短的反应时间，具有小世界性质。网络异质性为 2.320，平均相邻节点数目 10.113，网络中心度 0.775。提示该网络具有无标度、小范围的体系结构。通过构建网络，将复方成分与中药五味相关联，为进一步阐述小儿消积止咳口服液的性（味）物质基础和作用机制奠定基础。

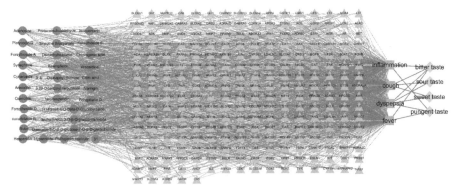

图 7-35　小儿消积止咳口服液"化合物-靶点-药理过程-药味"网络关系图

橘色圆形节点代表化学成分，蓝色三角形节点代表蛋白靶点，绿色方形节点代表功效，粉色菱形节点代表药味

3.4　小结

3.4.1　促消化作用

功能性消化不良（functional dyspepsia，FD）是一类常见的功能性胃肠病，也是儿科常见病之一，主要表现为小儿食欲不振、腹胀、腹痛、早饱、嗳气、恶心、呕吐、腹泻、便秘等。现代医学将此病的发病机制主要分为心理精神因素、胃肠道因素、幽门螺杆菌感染、脑-肠轴功能紊乱、内脏敏感性增高等因素。

脑-肠轴是连接中枢神经系统（CNS）和胃肠道的双向通路，CNS 通过下丘脑-垂体-肾上腺轴（hypothalamic-pituitary-adrenal axis，HPA）对胃肠功能进行调节，因而胃肠道是机体内唯一由中枢神经、肠神经、自主神经系统支配的器官，有感觉功能还有运动功能，易受情绪、心理影响，导致大脑自主神经功能的改变，而出现胃肠功能失调与动力障碍。脑-肠轴主要包括脑干中迷走神经复合体（dorsal vagal complex，DVC）和肠神经系统（enteric nervous system，ENS）。ENS 可以调控胃肠功能，如胃肠运动、分泌胃液、营养吸收、胃肠道血流量、肠道的内分泌及免疫应答等。DVC 由迷走神经背核（dorsal motor nucleus of the vagus，DMV）、孤束核（nucleus tractus solitarius，NTS）和最后区（area postrema，AP）三个核团连接构成。其中 NTS 作为消化器官的初级中枢，有调节胃肠等器官的生理功能的作用；DMV 是一种节前副交感神经运动神经元，可以通过抑制兴奋性胆碱能或激活抑制性非胆碱能途径，调控诸如胃酸分泌、胃肠运动等内脏活动。肠道上皮细胞、巨噬细胞、免疫细胞等产生的促肾上腺皮质激素释放因子（corticotropin-releasing factor，CRF）可明显促进巨噬细胞释放促炎因子，如 TNF-α、IL-6、IL-1β 等，进而导致胃肠道动力和功能紊乱，肠道渗透性增加等。5-羟色胺（5-hydroxy tryptamine，5-HT）是存在于 CNS、ENS 中的一种具有多重生物学效应的脑-肠肽，具有调节十二指肠胃反射，促进胃肠道运动，调控胃蛋白酶、胃酸分泌等作用。NO 是一种主要分布在胃窦肌层 ENS 和肠道中的抑制性神经递质，以扩散的方式进入平滑肌，能够引起食管下段括约肌、幽门括约肌等平滑肌的舒张，减弱胃窦收缩从而延迟胃排空，一氧化氮合酶（NOS）是产生 NO 的关键限速酶。γ-氨基丁酸（γ-aminobutyric acid，GABA）是一种抑制性神经递质，主要分布在中枢神经系统、消化道内分泌细胞及外周神经系统中，参与摄食、消化道内分泌、胃肠运动等的调节，较低浓度时能增强肠道蠕动活动和神经胆碱能收缩。

网络药理学研究表明，连翘苷、山柰酚、槟榔碱、原儿茶醛可能作用于 γ-氨基丁酸受体 GABRA1～6，干预神经活性配体-受体相互作用通路、GABA 能突触通路等，影响肠道蠕动；连翘脂素、山柰酚、芦丁、去甲基川陈皮素可能通过作用于 5-脂氧合酶（ALOX5），辛弗林作用于 5-羟色胺受体 3A（HTR3A），槟榔次碱作用于 5-羟色胺受体 7（HTR7）等干预 5-羟色胺能突触通路，调控胃肠道动力和内脏神经；山柰酚、金丝桃苷可能通过作用于 NOS2、NOS3 等蛋白，干预钙离子信号通路、PI3K-Akt 信号通路、代谢通路等，影响 NO 的合成进而调节胃肠平滑肌的舒张。

临床上常用的促动力剂可直接对胃肠壁发挥作用，如选择性阻断多巴胺受体，增加胃动力及食管张力，网络药理学研究表明，连翘脂素、山柰酚、乙酰多巴胺二聚体 1 可能作用于钙调蛋白 1（CALM1），辛弗林作用于多巴胺受体 DRD2、DRD3、DRD4，芥子碱硫氰酸盐、腺苷作用于糖原合成酶激酶 3β（GSK3β）等，干预多巴胺能神经突触通路，进而促进胃排空进程。

毒蕈碱型胆碱受体广泛存在于副交感神经节后纤维支配的效应器细胞上，与乙酰胆碱结合后，可产生一系列副交感神经末梢兴奋效应，其中 M1 受体主要分布于交感节后神经和胃壁细胞，受体激动可以引起兴奋和胃酸分泌，M3 受体主要分布于胃肠道平滑肌，激动时可以引起胃肠道平滑肌收缩。网络药理学研究表明，连翘脂素、山柰酚、槟榔碱、槟榔次碱、原儿茶醛可能通过作用于毒蕈碱型乙酰胆碱受体 1（CHRM1）、CHRM2、CHRM3，干预神经活性配体-受体相互作用通路、钙离子信号通路、cAMP 信号通路、胆碱能突触通路等，进而影响胃肠道平滑肌的收缩。

研究发现，Wnt 信号通路被抑制后导致细胞衰老或者凋亡，而激活 Wnt 信号通路可以减少细胞的损伤和凋亡，间接调控结肠 Cajal 间质细胞和线粒体，从而调节肠道动力。网络药理学研究表明，枸橼酸可通过作用于酪蛋白激酶 2α1（CSNK2α1），芥子碱、腺苷作用于 GSK3β，桔梗皂苷 D、远志皂苷 D、山柰酚作用于 JUN，山柰酚、槲皮苷、乙酰多巴胺二聚体 1、槲皮素-3-*O*-β-*D*-葡萄糖-7-*O*-β-*D*-龙胆双糖苷、木犀草苷作用于 MAPK8、MAPK10，连翘酯苷 E 作用于基质金属蛋白酶-7（MMP-7），山柰酚作用于人蛋白磷酸酶 3 催化亚基 α 同工酶（PPP3CA），连翘酯苷 A、连翘酯苷 E、芦丁作用于 PRKCA、PRKCB 等干预 Wnt 信号通路，从而调节肠道动力。

人体消化系统中存在多种消化酶，如唾液腺分泌唾液淀粉酶、胃腺分泌胃蛋白酶、胆囊分泌的胆汁可以刺激胰腺分泌的一系列消化酶，它们在消化过程中都发挥着重要作用。网络药理学研究表明，槲皮苷可能通过作用于 CYP3A4，芦丁、枸橼酸、辛弗林、槟榔次碱、原儿茶醛作用于 3-羟基-3-甲基戊二酰辅酶 A 还原酶（HMGCR），柚皮苷、橙皮苷、新橙皮苷、芸香柚皮苷作用于钠/葡萄糖转运体溶质载体家族 5 成员 1（SLC5A1）等靶点，干预胆汁分泌通路，影响胆汁分泌；连翘酯苷 E 可能通过作用于胰腺淀粉酶 α2A（AMY2A），连翘脂素、槟榔碱、槟榔次碱、原儿茶醛作用于 CHRM3，山柰酚、槲皮苷、异槲皮苷、金丝桃苷、乙酰多巴胺二聚体 1 作用于重组人胰蛋白酶 1（PRSS1）靶点等，干预胰腺分泌通路影响消化酶的分泌；连翘脂素、山柰酚、槲皮苷、异槲皮苷、金丝桃苷、芦丁、辛弗林、槲皮素-3-*O*-β-*D*-葡萄糖-7-*O*-β-*D*-龙胆双糖苷、异鼠李素-3-*O*-β-*D*-吡喃葡萄糖苷作用于

ADRA、ADRB 等，连翘脂素、山柰酚作用于 CALM1 等蛋白，干预唾液分泌通路，影响唾液淀粉酶的分泌。

3.4.2 止咳作用

咳嗽是儿科临床上呼吸系统疾病中最为常见的一种症状，诸多病因均可诱发呼吸道急、慢性炎症，进而导致咳嗽。咳嗽是一种呼吸道反射作用，咽喉、支气管存在大量感受区，受炎症、异物、物理或化学性刺激，将刺激传递至延髓咳嗽中枢，再到传出神经和效应器（膈肌、肋间肌、咽等）引起咳嗽。咳嗽传入神经感受器主要包括 Aδ 纤维和气道 C 纤维两类，前者属快调节延伸受体，主要集中在隆突，受轻微碰触或吸入粉尘的刺激发生反应；后者末梢位于咽部、支气管树和肺泡，主要被多种化学刺激物激活，如炎症介质缓激肽、前列腺素等，同时也受某些机械力的刺激，阻止这两种感觉神经纤维活化可作为治疗慢性咳嗽的重要方法。

TRP 离子通道（inflammatory mediator regulation of TRP channels）是一类在外周和中枢神经系统分布很广泛的通道，与感觉、知觉相关，并与一系列疾病的发病机制有关，包括呼吸道疾病，如慢性阻塞性肺疾病（COPD）、哮喘、癌症和囊性纤维化，TRP 通道已成为开发治疗咳嗽的新药物的重要候选靶点。网络药理学研究表明，多个化合物可作用于多个靶点蛋白干预 TRP 通道，如连翘脂素、山柰酚、乙酰多巴胺二聚体 1 可能通过作用于 CALM1，芦丁、连翘酯苷 A、连翘酯苷 B 等作用于 IL1B、PRKCA，槲皮素-3-O-β-D-葡萄糖-7-O-β-D-龙胆双糖苷、去甲基川陈皮素、3,29-二苯甲酰基栝楼仁三醇、木犀草苷等作用于 MAPK8、MAPK10，槟榔次碱作用于 MAPK14，芥子碱、柚皮苷、新橙皮苷、槟榔次碱、3,6′-二芥子酰基蔗糖等作用于 SRC 等蛋白，干预 TRP 通道，阻止 Aδ 纤维和气道 C 纤维活化进而达到止咳作用。

气管平滑肌上主要分布的 β 受体为 G 蛋白偶联受体，β 受体有 β_1、β_2 和 β_3 三种亚型，呼吸道中以 β_2 受体为主，激动后引起腺苷酸环化酶活化，细胞内的环磷腺苷（cAMP）含量增加，游离 Ca^{2+} 减少，使气管平滑肌产生扩张效应，而支气管收缩会导致呼吸能力下降，可能会引发咳嗽或喘息等其他症状。网络药理学研究表明，连翘脂素、辛弗林可能通过作用于 ADRB2 干预神经活性配体-受体相互作用、cGMP-PKG 信号通路、钙离子信号通路、cAMP 的信号通路、唾液分泌、肾素分泌通路，从而舒张气管平滑肌起到解痉、减轻气流受限的作用。

3.4.3 解热抗炎作用

中医理论认为饮食不节日久生积，由积生热，由热生痰，因痰热久郁于内，一遇外感，极易诱发。痰热上蒸于肺，肺失宣降而咳，因而小儿消积止咳口服液除消食导滞、化痰止咳之功效外还有清热功效，适用于小儿食积咳嗽，属痰热证。

发热是外源性致热原进入机体，刺激单核细胞、巨噬细胞、淋巴细胞等产生内源性致热原，即致热性细胞因子，内生致热原直接或间接通过中枢介质引起的反应。与发热有关的细胞因子，如 IL-1 家族，当单核细胞、巨噬细胞等细胞被致热原激活后，即开始分泌 IL-1β 引起广泛的生物学变化，如睡眠、发热、内分泌改变等；IL-6 能够放大急性炎症反应、促使机体产生慢性炎症；TNF 是主要由巨噬细胞、肥大细胞、NK 细胞等分泌的炎性因子，包括 TNF-α 和 TNF-β，两者生物效应相似，但前者是参与发热过程的主要细胞因子，可以直接刺激 PGE2 或 IL-6 的生成，刺激 COX-2 合成的途径；干扰素 γ（IFN-γ）由单核细胞、巨噬细胞、NK 细胞等多种细胞合成和分泌，具有促炎作用等。

网络药理学研究表明，山柰酚、芦丁、柚皮苷、木犀草苷、乙酰多巴胺二聚体 1 等可能通过作用于 IL-1β、TNF、IL-6 等蛋白，干预 IL-17 信号通路、TNF 信号通路、MAPK 信号通路、NF-κB 信号通路、NOD 样受体信号通路、TLRA 通路、炎症介质对 TRP 通道的调节、T 细胞受体信号通路、JAK-STAT 信号通路等发挥解热抗炎作用。

除细胞因子外，下丘脑视前区（POAH）是主要调节体温变化的中枢区域，POAH 处含有热/冷敏感神经元，随着体温变化对这些神经元进行激活或抑制，参与调节体温的中枢介质主要有前列腺素 E2（PGE2），介导炎症发热过程的重要脂质介质，是致热原引起发热的必经共同路径，PGE2 能够改变体温调节神经元的放电频率，上调体温调定点从而引起发热反应；中枢内 Na^+/Ca^{2+} 水平的升高可引起 cAMP 大量增加，cAMP 作为细胞内第二信使，在发热过程中起着促进的作用。类似的还有促肾上腺皮质激素释放激素（CRH）、NO、Ang Ⅱ、P 物质等。网络药理学研究表明，连翘酯苷 E、连翘酯苷 D、腺苷可能通过作用于 EGFR，山柰酚可能作用于 NOS3 靶点干预钙离子信号通路调节 Ca^{2+} 浓度进而影响体温调节的过程；山柰酚、桔梗皂苷 D、远志皂苷 D 可能通过作用于 JUN，连翘脂素、3,29-二苯甲酰基栝楼仁三醇、桔梗皂苷 D 等可能通过作用于 MAPK1、MAPK10 等蛋白干预 cAMP 的信号通路调节温度。山柰酚、金丝桃苷可能通过作用于 NOS2、NOS3 干预 HIF-1 信号通路、钙离子信号通路、cGMP-PKG 信号通路、代谢途径等通路调节 NO 产生量，从而抑制 COX-2 的活性及其表达进而发挥解热抗炎作用。

花生四烯酸的氧化旁路在炎症反应中起着关键作用，细胞膜的磷脂在磷脂酶 A2（PLA2）的作用下生成花生四烯酸，进一步经环氧化酶（COX）和脂氧化酶（LOX）途径代谢产生前列腺素（PG）、白三烯（LT）等炎性递质。PGE2 可作为前炎症因子调节炎症过程中免疫细胞的分化或上调细胞因子的表达，促进炎症的发生，并且可促进 T 细胞向 T 辅助细胞分化。白三烯对中性粒细胞、嗜酸性粒细胞等有极强的趋化作用，使之聚集在炎症局部，释放炎症介质，诱导免疫系统产生瀑布式连锁反应。网络药理学研究发现，多个化合物可作用于多个靶点蛋白干预花生四烯酸代谢通路：连翘苷、连翘脂素、（+）-松脂素-β-D-吡喃葡萄糖苷、山柰酚、葫芦素 R 可能作用于醛酮还原酶 R1C3（AKR1C3），影响促炎介质 PGD2 的合成和分泌；原儿茶醛、葫芦素 R 可能作用于造血前列腺素 D 合成酶（HPGDS）及前列腺素 E 合酶（PTGES）；橙皮苷、金丝桃苷、山柰酚、乙酰多巴胺二聚体 1 等可能作用于前列腺素过氧化物合酶 PTGS1、PTGS2 从而减少前列腺素生成；连翘脂素、山柰酚、芦丁、去甲基川陈皮素可能作用于 ALOX5 减少炎性递质白三烯的合成和分泌。

消化不良患者肠道黏膜通透性增加，炎性细胞浸润后继发免疫反应，持续存在的炎症状态又可加重胃排空延迟，并增加内脏的敏感性。常见的引起发热的内源性致热源有 IL-1 家族、TNF 和 IL-6 等炎症因子。此外，炎症介质能直接刺激活化气道黏膜中的咳嗽感受器，使咳嗽敏感性增高，气道炎症细胞浸润可分泌大量炎性介质，诱导气道杯状细胞增生和纤毛细胞向杯状细胞转化，并增加黏蛋白的表达，而黏蛋白表达增加是气道黏液高分泌的主要病理基础，临床表现为咳痰。综上，抗炎与促消化、解热和止咳的功能息息相关。

3.4.4 药味物质基础

中药药性理论是研究药性形成机制和运用规律的理论，包括四气、五味、归经、升降浮沉、温热寒凉、配伍禁忌等，不仅是中医药学理论的核心组成部分，更是中医临床配伍的重要依据。中药五味药性理论是中药药性理论的核心内容之一，单从字面理解五味，即酸、甘、苦、辛、咸五种不同的味道，但五味不仅仅代表药物的真实滋味，更是药物的功能味，即药物产生作用的基础，是五行哲学思想在中药药性理论的升华。《素问·脏气法时论》最早概括滋味与药物功能的关系为"辛散、酸收、甘缓、苦坚、咸软"。本研究旨在通过构建"化合物-靶点-药理过程-药味"网络关系图，探寻小儿消积止咳口服液不同药味的物质基础及和功效之间的关系。

3.4.4.1 酸味物质基础

《素问》中"酸收"的收敛作用表现在酸收心气、酸收肺气、酸收津液、酸收阴气及酸敛咽疮。《汤液本草》记载："酸能收缓收散"。以乌梅为例，《汤液本草》对乌梅的论述为"能收肺气，治燥嗽，肺欲收，急食酸以收之"；《本草纲目》中为"乌梅，敛肺涩肠，治久嗽，泻痢"。酸味药能收、能涩的作用被临床广泛应用于止咳平喘，以敛肺气。酸能开胃气，少用能健胃开食。朱红梅等认为酸味药的兼味是其具有多方面功效的主要原因。《黄帝内经》中首推"酸甘化阴法"，兼有甘味，则其功效偏于养阴和消食化积；兼有苦味则偏于泄，酸苦相配能涌泄痰涎、清热止痢。

复方中山楂味酸、甘，具有消食健胃，行气散瘀，化浊降脂的功能，用于肉食积滞，胃绞胀满，泻痢腹痛等症，以炒山楂形式入药，酸味减弱，药性缓和，用于食积停滞、脾虚食少等症；枳实味苦、辛、酸，具有破气消积，化痰散痞的功能，用于积滞内停，痞满胀痛，泻痢后重，大便不通，痰滞气阻等症。

结合网络药理学研究发现，山楂中部分有机酸和黄酮类成分及枳实中部分黄酮类和生物碱类成分，可能通过作用于 ADRB2、HTR3A、HMGCR、DRD 等，干预钙离子信号通路、5-羟色胺能突触通路、胆汁分泌通路、多巴胺能神经突触通路等，发挥促消化和止咳作用，这与传统医药认为的酸味药的作用相一致，结合文献推测小儿消积止咳口服液的酸味物质基础可能来源于复方中炒山楂和枳实的有机酸类成分、部分黄酮类成分。

3.4.4.2 甘味物质基础

后世《本草从新》记载"甘者能补能和能缓"。甘味药补益作用主要体现在补气、补阳、补血、补阴四个方面；缓急作用主要体现在筋肉之急和药力之急两个方面；甘味药的调和作用主要体现在健脾消食和调和诸药两个方面。《本草便读》中记载："山楂味酸甘，气温，色赤，性紧，入肝脾血分，善能克化饮食，行瘀破血；麦芽味甘咸，性温，入脾胃，能消能磨，化一切米面诸谷食积；谷芽味甘性温，其功虽主消导，而消导之中，却能启脾开胃，进食和中。"几千年来，蜂蜜一直被用于止咳，也有儿童临床试验表明，蜂蜜可以缓解急性呼吸道感染引起的夜间咳嗽。在一项观察味道对咳嗽阈值影响的实验中发现，单次吸入辣椒素时，用蔗糖溶液漱口可提高咳嗽阈值，尽管甜味抑制咳嗽的潜在机制尚不清楚，但提示了甜味和止咳的关联性。

复方中炒山楂味酸、甘，具有消食健胃功能，用于肉食积滞；瓜蒌味甘、微苦，有清热涤痰，宽胸散结，润燥滑肠之功效，用于肺热咳嗽，痰浊黄稠，胸痹心痛，结胸痞满，大便秘结等症；莱菔子味辛、甘，有消食除胀，降气化痰功效，可用于饮食停滞，腹绞胀痛，大便秘结，积滞泻痢，痰壅喘咳；蝉蜕味甘，有疏散风热，利咽，解痉等功效，用于风热感冒，咽痛音哑等症。

结合网络药理学研究发现，炒山楂中部分有机酸和黄酮类成分、瓜蒌中部分三萜类和黄酮类成分、蝉蜕中的生物碱和有机酸及炒莱菔子中的生物碱和苯丙素类成分，可能通过作用于 2 型血管紧张素受体（AGTR2）、CALM1、PRKCA、MAPK 等靶点，干预神经活性配体-受体相互作用通路、多巴胺能神经突触、胆碱能突触、TRP 通道等通路，在促消化和止咳过程中发挥作用，这与传统医药认为的甘味药的作用相符，结合文献推测复方中瓜蒌的糖类和部分黄酮类，蝉蜕中的生物碱、氨基酸类成分，炒莱菔子中的苯丙素类、多糖，以及炒山楂中的维生素类成分可能是小儿消积止咳口服液的甘味物质基础。

3.4.4.3　苦味物质基础

后世《本草从新》记载"苦者能泻[泄]能燥能坚"。苦能泄，《素问·脏气法时论》中记载"肺苦气上逆，急食苦以泄之"，此处指泄气逆，如葶苈子、杏仁降气平喘，半夏、陈皮降逆止呕；苦能燥，如黄芩、黄连能燥湿清热，厚朴、苍术能散寒燥湿；苦能坚，体现在平相火固肾阴，清热泻火顾护阴津，泻下以存阴三个方面。同时苦味兼有其他味可发挥众多作用，如"苦酸涌泄""苦降辛开""苦酸泄热"等。"苦降辛开"法是常用的治疗消化系统疾病的方法，如大承气汤中大黄、芒硝、枳实、厚朴四药合用，共成"苦降辛开"之剂，治疗胃动力不足、肠梗阻等疾病具有确切疗效。左金丸组方中黄连和吴茱萸，一苦一辛构成"苦降辛开"之剂，清肝火、降胃火，则诸症自愈，此方治疗胃炎、食管炎、胃溃疡等见有肝火犯胃之证有广泛应用。

复方中槟榔味苦、辛，有消积行气，利水之功效，用于积滞泻痢，里急后重等症；枳实味苦、辛、酸，有破气消积，化痰散痞功效，用于积滞内停，痞满胀痛，泻痢后重，大便不通，痰滞气阻等症；枇杷叶味苦，有清肺止咳，降逆止呕功效，临床用于肺热咳嗽，气逆喘急，胃热呕逆，烦热口渴，方中枇杷叶经过蜜炙，具蜜香气，味微甜；瓜蒌味甘、微苦，有清热涤痰，宽胸散结，润燥滑肠功效，用于肺热咳嗽，痰浊黄稠，大便秘结等症；葶苈子味辛、苦，有泻肺平喘，行水消肿功效，用于痰涎壅肺，喘咳痰多，胸胁胀满等症；桔梗味苦，有宣肺，利咽，祛痰之功效，用于咳嗽痰多，胸闷不畅，咽痛音哑，肺痈吐脓；连翘味苦，有清热解毒，消肿散结，疏散风热之功效，用于痈疽，风热感冒，高热烦渴等症。

结合网络药理学研究发现，连翘中的苯乙醇苷类、木脂素类、黄酮类成分，蜜枇杷叶中的黄酮类成分，葶苈子中的黄酮类和生物碱类成分，枳实中的黄酮类和生物碱类成分，瓜蒌中的黄酮类成分及槟榔中的生物碱类成分，可能通过作用于 PTGS2、ADRB2、NOS3、ALOX5 等靶点，干预 5-羟色胺能突触、cGMP-PKG 信号通路、钙离子信号通路、花生四烯酸代谢通路等，在促消化、止咳和解热抗炎中发挥作用，这与传统医药认为的苦味药的作用相一致，结合文献推测小儿消积止咳口服液的苦味物质基础可能来源于复方中连翘的木脂素类、苯乙醇苷类成分，蜜枇杷叶和炒葶苈子中的黄酮类成分、枳实中的黄酮类和生物碱类成分，瓜蒌中的黄酮类、三萜类成分和槟榔中的生物碱类成分等。

3.4.4.4　辛味物质基础

中药辛味药多因其滋味得名，但是一些具有芳香气味的药物往往也被标上"辛味"的标签，即辛香之气，这样辛味就不仅与味觉相关，更和嗅觉相关联。《本草备要·药性总义》中论述辛味药的功效为"辛者，能散，能润，能横行"。辛能散，可以将辛散理解成散表邪、散里寒、散结滞，辛味解表药多归肺经，偏行肌表，具有外透之力，通过促进机体发汗、开泄腠理来发散肌表六淫之邪。与苦味相配"苦辛通降""苦降辛开"，其治疗脾胃疾病的机制是以升降为本，治脾以升、治胃以降，辛以散之、苦以泄之，达到清阳能升、浊阴得降、逐寒凝之邪、开通腑气、痞满呕逆自除、阴阳并调的目的。

复方中辛味药都有兼味，莱菔子味辛、甘，有消食除胀，降气化痰功效；枳实味苦、辛、酸，有破气消积，化痰散痞功效；槟榔、葶苈子、桔梗都是味苦、辛，有消积行气，泻肺平喘，祛痰利咽功效。

结合网络药理学研究发现，枳实中的黄酮类、生物碱类成分，炒葶苈子中的黄酮类和生物碱类成分，炒莱菔子中的生物碱类和苯丙素类成分，桔梗中的皂苷类成分和槟榔中的生物碱类成分，可能通过 DRD、HTR3A、MAPK10、PTGS2 等靶点，干预多巴胺能神经突触、5-羟色胺能突触通路、cAMP 的信号通路、花生四烯酸代谢通路等，在促消化、解热和抗炎过程中发挥作用，这与传统医药认为的辛味药的作用相一致，结合文献推测小儿消积止咳口服液的辛味物质基础可能来源于复方中枳实、炒莱菔子中的黄酮类、生物碱类、挥发油类成分，炒葶苈子中的黄酮类成分，桔梗中的黄酮类、三萜类成分，槟榔中的生物碱类成分。

4. 基于功能受体的小儿消积止咳口服液药性（味）物质基础研究

本研究选取了与促胃动力相关的 CHRM3，与止咳相关的 ADRB2，与解热相关的 α_{1A} 受体（ADRA1A），与抗炎相关的 COX-2 为研究载体，通过运用胞内钙离子荧光检测和酶抑制剂检测技术评价小儿消积止咳口服液及代表性单体成分干预后对受体的抑制或激动作用及对酶的抑制活性。通过本部分实验揭示小儿消积止咳口服液通过多成分、多靶点、多途径发挥药效的作用机制，并验证其药性物质基础。

4.1　材料与仪器

4.1.1　仪器

CKX41SF 倒置显微镜（OLYMPUS），Penta 高通量实时荧光检测分析系统/FLIPR（Molecular Devices），550 纳升级声波移液系统（LABCYTE），80913192 微孔板振荡器

（Thermo），ENVISION 多功能酶标仪（PerkinElmer），DK-600 电热恒温水槽（上海精宏实验设备有限公司），SpectraMax M5 多功能酶标仪（Molecular Devices）。

4.1.2　试剂

DMEM/F12 培养基（批号 10565-018）、DMEM 培养基（批号 11965-084）、Hank's 平衡盐溶液（批号 14025-092）、4-（2-羟乙基）-1-哌嗪乙磺酸溶液/HEPES（批号 15630-080）均购自 Gibco，胎牛血清/FBS（批号 FB-1058/500）、透析的胎牛血清/DFBS（批号 04-011-1A）均购自 Biosera，遗传霉素/G418（批号 ant-gn-5）购自 InvivoGen，二甲亚砜/DMSO（批号 34869-L）、卡巴胆碱/carbachol（批号 1092009）、肾上腺素/epinephrine（批号 E4642）、WB4101（批号 B018）均购自 Sigma，FLIPR®钙 4 实验试剂盒（批号 R8141）购自 Molecular Devices，异丙肾上腺素/isoproterenol（批号 HY-B0468）购自 MCE，3-异丁基-1-甲基黄嘌呤/IBMX（批号 410957）购自 Calbiochem，cAMP 检测试剂盒（批号 264）购自 PerkinElmer，环氧化酶-2（COX-2）抑制剂筛选试剂盒（批号 S0168）购自上海碧云天生物技术有限公司。

4.1.3　细胞培养

CHO-K1/M3 稳定细胞株、HEK293/β2 稳定细胞株、CHO-K1/α1A 稳定细胞株均购自 Chempartner。CHO-K1/M3 稳定细胞株用 DMEM/F12 完全培养基（含 500μg/mL G418、1% 双抗和10%胎牛血清），HEK293/β2 和 CHO-K1/α1A 稳定细胞株均用 DMEM 完全培养基（含 500μg/mL G418、1%双抗和 10%胎牛血清）于 37℃、5%二氧化碳培养箱中培养。

4.2　实验方法

4.2.1　待测化合物的选取

根据药材传统功效及网络药理学研究结果选择部分化合物（表 7-8）进行相关受体的检测，待测化合物检测浓度均为 100μmol/L 和 10μmol/L，口服液的检测浓度为储液稀释 100 倍和 1000 倍。

表 7-8　小儿消积止咳口服液中的药味归类

药味	数量	单味药
酸	2	炒山楂、枳实
甘	4	炒山楂、瓜蒌、炒莱菔子、蝉蜕
苦	7	槟榔、枳实、蜜枇杷叶、瓜蒌（微苦）、炒葶苈子、桔梗、连翘
辛	5	槟榔、枳实、炒莱菔子、炒葶苈子、桔梗

4.2.2　CHRM3 激动实验

以卡巴胆碱（carbachol，最高检测浓度为 2μmol/L，3 倍稀释，10 个浓度点）作为阳性激动剂。取 CHO-K1/M3 稳转细胞株种板，调整密度为 10 000 个/孔，每孔 50μL，培养箱培养 16～24h。根据试剂盒说明书准备 assay 缓冲液，配制 1×FLIPR®钙 4 试剂染料。从培养箱中取出细胞板，移除上层清液，加 1×FLIPR®钙 4 试剂染料，再次置于 37℃ 培养箱中孵育 1h。向细胞板中每孔加 15μL 化合物（FLIPR 仪器加样）检测荧光信号，计算样品激动率。

4.2.3 ADRB2 激动实验

以异丙肾上腺素（isoproterenol，最高检测浓度为 1μmol/L，4 倍稀释，10 个浓度点）作为阳性激动剂。取 HEK293/β2 稳转细胞株，用 Stimulation 缓冲液[HEPES 5mmol/L，70μL+IBMX 0.5mmol/L，14μL+BSA（来自试剂盒）0.1% mmol/L，186.67μL+1×HBSS 13 729.3μL]将细胞密度调整为 20 000 个/mL。用声波移液系统取 100nL 化合物至 384 孔检测板，取 10μL 细胞悬液加到检测板。600r/min 离心 3min，室温孵育 60min。加入 5μL 4×Eu-cAMP 示踪液和 5μL 4×ULight™-anti-cAMP 液。600r/min 离心 3min，室温孵育 60min。在多功能酶标仪上读取 cAMP 信号，计算样品激动率。

4.2.4 ADRA1A 抑制实验

以肾上腺素（epinephrine，22.5μL 6.6nmol/L）作为阳性激动剂；WB4101（最高检测浓度为 1μmol/L，3 倍稀释，10 个浓度点）作为阳性抑制剂。取 CHO-K1/α1A 稳转细胞株种板，调整密度为 15 000 个/孔，每孔 50μL 细胞，培养箱中培养 16~24h。按照 FLIPR®钙 4 试剂盒说明书准备 assay 缓冲液，配制 1×染料；取出细胞 384 孔板，移除上清液，加入 1×染料，于培养箱中孵育 1h。向细胞板中每孔加 15μL 化合物（FLIPR 仪器加样），15min 后，每孔加 22.5μL 激动剂肾上腺素，检测荧光信号，计算样品抑制率。

4.2.5 COX-2 活性抑制实验

待测化合物检测浓度为 100μmol/L 和 10μmol/L，口服液的检测浓度为将储液稀释 100 倍和 1000 倍。以塞来昔布（celecoxib）为阳性对照，以 50μmol/L 的起始浓度（终浓度 2.5μmol/L），在 DMSO 中 5 倍连续梯度稀释 8 个点。按照试剂盒说明书进行具体实验操作，计算样品抑制率。

4.2.6 数据处理

实验结果以平均值±标准差（$\bar{x} \pm s$）表示，统计软件为 GraphPad Prism。

4.3 实验结果

4.3.1 CHRM3 激动实验结果

小儿消积止咳口服液及化合物对 CHRM3 激动实验结果见图 7-36。由结果可知，小儿消积止咳口服液在高浓度和低浓度（稀释 100 倍和 1000 倍）的激动率为 336.18%和 101.20%，对 CHRM3 有显著的激动活性；槟榔碱在 100μmol/L、10μmol/L 给药浓度下对该受体的激动率为 91.84%、106.26%，对 CHRM3 有显著的激动活性；槲皮苷高浓度下的激动率为 15.95%，柚皮苷高浓度下的激动率为 18.47%，新橙皮苷高浓度下的激动率为 14.57%，对

CHRM3 有微弱的激动活性。

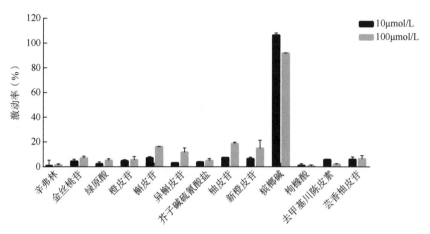

图 7-36　小儿消积止咳口服液及化合物对 CHRM3 的激动实验结果

4.3.2　ADRB2 激动实验结果

小儿消积止咳口服液及化合物对 ADRB2 的激动实验结果见图 7-37。由结果可知，小儿消积止咳口服液在高浓度和低浓度（稀释 100 倍和 1000 倍）下的激动率为 100.27% 和 100.31%，有显著的激动活性。辛弗林在 100μmol/L、10μmol/L 给药浓度下对该酶的激动率为 100.65%、100.23%，有显著的激动活性；山奈酚、绿原酸、金丝桃苷、槲皮素-3-O-β-D-葡萄糖-7-O-β-D-龙胆双糖苷、桔梗皂苷 D、橙皮苷、槲皮苷、异槲皮苷、枸橼酸对 ADRB2 有微弱的激动活性。

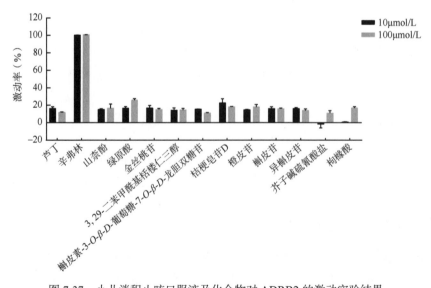

图 7-37　小儿消积止咳口服液及化合物对 ADRB2 的激动实验结果

4.3.3　ADRA1A 抑制实验结果

小儿消积止咳口服液及化合物对 ADRA1A 的抑制实验结果见图 7-38。由结果发现，小儿消积止咳口服液在高浓度和低浓度（稀释 100 倍和 1000 倍）时对 ADRA1A 的抑制率为 84.29%和 63.89%，对 ADRA1A 有显著的抑制活性。连翘脂素高浓度时对 ADRA1A 的抑制率为 20.09%；3,29-二苯甲酰基栝楼仁三醇高浓度时对 ADRA1A 的抑制率为 15.71%；松脂醇二葡萄糖苷低浓度时对 ADRA1A 的抑制率为 15.13%，对 ADRA1A 有微弱的抑制作用。

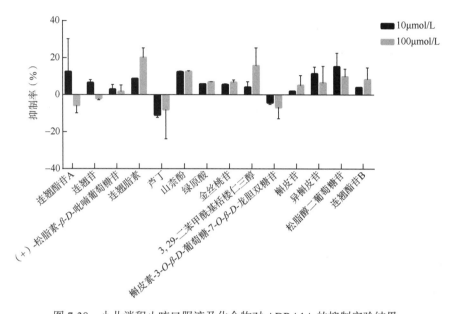

图 7-38　小儿消积止咳口服液及化合物对 ADRA1A 的抑制实验结果

4.3.4　COX-2 抑制实验结果

小儿消积止咳口服液及化合物对 COX-2 的抑制实验结果见图 7-39。由结果发现，小儿消积止咳口服液在高浓度和低浓度时对 COX-2 的抑制率为 78.56%、89.12%，对 COX-2 有显著的抑制活性。连翘酯苷 A、（+）-松脂素-β-D-吡喃葡萄糖苷、连翘脂素、芦丁、金丝桃苷、3,29-二苯甲酰基栝楼仁三醇、槲皮素-3-O-β-D-葡萄糖-7-O-β-D-龙胆双糖苷、槲皮苷、去甲基川陈皮素、山柰酚在高浓度时对 COX-2 有显著的抑制活性；连翘酯苷 A、（+）-松脂素-β-D-吡喃葡萄糖苷、连翘脂素、芦丁、金丝桃苷、槲皮素-3-O-β-D-葡萄糖-7-O-β-D-龙胆双糖苷、槲皮苷、去甲基川陈皮素、山柰酚在低浓度时对 COX-2 也有抑制活性。

4.4　小结

本部分研究考察了小儿消积止咳口服液及代表性单体成分对促消化、止咳、解热、抗炎相关靶点的调节作用，初步明晰了其作用机制及药效物质基础。

4.4.1　促消化机制

与成人相比，小儿脏器和组织等发育尚未完善，加之饮食无规律、不知饥饱，容易发生功能性消化不良，临床常用抑酸剂、促动力剂、助消化药等进行治疗。毒蕈碱型胆碱受体广泛存在于副交感神经节后纤维支配的效应器细胞上，如心脏、胃肠平滑肌等，当乙酰胆碱与这类受体结合后，可产生一系列副交感神经末梢兴奋效应。近年来发现的 M 受体有 5 种亚型，其中 M1 受体主要分布于交感节后神经和胃壁细胞，受体激动可以引起兴奋和胃酸分泌，M3 受体主要分布于胃肠道平滑肌，激动时可以引起胃肠道平滑肌收缩。

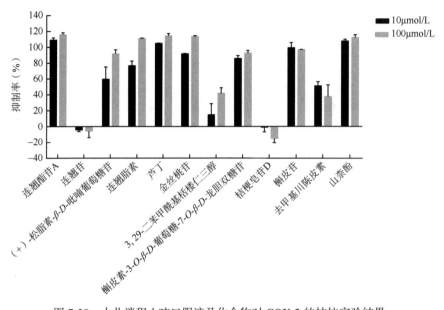

图 7-39　小儿消积止咳口服液及化合物对 COX-2 的拮抗实验结果

本研究选取 CHRM3 为研究载体，探究了小儿消积止咳口服液及代表性化合物对 CHRM3 的体外抑制活性。结果表明，小儿消积止咳口服液和槟榔碱对 M3 受体有显著的激动活性，槲皮苷、柚皮苷和新橙皮苷对 M3 受体有微弱的激动活性，可能是复方发挥促消化作用的物质基础，推测激动 CHRM3 活性为小儿消积止咳口服液发挥促消化作用的途径之一。

4.4.2　止咳机制

咳嗽是由于咽喉、支气管存在大量感受区，将刺激传递至延髓咳嗽中枢，再传向运动神经，即喉下神经、膈神经和脊髓神经，分别引起咽肌、膈肌和其他呼吸肌的运动来完成咳嗽动作。气管平滑肌上主要分布的 β 受体和组胺受体均为 G 蛋白偶联受体，β 受体有 β_1、β_2 和 β_3 三种亚型，呼吸道中以 β_2 受体为主，激动后会降低细胞质中 Ca^{2+} 浓度，使气管平滑肌产生扩张效应。

本实验选取 ADRB2 为研究载体，探究了小儿消积止咳口服液及代表性化合物对 ADRB2 的体外抑制活性。结果表明，小儿消积止咳口服液和辛弗林对 β_2 受体有显著激动活性，芦丁、金丝桃苷、槲皮素-3-O-β-D-葡萄糖-7-O-β-D-龙胆双糖苷、橙皮苷、槲皮苷、异槲皮苷、桔梗皂苷 D、枸橼酸、绿原酸对 β_2 受体有微弱的激动活性，推测激动 β_2 受体活性是小儿消积止咳口服液发挥止咳作用的途径之一。

4.4.3　解热机制

人体的散热器官主要是皮肤，机体各器官组织产生的热量，随着血液循环均匀地分布于全身各处，当血液流经皮肤血管时，全部热量的 90% 会由皮肤散出，少部分热量通过肺、肾和消化道等途径，随着呼吸和排泄物散出体外。α 受体的亚型为 α₁ 和 α₂ 受体，α₁ 受体主要分布在皮肤、黏膜血管及部分内脏血管的平滑肌上，激动时引起血管收缩，血流量减少，皮肤温度下降，散热量减少。

为探究小儿消积止咳口服液的解热机制，本部分考查了制剂及其代表性化合物对肾上腺素受体 ADRA1A 的拮抗作用。研究发现，制剂对 α₁ 受体有显著的抑制活性，松脂醇二葡萄糖苷、连翘脂素和 3,29-二苯甲酰基栝楼仁三醇有微弱的抑制活性，可能是小儿消积止咳口服液解热作用的物质基础。

4.4.4　抗炎机制

咳嗽是由于咽喉、支气管的大量感受区受到刺激产生的应激反应，这种刺激通常为炎性介质、异物、物理或化学性刺激等。环氧化酶（cyclooxygenase，COX）又称前列腺素合成酶，是催化花生四烯酸合成前列腺素（PG）的关键限速酶，目前发现至少有 COX-1、COX-2、COX-3 三种亚型，其中 COX-2 通常在脂多糖、TNF-α 等一系列胞内外刺激诱导下表达。花生四烯酸在 COX-2 的作用下首先转化为前列腺素 G2（prostaglandin G2，PGG2），然后转化为 PGH2，进一步通过合成酶、还原酶、脱水反应或同分异构化等形成不同的前列腺素，包括 PGE2、PGD2、PGF2α 等，其中 PGE2 可诱导炎症细胞释放趋化因子，募集炎性细胞移动，并在巨噬细胞中与脂多糖协同诱导表达 IL-1、IL-6，也可与 IL-12 协同促进幼稚 T 细胞（naive T cell）向辅助 T 细胞 1（helper T cell 1）分化。炎症的严重程度还受炎性介质的影响，花生四烯酸在 5-脂氧合酶（5-LOX）作用下生成的白三烯 B4 是一种重要的炎性介质，对中性粒细胞、单核细胞和嗜酸性粒细胞具有很强的趋化作用，可以吸引中性粒细胞至气道组织，从而加剧气道炎症。

本研究选取 COX-2 为研究载体，探究了小儿消积止咳口服液及代表性化合物的抑制活性，结果表明，小儿消积止咳口服液、连翘酯苷 A、芦丁、山奈酚、金丝桃苷、槲皮素-3-O-β-D-葡萄糖-7-O-β-D-龙胆双糖苷、槲皮苷、去甲基川陈皮素、（+）-松脂素-β-D-吡喃葡萄糖苷、连翘脂素和 3,29-二苯甲酰基栝楼仁三醇对 COX-2 均显示出抑制活性，推测小儿消积止咳口服液可能是通过抑制 COX-2 影响花生四烯酸代谢途径，抑制致炎因子的产生，发挥抗炎作用。

5.　结　　论

本研究通过液质联用、计算机分子对接、网络药理学、受体结合等实验，对小儿消积止咳口服液进行了全面的药性（味）物质基础及作用机制研究。分子对接结果表明，山楂中的有机酸类和枳实中的香豆素类可能是小儿消积止咳口服液的酸味物质基础。网络药理学研究表明，有机酸类如枸橼酸和绿原酸，可能通过作用于血管紧张素（ANG）干预松弛素信号通路（relaxin signaling pathway）发挥促消化作用，绿原酸还可通过作用于 PTGS2、AKR1B1 分别干预 IL-17 信号通路（IL-17 signaling pathway）、C 型凝集素受体信号通路（C-type lectin receptor signaling pathway）发挥止咳作用。

分子对接结果表明，山楂中的糖类、莱菔子中的简单苯丙素类和瓜蒌中的核苷类可能是小儿消积止咳口服液的甘味物质基础。网络药理学结果显示，简单苯丙素类化合物 3,6′-二芥子酰基蔗糖和腺苷都可通过作用于磷酸二酯酶 5A（PDE5A）、热休克蛋白 A8（HSPA8）分别干预 cGMP-PKG 信号通路（cGMP-PKG signaling pathway）、MAPK 信号通路（mitogen-activated protein kinase signaling pathway）发挥促消化和止咳作用。

分子对接结果表明，连翘中的木脂素类和苯乙醇苷类，枳实、瓜蒌、蜜枇杷叶和葶苈子中的黄酮类，以及桔梗中的部分三萜类可能是小儿消积止咳口服液的苦味物质基础；槟榔中的生物碱类，葶苈子和枳实中的部分黄酮类可能是其辛味物质基础。网络药理学研究结果表明，连翘脂素、山奈酚、槟榔碱可能通过作用于 CHRM1、CHRM2、CHRM3，干预神经活性配体-受体相互作用通路（neuroactive ligand-receptor interaction）、唾液分泌通路（salivary secretion）、cAMP 信号通路（cAMP signaling pathway）、胆碱能突触（cholinergic synapse）通路等，进而影响胃肠道平滑肌的收缩起到促消化作用。山奈酚、芦丁、柚皮苷、金丝桃苷、槲皮苷等可能通过作用于 PTGS2、IL-1B、TNF、IL-6 等蛋白，干预肿瘤坏死因子信号通路（TNF signaling pathway）、NF-κB 信号通路等发挥解热抗炎作用。辛弗林、连翘脂素可能作用于 ADRB2、ADRA1B、ADRA1A 干预 cGMP-PKG 信号通路、钙离子信号通路发挥止咳及解热作用。

综合上述结果，确定小儿消积止咳口服液的药性/药效物质基础可能为橙皮苷、柚皮苷、新橙皮苷、去甲基川陈皮素、槲皮素-3-O-β-D-葡萄糖-7-O-β-D-龙胆双糖苷、槲皮苷、异槲皮苷、金丝桃苷、山奈酚、连翘酯苷 A、连翘酯苷 E、连翘脂素、（+）-松脂素-β-D-吡喃葡萄糖苷、桔梗皂苷 D、3,29-二苯甲酰基栝楼仁三醇、辛弗林、槟榔碱、枸橼酸、绿原酸。

第二节　注射用益气复脉（冻干）药性/药效物质基础与作用机制研究

注射用益气复脉（冻干）来源于中医经典名方"生脉散"，由红参、麦冬、五味子 3 味中药组成，具有益气复脉、养阴生津的功效。用于冠心病劳累型心绞痛气阴两虚证，症见胸痹心痛、心悸气短、倦怠懒言、头晕目眩、面色少华、舌淡、少苔或剥苔，脉细弱或结代；冠心病所致慢性左心功能不全 II、III 级气阴两虚证，症见心悸、气短甚则气急喘促，胸闷隐痛，时作时止，倦怠乏力，面色苍白，动则汗出，舌淡、少苔或剥苔，脉细弱或结代。目前在其化学物质组、药代药动、药效评价、作用机制及临床应用等方面已开展广泛研究，对其药性（味）物质基础的研究仍未见报道，而中药五味药性理论是中药药性理论的核心内容，因此，本研究通过味觉受体分子对接实验及 G 蛋白偶联受体及关键酶活性实验，从味觉真实滋味和功能属性表达的角度揭示注射用益气复脉（冻干）的药性（味）物质基础。

1. 基于计算机模拟技术的注射用益气复脉（冻干）药性（味）物质基础研究

研究发现，对于滋味的感知是味觉物质和味觉细胞微绒毛上的味觉受体及离子通道相互作用实现的，一些味觉传导过程把化学信息转变成分子第二信使（如 cAMP 和 IP3）使味觉细胞去极化和 Ca^{2+} 释放，另一些将味觉物质本身作为细胞信号（如 Na^+、K^+、H^+）使味觉细胞产生动作电位，味觉信号沿支配味觉细胞的舌咽神经、面神经的鼓索神经侧支和迷走神经，传导至延髓孤束核后到达脑桥的味觉区，再经过丘脑味觉中继核投射到中央后回最下部的味觉中枢进行味觉感知。基于计算机模拟技术的分子对接主要是研究分子间（如配体和受体）相互作用，并预测其结合模式和亲和力的一种理论模拟方法。配体和受体的结合不但要满足空间的匹配，还要满足能量的匹配，若结合能＜0，表明配体分子均能和受体蛋白自发地结合，结合能＜−5.0kJ/mol，表明其结合性好，结合能越小对接越好。

在《方剂气味配伍理论及应用》（中国中医药出版社，2006）中将生脉饮归为酸甘化阴类方剂，酸甘合化是为本方方根。另外，在《中国药典》（2020 年版）中，红参性味归经为甘、微苦，温，归脾、肺、心、肾经；麦冬性味归经为甘、微苦，微寒，归心、肺、胃经；五味子性味归经为酸、甘，温，归肺、心、肾经。虽然五味子在《唐本草》中记述为"其果实五味，皮肉甘、酸，核中辛、苦，都有咸味。此则五味俱也"，但根据生脉散气味配伍规律，五味子在该方中以酸为主，因此本研究主要针对其酸、甘味物质基础进行研究。综上，将注射用益气复脉（冻干）中各单味药按照性味分类（表 7-9），主要为甘、酸、苦味。因此，本部分实验通过将注射用益气复脉（冻干）中的主要化学成分与甘、酸、苦味受体进行分子对接实验，从真实滋味的角度确定其性味物质基础。

表 7-9 基于性味的单味药归类

药味	数量	单味药
甘	3	红参、麦冬、五味子
苦	3	红参、麦冬
酸	1	五味子

1.1 甘味受体分子对接实验研究

1.1.1 受体选择及预处理

味觉受体第一家族（T1R）是一类能感知甜味和鲜味的受体家族，属于 G 蛋白偶联受体（GPCR）超家族 C 亚型成员，包括 T1R1、T1R2、T1R3 三个成员。T1R 是一类独具特色的 GPCR，它们拥有大的细胞外结构域，其中包括捕蝇夹域（venusflytrapdomain）、半胱氨酸富集域（cys-teine-rich domain，CRD）和 7 次螺旋跨膜域（heptahelical transmembrane domain）。T1R2+T1R3 以异二聚体形式形成感受各种糖和人工甜味剂的功能受体而参与甜味识别。T1R2 或 T1R3 基因单剔除的小鼠对各种人工甜味剂的反应消失，对低浓度糖液的反应强烈降低，但对较高浓度的糖液的反应则是部分降低。然而 T1R2+T1R3 基因双剔除的小鼠对所有测试的不同浓度的糖液的行为学与电生理学反应均会消失。这些实验证据表明 T1R2 和 T1R3 形成了针对人工甜味剂的功能性受体与高亲和力的糖受体，而仅表达其中一种受体的则是作为一种低亲和力的糖受体。因此可以通过 T1R2 和 T1R3 复合受体研究药物的相关作用位点。

本部分实验从 PDB 数据库下载 5X2M 晶体结构，导入 Schrödinger 2020 Maestro12.4，通过 Protein Preparation Wizard 进行预处理，将 delete water 的范围设置为 0Å。应用 Binding Site Detection 计算可能的活性空腔，选择打分最高的空腔，通过 Receptor Grid Generation 生成受体格点文件（图 7-40），用于后续分子对接。

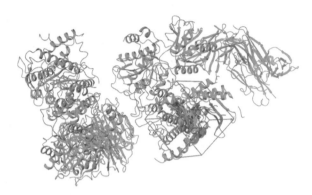

图 7-40 5X2M 晶体结构可能的格点文件

1.1.2 建立甘味配体小分子库

选取注射用益气复脉（冻干）中甘味药材红参、麦冬和五味子的代表性化合物作为对接配体（化合物详细信息见表 7-10），包括红参药材中的原人参三醇型皂苷、原人参二醇型皂苷类成分及糖类成分；麦冬药材中的甾体皂苷类成分、高异黄酮类成分及糖类成分；五味子药材中的木脂素类、有机酸类成分及糖类成分（由于处方药材中相对分子质量较大的物质如蛋白质、多肽、多糖等在提取和制剂工艺过程中是作为杂质去除的物质，因此在本实验中并未对此类成分进行选择）。从 PubChem 下载小分子 sdf.格式文件，建立甘味小分子库。

表 7-10 小儿消积止咳口服液及化合物活性总结

结构类型	名称	促消化		止咳		解热		抗炎	
		CHRM3	HTR4	ADRB2	HRH1	ADRA1A	LTB4R	COX-2	5-LOX
—	小儿消积止咳口服液	++	+	++	++	++		++	++
苯乙醇苷类	连翘酯苷 A							++	++
黄酮类	芦丁			+			+	++	
	山奈酚							++	+
	金丝桃苷			+				++	
	槲皮素-3-*O*-*β*-*D*-葡萄糖-7-*O*-*β*-*D*-龙胆双糖			+				++	
	橙皮苷			+					
	槲皮苷	+		+				++	
	异槲皮苷			+					
	柚皮苷	+							
	新橙皮苷	+							
	去甲基川陈皮素						+	++	

续表

结构类型	名称	促消化		止咳		解热	抗炎		
		CHRM3	HTR4	ADRB2	HRH1	ADRA1A	LTB4R	COX-2	5-LOX
木脂素类	松脂醇二葡萄糖苷					+			
	松脂素-β-D-吡喃葡萄糖苷							+ +	
	连翘脂素					+		+ +	
三萜类	3,29-二苯甲酰基栝楼仁三醇					+		+ +	
	桔梗皂苷 D			+	+ +				
生物碱类	辛弗林			+ +					
	槟榔碱		+ +						
有机酸	绿原酸			+					
	枸橼酸			+					

注：+ +表示活性显著，+表示活性微弱

1.1.3　分子对接

葡萄糖是自然界分布最广且最为重要的一种单糖，纯净葡萄糖为无色晶体，有甜味。本部分实验以葡萄糖作为阳性甘味小分子，同时将甘味配体小分子库导入 Schrödinger 软件，进行小分子预处理，电场力 OPLS3e、不改变小分子离子化状态、保留指定手性、最多产生分子 5 个，在 Ligand Docking 中选择第一步中生成的受体格点文件，与小分子进行分子对接。

1.1.4　实验结果

通过 Schrödinger 软件将甘味小分子库内各化合物与甘味受体 5X2M 进行对接，结果见表 7-11，对接得分绝对值结果见图 7-41，其中阳性对照葡萄糖小分子与甘味受体对接得分为−6.06，结合模式图如图 7-42 所示。麦冬、红参及五味子中的糖类成分如葡萄糖、麦芽糖、果糖、蔗糖、阿拉伯糖、鼠李糖等与甘味受体 5X2M 的对接得分分别为−6.06、−6.88、−6.36、−5.49、−6.55、−6.14，均有较高的得分，因此推测糖类成分具有较好的甘味特性，为注射用益气复脉（冻干）的甘味物质基础。此外，红参中的原人参三醇型皂苷如人参皂苷 Re、三七皂苷 R2、人参皂苷 Rg1 等及原人参二醇型皂苷人参皂苷 Rc、人参皂苷 Rd、人参皂苷 Rb1、人参皂苷 Rg3、人参皂苷 Rb2、人参皂苷 Rb3 等与甘味受体 5X2M 的对接得分均较高，因此推测红参药材中的人参皂苷类成分具有一定的甘味特性，可能为注射用益气复脉（冻干）的甘味物质基础。麦冬中甾体皂苷类化合物及高异黄酮类化合物与甘味受体 5X2M 的对接得分整体较差，因此推测麦冬的主要甘味物质基础并非其甾体皂苷类及高异黄酮类成分。五味子中的木脂素类化合物、有机酸类化合物与甘味受体 5X2M 的对接得分整体较差，因此推测木脂素类、有机酸类成分并非五味子的甘味物质基础。原人参三醇型皂苷三七皂苷 R2、人参皂苷 Re，原人参二醇型皂苷人参皂苷 Rd、人参皂苷 Rc，糖类葡萄糖、果糖、麦芽糖、蔗糖的对接展示图见图 7-42。

表 7-11　甘味小分子库内各化合物与甘味受体 5X2M 的对接结果

结构类型	化合物	对接得分	疏水作用	范德瓦耳斯作用	库仑作用	结合能
原人参三醇型皂苷类	ginsenoside Rg1　人参皂苷 Rg1	−5.38	−0.45	−30.32	−21.48	−51.80
	ginsenoside Re　人参皂苷 Re	−6.85	−0.30	−45.33	−26.27	−71.60
	ginsenoside Rf　人参皂苷 Rf	−4.42	−0.27	−26.21	−19.79	−46.00
	notoginsenoside R1　三七皂苷 R1	−4.40	−0.26	−20.69	−19.28	−39.96
	ginsenoside Rg2　人参皂苷 Rg2	−3.65	−0.79	−30.14	−9.50	−39.63
	ginsenoside Rh1　人参皂苷 Rh1	−4.56	−0.19	−31.13	−18.45	−49.57
	notoginsenoside R2　三七皂苷 R2	−5.57	−0.62	−28.58	−19.45	−48.02
	ginsenoside F1　人参皂苷 F1	−4.12	−0.38	−33.69	−12.00	−45.69
	ginsenoside Rk3　人参皂苷 Rk3	−3.00	−0.61	−33.21	−6.01	−39.21
原人参二醇型皂苷类	ginsenoside Rb1　人参皂苷 Rb1	−6.11	−0.17	−46.60	−23.97	−70.57
	ginsenoside Rd　人参皂苷 Rd	−6.50	−0.59	−39.89	−26.39	−66.29
	ginsenoside Rg3　人参皂苷 Rg3	−5.57	−0.97	−28.94	−20.62	−49.56
	ginsenoside Rc　人参皂苷 Rc	−6.63	−0.62	−36.39	−29.34	−65.73
	ginsenoside Rb2　人参皂苷 Rb2	−5.97	−0.19	−31.74	−26.49	−58.22
	ginsenoside Rb3　人参皂苷 Rb3	−5.80	−0.11	−40.91	−23.60	−64.51
	ginsenoside Rh2　人参皂苷 Rh2	−3.66	−0.12	−19.22	−18.28	−37.50
	ginsenoside F2　人参皂苷 F2	−4.31	−0.36	−44.82	−10.99	−55.81
	ginsenoside Rk1　人参皂苷 Rk1	−4.37	−0.36	−44.82	−10.99	−55.81
甾体皂苷类	ruscogenin　鲁斯可皂苷元	−2.48	−0.11	−24.47	−4.52	−28.99
	ophiopogonin D　麦冬皂苷 D	−3.08	−0.09	−33.80	−8.69	−42.49
	ophiopogonin C　麦冬皂苷 C	−4.03	−0.60	−39.38	−10.64	−50.03
	ophiopogonin B　麦冬皂苷 B	−4.51	−0.68	−43.68	−9.87	−53.55
	ophiopogonin A　麦冬皂苷 A	−3.06	−0.38	−36.19	−6.94	−43.14
	14-hydroxy sprengerinin C　14-羟基麦冬皂苷 C	−	−	−	−	−
高异黄酮类	ophiopogonanone E　麦冬黄烷酮 E	−3.43	−0.33	−24.27	−13.39	−37.66
	methylophiopogonanone B　甲基麦冬二氢高异黄酮 B	−4.04	−0.05	−29.01	−9.81	−38.82
	ophiogonanone B　麦冬二氢高异黄酮 B	−4.41	−0.50	−31.78	−7.40	−39.18
	methylophiopogonone A　甲基麦冬黄酮 A	−4.39	−0.28	−31.35	−7.60	−38.95
	methylophiopogonone B　甲基麦冬黄酮 B	−3.68	−0.65	−28.97	−5.02	−34.00
木脂素类	schisandrin　五味子醇甲	−4.52	−0.77	−36.78	−6.78	−43.56
	schisandrin A　五味子甲素	−3.86	−0.86	−36.27	−3.15	−39.42
	schisandrin B　五味子乙素	−3.78	−0.71	−36.14	−2.30	−38.43
	schisandrol B　五味子醇乙	−4.08	−0.59	−33.77	−5.77	−39.53
	gomisin N　戈米辛 N	−3.78	−0.71	−36.14	−2.30	−38.43
	gomisin D　戈米辛 D	−3.69	−1.01	−32.89	−4.40	−37.29
	gomisin J　戈米辛 J	−3.81	−0.35	−28.64	−4.64	−33.28

续表

结构类型	化合物	对接得分	疏水作用	范德瓦耳斯作用	库仑作用	结合能
有机酸类	citric acid 枸橼酸	−5.22	−0.61	−6.91	−22.45	−27.36
	malic acid 苹果酸	−4.60	0.00	−8.43	−16.37	−25.80
	shikimic acid 莽草酸	−4.88	−0.76	−19.57	−19.02	−26.59
	succinic acid 琥珀酸	−4.82	0.00	−6.16	−18.13	−24.29
	quinic acid 奎宁酸	−2.01	−0.07	−32.60	−11.19	−43.80
	tartaric acid 酒石酸	−3.64	−0.18	−40.23	−10.53	−50.75
	fumaric acid 富马酸	−3.02	0.00	−9.03	−10.71	−19.74
糖类	maltose 麦芽糖	−6.88	−0.95	−18.11	−35.30	−53.40
	fructose 果糖	−6.36	−0.59	−13.65	−20.99	−34.64
	sucrose 蔗糖	−5.49	−0.44	−17.02	−24.37	−41.39
	arabinose 阿拉伯糖	−6.55	−0.65	−11.46	−18.88	−30.34
	rhamnose 鼠李糖	−6.14	−0.38	−18.32	−15.28	−33.60
	mannitol 甘露醇	−4.43	−0.47	−17.18	−22.13	−39.31
	glucose 葡萄糖	−6.06	−0.43	−14.29	−17.88	−32.17

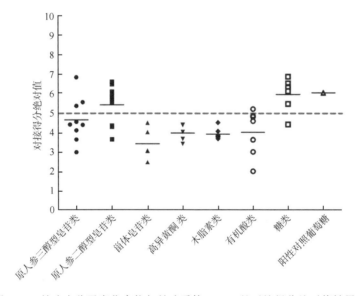

图 7-41　甘味小分子库化合物与甘味受体 5X2M 的对接得分绝对值结果图

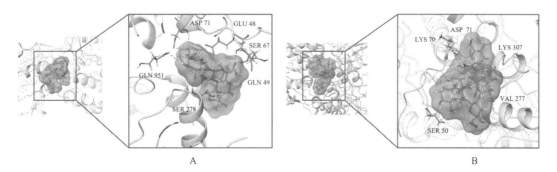

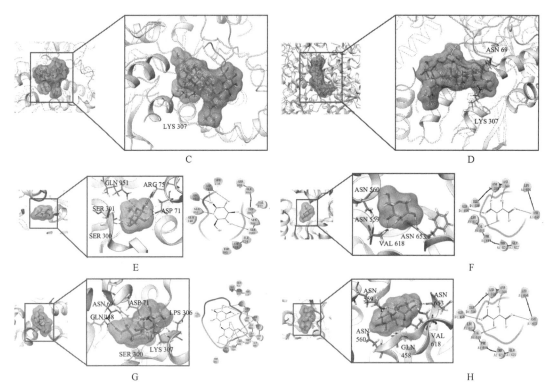

图 7-42 甘味小分子库部分化合物与甘味受体 5X2M 的对接展示图

A. 三七皂苷 R2；B. 人参皂苷 Re；C. 人参皂苷 Rd；D. 人参皂苷 Rc；E. 葡萄糖；F. 果糖；G. 麦芽糖；H. 蔗糖

1.2 酸味受体分子对接实验研究

1.2.1 受体选择及预处理

瞬时受体电位通道（TRP）是细胞膜上的一类阳离子通道，分布广泛，可参与感知细胞内外各种刺激及维持离子稳态等多种生命活动，它可被温度、pH、渗透压等因素调节。TRPP 是 TRP 家族中一个重要的亚家族，包括 PKD1、PKD2、PKD2L1、PKD1L3、PKD2L2 等。研究发现，PKD2L1 是一个非选择性阳离子通道，具有高度 Ca^{2+} 渗透性，可以和 PKD1L3 形成异源四聚体，作为酸味受体进行酸信号的传递。酸味传导涉及的离子通道有酸敏感离子通道、超极化激活的离子通道和 2 个孔域钾通道。质子激活的 PKD1L3- PKD2L1 离子通道能够在除去酸性刺激之后被激活，即产生应答反应，并将其定义为关闭响应（延迟响应）。电生理分析表明，PKD1L3-PKD2L1 通道活性取决于 pH，而且是当周围环境的 pH 低于 3.0 时通道的活性才能表现出来，PKD1L3-PKD2L1 的关闭响应特性可以作为酸味感觉出现的解释。Miyamoto 等认为酸味信号转导过程中可能涉及 3 种机制，包括通过阿米洛利敏感性钠通道的质子渗透、细胞内外因素固定式封闭电导及质子门控通道来转导酸味。

本部分实验从 PDB 数据库下载 6D1W 晶体结构，导入 Schrödinger 2020 Maestro12.4，提取 chain D，通过 Protein Preparation Wizard 进行预处理，将 delete water 的范围设置为 0Å。

应用 Binding Site Detection 计算可能的活性空腔，选择打分最高的空腔，通过 Receptor Grid Generation 生成受体格点文件（图 7-43），用于后续分子对接。

1.2.2 建立配体小分子库

选取注射用益气复脉（冻干）中酸味药材五味子的代表性化合物作为对接配体（化合物详细信息见表 7-12），包括五味子药材中木脂素类成分、有机酸类成分及糖类成分。并从 PubChem 下载小分子 sdf. 格式文件，建立酸味小分子库。

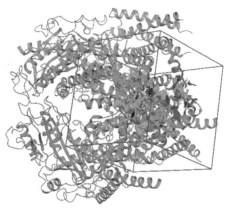

图 7-43　6D1W 晶体结构可能的格点文件

表 7-12　酸味小分子库

序号	名称	结构类型	来源
1	schisandrin 五味子醇甲		
2	schisandrin A 五味子甲素		
3	schisandrin B 五味子乙素		
4	gomisin N 戈米辛 N	木脂素类	
5	schisandrol B 五味子醇乙		
6	gomisin D 戈米辛 D		
7	gomisin J 戈米辛 J		
8	citric acid 枸橼酸		
9	malic acid 苹果酸		
10	shikimic acid 莽草酸		
11	succinic acid 琥珀酸	有机酸类	五味子
12	quinic acid 奎宁酸		
13	tartaric acid 酒石酸		
14	fumaric acid 富马酸		
15	glucose 葡萄糖		
16	fructose 果糖		
17	sucrose 蔗糖		
18	maltose 麦芽糖	糖类	
19	mannitol 甘露醇		
20	arabinose 阿拉伯糖		
21	rhamnose 鼠李糖		

1.2.3 分子对接

枸橼酸又名柠檬酸，是一种重要的有机酸，为无色晶体，无臭，有很强的酸味，易溶于水，是天然防腐剂和食品添加剂，同时也是复方中五味子的活性成分。本部分实验以枸橼酸为阳性酸味小分子，并对其加以预处理，电场力 OPLS3e、不改变小分子离子化状态、保留指定手性、最多产生分子 5 个。同时将小分子库导入 Schrödinger 软件，和阳性酸味小分子相同条件进行预处理，在 Ligand Docking 中选择第一步生成的受体格点文件，与处理后的小分子进行分子对接。

1.2.4 实验结果

通过 Schrödinger 软件将酸味小分子库内各化合物与酸味受体 6D1W 的对接结果见表 7-13，对接得分绝对值结果见图 7-44，其中阳性配体枸橼酸与 6D1W 的对接得分为–5.72，结合模式图如图 7-45 所示。通过分析结果发现，五味子有机酸类化合物中莽草酸、奎宁酸和酒石酸与 6D1W 受体的对接得分分别为–6.61、–6.76、–6.09，均高于阳性配体枸橼酸的对接得分，对接结果较好；木脂素类化合物五味子醇甲、五味子甲素、五味子乙素、戈米辛 N、五味子醇乙、戈米辛 J 与酸味受体 6D1W 的整体对接得分均较高，除五味子甲素外，其他化合物的对接得分均高于阳性配体枸橼酸的对接结果。因此推测五味子中的有机酸类及木脂素类化合物具有一定的酸味特性，为注射用益气复脉（冻干）的主要酸味物质基础。有机酸类枸橼酸、莽草酸，木脂素类五味子乙素、五味子醇乙的对接展示图见图 7-45。

表 7-13 酸味小分子库内各化合物与酸味受体 6D1W 的对接结果

结构类型	化合物	对接得分	疏水作用	范德瓦耳斯作用	库仑作用	结合能
木脂素类	schisandrin 五味子醇甲	–6.61	–3.14	–42.90	–2.07	–44.97
	schisandrin A 五味子甲素	–5.42	–3.11	–46.38	1.27	–45.11
	schisandrin B 五味子乙素	–6.85	–3.51	–40.93	–2.48	–43.41
	gomisin N 戈米辛 N	–6.85	–3.51	–40.93	–2.48	–43.41
	schisandrol B 五味子醇乙	–6.74	–3.24	–40.60	–2.69	–43.29
	gomisin D 戈米辛 D	–	–	–	–	–
	gomisin J 戈米辛 J	–5.95	–2.13	–36.57	–3.30	–39.87
有机酸类	citric acid 枸橼酸	–5.72	–0.18	–12.29	–17.06	–29.35
	malic acid 苹果酸	–4.66	–0.01	–9.05	–12.87	–21.92
	shikimic acid 莽草酸	–6.61	–0.93	–21.45	–13.06	–34.51
	succinic acid 琥珀酸	–4.30	–0.48	–8.67	–9.35	–18.02
	quinic acid 奎宁酸	–6.76	–0.97	–14.64	–18.02	–32.66
	tartaric acid 酒石酸	–6.09	–0.23	–7.19	–19.34	–26.53
	fumaric acid 富马酸	–2.67	–0.44	–9.87	–4.84	–14.71
糖类	glucose 葡萄糖	–4.45	–2.22	–34.60	–9.00	–43.60
	fructose 果糖	–4.71	–2.40	–29.69	–5.12	–44.81
	sucrose 蔗糖	–3.09	–1.99	–43.39	–3.94	–47.34
	maltose 麦芽糖	–4.96	–0.17	–12.39	–12.26	–24.65
	mannitol 甘露醇	–4.68	–0.85	–16.05	–21.62	–37.67
	arabinose 阿拉伯糖	–4.03	–0.30	–12.37	–10.75	–21.93
	rhamnose 鼠李糖	–4.85	–0.09	–11.99	–11.35	–23.34

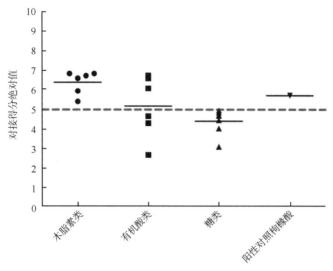

图 7-44　酸味小分子库化合物与酸味受体 6D1W 的对接得分绝对值结果图

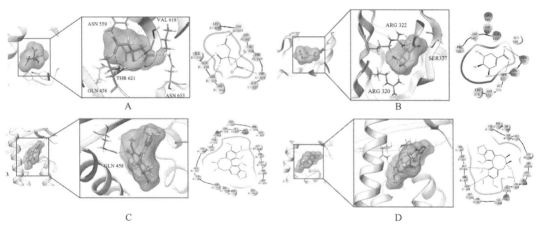

图 7-45　酸味小分子库部分化合物与酸味受体 6D1W 的对接展示图

A. 枸橼酸；B. 莽草酸；C. 五味子乙素；D. 五味子醇乙

1.3　苦味受体分子对接实验研究

1.3.1　苦味受体选择

苦味的产生是由于味觉物质作用于味觉感受器（味蕾）上，苦味受体基因在味觉受体细胞（taste receptor cell，TRC）中表达后再由 TRC 将产生的味觉信号经细胞内信号转导、神经传递等过程最终传达至大脑味觉皮质。苦味产生包括三个基本要素即味觉物质、相关受体和离子通道。Matsunami 等根据人对苦味敏感的基因作为在遗传草图上的位置并搜索 DNA 序列数据库，发现了苦味受体基因 T2R。T2R 基因除共表达外，还可以在表达味导素的细胞中选择性表达，但均在受体细胞表面表达，受体细胞不仅存在于口腔的味蕾中，在脑、消化道和呼吸道等多个部位也发现表达的 T2R 受体。

目前已发现苦味的味觉相关受体为 TAS2R 家族是一类 7 次跨膜的 G 蛋白偶联受体（GPCR），且研究发现苦味受体能与多数苦味中药的化学成分结合，如苦艾中的木防己苦毒素等 8 种苦味物质均能与 hT2R14 受体相结合；马兜铃酸能激活 hT2R43 和 hT2R42 受体；hT2R43 受体亦能被芦荟素所激活，初步表明中药苦味物质激活依赖于 T2R 受体基因，可认为苦味中药的味觉表达与 T2R 受体有一定联系。总之，苦味受体的研究不仅为中药新药开发提供了更多渠道，更为治疗神经系统、消化道和呼吸道疾病提供了一个新方法。本部分实验通过同源模建构建苦味受体，从 NCBI 下载 hTAS2R10 序列，以晶体结构 3SN6 为模板用 Prime 方法进行同源模建，构建得到 hTAS2R10 的三维结构。

将构建得到的 hTAS2R10 的三维结构作为受体结构，以 3SN6 的原配体 P0G（8-[（1R）-2-{[1，1-DIMETHYL-2-（2-METHYLPHENYL）ETHYL] AMINO}-1-HYDROXYETHYL]-5-HYDROXY-2H-1，4-BENZOXAZIN-3（4H）-ONE）为中心，生成受体的格点文件，盒子大小采用默认值，然后用 Glide 方法将已知的 hTAS2R10 配体奎宁对接到 hTAS2R10 中，选择标准精度。

以 3NS6 的膜位点为参考，将对接得到的 hTAS2R10 与奎宁的复合物结构放入平衡好的含有 256 个 DPPC 分子和 12 800 个水分子的双层膜中，调整蛋白在 DPPC 内的位置。采用 g_membed 程序得到蛋白嵌入 DPPC 内的复合物结构，添加 11 个氯离子以中和体系所带电荷，最终整个体系包括 hTAS2R10、奎宁分子、244 个 DPPC 分子、12 730 个水分子及 11 个氯离子，共 74 827 个原子。

首先采用最速下降法对体系进行能量最小化 5000 步；然后分别进行 100ps 的 NVT 和 200ps 的 NPT 模拟，初步对体系进行平衡；最后进行 1ns 的 production MD，步长 2fs，每 4ps 保存一次轨迹。分别采用 V-rescale 和 Parrinello-Rahman 方法控制温度和压力，参考温度设为 310K，库仑和范德瓦耳斯截断半径分别设为 1.4nm 和 1.4nm，采用 PME（Particle Mesh Ewald）方法考虑静电作用。所有计算均在 Gromacs 4.5.4 程序包中执行。

1.3.2　建立苦味配体小分子库

选取注射用益气复脉（冻干）中苦味药材红参、麦冬和五味子的代表性化合物作为对接配体（化合物详细信息见表 7-14），包括红参药材中的原人参三醇型皂苷、原人参二醇型皂苷类成分及糖类成分；麦冬药材中的甾体皂苷类成分、高异黄酮类成分及糖类。并从 PubChem 下载小分子 sdf.格式文件，建立苦味小分子库。

表 7-14　苦味小分子库

序号	名称	结构类型	来源
1	ginsenoside Rg1 人参皂苷 Rg1		
2	ginsenoside Re 人参皂苷 Re		
3	ginsenoside Rf 人参皂苷 Rf		
4	notoginsenoside R1 三七皂苷 R1		
5	ginsenoside Rg2 人参皂苷 Rg2	原人参三醇型皂苷类	红参
6	ginsenoside Rh1 人参皂苷 Rh1		
7	notoginsenoside R2 三七皂苷 R2		
8	ginsenoside F1 人参皂苷 F1		
9	ginsenoside Rk3 人参皂苷 Rk3		

续表

序号	名称	结构类型	来源
10	ginsenoside Rb1　人参皂苷 Rb1		
11	ginsenoside Rd　人参皂苷 Rd		
12	ginsenoside Rg3　人参皂苷 Rg3		
13	ginsenoside Rc　人参皂苷 Rc		
14	ginsenoside Rb2　人参皂苷 Rb2	原人参二醇型皂苷类	红参
15	ginsenoside Rb3　人参皂苷 Rb3		
16	ginsenoside Rh2　人参皂苷 Rh2		
17	ginsenoside F2　人参皂苷 F2		
18	ginsenoside Rk1　人参皂苷 Rk1		
19	ruscogenin　鲁斯可皂苷元		
20	ophiopogonin D　麦冬皂苷 D		
21	ophiopogonin C　麦冬皂苷 C		
22	ophiopogonin B　麦冬皂苷 B	甾体皂苷类	
23	ophiopogonin A　麦冬皂苷 A		
24	14-hydroxy sprengerinin C　14-羟基麦冬皂苷 C		麦冬
25	ophiopogonanone E　麦冬黄烷酮 E		
26	methylophiopogonanone B　甲基麦冬二氢高异黄酮 B		
27	ophiogonanone B　麦冬二氢高异黄酮 B	高异黄酮类	
28	methylophiopogonone A　甲基麦冬黄酮 A		
29	methylophiopogonone B　甲基麦冬黄酮 B		
30	maltose　麦芽糖		
31	fructose　果糖		
32	sucrose　蔗糖		
33	arabinose　阿拉伯糖	糖类	麦冬、红参
34	rhamnose　鼠李糖		
35	mannitol　甘露醇		
36	glucose　葡萄糖		

1.3.3　分子对接

导入小分子库，进行小分子预处理，电场力 OPLS3e、不改变小分子离子化状态、保留指定手性、最多产生分子 5 个；提取 hTAS2R10 和奎宁的复合物结构，进行 500 步的能量最小化，所得结构作为受体用于与苦味小分子的对接计算。在 Glide 模块中以奎宁为中心进行受体格点生成，与小分子库配体进行分子对接。

1.4　实验结果

1.4.1　hTAS2R10 同源模建结果

hTAS2R10 序列和 3SN6 的序列比对结果见图 7-46。构建得到 hTAS2R10 的三维结构，其拉氏图见图 7-47，由图可见大部分的残基处于允许区，表明构建结构的骨架二面角是合理的。

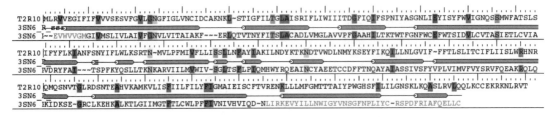

图 7-46　hTAS2R10 与 3SN6 的序列比对结果

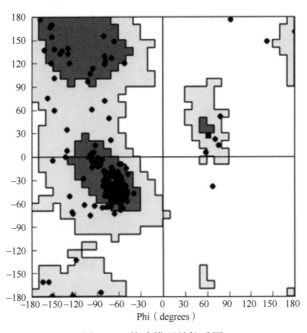

图 7-47　构建模型的拉氏图

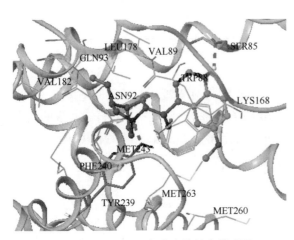

图 7-48　hTAS2R10 与奎宁的结合模式图

1.4.2　hTAS2R10 与奎宁的对接结果

通过 Schrödinger 软件将 hTAS2R10 的激动剂奎宁用 Induced Fit 模块对接到 hTAS2R10 中，得到结合模式图如图 7-48 所示。由图可见，奎宁与 hTAS2R10 的 SER85 和 TYR239 形成两个氢键。

1.4.3　分子动力学模拟

图 7-49 上图为 hTAS2R10 受体骨架原子的 RMSD，可以看出 RMSD 在前 600ps 缓慢升高至 0.15nm 左右，之后在 0.15nm 上下浮动说明体系已经基本达到平衡。图

7-49 下图为各残基的 RMSF，由图可见大多数残基的 RMSF 小于 0.2nm，说明模拟体系已趋于稳定。

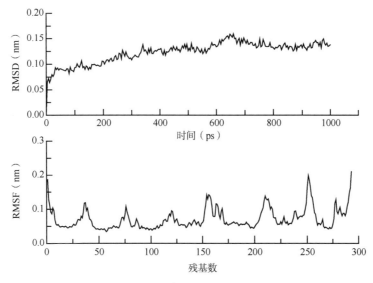

图 7-49　T2R10 骨架原子的 RMSD 和 RMSF

图 7-50 为对 MD 轨迹进行氢键分析所得的结果，由图可见整个 MD 过程中共出现 8 种可能的氢键结合模式，涉及 6 个氨基酸。与对接结果相比较可发现，奎宁与 SER85 形成的氢键在 MD 过程中仍保持，且出现频率较高，说明该氢键非常稳定。奎宁与 GLN175、LYS168、GLN68 形成的氢键出现频率则较低。GLU246 的羧基氧原子与奎宁的 OH 及其附近的 NH 形成四种类型的氢键，其中指数为 5 和 6 的出现频率较高。从 MD 得到的最终结构（图 7-51）可以看出，奎宁与 hTAS2R10 共形成 3 个氢键：其中 GLU246 的两个羧基氧原子分别与奎宁的 OH 和 NH 形成两个氢键，SER85 的骨架氧原子与六元环的 NH 形成氢键。

1.4.4　配体与 hTAS2R10 的分子对接结果

阳性配体奎宁及苦味小分子库各化合物与苦味受体 hTAS2R10 的对接结果见表 7-15，对接得分绝对值结果如图 7-52 所示。由结果可知，阳性配体奎宁与苦味受体 hTAS2R10 的对接得分为 -7.59，红参中除人参皂苷 Rk3 及人参皂苷 Rh2 外，其原人参三醇型皂苷及原人

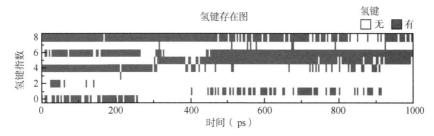

图 7-50　MD 过程中奎宁与 hTAS2R10 间的氢键出现图

键 0：GLN175 | 键 1：LYS168 | 键 2：GLN68 | 键 3：GLN175 | 键 4,5,6,7：GLU246 | 键 8：SER85

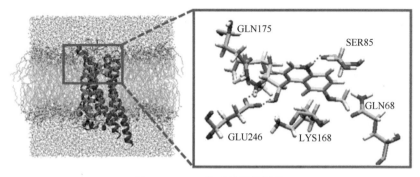

图 7-51　MD 得到的最终结构

参二醇型皂苷与 hTAS2R10 受体的对接得分为−8.38～−4.97，得分较高，其中人参皂苷 Rc 的对接得分为−8.38，高于阳性配体。麦冬中的皂苷类化合物麦冬皂苷 B、麦冬皂苷 C、麦冬皂苷 A 及 14-羟基麦冬皂苷 C 与 hTAS2R10 受体的对接得分分别为−5.50、−5.63、−5.28、−5.38，高异黄酮类化合物甲基麦冬二氢高异黄酮 B 等与 hTAS2R10 受体的对接得分为−7.61～−5.89，得分均较高，说明此类化合物与苦味受体结合作用较好。而糖类物质与苦味受体的对接得分整体都较低，推测该类化合物并不能与 hTAS2R10 苦味受体进行较强的结合。因此推测，红参药材中的三萜皂苷类成分、麦冬药材中的甾体皂苷类及高异黄酮类成分具有一定的苦味特性，可能为注射用益气复脉（冻干）的苦味物质基础。原人参三醇型皂苷类人参皂苷 Rg2，原人参二醇型皂苷类人参皂苷 Rg3，高异黄酮类甲基麦冬二氢高异黄酮 B 的对接展示图见图 7-53。

表 7-15　苦味小分子库与 hTAS2R10 的对接结果

结构类型	化合物	对接得分	疏水作用	范德瓦耳斯作用	库仑作用	结合能
原人参三醇型皂苷类	ginsenoside Rg1　人参皂苷 Rg1	−5.41	−0.53	−27.76	−21.43	−49.19
	ginsenoside Re　人参皂苷 Re	−7.07	−1.68	−33.67	−22.08	−55.75
	ginsenoside Rf　人参皂苷 Rf	−5.07	−1.51	−29.02	−14.18	−43.20
	notoginsenoside R1　三七皂苷 R1	−4.97	−0.59	−34.19	−17.77	−51.96
	ginsenoside Rg2　人参皂苷 Rg2	−6.27	−1.33	−27.36	−23.18	−50.53
	ginsenoside Rh1　人参皂苷 Rh1	−6.22	−0.64	−26.04	−21.83	−47.87
	notoginsenoside R2　三七皂苷 R2	−5.95	−0.37	−23.99	−26.41	−50.39
	ginsenoside F1　人参皂苷 F1	−5.78	−1.49	−32.25	−16.36	−48.61
	ginsenoside Rk3　人参皂苷 Rk3	−3.71	−1.34	−33.72	−4.68	−38.39
原人参二醇型皂苷类	ginsenoside Rb1　人参皂苷 Rb1	−6.70	−0.56	−46.96	−25.00	−71.97
	ginsenoside Rd　人参皂苷 Rd	−6.79	−1.36	−24.40	−28.82	−53.22
	ginsenoside Rg3　人参皂苷 Rg3	−6.20	−1.91	−34.14	−16.52	−50.66
	ginsenoside Rc　人参皂苷 Rc	−8.38	−2.22	−36.09	−29.24	−65.32
	ginsenoside Rb2　人参皂苷 Rb2	−7.40	−1.74	−20.47	−30.12	−50.59
	ginsenoside Rb3　人参皂苷 Rb3	−6.87	−0.83	−33.93	−27.97	−61.91
	ginsenoside Rh2　人参皂苷 Rh2	−4.08	−1.58	−29.66	−8.44	−38.10
	ginsenoside F2　人参皂苷 F2	−5.72	−1.08	−21.80	−23.68	−45.47
	ginsenoside Rk1　人参皂苷 Rk1	−5.26	−1.59	−34.01	−11.52	−45.53

续表

结构类型	化合物	对接得分	疏水作用	范德瓦耳斯作用	库仑作用	结合能
甾体皂苷类	ruscogenin 鲁斯可皂苷元	−3.89	−0.30	−27.66	−9.81	−37.47
	ophiopogonin D 麦冬皂苷 D	−3.79	−0.40	−31.68	−11.32	−43.01
	ophiopogonin C 麦冬皂苷 C	−5.63	−0.38	−33.80	−24.26	−58.06
	ophiopogonin B 麦冬皂苷 B	−5.50	−1.71	−42.14	−9.39	−51.54
	ophiopogonin A 麦冬皂苷 A	−5.28	−1.20	−31.53	−11.58	−43.10
	14-hydroxy sprengerinin C 14-羟基麦冬皂苷 C	−5.38	−0.23	−26.85	−25.50	−52.35
高异黄酮类	ophiopogonanone E 麦冬黄烷酮 E	−7.61	−2.34	−34.18	−16.39	−50.57
	methylophiopogonanone B 甲基麦冬二氢高异黄酮 B	−6.72	−2.05	−32.67	−11.53	−44.20
	ophiogonanone B 麦冬二氢高异黄酮 B	−6.17	−1.94	−33.02	−9.59	−42.61
	methylophiopogonone A 甲基麦冬黄酮 A	−6.00	−2.05	−33.20	−7.51	−40.71
	methylophiopogonone B 甲基麦冬黄酮 B	−5.89	−2.18	−32.34	−6.15	−38.49
糖类	maltose 麦芽糖	−4.62	−0.04	−10.18	−12.44	−22.63
	fructose 果糖	−3.91	−1.71	−31.14	−12.53	−43.66
	sucrose 蔗糖	−4.91	−2.32	−31.33	−15.01	−46.34
	arabinose 阿拉伯糖	−2.36	−0.29	−33.08	−2.89	−35.97
	rhamnose 鼠李糖	−4.22	−0.33	−26.55	−12.38	−38.93
	mannitol 甘露醇	−3.78	−0.28	−10.72	−11.47	−32.19
	glucose 葡萄糖	−4.31	−0.23	−32.48	−14.19	−46.67
阳性对照	quinine 奎宁	−7.59	−3.41	−28.98	−8.31	−37.28

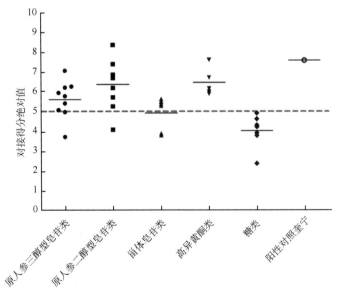

图 7-52　苦味小分子库化合物与苦味受体 hTAS2R10 的对接得分绝对值结果图

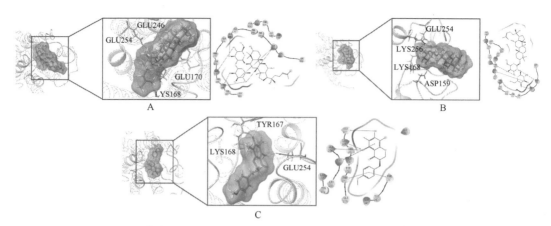

图 7-53   苦味小分子库部分化合物与苦味受体 hTAS2R10 的对接展示图

A. 人参皂苷 Rg2；B. 人参皂苷 Rg3；C. 甲基麦冬二氢高异黄酮 B

1.4.5   结果与讨论

通过分析注射用益气复脉（冻干）中君药红参的主要化学成分（包括原人参三醇型皂苷类、原人参二醇型皂苷类及糖类）与甘味、苦味受体的对接结果，并结合相关文献报道，初步推测红参中的糖类物质为其主要甘味物质基础；人参皂苷类成分为其主要的苦味物质基础，同时也具有一定的甘味特性。

通过分析注射用益气复脉（冻干）中臣药麦冬的主要化学成分（包括甾体皂苷类、高异黄酮类和糖类）与甘味、苦味受体的对接结果可以发现，麦冬的甘味物质基础可能是糖类成分；甾体皂苷类和高异黄酮类化合物可能是麦冬的苦味物质基础。

通过分析注射用益气复脉（冻干）中佐药五味子的主要化学成分（包括木脂素类、有机酸类和糖类）与甘味、酸味受体的对接结果并结合相关文献报道，推测木脂素类及有机酸类化合物是五味子的酸味物质基础；糖类化合物是五味子的甘味物质基础。

综上得出结论：①麦冬、红参及五味子药材中的糖类成分及红参药材中的三萜皂苷类成分具有一定的甘味特性，推测为注射用益气复脉（冻干）的甘味物质基础；②五味子药材中的木脂素类及有机酸类成分具有较好的酸味特性，推测为注射用益气复脉（冻干）的酸味物质基础；③红参药材中的三萜皂苷类成分、麦冬药材中的甾体皂苷类及黄酮类成分具有较好的苦味特性，推测为注射用益气复脉（冻干）的苦味物质基础。注射用益气复脉（冻干）性味物质基础分析示意图见图 7-54。

虽然分子对接技术已广泛应用于药物虚拟筛选、分子设计、药物潜在作用靶点发现、药物-靶点相互作用机制等方面，但是由于靶蛋白脱离了其原先存在的环境，其空间构象发生变化，可能无法得到真实的三维空间结构，并且目前大部分的受体都是通过药理实验推理得到的，它们真正的结构还不清晰；而且尽管通过在计算机上进行模拟可以得到非常详尽的数据，但是这些数据是否与真实状态下的实验数据相匹配，以及在对接得分值很高的情况下是否可以成功地进行分子动力学模拟等，都是有待验证的问题。因此，鉴于分子对接方法的局限性，还应结合其他手段进行药味的拆分界定。例如，近年来随着人们对中药性味的不断探索及科学技术的进步，许多仿生模型得到广泛应用，其中应用较多的有电子鼻、电子舌等技术。所以，在本部分实验的基础上，后续还可以利用仿生技术对注射用益气复脉（冻干）的药性（味）物质基础进行深入研究。

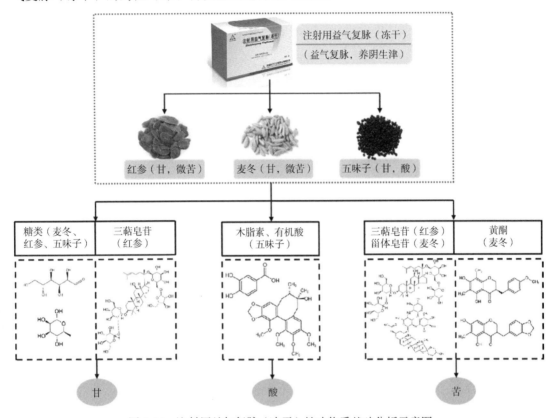

图 7-54　注射用益气复脉（冻干）性味物质基础分析示意图

2. 基于 G 蛋白偶联受体和酶活性测定的注射用益气复脉（冻干）药性/药效物质基础研究

　　根据前文基于计算机模拟技术的味觉受体分子对接实验结果，本部分研究选择红参中甘、苦味主要成分三萜皂苷类，麦冬中苦味主要成分甾体皂苷类，以及五味子中酸味主要成分木脂素和有机酸类的 15 个代表性化合物为研究对象，同时基于注射用益气复脉(冻干)益气复脉、养阴生津的功效及其可改善心功能、降低脑钠肽（BNP）水平和 MMP 系统活性、抑制炎症因子的释放等现代药理作用特点，选取与强心（正性肌力作用）相关的受体：PDE3A、ADRB1；与调节能量代谢相关的受体：AMPK；与抗炎止痛相关的受体：COX-2、NOS、NF-κB；与抑制心室重构相关的受体：基质金属蛋白酶 3 和 9（MMP-3、MMP-9）；与抗氧化相关的 DPPH 自由基；与抑制细胞凋亡相关的受体：半胱天冬酶-3（Caspase-3）为研究载体，通过运用胞内钙离子荧光检测和酶抑制剂检测技术评价注射用益气复脉（冻干）及单体成分干预后对以上靶点的抑制或激动作用，从性味功能作用角度揭示注射用益气复脉（冻干）药性/药效物质基础及作用机制（实验方案见表 7-16）。

表 7-16　注射用益气复脉（冻干）受体实验方案表

药材	结构类型	化学成分	强心靶点（正性肌力作用）	调节能量代谢靶点	抗炎靶点	抑制心室重构靶点	抗氧化靶点	抑制细胞凋亡靶点
红参（君）	原人参三醇型皂苷	人参皂苷 Rg1	1.PDE3A	AMPK	1.COX-2	1. MMP-9	DPPH	Caspase-3
		人参皂苷 Re	2.ADRB1		2.NOS	2. MMP-3		
		人参皂苷 Rf			3.NF-κB			
	原人参二醇型皂苷	人参皂苷 Rb1						
		人参皂苷 Rd						
		人参皂苷 Rg3						
		人参皂苷 Rc						
麦冬（臣）	皂苷元	鲁斯可皂苷元						
	甾体皂苷	麦冬皂苷 D						
		麦冬皂苷 C						
五味子（佐）	木脂素	五味子醇甲						
		五味子甲素						
		五味子乙素						
		戈米辛 N						
	有机酸	枸橼酸						

2.1　强心（正性肌力作用）相关靶点实验研究

2.1.1　实验目的

研究注射用益气复脉（冻干）及代表性化合物对 PDE3A 的酶学抑制活性，以及对 ADRB1 的激动作用。

2.1.2　实验方法

2.1.2.1　PDE3A 实验步骤

（1）反应缓冲液和反应终止液配制

1）1 倍反应缓冲液

5 倍反应缓冲液（IMAP FP IPP Explorer Kit 提供）稀释成 1 倍反应缓冲液

2）反应终止液

5 倍 IMAP progressive binding A 溶液

5 倍 IMAP progressive binding B 溶液

IMAP progressive binding bead

（2）样品配制

1）样品稀释：取适量待测定的样品，用 DMSO 将化合物配制成 10 000μmol/L 和 1000μmol/L 检测浓度的溶液（终浓度为 100μmol/L 和 10μmol/L），用 DMSO 将注射用益气复脉（冻干）配制成 20 000μg/mL 和 5000μg/mL 检测浓度的溶液（终浓度为 200μg/mL 和 50μg/mL）。以曲喹辛（trequinsin）为阳性对照，以终浓度为 100nmol/L 的起始浓度（终浓度 5μmol/L），在 DMSO 中 5 倍连续梯度稀释 8 个浓度点。

2）转移化合物到 384 孔反应板：用 Echo550 仪器从上述稀释好 Echo384 孔板中转移 200nL 化合物到 384 孔反应板中，阴性对照和阳性对照均转移入 200nL 的 100% DMSO。

（3）酶学反应

1）配制 2 倍酶溶液：将 PDE3A 加入 1 倍反应缓冲液，形成终浓度为 0.075μg/mL 的 2 倍酶溶液。

2）配制 2 倍的底物溶液：将 FAM 标记的 cGMP 加入 1 倍反应缓冲液，形成 2 倍底物溶液。

3）向 384 孔板中加入酶溶液：向 384 孔反应板孔中加入 10μL 的 2 倍酶溶液。对于无酶活对照孔，用 10μL 的 1 倍反应缓冲液替代酶溶液。1000r/min 离心 1min，室温下孵育 15min。

4）向 384 孔板中加入底物溶液启动酶学反应：向 384 孔反应板每孔中加入 10μL 的 2 倍底物溶液。1000r/min 离心 1min。室温反应 30min。

5）激酶反应的终止：向 384 孔反应板每孔中加入 60μL 的反应终止液终止反应，室温下摇床 600r/min 振荡避光孵育 60min。

（4）EnVision 读取数据

用 EnVision 读数（Ex480/Em535（s），Em535（p））。

（5）抑制率计算与 IC_{50} 曲线拟合

从 EnVision 上获得 Ratio 数据，把 Ratio 数据转化成抑制率数据。

其中 max 是指 DMSO 对照的转化率，min 是指无酶活对照的转化率。

$$Percent\ inhibition = (max-conversion)/(max-min)\times100\%$$

将数据导入 MS Excel 并使用 XLFit excel add-in version 5.4.0.8 进行曲线拟合。

Equation used is：$Y=Bottom + (Top-Bottom)/(1+(IC_{50}/X)^{\wedge}HillSlope$

2.1.2.2　ADRB1 实验步骤

（1）样品配制

取适量待测定的样品，用 DMSO 将化合物配制成 20mmol/L 和 2mmol/L 检测浓度的溶液（终浓度为 100μmol/L 和 10μmol/L），用纳升级声波移液系统将样品各转移 50nL 至检测板中。用 DMSO 将注射用益气复脉（冻干）配制成 4mg/mL 和 0.4mg/mL 检测浓度的溶液（终浓度为 200μg/mL 和 50μg/mL），用纳升级声波移液系统将样品各转移 500nL 至检测板中。

（2）细胞处理

从液氮储存系统里取出细胞 CHO-K1/β1 稳转细胞株，于 37℃电热恒温水槽中快速融化后，用移液器转移细胞悬液到 15mL 离心管中，并补加 10mL 完全培养基（DMEM 培养基+10%胎牛血清/FBS+800μg/mL 遗传霉素）。1000r/min 离心 4min 后弃上清，用 5mL 完全培养基重悬细胞沉淀后，转移至 T75 培养瓶中，补加 15mL 培养基，放置在 37℃、5%二氧化碳培养箱中培养。细胞传代 1 次后用于该细胞实验。当细胞密度达到 80%～90%时，弃培养基并用 5mL 磷酸盐缓冲液清洗细胞后加入 2mL 胰酶，置 37℃ 二氧化碳培养箱中 2～5min。加 10mL 培养基收集细胞，1000r/min 离心 4min，弃上清液。用 Stimulation 缓冲液将细胞悬液调整到合适的密度。

（3）反应

取 10μL 细胞溶液转移到检测板上。600r/min 离心 3min，室温孵育 30min。在平板上加入 cAMP 检测试剂盒/LANCE® Ultra cAMP Kit 中的 5μL 4X Eu-cAMP 示踪液和 5μL 4X ULight™-anti-cAMP 液。600r/min 离心 3min，室温孵育 60min。在多功能酶标仪上读取 cAMP 信号，用 GraphPad Prism 处理数据。

计算公式：

$$Z\ factor：Z=1-3\times(SD_{max}+SD_{min})/(mean_{max}-mean_{min})$$

$$\%Activation=100\times(Raw\ data-min)/(max-min)$$

$$EC_{50}\ (log\ (agonist)\ vs.\ response-variable\ slope)：$$

$$Y=Bottom+(Top-Bottom)/(1+10^{\wedge}((logEC_{50}-X)\times HillSlope)$$

2.1.3　实验结果

2.1.3.1　PDE3A 实验结果

（1）阳性抑制剂曲喹辛对 PDE3A 的剂量效应

通过多浓度梯度给药，得到了阳性激动剂曲喹辛对 PDE3A 的抑制率曲线（图 7-55），计算得到 IC_{50} 值为 0.09nmol/L。

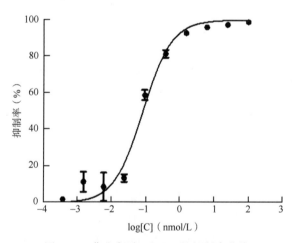

图 7-55　曲喹辛对 PDE3A 的抑制率曲线

（2）注射用益气复脉（冻干）及化合物对 PDE3A 的抑制活性

注射用益气复脉（冻干）及化合物对 PDE3A 的抑制率结果见表 7-17、图 7-56。由结果可知，注射用益气复脉（冻干）在 800μg/mL 给药浓度下对该酶的抑制率为 30.20%±2.87%，有一定的抑制活性，在低浓度给药下抑制活性较弱；人参皂苷 Rf、五味子甲素和枸橼酸高浓度给药下对该酶的抑制率在 20% 以上，有较弱的抑制活性。

表 7-17　注射用益气复脉（冻干）及化合物对 PDE3A 的抑制率数据表

名称	浓度	抑制率（%）（$\bar{x}\pm s$）	名称	浓度	抑制率（%）（$\bar{x}\pm s$）
人参皂苷 Rg1	100μmol/L	4.40±0.10	麦冬皂苷 D	100μmol/L	1.51±4.93
	10μmol/L	0.40±0.10		10μmol/L	2.19±0.65
人参皂苷 Re	100μmol/L	−0.20±0.10	麦冬皂苷 C	100μmol/L	1.53±0.61
	10μmol/L	0.40±0.50		10μmol/L	0.29±2.06
人参皂苷 Rf	100μmol/L	20.81±8.00	五味子醇甲	100μmol/L	1.65±2.46
	10μmol/L	4.19±6.62		10μmol/L	0.04±3.80
人参皂苷 Rb1	100μmol/L	2.80±5.40	五味子甲素	100μmol/L	25.81±1.01
	10μmol/L	4.00±3.70		10μmol/L	3.76±0.85
人参皂苷 Rd	100μmol/L	2.00±0.10	五味子乙素	100μmol/L	1.18±0.00
	10μmol/L	−0.80±2.10		10μmol/L	3.83±2.46
人参皂苷 Rg3	100μmol/L	5.30±0.50	戈米辛 N	100μmol/L	2.93±2.18
	10μmol/L	−2.50±0.40		10μmol/L	5.58±1.21
人参皂苷 Rc	100μmol/L	8.96±2.46	枸橼酸	100μmol/L	21.92±0.12
	10μmol/L	1.81±0.16		10μmol/L	2.59±8.32
鲁斯可皂苷元	100μmol/L	1.86±0.73	注射用益气复脉（冻干）	800μg/mL	30.20±2.87
	10μmol/L	0.92±0.20		400μg/mL	13.21±11.31

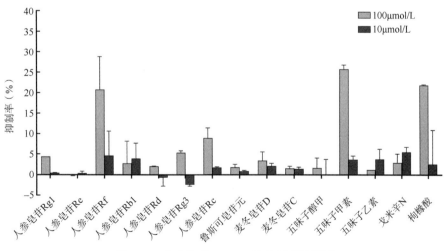

图 7-56　化合物对 PDE3A 的抑制率结果图

2.1.3.2　ADRB1 实验结果

（1）阳性激动剂异丙肾上腺素对 ADRB1 的剂量效应

通过多浓度梯度给药，得到了阳性激动剂异丙肾上腺素对 ADRB1 的激动率曲线

（图 7-57），计算得到 EC$_{50}$ 为 0.87nmol/L。

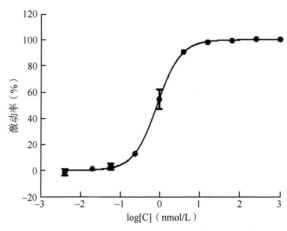

图 7-57　异丙肾上腺素对 ADRB1 的激动率曲线

（2）注射用益气复脉（冻干）及化合物对 ADRB1 的激动活性

注射用益气复脉（冻干）及化合物对 ADRB1 的激动率结果见表 7-18、图 7-58。由结果可知，注射用益气复脉（冻干）和化合物对 ADRB1 无显著激动活性。

表 7-18　注射用益气复脉（冻干）及化合物对 ADRB1 的激动率数据表

名称	浓度	激动率（%）($\bar{x}\pm s$)	名称	浓度	激动率（%）($\bar{x}\pm s$)
人参皂苷 Rg1	100μmol/L	0.77±0.40	五味子醇甲	100μmol/L	1.10±1.00
	10μmol/L	2.09±0.09		10μmol/L	−0.07±0.67
人参皂苷 Re	100μmol/L	1.77±1.14	五味子甲素	100μmol/L	−0.02±0.01
	10μmol/L	0.71±1.72		10μmol/L	−0.45±0.73
人参皂苷 Rf	100μmol/L	−1.03±1.22	五味子乙素	100μmol/L	−1.17±1.59
	10μmol/L	1.97±0.73		10μmol/L	−1.73±0.60
人参皂苷 Rb1	100μmol/L	0.46±1.63	麦冬皂苷 D	100μmol/L	−0.79±1.33
	10μmol/L	1.57±1.32		10μmol/L	0.18±1.22
人参皂苷 Rd	100μmol/L	1.90±2.67	麦冬皂苷 C	100μmol/L	−1.27±1.60
	10μmol/L	1.36±0.48		10μmol/L	−1.88±0.33
人参皂苷 Rg3	100μmol/L	0.41±0.50	戈米辛 N	100μmol/L	0.09±1.82
	10μmol/L	−0.37±0.44		10μmol/L	−0.13±0.89
人参皂苷 Rc	100μmol/L	−1.60±2.19	枸橼酸	100μmol/L	−0.19±1.66
	10μmol/L	2.58±0.77		10μmol/L	0.10±0.72
鲁斯可皂苷元	100μmol/L	0.59±1.82	注射用益气复脉（冻干）	800μg/mL	−1.33±2.56
	10μmol/L	0.24±0.42		400μg/mL	−1.98±0.63

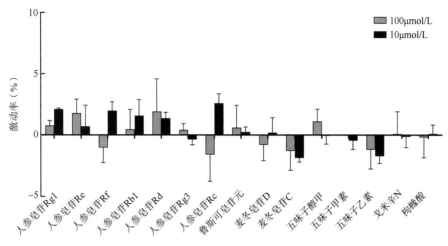

图 7-58　化合物对 ADRB1 的激动率结果图

2.2　调节能量代谢相关靶点实验研究

2.2.1　实验目的及原理

研究注射用益气复脉（冻干）及代表性化合物对 AMPK 的激动作用。

AMPKα2β1γ1 的活性检测采用 TR-FRET 技术。AMPKα2β1γ1 被 CaMKKβ 激活后，具备使下游底物发生磷酸化的活性。以 ULight 染料标记的环磷腺苷效应元件结合蛋白（CREB）肽段为底物，AMPKα2β1γ1 在 ATP 的参与下可催化 ULight 标记的多肽底物 CREB 发生磷酸化修饰。当 Eu 标记的 CREB 特异性磷酸化抗体与底物通过抗原抗体反应相结合，320nm 激发光照射后，Eu 标记的 CREB 抗体受到激发，发射波长为 620nm，同时将能量转移至荧光受体 ULight，使其受到激发并发射 665nm 的光信号。通过检测单位时间内 665nm 和 620nm 的荧光比值的变化，经计算得到 AMPKα2β1γ1 反应初速度。

2.2.2　实验方法

2.2.2.1　材料准备

1）利用大肠杆菌表达 AMPK a2、AMPK b1、AMPK g1 及 CaMKKKβ；进行分离纯化。最终配得 AMPK a2、AMPK b1、AMPK g1 的浓度为 518μg/mL（4μmol/L，2500×）。

2）Kinase 缓冲液工作液配制（1.25×）：按照 4mL/板配制足够量的 Kinase 缓冲液工作液，并保证最终配制工作液各组分浓度为 62.5mmol/L HEPES（pH 7.5），1.25mmol/L 乙二醇四乙酸，12.5mmol/L MgCl$_2$，2.5mmol/L 二硫苏糖醇，0.0125% Tween-20。

3）125×AMPK 预活化溶液：按照 160μL/板配制足够量的 AMPK；并保证最终体系内各组分浓度为 200nmol/L AMPK，100nmol/L CaMKKβ，8μmol/L ATP；100nmol/L CaMKKKβ，200nmol/L AMPKα2β1γ1。

4）5μmol/L ULight-CREBtide Ser/Thr 磷酸化底物（400×）：以超纯水溶解，10.5μL 分装后于 –80℃保存，每板取用一管。也可以预先将 ATP 和 CREBtide 按照 1mmol/L：2.5μmol/L 的比例预先混匀；然后 2 分装，21μL/管，–80℃保存，每板取用一管。

5）Solution CREBtide（2.5×）：含有 12.5μmol/L ATP，31.25nmol/L 底物 CREBtide 的 kinase 缓冲液混合体系，每板取用 1.6mL。

6）Solution AMPK（2.5×）：含有 20nmol/L AMPKα2β1γ1 和 10nmol/L CaMKKKβ 的 Kinase 缓冲液体系，每板取用 1.6mL。

7）检测溶液（2×）：20μmol/L EDTA，1.5626nmol/L 铕-抗-磷酸 CREB 和 1×检测缓冲液。

2.2.2.2 实验步骤

1）预磷酸化：按照配方配制预磷酸化反应体系，30℃水浴反应 3.5h，后置于冰面上（不插入），可保持 6h 活性。

2）溶液配制：激酶反应前 1h，配制 10% DMSO 溶液，50×化合物（浓度 2mmol/L）和 50×A-769662（浓度 5μmol/L）的 DMSO 溶液（最小体积 6μL），如果母液浓度比较高，可以分两次稀释，以免不均匀。

3）梯度稀释：在 96 孔稀释板最上一行依次加入 6μL 50×A-769662 和化合物溶液（不可以直接将母液稀释至 2mmol/L，会导致部分化合物析出，必须先用 DMSO 稀释至 50 倍再用水稀释），加入 54μL 超纯水，成 5×的含 10% DMSO 的水溶液。再用 10% DMSO 水溶液 1∶2 稀释 7 个梯度。

操作方法：在 96 孔板中加入 30μL 10% DMSO 水溶液，随后从上一个浓度中吸取 30μL 加入其中，充分吹打均匀，随后按照相同的方法配制下一个浓度溶液；一直稀释至第七个浓度，共稀释 6 次。点板：从 96 孔板每列取 2μL 点入 384 孔板，注意 384 孔板第一列留空。最后每两列补加 3 孔 10% DMSO 作为阴性对照及 1 孔 10μL 标准品做质控。如果是大规模初筛，也可以只取 1 个浓度（20μmol/L），然后设置一组阳性对照和 2 个空白孔。注意要设置 2～3 个复孔。覆膜后 1500r/min×1min。

4）激酶反应：按照配方配制 Solution CREB 和 Solution AMPK，每次吸取前混匀，依次取 4μL 加入 384 孔板，注意空白组不加入 Solution AMPK，而加入 4μL Kinase 缓冲液。最后覆膜 1500r/min×1min。读取荧光值，判断是否存在干扰性物质，再于 30℃反应 45min。

5）TR-FRET：配制 Detection solution，10μL 每孔，覆膜 1500r/min×1min，读数，然后室温孵育 1h 再次读数。立刻分析数据，若出现化合物未达平台，则从 200μmol/L 开始 2.5 倍梯度稀释 6 个梯度，重新测其 EC_{50}。

2.2.3 实验结果

2.2.3.1 阳性抑制剂 A-769662 对 AMPK 的剂量效应

通过多浓度梯度给药，得到了阳性抑制剂 A-769662 对 AMPK 的激动率曲线（图 7-59），计算得到 EC_{50} 为 4.84nmol/L。

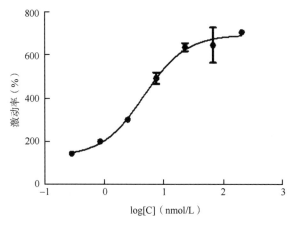

图 7-59　阳性抑制剂 A-769662 对 AMPK 的激动率曲线

2.2.3.2　注射用益气复脉（冻干）及化合物对 AMPK 的激动活性

注射用益气复脉（冻干）及化合物对 AMPK 的激动率结果见表 7-19、图 7-60。分析结果可知，注射用益气复脉（冻干）在 400μg/mL 低浓度下对 AMPK 的激动率为 12.07%±1.59%，有较微弱的激动活性。人参皂苷 Re 及人参皂苷 Rg3 在 10μmol/L 低浓度下对 AMPK 的激动率分别为 15.61%±5.52%、18.47%±0.09%，也表现出微弱的激动活性。

表 7-19　注射用益气复脉（冻干）及化合物对 AMPK 的激动率数据表

名称	浓度	激动率（%）($\bar{x}\pm s$)	名称	浓度	激动率（%）($\bar{x}\pm s$)
人参皂苷 Rg1	100μmol/L	7.30±5.79	麦冬皂苷 D	100μmol/L	7.19±12.50
	10μmol/L	5.93±3.89		10μmol/L	1.71±3.09
人参皂苷 Re	100μmol/L	−0.71±2.16	麦冬皂苷 C	100μmol/L	−1.67±2.27
	10μmol/L	15.61±5.52		10μmol/L	−4.96±3.35
人参皂苷 Rf	100μmol/L	6.44±2.49	五味子醇甲	100μmol/L	4.24±4.48
	10μmol/L	3.37±0.38		10μmol/L	3.81±1.90
人参皂苷 Rb1	100μmol/L	7.19±4.40	五味子甲素	100μmol/L	−3.11±1.21
	10μmol/L	−0.25±10.02		10μmol/L	−3.21±3.82
人参皂苷 Rd	100μmol/L	−15.36±0.17	五味子乙素	100μmol/L	−6.51±3.03
	10μmol/L	−50.46±0.55		10μmol/L	7.52±11.01
人参皂苷 Rg3	100μmol/L	−3.41±1.90	戈米辛 N	100μmol/L	−12.83±8.80
	10μmol/L	18.47±0.09		10μmol/L	1.24±1.08
人参皂苷 Rc	100μmol/L	2.47±2.51	枸橼酸	100μmol/L	−0.82±11.47
	10μmol/L	6.88±3.31		10μmol/L	−0.06±2.27
鲁斯可皂苷元	100μmol/L	6.12±1.70	注射用益气复脉（冻干）	800μg/mL	−0.40±13.83
	10μmol/L	0.45±3.06		400μg/mL	12.07±1.59

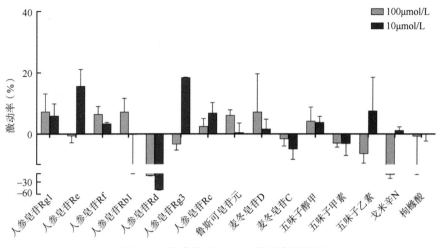

图 7-60　化合物对 AMPK 激动率结果图

2.3　抗炎作用相关靶点实验研究

2.3.1　实验目的

研究注射用益气复脉（冻干）及代表性化合物在不同浓度下对 NOS、COX-2、NF-κB 的抑制率。

2.3.2　实验方法

2.3.2.1　NOS 实验步骤

（1）样品的准备

取适量待测定的样品，用缓冲液将化合物配制成 400μmol/L 和 40μmol/L（终浓度为 100μmol/L 和 10μmol/L），将注射用益气复脉（冻干）配制成 800μg/mL 和 160μg/mL（终浓度为 200μg/mL 和 40μg/mL）。以二苯基氯化碘盐（diphenyleneiodonium chloride，DPI）为阳性对照，以 200μmol/L 的起始浓度（终浓度 50μmol/L），用缓冲液 5 倍连续梯度稀释 8 个点。

（2）试剂盒准备

1）酶制备：向装有酶的管中加入 400μL 的 NOS Dilution 缓冲液，冰浴操作。

2）NOS 阳性抑制剂制备：用 NOS Dilution 缓冲液以 1∶5 稀释，冰浴操作。

3）NOS 辅因子 1 制备：用 110μLdH₂O 重建，得到 10mmol/L 储存液，用 dH₂O 以 1∶6 稀释得到 1.66mmol/L 工作液，冰浴操作。

4）NOS 辅因子 2 制备：用 dH₂O 以 1∶100 稀释得工作液，冰浴操作。

5）硝酸盐还原酶制备：加入 1.1mL 缓冲液重建，冰浴操作。

6）增强子制备：加入 1.2mL 缓冲液重建，冰浴操作。

7）反应混合物制备：

　　　Diluted NOS 辅因子 1　　　　　　3μL

　　　Diluted NOS 辅因子 2　　　　　　1μL

NOS 底物	2μL	
硝酸盐还原酶	5μL	

（3）样品检测

1）使用 96 孔白板设置对照孔和样品孔，并按照表 7-20 依次加入样品和各溶液。加入待测样品后，混匀，室温孵育 15min。

表 7-20　加样表

组别	缓冲液	酶	待测样品
空白对照	30μL	—	—
100%酶活性对照	26μL	4μL	
DPI 阳性抑制剂对照	16μL	4μL	10μL
样品组	16μL	4μL	10μL

2）各孔加入反应混合物液 10μL，混匀 37℃ 孵育 1h。

3）各孔加入 110μL 缓冲液，随后再加入 5μL 增强子，混匀，室温孵育 10min。

4）各孔加入 10μL 探针，混匀，室温孵育 10min。

5）各孔加入 5μL NaOH，混匀，室温孵育 10min 后进行荧光测定。激发波长为 360nm，发射波长为 450nm。

（4）计算

计算每个样品的抑制百分率。计算公式：

$$抑制率（\%）=（RFU_{100\%酶活性对照}-RFU_{样品}）/（RFU_{100\%酶活性对照}-RFU_{空白对照}）\times100\%$$

2.3.2.2　COX-2 实验步骤

（1）样品的准备

取适量待测定的样品，用 DMSO 将化合物配制成 100μmol/L 和 10μmol/L 检测浓度的溶液（终浓度为 5μmol/L 和 0.5μmol/L），用 DMSO 将注射用益气复脉（冻干）制成 4000μg/mL 和 800μg/mL 检测浓度的溶液（终浓度为 200μg/mL 和 40μg/mL）。以塞来昔布为阳性对照，以 100μmol/L 的起始浓度（终浓度 5μmol/L），在 DMSO 中 5 倍连续梯度稀释 8 个浓度点。

（2）试剂盒准备

1）融解除 rhCOX-2 以外的其他所有试剂至室温，略离心使溶液沉淀至管底，再混匀备用。COX-2 探针、COX-2 辅因子（50×）和 COX-2 底物（50×）配制在 DMSO 中，可 37℃ 水浴 0.5～2min 促进溶解。使用完毕后宜立即 -20℃ 避光保存。

2）COX-2 辅因子工作液的配制：按照每个样品需要 5μL COX-2 辅因子工作液的比例配制适量的 COX-2 辅因子工作液。取适量的 COX-2 辅因子（50×），按照 1∶49 的比例用 COX-2 Assay 缓冲液稀释。如 4μL COX-2 辅因子（50×）加入 196μL COX-2 Assay 缓冲液配制成 200μL COX-2 辅因子工作液。配制好的 COX-2 辅因子工作液可 4℃ 存放，仅限当日使用。

3）COX-2 工作液的配制：按照每个样品需 5μL COX-2 工作液的比例配制适量的

COX-2 工作液。取适量的 rhCOX-2（25×），按照 1∶24 的比例用 COX-2 Assay 缓冲液稀释。如 8μL rhCOX-2（25×）加入 192μL COX-2 Assay 缓冲液配制成 200μL COX-2 工作液。配制好的 COX-2 工作液可在冰浴上暂时保存，1h 内酶活性基本稳定。注：所有涉及 COX-2 的操作应在冰上进行。

4）COX-2 底物工作液的配制：按照每个样品需 5μL COX-2 底物工作液的比例配制适量的 COX-2 底物工作液。取适量的 COX-2 底物（50×），加入等体积的底物缓冲液，充分涡旋混匀，该混合物再按照 1∶24 的比例用 Milli-Q 级纯水或重蒸水稀释，充分涡旋混匀。如 20μL COX-2 底物（50×）加入 20μL 底物缓冲液，涡旋混匀后，再加入 960μL Milli-Q 级纯水或重蒸水，再充分涡旋混匀，最终获得 1mLCOX-2 底物工作液。配制好的 COX-2 底物工作液可在冰浴上暂时保存，1h 内较为稳定。注：COX-2 底物工作液也可在样品检测时 37℃ 孵育 10min 的过程中配制。

（3）样品检测

1）使用 96 孔黑板设置对照孔和样品孔，并按照表 7-21 依次加入样品和各溶液。加入待测样品后，混匀，37℃ 孵育 10min。

表 7-21　加样表

实验试剂	空白对照	100%酶活性对照	阳性抑制剂对照	样品
COX-2 Assay 缓冲液	80μL	75μL	75μL	75μL
COX-2 辅因子工作液	5μL	5μL	5μL	5μL
COX-2 工作液	—	5μL	5μL	5μL
样品溶剂	5μL	5μL	—	—
塞来昔布溶液	—	—	5μL	—
待测样品	—	—	—	5μL

2）各孔加入 COX-2 探针 5μL。

3）各孔快速加入 COX-2 底物工作液 5μL，混匀。注：加入 COX-2 底物工作液后反应即会开始，如果孔数较多，可以在低温操作或使用排枪操作以减小各孔间加入 COX-2 底物工作液的时间差而导致的误差，混匀也可以在培养板振荡器上进行。

4）37℃ 避光孵育 5min 后进行荧光测定。激发波长为 560nm，发射波长为 590nm。

（4）计算

计算每个样品孔和空白对照孔的平均荧光值，可分别记录为 RFU $_{空白对照}$、RFU$_{100\%酶活性对照}$、RFU $_{阳性抑制剂对照}$和 RFU $_{样品}$。计算每个样品的抑制百分率。计算公式：

抑制率（%）=（RFU$_{100\%酶活性对照}$−RFU $_{样品}$）/（RFU$_{100\%酶活性对照}$−RFU $_{空白对照}$）×100%

2.3.2.3　NF-κB 实验步骤

（1）细胞培养

HEK-Dua™ TNF-α 细胞生长于 DMEM 培养基中，培养基中加入 10% HI FBS、2mmol/L L-谷氨酰胺、50U/mL 青霉素、50μg/mL 链霉素、100μg/mL Normocin 和 100μg/mL 吉欧霉素。细胞长至约 80%，移去培养基，用 DPBS 润洗一遍，加入 TrypLE Express 消化细胞约

3min，用培养基终止消化后，将细胞传代至新的培养瓶，一周传代 2 次。

（2）样品配制

将注射用益气复脉（冻干）及化合物分别用超纯水和 DMSO 配制一定浓度的母液，然后手动稀释将样品加入到细胞板。化合物最终给药浓度为 100μmol/L 和 10μmol/L，注射用益气复脉（冻干）最终给药浓度为 200μg/mL 和 50μg/mL，双复孔。参考化合物 TNF-α 最高浓度为 1000ng/mL，3 倍梯度，共 10 个浓度，每个浓度双复孔。样品检测孔每孔加入 10μL 样品，阴性对照孔（NC）和阳性对照孔（PC）每孔加入 10μL 培养基。DMSO 终浓度为 0.5%。

（3）细胞铺板

将 80μL HEK-Dual™ TNF-α 细胞种于已经加好待测样品的 96 孔板中，50 000 细胞/孔。将样品和细胞在 37℃、5% CO_2 培养箱中共孵育 2h。

（4）加入激动剂

激动剂 TNF-α（参考化合物）的检测终浓度为 1000ng/mL，3 倍梯度，共 10 个浓度。阳性对照孔加入 10μL 培养基，其余每孔加入 10μL 200ng/mL 的 TNF-α。离心后在 37℃、5% CO_2 培养箱中共孵育 24h。每孔 TNF-α 的终浓度为 20ng/mL。

（5）样品抑制率检测

每孔取 20μL 细胞上清，加入含有 180μL QUANTI-Blue™试剂的实验板中，37℃孵育 1h 之后，用多功能酶标仪 SpectraMax M2e 检测 650nm 的吸光度值（OD_{650}）。

（6）细胞活性检测

按照 CellTiter-Glo 说明书方法操作，化学发光信号（RLU）用多功能酶标仪 synergy2 检测。

（7）数据分析

1）化合物抑制活性：化合物抑制活性计算公式如下。化合物抑制活性用 GraphPad Prism 软件分析，并拟合化合物剂量效应曲线，计算化合物对细胞的 IC_{50}。

$$化合物抑制活性=（OD_{化合物}-OD_{NC}）/（OD_{PC}-OD_{NC}）$$

2）TNF-α 激活活性：TNF-α 激活活性计算公式如下。TNF-α 激活活性用 GraphPad Prism 软件分析，并拟合化合物剂量效应曲线，计算 TNF-α 对细胞的 EC_{50}。

$$化合物活性=（OD_{化合物}-OD_{PC}）/（OD_{NC}-OD_{PC}）$$

3）细胞活性检测：细胞活性计算公式如下。细胞活性用 GraphPad Prism 软件分析，并拟合化合物剂量效应曲线，计算化合物对细胞的半数中毒浓度（CC_{50}）。

$$细胞活性=RLU_{化合物}/RLU_{PC}×100\%$$

4）排除细胞毒性影响后的活性值计算公式：

$$标准活性值=抑制率-（1-细胞活力）$$

2.3.3　实验结果

2.3.3.1　NOS 实验结果

（1）阳性抑制剂 DPI 对 NOS 的剂量效应

通过多浓度梯度给药，得到了阳性抑制剂对 NOS 的抑制率曲线（图 7-61），计算得到

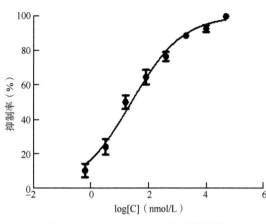

图 7-61　DPI 对 NOS 的抑制率曲线

IC_{50} 为 25.01nmol/L。

（2）注射用益气复脉（冻干）及化合物对 NOS 的抑制活性

注射用益气复脉（冻干）及化合物对 NOS 的抑制率结果见表 7-22，图 7-62。由结果发现，注射用益气复脉（冻干）在 800μg/mL 浓度下对 NOS 的抑制率为 36.08%±11.61%，有一定抑制活性，低浓度下对 NOS 无明显抑制活性。人参皂苷 Rg1、人参皂苷 Rf、人参皂苷 Rb1、人参皂苷 Rd、五味子甲素在 100μmol/L 高给药浓度下，对 NOS 的抑制率分别为 50.66%±10.25%、50.95%±7.85%、52.72%±7.61%、47.19%±1.82%、40.53%±7.34%，有显著抑制活性，5 个化合物在低浓度 10μmol/L 给药下对 NOS 的抑制活性较弱。人参皂苷 Re、人参皂苷 Rg3、鲁斯可皂苷元在高浓度下对 NOS 的抑制率分别为 33.58%±4.57%、33.53%±3.93%、30.47%±7.44%，也表现出一定的抑制活性。

表 7-22　注射用益气复脉（冻干）及化合物对 NOS 活性的抑制率数据表

名称	浓度	抑制率（%）($\bar{x}\pm s$)	名称	浓度	抑制率（%）($\bar{x}\pm s$)
人参皂苷 Rg1	100μmol/L	50.66±10.25	麦冬皂苷 D	100μmol/L	6.45±7.37
	10μmol/L	16.49±8.98		10μmol/L	12.24±10.53
人参皂苷 Re	100μmol/L	33.58±4.57	麦冬皂苷 C	100μmol/L	−15.45±2.95
	10μmol/L	28.53±5.31		10μmol/L	10.89±9.73
人参皂苷 Rf	100μmol/L	50.95±7.85	五味子醇甲	100μmol/L	8.02±8.09
	10μmol/L	21.92±1.06		10μmol/L	18.91±5.86
人参皂苷 Rb1	100μmol/L	52.72±7.61	五味子甲素	100μmol/L	40.53±7.34
	10μmol/L	17.02±9.79		10μmol/L	15.40±3.70
人参皂苷 Rd	100μmol/L	47.19±1.82	五味子乙素	100μmol/L	−1.37±2.29
	10μmol/L	7.57±8.25		10μmol/L	−16.75±11.43
人参皂苷 Rg3	100μmol/L	33.53±3.93	戈米辛 N	100μmol/L	−1.56±4.38
	10μmol/L	22.73±2.01		10μmol/L	−13.82±5.66
人参皂苷 Rc	100μmol/L	−4.07±0.35	枸橼酸	100μmol/L	−10.97±7.04
	10μmol/L	9.39±1.44		10μmol/L	15.21±3.58
鲁斯可皂苷元	100μmol/L	30.47±7.44	注射用益气复脉（冻干）	800μg/mL	36.08±11.61
	10μmol/L	9.16±8.66		400μg/mL	1.23±4.88

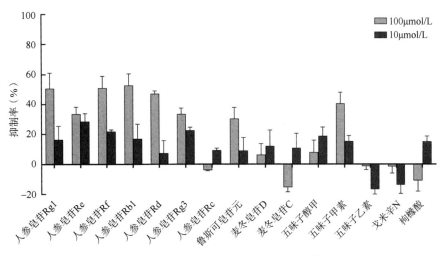

图 7-62 化合物对 NOS 活性的抑制率

2.3.3.2 COX-2 实验结果

（1）阳性抑制剂塞来昔布对 COX-2 的剂量效应

通过多浓度梯度给药，得到了阳性抑制剂塞来昔布对 COX-2 的抑制率曲线（图 7-63），计算得到 IC_{50} 为 6.71nmol/L。

（2）注射用益气复脉（冻干）及化合物对 COX-2 的抑制活性

注射用益气复脉（冻干）及化合物对 COX-2 的抑制率结果见表 7-23、图 7-64。由结果发现，注射用益气复脉（冻干）在 800μg/mL 浓度下对 COX-2 的抑制率为 64.03%±14.92%，有显著抑制活性。麦冬皂

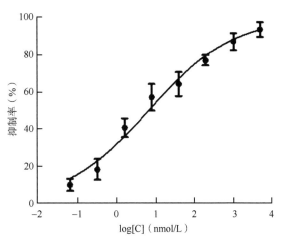

图 7-63 塞来昔布对 COX-2 的抑制率曲线

苷 D 在高（100μmol/L）、低（10μmol/L）给药浓度下，对 COX-2 的抑制率分别为 104.89%±1.78%、60.83%±11.48%，抑制作用强，且呈现浓度依赖性。五味子甲素在高浓度下对 COX-2 的抑制率为 95.15%±2.86%，也具有较高的抑制活性。人参皂苷 Rg1、人参皂苷 Re、人参皂苷 Rf、人参皂苷 Rb1、人参皂苷 Rd、人参皂苷 Rg3、鲁斯可皂苷元、麦冬皂苷 C 在高浓度下对 COX-2 的抑制率均在 40% 以上，活性较高，且具有浓度依赖性。

表 7-23 注射用益气复脉（冻干）及化合物对 COX-2 的抑制率数据表

名称	浓度	抑制率（%）（$\bar{x}±s$）	名称	浓度	抑制率（%）（$\bar{x}±s$）
人参皂苷 Rg1	100μmol/L	49.55±2.65	人参皂苷 Re	100μmol/L	56.54±2.01
	10μmol/L	24.06±9.67		10μmol/L	43.79±10.38

续表

名称	浓度	抑制率（%）（$\bar{x}\pm s$）	名称	浓度	抑制率（%）（$\bar{x}\pm s$）
人参皂苷 Rf	100μmol/L	42.96±5.40	麦冬皂苷 C	100μmol/L	47.42±11.27
	10μmol/L	47.37±3.01		10μmol/L	−7.43±25.25
人参皂苷 Rb1	100μmol/L	44.50±1.28	五味子醇甲	100μmol/L	−1.45±17.30
	10μmol/L	40.72±5.67		10μmol/L	−34.59±3.33
人参皂苷 Rd	100μmol/L	52.83±4.21	五味子甲素	100μmol/L	95.15±2.86
	10μmol/L	23.79±2.27		10μmol/L	−11.53±6.95
人参皂苷 Rg3	100μmol/L	63.48±3.37	五味子乙素	100μmol/L	3.05±2.64
	10μmol/L	45.49±9.18		10μmol/L	4.30±4.10
人参皂苷 Rc	100μmol/L	28.44±10.57	戈米辛 N	100μmol/L	4.13±4.24
	10μmol/L	0.31±22.94		10μmol/L	−27.78±5.78
鲁斯可皂苷元	100μmol/L	52.83±4.21	枸橼酸	100μmol/L	−14.82±9.58
	10μmol/L	29.24±18.20		10μmol/L	7.12±1.63
麦冬皂苷 D	100μmol/L	104.89±1.78	注射用益气复脉（冻干）	800μg/mL	64.03±14.92
	10μmol/L	60.83±11.48		400μg/mL	8.21±6.92

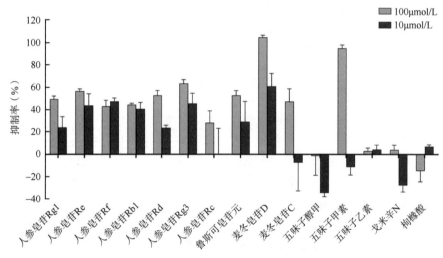

图 7-64　化合物对 COX-2 的抑制率

2.3.3.3　NF-κB 实验结果

（1）阳性激动剂 TNF-α 对 NF-κB 的剂量效应

通过多浓度梯度给药，得到了阳性激动剂 TNF-α 对 NF-κB 的激动结果及细胞存活率（图 7-65），计算得到 EC_{50} 为 3.48ng/mL，$CC_{50}>1000$ng/mL。

（2）注射用益气复脉（冻干）及化合物对 NF-κB 的抑制活性

注射用益气复脉（冻干）及化合物对 NF-κB 的抑制率结果见表 7-24、图 7-66 和图 7-67。由结果发现，注射用益气复脉（冻干）在 200μg/mL 和 50μg/mL 给药浓度下对 NF-κB 均无显著抑制活性。人参皂苷 Rd、人参皂苷 Rg3 在 100μmol/L 的高给药浓度下对 NF-κB 的抑制率分别为 13.99%±5.93% 和 14.58%±4.79%，细胞存活率均在 90% 以上，说明两个化合物具有较微弱的抑制活性。五味子甲素、五味子乙素和戈米辛 N 在高浓度下对 NF-κB 的抑制率均在 90% 以上，鲁斯可皂苷元在高浓度下对 NF-κB 的抑制率为 64.72%±32.72%，且 4 个化合物在高浓度对应的细胞存活率均在 60% 左右，说明以上 4 个化合物对该酶也有一定程度的抑制作用。麦冬皂苷 D、麦冬皂苷 C 在高浓度下对该酶的抑制率分别为 103.80%± 0.07% 和 104.32%± 0.02%，表现出显著的

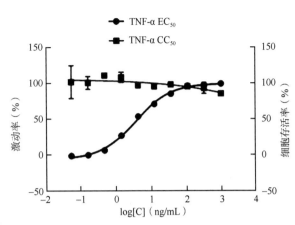

图 7-65　TNF-α 对 NF-κB 的激动率及细胞存活率曲线

抑制活性，但同时细胞存活率较低，推测可能存在假阳性结果，两个化合物对 NF-κB 的抑制率高可能是由于细胞凋亡引起的。

表 7-24　注射用益气复脉（冻干）及化合物对 NF-κB 的抑制率及细胞存活率数据表

名称	浓度	抑制率（%）（$\bar{x}\pm s$）	细胞存活率（%）（$\bar{x}\pm s$）	抑制率-细胞毒（%）
人参皂苷 Rg1	100μmol/L	−1.53±2.07	98.52±0.74	−3.01
	10μmol/L	1.37±4.52	100.14±7.17	1.51
人参皂苷 Re	100μmol/L	−0.57±1.03	101.14±5.03	0.57
	10μmol/L	−0.95±8.06	106.79±0.30	5.84
人参皂苷 Rf	100μmol/L	0.23±1.40	105.63±4.44	5.87
	10μmol/L	−4.50±7.98	105.53±8.14	1.03
人参皂苷 Rb1	100μmol/L	9.85±5.07	101.24±3.11	11.10
	10μmol/L	−5.84±4.29	107.31±5.47	1.47
人参皂苷 Rd	100μmol/L	13.99±5.93	94.39±0.52	8.39
	10μmol/L	−5.44±6.89	109.19±3.55	3.76
人参皂苷 Rg3	100μmol/L	14.58±4.79	99.15±1.33	13.73
	10μmol/L	−0.13±5.58	108.98±2.66	8.86
人参皂苷 Rc	100μmol/L	2.32±3.27	105.37±1.85	7.70
	10μmol/L	2.08±5.87	107.67±6.14	9.76
鲁斯可皂苷元	100μmol/L	64.72±32.72	59.93±18.64	24.65
	10μmol/L	1.71±5.89	110.92±2.44	12.62
麦冬皂苷 D	100μmol/L	103.80±0.07	4.97±0.81	8.77
	10μmol/L	−5.10±2.66	100.14±6.73	−4.95
麦冬皂苷 C	100μmol/L	104.32±0.02	1.99±0.15	6.31
	10μmol/L	−12.27±2.02	106.52±4.66	−5.74
五味子醇甲	100μmol/L	8.81±0.22	107.73±2.51	16.54
	10μmol/L	0.88±0.75	107.47±4.07	8.35

续表

名称	浓度	抑制率（%）（$\bar{x}\pm s$）	细胞存活率（%）（$\bar{x}\pm s$）	抑制率-细胞毒（%）
五味子甲素	100μmol/L	99.85±0.12	65.21±4.51	65.06
	10μmol/L	5.44±2.18	103.39±4.81	8.82
五味子乙素	100μmol/L	99.58±0.67	56.37±1.77	55.95
	10μmol/L	5.37±2.14	102.08±3.70	7.45
戈米辛 N	100μmol/L	94.74±0.89	66.99±2.74	61.73
	10μmol/L	7.68±1.84	100.82±0.59	8.51
枸橼酸	100μmol/L	−5.60±0.80	108.41±3.77	−0.14
	10μmol/L	−2.70±0.80	108.46±1.04	8.74
注射用益气复脉	200μg/mL	−1.53±2.07	98.52±0.74	−14.89
（冻干）	50μg/mL	1.37±4.52	100.14±7.17	−12.52

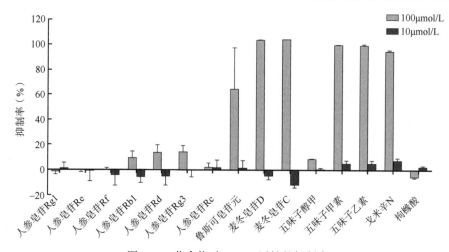

图 7-66　化合物对 NF-κB 活性的抑制率

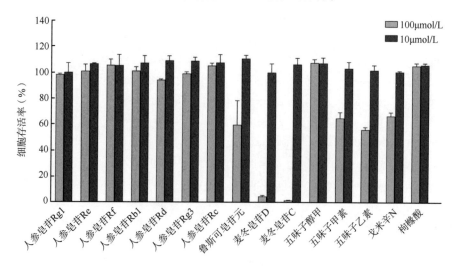

图 7-67　细胞存活率

2.4 抑制心室重构相关靶点实验研究

2.4.1 实验目的

研究注射用益气复脉（冻干）及代表性化合物对 MMP-3 和 MMP-9 的抑制作用，进一步探讨益气复脉及代表性化合物对心室重构的作用。

2.4.2 实验方法

2.4.2.1 MMP-3 实验步骤

（1）样品的制备

将注射用益气复脉（冻干）及代表性化合物用 DMSO 配制成一定浓度的母液，然后用缓冲液稀释到所需浓度，注射用益气复脉（冻干）的最终给药浓度为 200μg/mL 和 40μg/mL，化合物最终给药浓度为 100μmol/L 和 10μmol/L。以基质金属蛋白酶抑制剂（NNGH）为阳性对照，以 130μmol/L 的起始浓度（终浓度 1.3μmol/L），在 DMSO 中 10 倍连续梯度稀释 8 个点。

（2）试剂盒的准备及检测

1）将溶解在 DMSO 中的 MMP 底物和 MMP Inhibitor 解冻，放置在室温下。

2）根据实验需求，取 1μL 的 MMP Inhibitor（NNGH）母液，按照 1∶200 的比例用 Assay 缓冲液稀释，升温至反应温度。

3）按照每个样品需要 10μL MMP 底物工作液的比例配制适量的 MMP 底物工作液。取适量的 MMP 底物母液，按照 1∶24 的比例用 Assay 缓冲液稀释，升温至反应温度。

4）按照每个样品需要 20μL MMP-3 Enzyme 工作液的比例配制适量的 MMP-3 Enzyme 工作液。取适量的 MMP-3 Enzyme 母液，按照 1∶99 的比例用 Assay 缓冲液稀释，升温至反应温度。

5）使用 96 孔板设置对照孔和样品孔，并按照表 7-25 依次加入样品和各溶液。加入待测样品后，混匀，37℃ 孵育 30～60min。

表 7-25 加样表

名称	空白对照	100%酶活性对照	阳性抑制剂对照	样品
Assay 缓冲液	90μL	70μL	50μL	50μL
MMP-3 Enzyme 工作液	0	20μL	20μL	20μL
MMP Inhibitor 工作液	0	20μL	20μL	20μL

6）在各孔加入 10μL MMP 底物工作液，开始反应。

7）在 412nm 的条件下，进行荧光测定。在反应时间 10～60min 内，每间隔 1min 读数测定一次，记录数据。

（3）结果计算

$$抑制率（\%）=（V_{100\%酶活性对照}-V_{样品}）/（V_{100\%酶活性对照}-V_{空白对照}）\times 100\%$$

式中，V 为反应速度，单位为 OD/min。

2.4.2.2　MMP-9 实验步骤

（1）样品的制备

将注射用益气复脉（冻干）及代表性化合物用 DMSO 配制成一定浓度的母液，然后用缓冲液稀释到所需浓度，注射用益气复脉（冻干）的最终给药浓度为 200μg/mL 和 40μg/mL，化合物最终给药浓度为 100μmol/L 和 10μmol/L。以 NNGH 为阳性对照，以 130μmol/L 的起始浓度（终浓度 1.3μmol/L），在 DMSO 中 10 倍连续梯度稀释 8 个点。

（2）试剂盒准备及检测

1）将溶解在 DMSO 中的 MMP 底物、MMP Calibration Standard 和 MMP Inhibitor 解冻，放置在室温下。

2）根据实验需求，取 1μL 的 MMP Inhibitor（NNGH）母液，按照 1∶200 的比例用 Assay 缓冲液稀释，升温至反应温度。

3）解冻后，按照每个样品需要 10μL MMP 底物工作液的比例配制适量的 MMP 底物工作液，将 MMP 底物母液用 Assay 缓冲液稀释至 40μmol/L，升温至反应温度。

4）按照每个样品需要 20μL MMP-9 Enzyme 工作液的比例配制适量的 MMP-3 Enzyme 工作液。取适量的 MMP-9 Enzyme 母液，按照 1∶59 的比例用 Assay 缓冲液稀释，使用前升温至反应温度。

5）校准荧光酶标仪读数：使用 Ex/Em=328/420nm，预热缓冲液至反应温度，在孔板中的 3 个孔中每孔加入 80μL，然后向每个孔中添加 10μL MMP 底物工作液，混匀；当荧光信号恒定时，将此读数用作任意荧光单位（RFU）中的 0（空白）值。

6）使用 96 孔板设置对照孔和样品孔，并按照表 7-26 依次加入样品和各溶液。加入待测样品后，混匀，37℃ 孵育 30～60min。

表 7-26　加样表

名称	100%酶活性对照	阳性抑制剂对照	样品
Assay 缓冲液	70μL	50μL	50μL
MMP-9 Enzyme 工作液	20μL	20μL	20μL
MMP Inhibitor 工作液	0	20μL	20μL

7）在各孔加入 10μL MMP 底物工作液，开始反应。

8）在 Ex/Em=328/420nm 的波长下，使用酶标仪读数；在反应时间 10min 内，每隔 1min 读数一次，记录数据。

（3）结果计算

抑制率（%）=（RFU$_{100\%酶活性对照}$−RFU$_{样品}$）/（RFU$_{100\%酶活性对照}$−RFU$_{空白对照}$）×100%

2.4.3　实验结果

2.4.3.1　MMP-3 实验结果

（1）阳性抑制剂 NNGH 对 MMP-3 的剂量效应

通过多浓度梯度给药，得到了阳性抑制剂 NNGH 对 MMP-3 的抑制率曲线图（图 7-68），计算得到 IC$_{50}$ 为 18.14nmol/L。

（2）注射用益气复脉（冻干）及化合物对 MMP-3 的抑制活性

注射用益气复脉（冻干）及化合物对 MMP-3 的抑制率结果见表 7-27、图 7-69。由结果可知，注射用益气复脉（冻干）在 800μg/mL 浓度下对 MMP-3 的抑制率为 40.13%±1.46%，在 400μg/mL 浓度下对 MMP-3 的抑制率为 30.16%±1.69%，对 MMP-3 有较好的抑制活性，且呈现浓度依赖性。人参皂苷 Rd 在 100μmol/L 给药浓度下对 MMP-3 的抑制率为 88.55%±

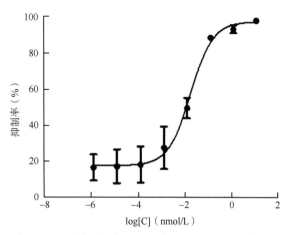

图 7-68　阳性抑制剂 NNGH 对 MMP-3 的抑制率曲线

3.92%，有显著的抑制活性。人参皂苷 Rg1、人参皂苷 Rb1、人参皂苷 Rc、鲁斯可皂苷元、戈米辛 N、枸橼酸在 100μmol/L 给药浓度下，对 MMP-3 的抑制率分别为 30.23%±5.16%、30.44%±2.21%、30.16%±4.24%、36.02%±8.55%、32.29%±8.21%、35.81%±2.14%，有明显抑制活性，且呈现浓度依赖性。麦冬皂苷 C 和五味子甲素在 100μmol/L 时，对 MMP-3 的抑制率分别为 29.19%±10.99%、25.21%±0.57%，表现出较弱的抑制活性。

表 7-27　注射用益气复脉（冻干）及化合物对 MMP-3 的抑制率

名称	浓度	抑制率（%）($\bar{x}\pm s$)	名称	浓度	抑制率（%）($\bar{x}\pm s$)
人参皂苷 Rg1	100μmol/L	30.23±5.16	麦冬皂苷 D	100μmol/L	21.34±6.00
	10μmol/L	−1.97±3.33		10μmol/L	12.77±5.11
人参皂苷 Re	100μmol/L	19.60±2.90	麦冬皂苷 C	100μmol/L	29.19±10.99
	10μmol/L	14.63±0.62		10μmol/L	13.98±2.62
人参皂苷 Rf	100μmol/L	18.90±6.84	五味子醇甲	100μmol/L	22.15±3.63
	10μmol/L	14.42±0.32		10μmol/L	11.32±9.49
人参皂苷 Rb1	100μmol/L	30.44±2.21	五味子甲素	100μmol/L	25.21±0.57
	10μmol/L	16.76±0.98		10μmol/L	−7.69±10.20
人参皂苷 Rd	100μmol/L	88.55±3.92	五味子乙素	100μmol/L	22.95±2.03
	10μmol/L	15.42±6.39		10μmol/L	12.31±1.16
人参皂苷 Rg3	100μmol/L	22.65±10.81	戈米辛 N	100μmol/L	32.29±8.21
	10μmol/L	7.94±3.42		10μmol/L	20.1±7.85
人参皂苷 Rc	100μmol/L	30.16±4.24	枸橼酸	100μmol/L	35.81±2.14
	10μmol/L	14.50±0.98		10μmol/L	24.84±6.07
鲁斯可皂苷元	100μmol/L	36.02±8.55	注射用益气复脉（冻干）	800μg/mL	40.13±1.46
	10μmol/L	19.45±7.34		400μg/mL	30.16±1.69

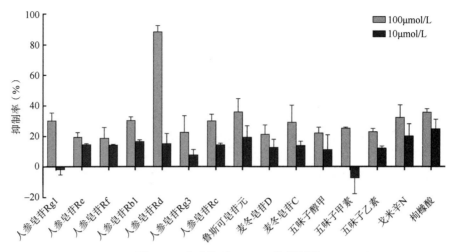

图 7-69　化合物对 MMP-3 的抑制率

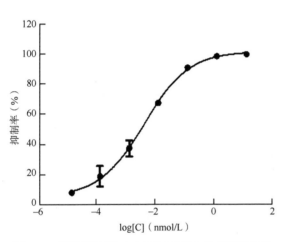

图 7-70　阳性抑制剂 NNGH 对 MMP-9 的抑制率曲线

2.4.3.2　MMP-9 实验结果

（1）阳性抑制剂 NNGH 对 MMP-9 的剂量效应

通过多浓度梯度给药，得到了阳性抑制剂 NNGH 对 MMP-9 的抑制率曲线图（图 7-70），计算得到 IC_{50} 为 4.56nmol/L。

（2）注射用益气复脉（冻干）及化合物对 MMP-9 的抑制活性

注射用益气复脉（冻干）及化合物对 MMP-9 的抑制率结果见表 7-28、图 7-71。由结果可知，注射用益气复脉（冻干）在 800μg/mL 浓度下对 MMP-9 的抑制率为 19.72%±5.48%，有较弱的抑制活性。人参皂苷 Rf、人参皂苷 Rb1、麦冬皂苷 D、五味子醇甲、五味子乙素、枸橼酸在 100μmol/L 给药浓度下，对 MMP-9 的抑制率分别为 16.68%±13.56%、19.23%±4.63%、19.87%±3.82%、27.42%±13.17%、22.13%±4.28%、26.40%±6.65%，有较弱的抑制活性。

表 7-28　注射用益气复脉（冻干）及化合物对 MMP-9 的抑制率

名称	浓度	抑制率（%）（$\bar{x}\pm s$）	名称	浓度	抑制率（%）（$\bar{x}\pm s$）
人参皂苷 Rg1	100μmol/L	13.91±1.23	人参皂苷 Rb1	100μmol/L	19.23±4.63
	10μmol/L	0.01±12.19		10μmol/L	−3.49±1.07
人参皂苷 Re	100μmol/L	13.83±5.53	人参皂苷 Rd	100μmol/L	7.85±1.04
	10μmol/L	4.12±0.54		10μmol/L	−9.65±13.20
人参皂苷 Rf	100μmol/L	16.68±13.56	人参皂苷 Rg3	100μmol/L	9.27±2.29
	10μmol/L	−11.42±11.14		10μmol/L	−15.02±0.62

续表

名称	浓度	抑制率（%）($\bar{x}\pm s$)	名称	浓度	抑制率（%）($\bar{x}\pm s$)
人参皂苷 Rc	100μmol/L	5.74±5.06	五味子甲素	100μmol/L	11.07±6.31
	10μmol/L	−18.66±13.67		10μmol/L	2.22±3.60
鲁斯可皂苷元	100μmol/L	−6.40±8.69	五味子乙素	100μmol/L	22.13±4.28
	10μmol/L	−6.15±13.97		10μmol/L	−0.38±5.86
麦冬皂苷 D	100μmol/L	19.87±3.82	戈米辛 N	100μmol/L	5.36±0.19
	10μmol/L	14.43±1.44		10μmol/L	−4.87±1.34
麦冬皂苷 C	100μmol/L	8.17±4.18	枸橼酸	100μmol/L	26.40±6.65
	10μmol/L	4.24±0.47		10μmol/L	−11.30±8.04
五味子醇甲	100μmol/L	27.42±13.17	注射用益气复脉（冻干）	800μg/mL	19.72±5.48
	10μmol/L	−10.66±1.19		400μg/mL	9.47±3.50

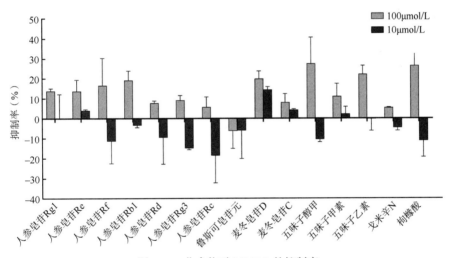

图 7-71　化合物对 MMP-9 的抑制率

2.5　抗氧化作用相关靶点实验研究

2.5.1　实验目的

采用 DPPH 自由基清除试验对注射用益气复脉（冻干）及代表性化合物的抗氧化活性进行评价。

2.5.2　实验步骤

2.5.2.1　样品制备

将注射用益气复脉（冻干）及代表性化合物用 DMSO 配制成一定浓度的母液，然后用乙醇稀释到所需浓度，注射用益气复脉（冻干）的最终给药浓度为 9mg/mL、3mg/mL 和 1mg/mL，化合物最终给药浓度为 100μmol/L 和 10μmol/L。维生素 C 最高浓度为 960μmol/L，4 倍梯度稀释。

2.5.2.2 DPPH 溶液配制

将 5.91mg（15μmol）的 DPPH 加入到 10mL 无水乙醇中，超声 10min，使其充分溶解，制成浓度为 1.5mmol/L 的 DPPH 母液，备用。取母液 1mL，用无水乙醇稀释至 0.15mmol/L，用微孔滤膜（0.22μm）过滤备用，避光保存，在 3.5h 内用完。

2.5.2.3 DPPH 自由基清除活性的测定方法

以维生素 C 为阳性对照，取 100μL 不同浓度的待测样品或阳性对照溶液置于 96 孔板中，各加入 200μL 的 DPPH（0.15mmol/L）溶液，避光静置反应 30min 后，在酶标仪 515nm 处测定吸光度值 OD_x；取样品溶剂 100μL，加入 200μL 的 DPPH（0.15mmol/L）溶液，测得的吸光度值为 OD_0，取 200μL 无水乙醇溶液代替 DPPH 为空白组，测得的吸光度值为 OD_1；每个浓度设置 2 个复孔。按下式计算 DPPH 自由基清除率：DPPH 自由基清除率=[1−（OD_x−OD_1）/OD_0]×100%；计算 IC_{50}，IC_{50} 的计算通过软件 GraphPad Prism 6 的 log（agonist）vs.response−variable slope（four parameters）方法求出。

2.5.3 实验结果

2.5.3.1 阳性对照维生素 C 对 DPPH 清除率的剂量效应

通过多浓度梯度给药，得到了阳性对照维生素 C 对 DPPH 的清除率曲线（图 7-72），计算得到 EC_{50} 为 55.85μmol/L。

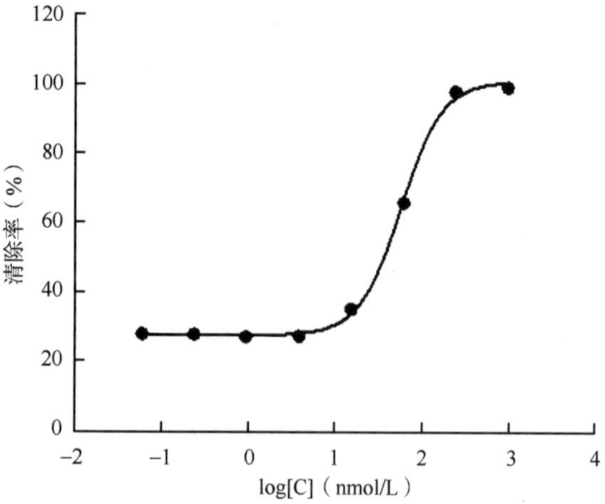

图 7-72 阳性对照维生素 C 对 DPPH 的清除率曲线

2.5.3.2 注射用益气复脉（冻干）及化合物对 DPPH 清除率

本实验考察了注射用益气复脉（冻干）及化合物的 DPPH 抗氧化活性，实验结果见表 7-29、图 7-73。分析发现，注射用益气复脉（冻干）在高浓度 9mg/mL 时对 DPPH 的清除率较高，达到 66.44%±2.51%，抗氧化活性较强；在 3mg/mL 时，对 DPPH 的清除率为 37.96%±1.45%，也表现出一定的抗氧化活性。在 100μmol/L 高浓度下，鲁斯可皂苷元、麦冬皂苷 D、五味子乙素、戈米辛 N 对 DPPH 表现出较弱的抗氧化活性。

表 7-29　注射用益气复脉（冻干）及化合物对 DPPH 的清除率

名称	浓度	清除率（%）($\bar{x}\pm s$)	名称	浓度	清除率（%）($\bar{x}\pm s$)
人参皂苷 Rg1	100μmol/L	6.14±0.58	麦冬皂苷 D	100μmol/L	18.47±5.11
	10μmol/L	6.25±0.50		10μmol/L	7.78±4.72
人参皂苷 Re	100μmol/L	6.92±0.28	麦冬皂苷 C	100μmol/L	13.77±2.25
	10μmol/L	7.77±0.41		10μmol/L	5.98±0.87
人参皂苷 Rf	100μmol/L	5.49±0.12	五味子醇甲	100μmol/L	1.67±3.65
	10μmol/L	5.42±0.52		10μmol/L	−4.30±2.31
人参皂苷 Rb1	100μmol/L	6.13±0.22	五味子甲素	100μmol/L	−1.22±1.61
	10μmol/L	6.41±0.03		10μmol/L	−3.52±4.84
人参皂苷 Rd	100μmol/L	5.45±0.18	五味子乙素	100μmol/L	16.80±1.22
	10μmol/L	7.60±4.10		10μmol/L	10.37±6.85
人参皂苷 Rg3	100μmol/L	5.08±1.99	戈米辛 N	100μmol/L	17.30±0.13
	10μmol/L	5.95±1.16		10μmol/L	15.77±1.07
人参皂苷 Rc	100μmol/L	10.57±0.75	枸橼酸	100μmol/L	14.61±0.65
	10μmol/L	8.78±2.19		10μmol/L	13.31±0.13
鲁斯可皂苷元	100μmol/L	15.55±3.06	注射用益气复脉（冻干）	9mg/mL	66.44±2.51
	10μmol/L	10.08±0.92		3mg/mL	37.96±1.45

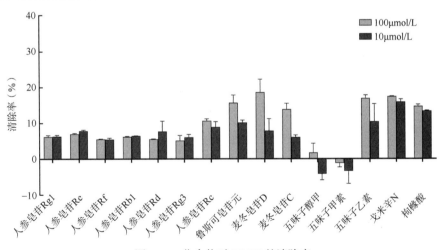

图 7-73　化合物对 DPPH 的清除率

2.6　抑制细胞凋亡相关靶点实验研究

2.6.1　实验目的

本研究通过研究注射用益气复脉（冻干）及代表化合物对半胱天冬酶-3（Caspase-3）的抑制活性，进而探讨注射用益气复脉（冻干）及代表化合物对细胞凋亡的影响。

2.6.2 实验方法

2.6.2.1 样品制备

将注射用益气复脉（冻干）及代表性化合物用 DMSO 配制成一定浓度的母液，然后用 DMSO 稀释到所需浓度，注射用益气复脉（冻干）的最终给药浓度为 200μg/mL 和 40μg/mL，化合物最终给药浓度为 100μmol/L 和 10μmol/L。

2.6.2.2 试剂盒的准备及检测

1）解冻后，根据实验需求配制足够的 2×反应缓冲液；在使用前立即将 DTT 加入 2×反应缓冲液（最终浓度：10mmol/L；即每毫升 2×反应缓冲液加入 10μL 1.0mol/L DTT 母液）。

2）在活性 Caspase-3 母液中加入 550μL 2×反应缓冲液；进行重组。

3）各孔中加入 50μL dH$_2$O，随后在样品组各孔加入 5μL 活性 Caspase-3，混匀；空白组中不添加活性 Caspase-3；阳性抑制对照组中添加 1μL 的 Caspase Inhibitor。

4）配制足够的反应混合液。

45μL/孔 2×反应缓冲液（含有 10mmol/L DTT）

5μL/孔 1mmol/L DEVD-AFC 底物（最终浓度为 50μmol/L）

5）混合均匀，在每个孔中加入 50μL 的反应混合液；开始反应。

6）在 37℃恒温培养箱中孵育 0.5～1h。

7）在激发波长 400nm，发射波长 505nm 的条件下，使用酶标仪测定荧光值；将测试样品组与空白组样品的荧光强度进行比较，以确定测试抑制剂的缓蚀效率。

2.6.3 实验结果

注射用益气复脉（冻干）及代表化合物对 Caspase-3 的抑制结果见表 7-30、图 7-74；由结果可知：注射用益气复脉（冻干）在 200μg/mL 和 40μg/mL 给药浓度下，对该酶均无显著抑制活性。人参皂苷 Rd、人参皂苷 Rg3、麦冬皂苷 D 在 100μmol/L 给药浓度下，对 Caspase-3 的抑制率分别为 19.99%±2.15%、21.11%±2.75%、15.85%±0.37%，表现出较弱的抑制活性。

表 7-30　注射用益气复脉（冻干）及代表化合物对 Caspase-3 的抑制结果

名称	浓度	清除率（%）($\bar{x}\pm s$)	名称	浓度	清除率（%）($\bar{x}\pm s$)
人参皂苷 Rg1	100μmol/L	4.28±3.00	人参皂苷 Rd	100μmol/L	19.99±2.15
	10μmol/L	−1.46±0.54		10μmol/L	4.05±0.04
人参皂苷 Re	100μmol/L	0.27±3.64	人参皂苷 Rg3	100μmol/L	21.11±2.75
	10μmol/L	−2.29±2.37		10μmol/L	16.68±1.54
人参皂苷 Rf	100μmol/L	3.92±4.56	人参皂苷 Rc	100μmol/L	12.45±1.26
	10μmol/L	−2.85±0.40		10μmol/L	3.09±0.89
人参皂苷 Rb1	100μmol/L	−2.09±1.65	鲁斯可皂苷元	100μmol/L	9.45±0.28
	10μmol/L	−1.89±1.31		10μmol/L	4.35±1.91

续表

名称	浓度	清除率（%）（$\bar{x}\pm s$）	名称	浓度	清除率（%）（$\bar{x}\pm s$）
麦冬皂苷 D	100μmol/L	15.85±0.37	五味子乙素	100μmol/L	−2.66±3.11
	10μmol/L	12.52±1.46		10μmol/L	−1.69±1.88
麦冬皂苷 C	100μmol/L	12.94±0.02	戈米辛 N	100μmol/L	0.46±2.93
	10μmol/L	2.26±7.45		10μmol/L	−4.42±1.11
五味子醇甲	100μmol/L	6.80±3.13	枸橼酸	100μmol/L	−4.90±2.86
	10μmol/L	−6.30±2.12		10μmol/L	−7.19±5.68
五味子甲素	100μmol/L	−7.35±8.46	注射用益气复脉	200μg/mL	9.76±1.47
	10μmol/L	−10.70±1.36	（冻干）	40μg/mL	−0.11±1.38

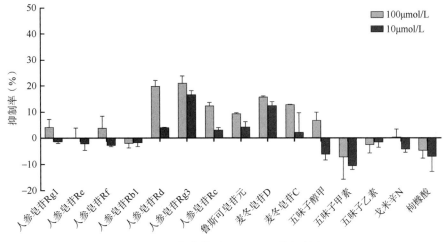

图 7-74　化合物对 Caspase-3 的抑制率

2.7　小结

综上所述，通过体外受体实验研究发现，PDE3A、AMPK、COX-2、NOS、NF-κB、MMP-3、MMP-9、Caspase-3 可能是注射用益气复脉（冻干）发挥益气复脉、养阴生津功效的部分靶点。实验结果总结简表见表 7-31。

1）强心：注射用益气复脉（冻干）通过抑制 PDE3A 活性，使细胞内 cAMP 降解受阻，Ca^{2+}浓度升高，心肌收缩力增强，进而发挥强心作用，其药效物质基础可能为人参皂苷 Rf、五味子甲素、枸橼酸。

2）调节能量代谢：注射用益气复脉（冻干）通过激动 AMPK 受体，抑制合成代谢减少 ATP 消耗并且刺激分解代谢产生 ATP，进而调节心肌能量代谢，其药效物质基础可能为人参皂苷 Re、人参皂苷 Rg3。

3）抗炎止痛：注射用益气复脉（冻干）通过抑制 COX-2、NOS 及 NF-κB 的活性，减少致炎因子的合成分泌，发挥抗炎止痛，保护心肌功能的作用。其 COX-2 抑制剂可能为人参皂苷 Rg1、人参皂苷 Re、人参皂苷 Rf、人参皂苷 Rb1、人参皂苷 Rd、人参皂苷 Rg3、鲁斯可皂苷元、麦冬皂苷 D、麦冬皂苷 C、五味子甲素；NOS 抑制剂可能为人参皂苷 Rg1、人参皂苷 Re、人参皂苷 Rf、人参皂苷 Rb1、人参皂苷 Rd、人参皂苷 Rg3、鲁斯可皂苷元、五味子甲素；NF-κB 抑制剂可能为人参皂苷 Rd、人参皂苷 Rg3、鲁斯可皂苷元、五味子甲素、五味子乙素、戈米辛 N。

4）抑制心室重构：注射用益气复脉（冻干）通过抑制 MMP-3 和 MMP-9 活性，抑制心肌胶原降解及胶原结构的破坏，进而改善心肌细胞外基质重构，减缓心力衰竭进展。其 MMP-3 抑制剂可能为人参皂苷 Rg1、人参皂苷 Rb1、人参皂苷 Rd、人参皂苷 Rc、鲁斯可皂苷元、麦冬皂苷 C、五味子甲素、戈米辛 N、枸橼酸；MMP-9 抑制剂可能为人参皂苷 Rf、人参皂苷 Rb1、麦冬皂苷 D、五味子醇甲、五味子乙素、枸橼酸。

5）抗氧化：注射用益气复脉（冻干）及其主要成分鲁斯可皂苷元、麦冬皂苷 D、五味子乙素、戈米辛 N 对 DPPH 有一定的清除作用，推测注射用益气复脉（冻干）通过抗氧化、抗心肌缺血/缺氧损伤等，发挥心血管保护作用。

6）抑制细胞凋亡：注射用益气复脉（冻干）中人参皂苷 Rd、人参皂苷 Rg3、麦冬皂苷 D 通过抑制 Caspase-3，抑制心肌细胞凋亡，发挥心肌保护作用。

表 7-31　注射用益气复脉（冻干）及代表性成分的受体实验结果总结简表

药材	结构类型	化学成分	强心（正性肌力作用）		调节能量代谢	抗炎止痛		抑制心室重构			抗氧化	抑制细胞凋亡
			PDE3A	ADRB1	AMPK	NF-κB（-）	NOS（-）	COX-2（-）	MMP-9	MMP-3	DPPH	Caspase-3
红参（君）	原人参三醇型皂苷	人参皂苷 Rg1					√	√		√		
		人参皂苷 Re			√		√	√				
		人参皂苷 Rf	√				√	√	√			
	原人参二醇型皂苷	人参皂苷 Rb1					√	√	√	√		
		人参皂苷 Rd				√	√			√		√
		人参皂苷 Rg3			√	√						√
		人参皂苷 Rc								√		
麦冬（臣）	皂苷元	鲁斯可皂苷元				√	√	√		√	√	
	甾体皂苷	麦冬皂苷 D						√	√		√	√
		麦冬皂苷 C								√		
五味子（佐使）	木脂素	五味子醇甲							√			
		五味子甲素	√				√	√		√		
		五味子乙素					√		√			
		戈米辛 N					√			√	√	
	有机酸	枸橼酸	√						√	√		
注射用益气复脉（冻干）			√		√		√	√	√	√	√	√

√：表示有活性。

2.8　讨论

注射用益气复脉（冻干）来源于中医经典名方"生脉散"，是由红参、麦冬、五味子三味中药，经现代工艺精制而成的中药注射冻干粉针剂。红参为君药，性温，味甘、微苦，有大补元气、复脉固脱、益气摄血之效；麦冬为臣药，性寒，味甘、微苦，有养阴生津、润肺清心之效；五味子有收敛固涩、益气生津、补肾宁心之功，为佐使药。三药配伍使用，具有益气复脉、养阴生津的功效。现代药理研究表明，注射用益气复脉（冻干）具有抗心衰、抗心肌缺血/缺氧损伤、抗炎、抗氧化、改善能量代谢、抑制心肌细胞凋亡、减少心肌组织胶原沉积、纤维化等药理作用。临床上主要用于心力衰竭的治疗，同时可对冠心病心绞痛、心肌梗死、低血压和休克发挥疗效。本研究在明确注射用益气复脉（冻干）药理作用的基础上，考察了注射用益气复脉（冻干）及关键代表性化合物对强心（正性肌力作用）、调节能量代谢、抗炎止痛、抑制心室重构、抗氧化及抑制细胞凋亡相关受体的调节作用。初步探究注射用益气复脉（冻干）的药理作用机制及相关药效物质。

2.8.1　强心（正性肌力作用）相关受体机制

心力衰竭是因心脏的结构或功能发生异常改变，导致心室收缩、舒张功能障碍，进而引起的一组复杂的临床综合征。传统正性肌力药物作为临床治疗心力衰竭的重要手段，主要通过增加细胞内 Ca^{2+} 浓度来增强心肌收缩力，增加心排血量。cAMP 依赖型药物主要为 β 受体激动剂和磷酸二酯酶Ⅲ抑制剂，前者通过兴奋心肌 β 受体，使心肌腺苷酸环化酶活性增加，腺苷酸环化酶使三磷腺苷（ATP）转变为环磷腺苷（cAMP），cAMP 使肌浆网释放 Ca^{2+} 增加，使细胞内 Ca^{2+} 含量增加，从而发挥正性肌力作用；后者作用机制是降低磷酸二酯酶活性使细胞内 cAMP 降解受阻，cAMP 浓度升高，进一步使细胞膜上的蛋白激酶活性增高，促进钙通道膜蛋白磷酸化，钙通道激活使 Ca^{2+} 内流增加，心肌收缩力增强，两种受体的作用机制如图 7-75 所示。

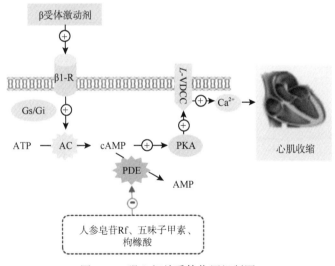

图 7-75　强心相关受体作用机制图

L-VDCC，*L* 型电压依赖性钙通道；β1-R，β1 受体；Gs/Gi，激动型 G 蛋白/抑制型 G 蛋白；AC，腺苷酸环化酶；PKA，蛋白激酶 A；PDE，磷酸二酯酶

本研究通过检测注射用益气复脉（冻干）和代表性化合物对 PDE3A 和 ADRB1 的作用，

探究注射用益气复脉（冻干）发挥强心作用的机制及药效物质基础。结果表明，注射用益气复脉（冻干）及其单体人参皂苷 Rf、五味子甲素、枸橼酸对 PDE3A 均显示出抑制效果，对 ADRB1 无显著作用。因此推测注射用益气复脉（冻干）可能是通过抑制 PDE3A 活性，使细胞内 cAMP 降解受阻，cAMP 浓度升高，进一步使细胞膜上的蛋白激酶活性增高，促进钙通道膜蛋白磷酸化，钙通道激活使 Ca^{2+} 内流增加，心肌收缩力增强，发挥强心（正性肌力）作用。

2.8.2　调节能量代谢相关受体机制

心力衰竭时，心肌细胞出现能量代谢重塑，包括高能磷酸盐代谢的改变、底物利用的转变、线粒体的功能障碍及氧化应激损伤等，加快心室重构，导致心功能的继续恶化。AMPK 是一种异三聚体复合物，广泛分布于真核细胞，是生物能量代谢调节的关键分子，被称为能量开关。AMPK 参与多种生理活动，在维持能量平衡、氧化还原平衡和生长等方面发挥重要作用，研究发现，机体内 AMPK 活性与高血压、心力衰竭、心肌纤维化及炎症反应等疾病的发生紧密联系。AMPK 对能量的调控主要是通过抑制合成代谢减少 ATP 消耗和刺激分解代谢产生 ATP。AMPK 诱导过氧化物酶体增殖活化受体 γ 辅助活化因子 1α（PGC-1α）的表达，增加线粒体的数量，为能量产生提供更多的场所，增加能量的储存量；还可以增加葡萄糖转运体 4（GLUT4）的生成和乙酰辅酶 A 羧化酶（ACC）的磷酸化，促进葡萄糖和脂肪酸的代谢，促进能量的产生；通过抑制活性氧簇（ROS）的生成，增加 Ca^{2+}-Mg^{2+}-ATP 酶、Ca^{2+}-ATP 酶的活性，改善心肌细胞内外 Ca^{2+} 浓度，加强能量的利用。与此同时，AMPK 又可以促进糖酵解途径，分解葡萄糖，进而产生 ATP，维持机体能量。研究表明，AMPK 通过调控葡萄糖代谢及线粒体的生物功能，调节心肌细胞代谢，进而改善心力衰竭；AMPK 可通过 NAD 依赖性蛋白脱乙酰酶 sirtuin-1 信号通路来调控心肌能量代谢，同时抑制氧化反应，进而抑制心肌肥厚。AMPK 调控能量代谢的相关机制如图 7-76 所示。

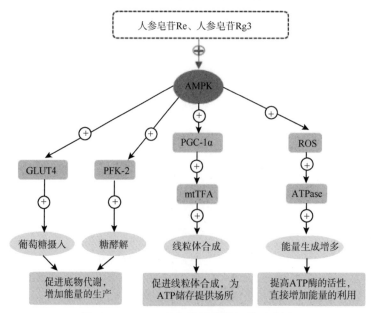

图 7-76　AMPK 参与能量代谢相关通路图

PFK-2，磷酸果糖激酶-2；mtTFA，线粒体转录因子

为了探究注射用益气复脉（冻干）对能量代谢的调节机制，本研究选取 AMPK 为研究载体，探究了注射用益气复脉（冻干）及代表性化合物对 AMPK 的激动活性，结果表明：注射用益气复脉（冻干）、人参皂苷 Re、人参皂苷 Rg3 对 AMPK 有较微弱的激动活性，推测激活 AMPK 受体为注射用益气复脉（冻干）发挥调节能量代谢作用的机制之一。

2.8.3　抗炎相关受体机制

心力衰竭时，许多炎症因子如 CRP、TNF-α、IL-1、IL-6、单核细胞趋化蛋白-1（MCP-1）等均明显升高。炎症因子的过度表达，可降低心肌收缩力及心排血量，诱导心肌细胞凋亡和坏死，构成心肌重塑的恶性循环，促进心力衰竭的发生发展。心力衰竭时炎症因子水平是判断心力衰竭严重程度及预后的指标，抗炎治疗可降低高危者心力衰竭的死亡率。现代药理学研究表明，注射用益气复脉（冻干）有良好的抗炎作用，可通过抑制炎症因子水平，缓解自身炎症反应，有利于缓解心力衰竭症状。

NF-κB 是炎症反应进程中的一个重要转录因子，与免疫、炎症和应激反应的多种基因转录调控相关，同时也参与调控细胞增殖和凋亡等过程。已有研究发现心力衰竭患者心肌组织中 NF-κB 的蛋白表达显著高于正常人的心肌组织，细胞因子可激活 NF-κB，而 NF-κB 的过度激活又能够增强炎症细胞因子的基因转录，多种细胞因子长期过度分泌导致心肌细胞结构改变，加速心肌细胞凋亡，最终引发心室重构的发生。NF-κB 的激活主要通过 NF-κB 的抑制性蛋白（IκB）磷酸化及其在蛋白激酶（IKK）作用下降解而实现。IκB 和 NF-κB 复合体降解使得 NF-κB 转移至细胞核，进而诱导一系列炎症基因如 iNOS、COX-2 和 TNF-α 等表达，同时，当 NF-κB 被炎性细胞因子如 TNF-α、IL-1β、IL-2、IL-6、IL-8 等激活时，被激活的转录因子能够上调这些细胞因子相对应的基因表达，大量表达的细胞因子反过来进一步扩大炎症反应刺激的信号（信号通路如图 7-77 所示）。因此，抑制 NF-κB、COX-2 及 iNOS 的表达对炎性反应具有潜在的抑制作用。

本实验发现，人参皂苷 Rd 和人参皂苷 Rg3 对 NF-κB 有较弱的抑制活性；五味子甲素、五味子乙素、戈米辛 N 和鲁斯可皂苷元可能为潜在的 NF-κB 抑制剂。注射用益气复脉（冻干）、人参皂苷 Rg1、人参皂苷 Re、人参皂苷 Rf、人参皂苷 Rb1、人参皂苷 Rd、人参皂苷 Rg3、鲁斯可皂苷元、五味子甲素对 COX-2 及 NOS 均表现出显著抑制活性；麦冬皂苷 D、麦冬皂苷 C 对 COX-2 也具有良好的抑制活性，由此推测注射用益气复脉（冻干）可通过抑制 NF-κB、COX-2、NOS 活性，调控炎症因子的释放，降低炎症反应，保护心肌功能。

2.8.4　抑制心室重构相关受体机制

心室重构是心力衰竭发生的主要机制，主要包括心肌细胞重构和细胞外基质重构两方面；其主要病理表现为心肌细胞肥大、心肌细胞凋亡及坏死、心肌细胞外基质过度纤维化或降解增加，最终会导致心室腔扩大、心肌肥厚、心肌功能恶化及心力衰竭等症状。MMP 属于锌依赖性内肽酶家族，参与细胞外基质（ECM）中各种蛋白质的降解。MMP-3 是 MMP 家族中的一种蛋白质，存在于多种组织和细胞中，其不仅能够降解胶原、基底膜成分，而且随着其水平升高可以激活其他 MMP，发生级联反应，从而引起心肌胶原过度降解，破坏胶原结构，促进心室重构，进而破坏正常心肌功能，加速心力衰竭过程。MMP-9 又称明胶酶 B，参与调节多种心血管疾病，尤其在心力衰竭及心室重构中发挥重要作用。研究发现，

MMP-9 能通过降解心肌细胞外基质、胶原及纤维蛋白；形成基质素，同时诱导生长因子、成纤维细胞因子等异常表达，导致心肌细胞结构和功能受破坏，引起心肌细胞纤维化和心室不可逆性扩张，心肌细胞间隙被其他纤维组织和结缔组织所填充，促进心肌重构，相关作用机制如图 7-78 所示。

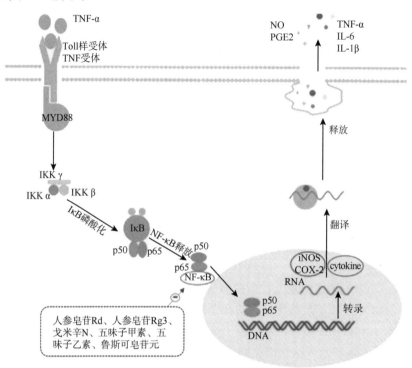

图 7-77　NF-κB 诱导炎症机制图

MYD88，髓样分化因子 88；cytokine，细胞因子

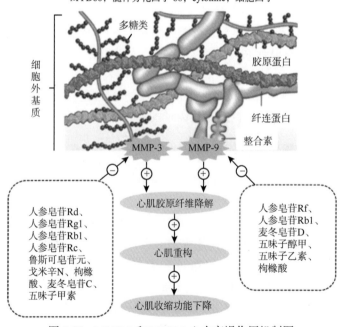

图 7-78　MMP-3 和 MMP-9 心力衰竭作用机制图

研究结果表明，注射用益气复脉（冻干）、人参皂苷 Rd、人参皂苷 Rg1、人参皂苷 Rb1、人参皂苷 Rc、鲁斯可皂苷元、戈米辛 N、枸橼酸在高浓度给药时，对 MMP-3 表现出显著抑制活性，麦冬皂苷 C 和五味子甲素表现出较弱的抑制活性。注射用益气复脉（冻干）、人参皂苷 Rb1、麦冬皂苷 D、五味子醇甲、五味子乙素、枸橼酸对 MMP-9 具有微弱的抑制活性。由此推测，注射用益气复脉（冻干）通过抑制 MMP-3 及 MMP-9 的活性，抑制心室重构，保护心肌功能，从而发挥抗心力衰竭作用。

2.8.5　抗氧化机制

近年来越来越多的研究表明，氧化应激在心室重构及心力衰竭发生发展中有重要作用。心力衰竭时氧自由基产生增多伴随抗氧化能力下降，而抗氧化剂可以改善心室重构，延缓心力衰竭的进展。研究表明，自由基对组织细胞的损伤，与心血管疾病发生相关，抗氧化剂可以清除体内多余的自由基，避免机体损伤，有利于保护心肌细胞。评价和筛选自由基清除剂的方法包括体内和体外实验。体内实验费时费力，不适于大量抗氧化剂的筛选。绝大部分研究集中于体外模拟测定，主要包括 DPPH 自由基、羟基自由基、超氧自由基及氮自由基等。DPPH 自由基是一种合成的、具有单电子、稳定的、以氮为中心的顺磁化合物。当自由基清除剂存在时，DPPH 自由基接受一个电子或氢原子，形成稳定的 DPPH-H 化合物，使其甲醇（或乙醇）溶液从深紫色变为黄色，变色程度与其接受的电子数量（自由基清除活性）呈定量关系，因而可用分光光度计进行快速的定量分析。

研究结果表明，当注射用益气复脉（冻干）浓度为 9mg/mL 时，对 DPPH 有显著的清除活性，具有抗氧化作用。其中，鲁斯可皂苷元、麦冬皂苷 D、五味子乙素和戈米辛 N 对 DPPH 有较弱的清除作用，可能为注射用益气复脉（冻干）发挥抗氧化作用的物质基础。

2.8.6　抑制细胞凋亡机制

细胞自噬是一种保守的细胞分解与细胞代谢机制，在慢性心力衰竭的心肌损伤过程中起到关键作用。研究表明，细胞凋亡是由一系列基因调控的程序性细胞死亡，与坏死有很大不同，心肌细胞凋亡参与了多种心脏病的发生。随着心力衰竭的进展，心肌细胞凋亡可能导致心肌收缩力降低。因此，抗凋亡干预也可能是减缓心力衰竭进展的有效方法。

Caspases（半胱天冬酶）家族是一类进化保守的特异性半胱氨酸蛋白酶，主要参与细胞凋亡及炎症反应。Caspase-3 作为 Caspase 家族的重要成员，是履行细胞凋亡的关键酶。研究发现，Caspase-3 主要通过触发两条途径参与细胞凋亡过程：①细胞膜死亡受体介导的凋亡途径：其机制主要是细胞膜上的死亡性配体与 Fas 受体结合，形成特殊结构的三聚体复合物，其中复合物受体的死亡结构域发生改变，并与具有死亡结构域的接头蛋白进行结合，进一步激活 Caspase-8 和 Caspase-10，引起级联效应，使下游的 Caspase-3 活化，从而执行细胞凋亡功能；同时，细胞凋亡受到凋亡蛋白的调控，Bax 作为 Bcl-2 家族重要的促凋亡蛋白，可作为线粒体膜上离子通道的重要组成部分，使细胞色素 C（Cytc）可以进入线粒体，激活 Caspase-9，从而进一步激活 Caspase-3，促进细胞凋亡。Caspase-3 激活后，可降解 DNA 损伤修复酶，同时激活核酸内切酶，促进细胞凋亡。②线粒体介导的内源细胞凋亡途径：线粒体作为细胞凋亡的调控器，当细胞受到凋亡刺激时，线粒体膜头通透性升高，并释放促凋亡因子，如细胞色素 C、凋亡诱导因子（AIF）、Caspase 酶原等。细胞色素 C 一旦释放进入细胞质，与细胞质中的凋亡酶激活因子-1（Apaf-1）结合后，在 dATP 存在下，三者形成复合物，激活 Caspase-9 酶原，形成凋亡体，引起 Caspase-9 自身活化，活化的 Caspase-9 启动下游的 Caspase-3 引起 Caspase 的级联反应，使核纤层蛋白分裂、核碎裂，导致细胞凋亡。细胞凋亡作用机制如图 7-79 所示。

本实验通过研究注射用益气复脉（冻干）及代表性化合物对 Caspase-3 的抑制作用，发现人参皂苷 Rd、人参皂苷 Rg3、麦冬皂苷 D 对该酶有较弱的抑制活性，推测注射用益气复脉（冻干）通过以上药效物质发挥抑制细胞凋亡的作用，进而防止心肌损伤，维护心血管功能。

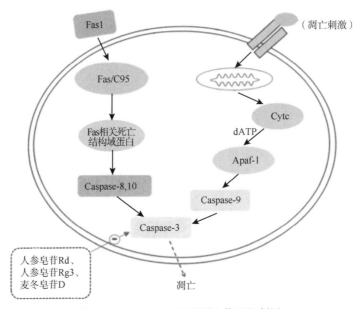

图 7-79　Caspase-3 细胞凋亡作用机制图

3. 注射用益气复脉（冻干）药性（味）物质基础分析

中药配伍理论是中医药理论的核心内容，在中药配伍理论中，"七情和合"被视为中药配伍理论之纲。基于气味配伍的药对多是中药方剂的"方根"，而方根是方剂中不可轻易减除的药味。《素问·脏气法时论》指出五脏苦欲补泄的论治、配方规律，如"肺苦气上逆，急食苦以泄之""肝欲散，急食辛以散之"，故有"四时五脏，病随五味所宜也"。以药物五味之性去纠正脏腑"苦欲"之偏，正是体现"方-证对应"的制方大法，"方从法立，以法统方"，执法以制方。《素问·至真要大论》提出药物的气味薄厚与寒热温凉是制方的基础，"急则气味厚，缓则气味薄"，"寒热温凉，反从其病"。金代成无己撰《伤寒明理药方论》，提出了"是以制方之体，欲成七方之用者，必本于气味生成，而制方成焉"。张元素也指出"凡药之五味，随五脏所入而为补泻，亦不过因其性而调之"，并创立了药物升降浮沉说，且与气味配伍制方相联系（《医学启源·用药备要》）；发明了药物归经理论，并与气味配伍制方相联系(《珍珠囊》《医学启源·用药备要》);并确立了"风制法""暑制法""湿制法""燥制法""寒制法"等制方大法。历代医家多以其为配伍立法,"论药必首推气味"(叶天士《临证指南医案》),可见气味配伍是体现中医药理论特点的核心内容。

注射用益气复脉(冻干)来源于古方"生脉散",在《方剂气味配伍理论及应用》(中国中医药出版社,2006)中将生脉饮归为酸甘化阴类方剂,其气味配伍机制为温热、暑热之邪,耗伤气阴,或久咳肺虚,气阴两伤而致。热伤元气,气阴两虚。肺主气,朝百脉,布津液;心主血,汗为心之液。本方之证,实乃肺心气阴两亏之证。治宜益气生津,敛阴止汗。方中人参甘温,大补元气,止渴生津,为君;辅以麦冬甘寒,养阴清热,润肺生津;佐以五味子酸温,敛肺止汗而生津。人参与五味子相配,酸甘化阴,益气生津敛汗,人参补心气,其治在甘,五味子敛肺气,其治在酸,酸甘合化是为本方方根。麦冬与五味子相配,滋阴敛气。此外,麦冬能清心育阴,五味子又可固肾气,敛心气。三药合用,一补,一清,一敛,共成益气养阴、敛汗生津之功(多维气味配伍解析图见图7-80)。《黄帝内经》指出:"阴阳形气俱不足……可将以甘药",提示甘味药可通过其补益作用治疗虚损病症,"调以甘药"是中医治疗虚损病症的基本原则。如《本草汇言》曰:"人参味甘性温,补气生血,助精养神之药也。"甘味药能补,主要体现在补气、补阳、补血、补阴4个方面。现代化学研究表明,糖类、皂苷、脂肪、维生素、蛋白质、甾醇及氨基酸等是甘味中药甘味的主要来源。《类经》中注云:"热盛于经而不敛者,以酸收之。"结合药物的功效可知"酸"的收敛表现在酸收心气、酸收肺气、酸收津液、酸收阴气及酸敛咽疮。代表药物如芍药、五味子,《注解伤寒论》记载"芍药之酸,以收心气""芍药、五味子之酸,以收逆气而安肺""芍药之酸,收敛津液而益荣""芍药之酸,以收阴气"。酸甘相配能生化阴津、缓急止痛。现代研究指出,植物类酸味药的化学成分主要是有机酸、挥发油、香豆素、木脂素、生物碱、黄酮、鞣酸、苷类、环烯醚萜类和金属离子等。

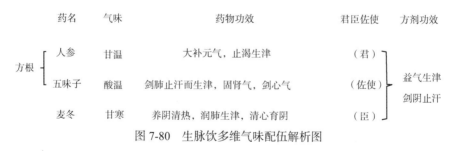

图7-80　生脉饮多维气味配伍解析图

对注射用益气复脉(冻干)的"病-证-方-药-味-物-效"进行关联分析结果见图7-81。本方中,红参味甘、微苦,可大补元气,复脉固脱、益气摄血。红参中的甘味物质人参皂苷类成分如人参皂苷Re、人参皂苷Rg3能通过激动AMPK,激活AMPK信号通路,进而调控葡萄糖代谢及线粒体的生物功能,促进能量的产生,维持机体能量,调节心肌细胞代谢,进而改善心力衰竭,缓解症状;甘味物质人参皂苷Rf可通过降低PDE3A活性使细胞内cAMP降解受阻,cAMP浓度升高,进一步使细胞膜上的蛋白激酶活性增高,促进钙通道膜蛋白磷酸化,Ca^{2+}内流增加,心肌收缩力增强,发挥强心作用。方中麦冬味甘、微苦,可养阴生津、润肺清心。麦冬中的甘味物质糖类如果糖及苦味物质皂苷类成分如麦冬皂苷C,

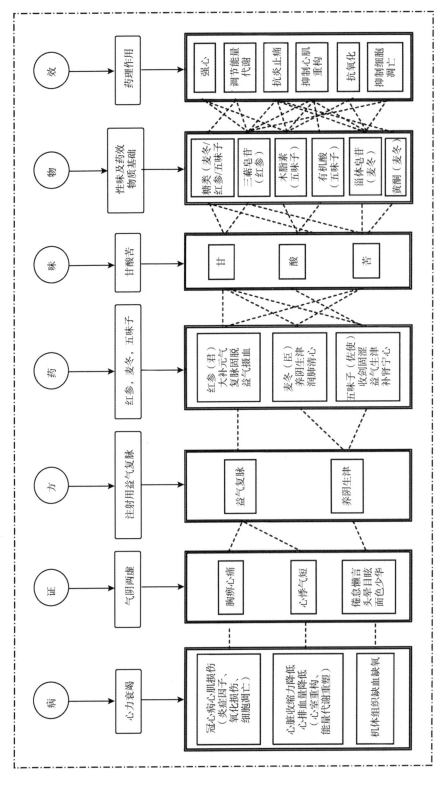

图7-81　注射用益气复脉（冻干）"病-证-方-药-味-物-效"关联分析图

均能提高细胞活力，降低细胞乳酸脱氢酶（LDH）泄露并改善细胞形态，提高心脏收缩力，保护心肌细胞；并且能共同调节心脏能量代谢限速酶蛋白磷酸果糖激酶-6（PFK-6）、丙酮酸激酶 M2（PKM2）、丙酮酸脱氢酶（乙酰转移）激酶同工酶 4 及糖转运体蛋白的表达，从而促进多个底物利用的环节而发挥改善能量代谢的作用。麦冬中的皂苷类成分如麦冬皂苷 D，能抑制心肌缺血所致的自由基生成、增加氧自由基清除作用，使受损较严重的心肌细胞得以修复；还能通过抑制 Caspase-3，进而抑制心肌细胞凋亡，发挥心肌保护作用。方中五味子味酸、甘，可收敛固涩、益气生津、补肾宁心。其苦味物质木脂素类成分五味子甲素及酸味成分枸橼酸可抑制 PDE3A 活性，增强心脏收缩力，发挥正性肌力作用；木脂素类成分如五味子甲素、五味子乙素、戈米辛 N 等及红参中的人参皂苷类成分人参皂苷 Rd、人参皂苷 Rg3 均能拮抗 NF-κB，调节 NF-κB 信号通路，抑制炎性因子的表达。此外，红参中的三萜皂苷类成分人参皂苷 Rb1、人参皂苷 Rf 等，麦冬中的甾体皂苷成分麦冬皂苷 D，以及五味子中的五味子甲素等均能抑制 COX-2 及 iNOS 等关键酶，调节花生四烯酸及 NO 合成代谢通路，进而抑制炎症因子的过度表达，保护心肌细胞，抑制心肌损伤。同时，红参中的多个三萜皂苷类成分、麦冬中的多个甾体皂苷成分及五味子中的木脂素类和有机酸类成分均能显著抑制 MMP-3 和 MMP-9 的活性，从而抑制细胞外基质的降解，抑制心室重构。

　　本部分研究通过味觉受体分子对接实验、G 蛋白偶联受体及关键酶活性实验，从味觉和功能属性表达角度对注射用益气复脉（冻干）的药性（味）物质基础进行研究。分子对接实验结果表明，红参、麦冬及五味子药材中的糖类成分及红参药材中的三萜皂苷类成分可能为注射用益气复脉（冻干）的甘味物质基础；五味子药材中的木脂素类及有机酸类成分可能为注射用益气复脉（冻干）的酸味物质基础；红参药材中的三萜皂苷类成分、麦冬药材中的甾体皂苷及黄酮类成分可能为注射用益气复脉（冻干）的苦味物质基础。受体实验结果表明，PDE3A、AMPK、COX-2、NOS、NF-κB、MMP-3、MMP-9、Caspase-3 可能是注射用益气复脉（冻干）通过强心、调节能量代谢、抗炎止痛、抑制心室重构、抗氧化、抑制细胞凋亡，进而发挥益气复脉、养阴生津功效的部分作用靶点，其药性/药效物质基础可能为人参皂苷 Rg1、人参皂苷 Re、人参皂苷 Rf、人参皂苷 Rb1、人参皂苷 Rd、人参皂苷 Rg3、人参皂苷 Rc、麦冬皂苷 D、麦冬皂苷 C、五味子醇甲、五味子甲素、五味子乙素、戈米辛 N、枸橼酸等。

中药配伍理论是中医药理论的核心内容，在中药配伍理论中，"七情和合"又被视为中药配伍理论之纲。基于气味配伍的药对多是中药方剂的"方根"，而方根是方剂中不可轻易减除的药味。《素问·脏气法时论》指出五脏苦欲补泻的论治、配方规律，如"肺苦气上逆，急食苦以泄之""肝欲散，急食辛以散之"，故有"四时五脏，病随五味所宜也"。以药物五味之性去纠正脏腑"苦欲"之偏，正是体现"方-证对应"的制方大法，"方从法立，以法统方"，执法以制方。《素问·至真要大论》提出药物的气味薄厚与寒热温凉是制方的基础，"急则气味厚，缓则气味薄""寒热温凉，反从其病"。金代成无己撰《伤寒明理药方论》，提出了"是以制方之体，欲成七方之用者，必本于气味生成，而制方成焉"。张元素也指出"凡药之五味，随五脏所入而为补泻，亦不过因其性而调之"，并创立了药物升降浮沉说，且与气味配伍制方相联系（《医学启源·用药备要》）；发明了药物归经理论，并与气味配伍制方相联系（《珍珠囊》《医学启源·用药备要》）；并确立了"风制法""暑制法""湿制法""燥制法""寒制法"等制方大法。历代医家多以其为配伍立法，"论药必首推气味"（叶天士《临证指南医案》），可见气味配伍是体现中医药理论特点的核心内容。

基于五味药性理论的复方中药配伍规律研究是阐释中药药性理论科学内含的重要路径，也是指导临床实践的重要手段。但也存在相当大的难度，其中，对五味药性物质基础的拆分、表征及与功效相关的生物效应客观指标的选择是关键技术难点。本课题基于"性-效-物"三元关联关系，并结合前文有关药性物质基础拆分、表征和界定，以"少腹逐瘀汤""元胡止痛滴丸"为例，对"性-效"配伍和"辛-苦"气味配伍规律进行示范性研究，以期丰富五味药性理论研究证据，并提供可参考的路径和方法。

第一节　基于性-效拆分的少腹逐瘀汤配伍规律研究

少腹逐瘀汤源于《医林改错》卷下，为清代名医王清任所创制，方由小茴香（炒）、干姜（炒）、延胡索、没药（研）、当归、川芎、官桂、赤芍、蒲黄、五灵脂（炒）组成，为散寒活血的代表方剂，具有活血祛瘀，温经止痛的作用。治疗少腹瘀血积块，疼痛或不痛，或痛而无积块，或少腹胀满，或经期腰酸、小腹胀，或月经一月见三五次，接连不断，断而又来，其色或紫或黑，或有血块，或崩或漏，兼少腹疼痛，或粉红兼白带，或瘀血阻滞，久不受孕等症。

本研究建立并采用寒凝血瘀证模型，根据少腹逐瘀汤"活血祛瘀，温经止痛"治疗寒凝血瘀证的功能主治，对少腹逐瘀汤"辛味药队（温经组）""活血化瘀药队（活血组）"拆分进行"性-效"配伍规律研究。通过寒凝血瘀证动物模型评价"辛味药队""活血化瘀药队"药效差异，阐明"性-功"关系；采用气相电子鼻与液质联用结合分子虚拟技术对少腹逐瘀汤的挥发性成分与非挥发性成分进行"味"的表征，阐明"性味与化学成分"的关系；采用网络药理学预测"辛味药队""活血化瘀药队"对寒凝血瘀型原发性痛经干预的靶点、协同机制和功效网络，并用蛋白免疫印迹实验对痛经的关键靶点进行验证；采用代谢组学研究少腹逐瘀汤治疗寒凝血瘀型原发性痛经的机制。整合以上研究，揭示少腹逐瘀汤的"性味-功效-物质基础"的关联规律，阐明"性-效"配伍在复方制剂中的协同作用。

1. 少腹逐瘀汤治疗寒凝血瘀型原发性痛经的"性-效"关系研究

中药药性理论是中药的核心理论之一，其中性味是中药药性理论最基本、最重要的核心部分，是指导中药临床应用的重要依据，也是阐明中医药理论的重要基础。近年来，中药的研究主要集中在活性成分、有效成分等的研究中，忽略了传统中医药理论的复杂性与科学性，而以"性-功"为主线，同时结合"病-证-方-药"的研究较少。因此，本研究拟在中药性味理论的指导下，以治疗寒凝血瘀证的代表方剂少腹逐瘀汤为模式组方，以寒凝血瘀型原发性痛经大鼠为疾病模型，基于"病-证-方-药"结合的研究思路探讨少腹逐瘀汤及拆方组"性味与功效"的内在联系，阐释少腹逐瘀汤"活血祛瘀，温经止痛"治疗寒凝血瘀证的"性-效"配伍规律。

基于"温经散寒""活血祛瘀"的功能，将少腹逐瘀汤方拆分为"温经组""活血组"，见表 8-1。分别称取药材，采用水煎煮法提取、浓缩至浸膏，制备获得"温经组""活血组""全方组"样品。

表 8-1　少腹逐瘀汤"性-功"分组及理论分析

分组	病因	治法	组方药材	性	味	功效
温经组	寒	温里	干姜	热	辛	温经散寒止痛
			肉桂	大热	辛	
			小茴香	温	辛	
活血组	瘀	活血化瘀	当归	温	甘、辛	活血化瘀止痛
			川芎	温	辛	
			赤芍	微寒	苦	
			延胡索	温	辛、苦	
			没药	平	辛、苦	
			蒲黄	平	甘	
			五灵脂	温	苦、咸、甘	

1.1　实验材料

1.1.1　仪器

激光多普勒血流仪（PeriFlux 5000，深圳市瑞沃德生命科技有限公司），全自动血流变分析仪（LB-2A，济宁市润煤工矿物资有限公司），酶标仪（Multiskan FC357，Thermo Scientific），全自动凝血分析仪（H1203，江苏鸿恩医疗器械有限公司），鼠笼（R2 型，苏州新区枫桥净化设备有限公司），灌胃针（16 号 80mm，北京中科恒天科技有限公司），手术剪（12.5/14/16cm）、手术钳（12.5/14/16cm）均购自江西省御源医疗器械有限公司。

1.1.2　药物与试剂

缩宫素注射液（产品批号 09161217，上海禾丰制药有限公司），盐酸肾上腺素注射液（产品批号 1702191，天津金耀药业有限公司），戊二酸雌二醇片（产品批号 355A，拜耳医药保健有限公司广州分公司），少腹逐瘀方温经组浸膏（提取率 11.8%，天津药物研究院）、活血组浸膏（提取率 24.6%，天津药物研究院）和全方组浸膏（由温经组浸膏和活血组浸膏按处方比例混合），所用药材由天津药物研究院提供[当归、川芎、赤芍、蒲黄、没药、五灵脂、延胡索、小茴香、干姜、肉桂药材经天津药物研究院张铁军研究员鉴定，各药材均符合《中国药典》（2020 年版）相关标准，相关药材保存于天津药物研究院中药研发中心标本室]，生理盐水。

1.1.3　动物

SD 雌性大鼠，SPF 级，体重（230±10）g，购自北京维通利华实验动物技术有限公司，动物许可证号：SCXK（京）2016-0004。饲养于室内保持 12h 光照，12h 避光循环饲养，给予标准饲料和饮用水，且控制室内温度为（25.0±1.0）℃、相对湿度（50.0±10.0）%。

1.2　实验方法

1.2.1　造模、分组与给药

选用健康清洁级 SD 雌性大鼠，适应性饲养 3 天后，按随机数字表法将其分为空白组、模型组、阳性药组、温经组、活血组、全方组，每组 10 只，除空白组外，将其余各组大鼠置于 0～1℃冰水中 5min，每日 1 次，均灌服戊酸雌二醇混悬液造模，连续 12 天，第 1 天 1mg/d，第 2～11 天 0.5mg/d，第 12 天 1mg/d；空白组给同体积的生理盐水。于灌服戊酸雌二醇第 6 天，上午冰浴后给予戊酸雌二醇，下午给药组分别给予相应的药物。

空白组、模型组给同体积的生理盐水，阳性药组（阿司匹林 14.42mg/kg）、温经组（1.138g/kg）、活血组（14.6g/kg）、全方组（15.738g/kg），给药 1 次/日，连续给药 7 天。

1.2.2　观察指标和检测方法

1.2.2.1　子宫血流量

用异氟烷麻醉大鼠后，将大鼠固定在操作台上，用多普勒血流仪器，检测大鼠子宫部位的血流量。

1.2.2.2　血液流变学

扭体实验结束后，用 10%水合氯醛（0.3mL/100g）腹腔注射麻醉，固定解剖，腹主动脉取血，抗凝真空采血管收集血液 3mL，用血液流变仪检测血液流动性。

1.2.2.3　凝血四项

扭体实验结束后，用 10%水合氯醛（0.3mL/100g）腹腔注射麻醉，固定解剖，腹主动脉取血，用不抗凝真空采血管收集血液，用凝血仪测定血液的凝血功能。

1.2.2.4　血栓素 TXA2 与前列环素 PGI2

扭体实验结束后，用 10%水合氯醛（0.3mL/100g）腹腔注射麻醉，固定解剖，腹主动脉取血，静止 0.5h，3000r/min 离心后取上清液，根据试剂盒操作说明用酶标仪进行测定。

1.2.2.5　扭体反应

于末次给药 1h 后，腹腔注射缩宫素 2U/只，观察大鼠注射缩宫素 30min 内扭体次数并计算扭体抑制率。扭体抑制率=（模型组扭体次数–药物组扭体次数）/模型组扭体次数×100%。

1.2.2.6　炎症介质 IL-6

扭体实验结束后，用 10%水合氯醛（0.3mL/100g）腹腔注射麻醉，固定解剖，腹主动脉取血，血样静止 0.5h，3000r/min 离心后取上清液，根据试剂盒操作说明用酶标仪进行测定。

1.2.2.7　前列腺素 E2

扭体实验结束后，用 10%水合氯醛（0.3mL/100g）腹腔注射麻醉，固定解剖，腹主动脉取血，静止 0.5h，3000r/min 离心后取上清液，根据试剂盒操作说明用酶标仪进行测定。

1.2.2.8 子宫病理形态

取用福尔马林浸泡的子宫，脱水，石蜡包埋，切片，HE 染色后作病理检查。

1.2.3 数据处理

用 SPSS16.0 对数据进行统计分析，实验数据结果以 $\bar{x}\pm s$ 表示，计量资料采用单因素方差分析，组间比较采用两独立样本 t 检验，$P<0.05$ 认为组间有统计学意义。

1.3 实验结果

1.3.1 对子宫血流灌注量的影响

与空白组比较，模型组的子宫血流量显著上升（$P<0.01$），结果提示造模成功；与模型组比较，各给药组的子宫血流量明显下降（$P<0.01$），结果表明给药后，温经组、活血组、全方组都能降低子宫血流量，作用效果：活血组＞全方组＞温经组，活血组、全方组与温经组比较具有显著性差异（$P<0.01$）。结果见图 8-1。

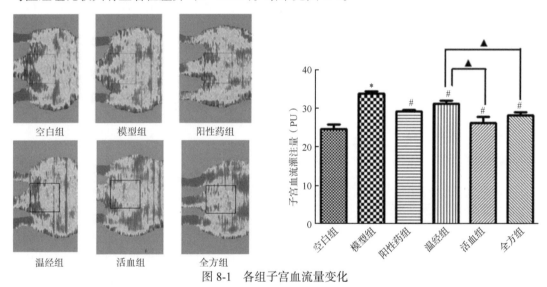

图 8-1 各组子宫血流量变化

与空白组相比，*$P<0.01$；与模型组相比，#$P<0.01$；组间比较，▲$P<0.01$

1.3.2 对血液流变学的影响

1.3.2.1 对血浆黏度的影响

血液黏度是测量血液流变学的一个经典指标。实验结果表明，与空白组比较，模型组血浆黏度显著上升（$P<0.01$）；各给药组均能降低血浆黏度（$P<0.01$），表明温经组、活血组、全方组均能通过降低血浆黏度来改善血液流动性。结果见图 8-2。

1.3.2.2 对血细胞比容的影响

血细胞比容是反映血液"浓度"的指标，实验结果表明，与空白组比较，模型组血细胞比容显著上升（$P<0.01$）；各给药组均能降低血细胞比容（$P<0.01$），表明温经组、活

血组、全方组均能通过降低血液"浓度"来改善血液流动性。结果见图8-3。

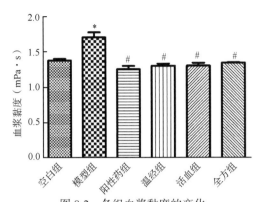

图8-2　各组血浆黏度的变化

与空白组相比，*$P<0.01$；与模型组相比，#$P<0.01$

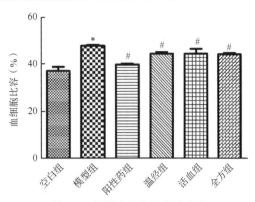

图8-3　各组血细胞比容的变化

与空白组相比，*$P<0.01$；与模型组相比，#$P<0.01$

1.3.2.3　对红细胞聚集指数的影响

红细胞聚集指数是指血液细胞间互相聚集程度的大小，红细胞聚集指数越高，表示聚集能力越强。实验结果表明，与空白组比较，模型组红细胞聚集指数显著上升（$P<0.01$）；各给药组均能降低红细胞聚集指数（$P<0.01$），表明温经组、活血组、全方组均能通过降低红细胞聚集指数，改善细胞聚集导致的血流减慢，活血组、全方组与温经组比较具有显著性差异（$P<0.01$）。结果见图8-4。

1.3.2.4　对红细胞电泳指数的影响

红细胞电泳时间延长，反映了红细胞表面电荷下降，导致细胞易于聚集，聚集力增加反过来又可导致血流减慢，致使末梢循环发生障碍。这是形成血瘀的病理基础。实验结果表明，与空白组比较，模型组红细胞电泳指数显著上升（$P<0.01$）；各给药组均能降低红细胞电泳指数（$P<0.01$），表明温经组、活血组、全方组均能通过缩短红细胞电泳时间，改善红细胞聚集导致的血流减慢。结果见图8-5。

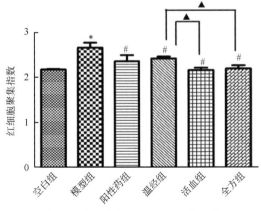

图8-4　各组红细胞聚集指数的变化

与空白组相比，*$P<0.01$；与模型组相比，#$P<0.01$；组间比较，▲$P<0.01$

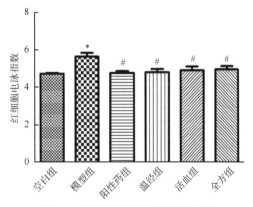

图8-5　各组红细胞电泳指数的变化

与空白组相比，*$P<0.01$；与模型组相比，#$P<0.01$

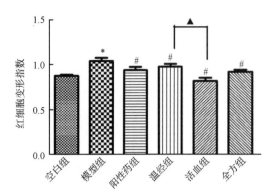

图 8-6 各组红细胞变形指数的变化

与空白组相比，*P＜0.01；与模型组相比，#P＜0.01；组间
比较，▲P＜0.01

1.3.2.5 对红细胞变形指数的影响

红细胞变形指数是描述红细胞在流动性中形状改变的能力，指数越高，表示红细胞变形能力越差，红细胞硬化程度越高。实验结果表明，与空白组比较，模型组红细胞变形指数显著上升（P＜0.01）；各给药组均能降低红细胞变形指数（P＜0.01），表明温经组、活血组、全方组均能通过降低红细胞变形指数，改善血液流动性，活血组与温经组比较具有显著性差异（P＜0.01）。结果见图 8-6。

1.3.3 对凝血四项的影响

1.3.3.1 对凝血酶时间的影响

凝血酶时间（TT）是指在血浆中加入标准化的凝血酶后血液凝固的时间。凝血酶时间偏低多与血栓栓塞性疾病及高凝状态等有关。由图 8-7 可知，与空白组比较，模型组凝血酶时间显著缩短（P＜0.01），表明：模型大鼠血液处于高凝状态，符合血瘀证模型；各给药组与模型组比较，凝血酶时间明显延长（P＜0.01），说明温经组、活血组、全方组均能够延长寒凝血瘀证大鼠凝血酶时间，改善高凝状态。

1.3.3.2 对凝血酶原时间的影响

凝血酶原时间（PT）的测定是血浆中外源性凝血系统较理想和常用的筛选测试。PT 缩短说明体内先天性凝血因子 V 增多症、血栓性疾病、弥散性血管内凝血（DIC）高凝期。由图 8-8 可知，与空白组比较，模型组 PT 显著缩短（P＜0.01）；与模型组比较，各给药组 PT 明显延长（P＜0.01），具有统计学差异。结果表明，温经组、活血组、全方组能够延长寒凝血瘀证大鼠 PT，改善高凝状态，活血组、全方组与温经组比较均具有显著性差异（P＜0.01）。

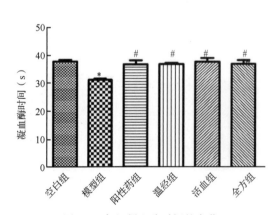

图 8-7 各组凝血酶时间的变化

与空白组相比，*P＜0.01；与模型组相比，#P＜0.01

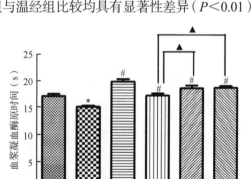

图 8-8 各组凝血酶原时间的变化

与空白组相比，*P＜0.01；与模型组相比，#P＜0.01；组间比较，▲P＜0.01

1.3.3.3　对活化部分凝血活酶时间的影响

由图 8-9 可知，与空白组比较，模型组活化部分凝血活酶时间（APTT）显著缩短（$P<0.01$）；与模型组比较，各给药组 APTT 明显延长（$P<0.01$），具有统计学差异。结果表明，温经组、活血组、全方组均能够延长寒凝血瘀证大鼠 APTT，改善高凝状态。

1.3.3.4　对纤维蛋白原的影响

纤维蛋白原（FIB）即凝血因子Ⅰ，是凝血过程中的主要蛋白质。由图 8-10 可知，与空白组比较，模型组 FIB 显著上升（$P<0.01$）；与模型组比较，各给药组 FIB 明显上升（$P<0.01$），具有统计学差异。结果表明，温经组、活血组、全方组均能够减少寒凝血瘀证大鼠 FIB 的含量，抑制凝血。

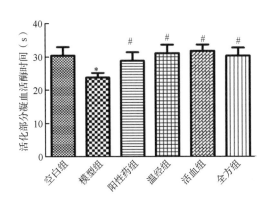

图 8-9　各组活化部分凝血活酶时间的变化
与空白组相比，*$P<0.01$；与模型组相比，#$P<0.01$

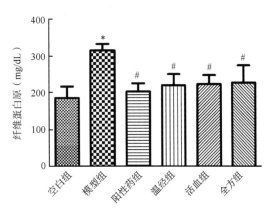

图 8-10　各组纤维蛋白原的变化
与空白组相比，*$P<0.01$；与模型组相比，#$P<0.01$

1.3.4　对血栓素与前列环素含量的影响

1.3.4.1　对血栓素含量的影响

血栓素（TXA2）主要由血小板线粒体合成和释放，有收缩血管、促进血小板聚集并诱发血栓形成的作用；血中含量越高，说明收缩血管作用越大，血液流动性就越差。由图 8-11 可知，与空白组比较，模型组 TXA2 含量显著上升（$P<0.01$），具有统计学差异；与模型组比较，活血组、全方组 TXA2 含量均明显减少（$P<0.01$），说明活血组，全方组均能够降低血浆中 TXA2 释放，抑制血管收缩，活血组作用强于温经组（$P<0.01$）。

1.3.4.2　对前列环素含量的影响

前列环素（PGI2）具有抑制血小板聚集、扩张血管的作用，血中含量越高，说明扩张血管作用越大，血液流动性就越好。由图 8-12 可知，与空白组比较，模型组 PGI2 含量显著降低（$P<0.01$），具有统计学差异；与模型组比较，各给药组 PGI2 含量明显上升（$P<0.01$），说明各组均能够促进寒凝血瘀证大鼠血浆中 PGI2 的释放，从而起到扩张血管的作用，增加子宫血流量，缓解由于寒凝造成的疼痛。

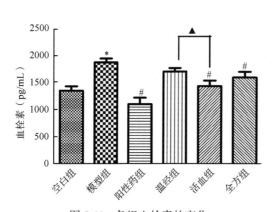

图 8-11　各组血栓素的变化

与空白组相比，*$P<0.01$；与模型组相比，#$P<0.01$；组间比较，▲$P<0.01$

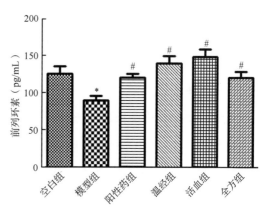

图 8-12　各组前列环素的变化

与空白组相比，*$P<0.01$；与模型组相比，#$P<0.01$

1.3.5　对扭体次数的影响

实验结果表明，腹腔注射药物后 30min 内，空白组没有出现扭体反应，其余各组则均出现不同程度的扭体反应，以模型组扭体次数最多，与空白组比较，差异有统计学意义（$P<0.01$），说明本次实验造模成功。各给药组扭体次数明显减少，与模型组比较有显著差异（$P<0.01$），说明各治疗组都能够有效地减少扭体次数，疗效趋势为温经组＞全方组＞活血组，温经组、全方组与活血组比较具有显著性差异（$P<0.01$）。结果见图 8-13。

1.3.6　对 IL-6 的影响

实验结果表明，与空白组比较，模型组 IL-6 含量明显上升（$P<0.01$），具有统计学差异；与模型组比较，各给药组 IL-6 含量明显下降（$P<0.01$），说明少腹逐瘀汤及其拆方能够抑制寒凝血瘀证大鼠血浆中炎症因子的释放，从而起到抗炎作用，疗效趋势为温经组＞全方组＞活血组，温经组与活血组比较有显著性差异（$P<0.01$）。结果见图 8-14。

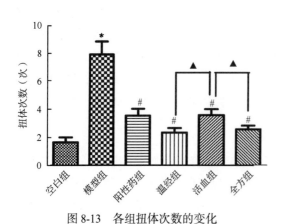

图 8-13　各组扭体次数的变化

与空白组相比，*$P<0.01$；与模型组相比，#$P<0.01$；组间比较，▲$P<0.01$

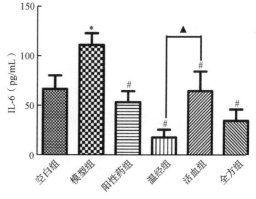

图 8-14　各组 IL-6 的变化

与空白组相比，*$P<0.01$；与模型组相比，#$P<0.01$；组间比较，▲$P<0.01$

1.3.7　对 PGE2 的影响

前列腺素作为重要的生理活性物质，几乎存在于全身各重要组织和体液之中。在女性生殖系统如月经血、子宫内膜、卵巢中均有分布，并在女性月经中发挥着重要的作用、引起排卵、月经来潮等生理现象，痛经时子宫内膜合成和释放大量的 PGE2，导致子宫痉挛性收缩，PGE2 为致痛因子，其在血中含量越高，说明疼痛程度越重。实验结果表明，与空白组比较，模型组 PGE2 含量明显上升（$P < 0.01$），具有统计学差异；与模型组比较，各给药组 PGE2 含量明显下降（$P < 0.01$），说明少腹逐瘀汤及其拆方能够抑制寒凝血瘀证大鼠血浆中 PGE2 释放，从而起到止痛作用。结果见图 8-15。

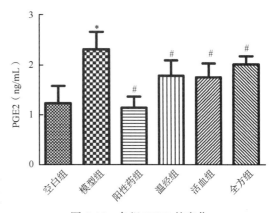

图 8-15　各组 PGE2 的变化
与空白组相比，*$P < 0.01$；与模型组相比，#$P < 0.01$

1.3.8　各组对寒凝血瘀证原发性痛经大鼠子宫病理形态的影响

子宫病理学结果见图 8-16。

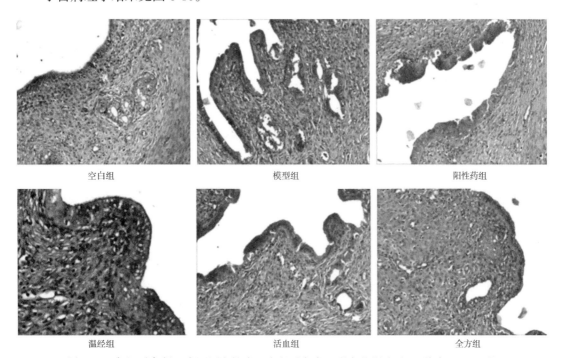

图 8-16　各组对寒凝血瘀证原发性痛经大鼠子宫病理形态的影响（HE 染色，200×）

空白组：子宫未见扩张，各层结构清晰，无内膜充血，子宫内膜上皮呈单层柱状，呈高柱状，并见空泡样改变，内膜中见少量炎细胞浸润。

模型组：子宫未见扩张，见管腔变小，各层结构清晰，无内膜充血，子宫内膜上皮呈单层柱状，内膜中未见明显炎细胞浸润。

阳性药组：子宫未见扩张，各层结构清晰，无内膜充血，见肌层充血，子宫内膜细胞增生，上皮细胞增生呈低乳头状，增生密集，上皮细胞增生呈分支乳头状，内膜中未见明显炎细胞浸润。

活血组：子宫未见扩张，各层结构清晰，无内膜充血，子宫内膜细胞呈高柱状，子宫内膜局部上皮细胞增生呈低乳头状，见腺体扩张，内膜中见少量炎细胞浸润。

温经组：子宫未见扩张，各层结构清晰，无内膜充血，子宫内膜细胞呈高柱状，子宫内膜局部上皮细胞增生呈低乳头状，见腺体扩张，上皮细胞增生呈分支乳头状，见腺体扩张，内膜中见少量炎细胞浸润。

全方组：子宫未见扩张，各层结构清晰，无内膜充血，子宫内膜细胞呈高柱状，子宫内膜局部上皮细胞增生呈低乳头状，见腺体扩张，上皮细胞增生呈分支乳头状，内膜中见少量炎细胞浸润。

1.4　小结

1）本节针对少腹逐瘀汤的"活血化瘀"功效，选择子宫血流量、血液流变性、凝血功能、血管扩张或者收缩等作为检测指标，来评价活血组与温经组的药效差异，结果表明，给药后活血组降低子宫血流量、改善红细胞聚集、延长 PT 作用效果较好。

2）本节针对少腹逐瘀汤的"温经止痛"功效，选择扭体、炎症因子、致痛因子、病理切片等作为检测指标，来评价温经组与活血组的药效差异，结果表明，①在镇痛作用方面：温经组＞活血组；②在抗炎作用方面：针对 IL-6 指标，温经组＞活血组；③在止痛作用方面：三组均能抑制 PGE2 的释放，减轻疼痛，三者没有显著性差异；④病理切片结果提示，给药治疗后，三组均能改善大鼠子宫的病理状态。

3）少腹逐瘀汤对寒凝血瘀证原发性痛经大鼠模型有明显的疗效；能抑制炎症反应、降低血液黏度、改善血液流变性。从子宫血流量、血液流变学、凝血四项、TXA2 与 PGI2 表达量等方面分析两者的药效差异，疗效趋势为活血组＞温经组，显示少腹逐瘀汤"活血祛瘀"的药效特点；从扭体、IL-6 与 PGE2 的表达量等方面分析两者的药效差异，疗效趋势为温经组＞活血组，体现少腹逐瘀汤"温经止痛"的药性特点。全方"性-效"配伍，共奏"活血祛瘀""温经止痛"之功效，治疗寒凝血瘀证原发性痛经。

2. 基于电子鼻技术的少腹逐瘀汤"性味-化学成分"相关性研究

中药药性理论的核心是四气五味。早在《黄帝内经》中就有"五气入鼻藏于心肺""五味入口藏于肠胃"的认识，然而古人对五味的判定主要是通过口尝，容易受到受试者主观情绪的影响，难以全面和准确地表达中药五味的概念，不可控性较高，标准化处理困难。中药的味又是由化学成分决定的，它决定了中药的其他药性。因此研究中药五味的物质基础，使之能用现代科学仪器检测量化，是中药药性理论现代化的关键。

电子鼻是近年快速兴起的一种能够全面客观地识别中药整体气-味信息的智能感官仪

器，具有样品预处理简单、操作方便、分析迅速、结果可靠、成本低廉等特点。Heracles Ⅱ超快速气相电子鼻是电子鼻与快速气相色谱仪二合一系统，是基于气相原理的快速气味分析技术。它不仅能根据气相色谱原理进行化合物的分离、鉴定与定性，还能获得气味与感官相关的特性描述。

中药气味与所含化学成分相关，能直接反映中药性味的内在本质。少腹逐瘀汤的组方药物以辛温药为主，因此，本实验采用 Heracles Ⅱ超快速气相电子鼻技术，对少腹逐瘀汤中温经组、活血组、全方组样品的气味色谱信息进行 PCA，结合 Kovats 保留指数与 AroChemBase 数据库对少腹逐瘀汤气味成分进行定性分析，构建"气味-化学成分"的相关性。

2.1　实验材料

2.1.1　仪器

Heracles Ⅱ快速气相电子鼻系统，由 2 根快速分离色谱柱 DB-5 弱极性柱、DB-1701 中等极性柱组成，2 个氢火焰离子化检测器（flame ionization detector，FID）（法国阿尔法莫斯公司）；20mL 手动进样器；10mL 顶空进样瓶（美国安捷伦科技有限公司）。

2.1.2　试剂

nC6～nC16 正构烷烃标准溶液（法国阿尔法莫斯公司）。

2.1.3　药材

药材小茴香、干姜、肉桂、川芎、延胡索、当归、没药、五灵脂、蒲黄、赤芍均购自达仁堂（天津）中药饮片有限公司，经天津药物研究院张铁军研究员鉴定，均符合《中国药典》（2020 年版）相关标准，其中小茴香为伞形科植物茴香 *Foeniculum vulgare* Mill.的干燥成熟果实，干姜为姜科植物姜 *Zingiber officinale* Rosc.的干燥根茎，肉桂为樟科植物肉桂 *Cinnamomum cassia* Presl 的干燥树皮，川芎为伞形科植物川芎 *Ligusticum chuanxiong* Hort.的干燥根茎，延胡索为罂粟科植物延胡索 *Corydalis yanhusuo* W. T. Wang 的干燥块茎，当归为伞形科植物当归 *Angelica sinensis* （Oliv.）Diels 的干燥根，没药为橄榄科植物地丁树 *Commiphora myrrha* Engl.的干燥树脂，五灵脂为鼯鼠科动物橙足鼯鼠 *Trogopterus Xanthipes* Milne-Edwards 的干燥粪便，蒲黄为香蒲科植物水烛香蒲 *Typha angustifolia* L.的干燥花粉，赤芍为毛茛科植物芍药 *Paeonia lactiflora* Pall.的干燥根。

2.2　实验方法

2.2.1　样品制备

将购买的原药材用粉碎机打粉后，统一过 3 号筛，及时用自封袋密封、冷藏起来，避免气味散失。

2.2.1.1　温经组

按照处方比例，称取小茴香 1.5g、干姜 3.0g、肉桂 3.0g 粉末，均匀混合后，备用。

2.2.1.2　活血组

按照处方比例，称取当归 9.0g、川芎 6.0g、赤芍 6.0g、延胡索 3.0g、没药 6.0g、蒲黄 9.0g、五灵脂 6.0g 粉末，均匀混合后，备用。

2.2.1.3　全方组

按照处方比例，称取小茴香 1.5g、干姜 3.0g、肉桂 3.0g、当归 9.0g、川芎 6.0g、赤芍 6.0g、延胡索 3.0g、没药 6.0g、蒲黄 9.0g、五灵脂 6.0g 粉末，均匀混合后，备用。

2.2.2　检测参数

载气（H_2）流量 160mL/min；顶空时间 600s，顶空温度 60℃；进样量 500μL，进样速度 500μL/s，进样口温度 250℃；捕集阱温度 35℃，解析温度 250℃；柱温 40℃，保持 1s，3℃/s 升至 250℃，保持 30s；FID 温度 280℃；采集时间 110s。

2.2.3　检测设置

将待测样品装入顶空瓶中，按顺序放到样品盘里，每检测 3 个平行样后，增加 1 个空白样（空瓶，用于消除对下一个被测样品的信号影响），按照检测程序分析样品。

2.2.4　数据处理

主要采用 Heracles Ⅱ 快速气相电子鼻自带软件 Alphasoft 11.0 中的主成分分析法（PCA）。PCA 是一种多元统计方法，它可以将采集的多指标进行数据转换和降维，并对降维的特征向量进行线性分类，捕捉整个数据集间的最大差异，呈现两维图或三维图。PCA 可以在没有任何样品信息的条件下，迅速浏览所有数据，找出它们之间的相关性，建立一个合理的模型。

2.2.5　物质定性

采用正构烷烃标准溶液（$nC_6 \sim nC_{16}$）进行校准，将保留时间转换为保留指数，采用 AroChemBase 数据库对化合物进行定性分析。

2.3　实验结果

在实验中，利用本研究的检测方法对温经组、活血组、全方组样品进行分析，每批样品平行测定 3 次，同时在相同条件下用正构烷烃标准溶液（$nC_6 \sim nC_{16}$）对各样品色谱图进行标定，将保留时间转化为保留指数，并依据该系统 AroChemBase 数据库中的化合物信息对化合物进行定性分析。

2.3.1　气相色谱图

对 Heracles Ⅱ 快速气相色谱电子鼻得到的温经组、活血组、全方组色谱图进行分析，结果如图 8-17～图 8-19 所示。结果显示，温经组与活血组气味差异较大，活血组与全方组的气味差异较小。

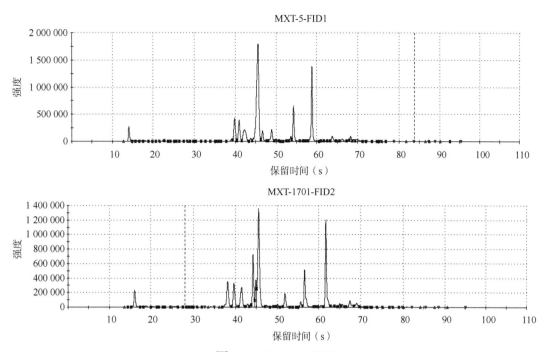

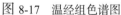

图 8-17　温经组色谱图

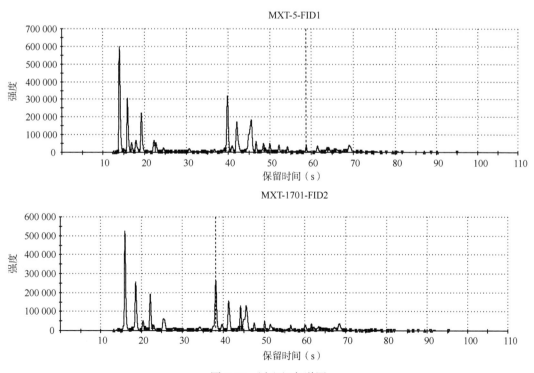

图 8-18　活血组色谱图

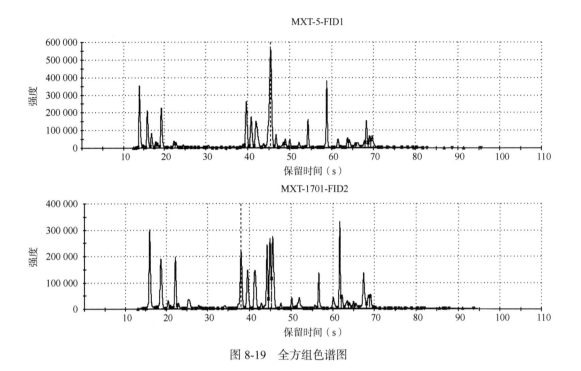

图 8-19　全方组色谱图

2.3.2　温经组、活血组、全方组样品 PCA 结果

图 8-20 中的 discrimination index（DI）为识别指数，是用以区分样品程度的表征，最大值为 100，识别指数为 80～100 就表明为有效的区分。识别指数的值越大表明区分度越好。根据快速气相电子鼻获取的色谱峰面积及峰数量，进行 PCA，由图 8-20 分析可知，样品可分为三个区域，其中 Q 为全方组（Q1、Q2、Q3）、H 为活血组（H1、H2、H3）、W 为温经组（W1、W2、W3），PC 1 占的比例达到 90.732%，PC 2 比例占 2.711%，PCA1 和 PCA2 贡献率之和达到 93.443%，说明全方组、活血组、温经组气味差异较大，即化合物差异较大。

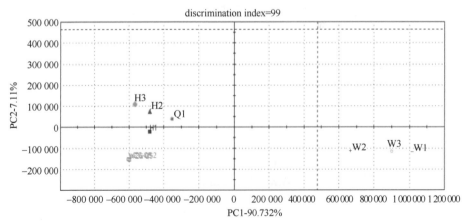

Sample:Q2_2 Sample Type:Cailtration Date:18/12/13 15:07:34 PC1-90.732%:477.881.52 PC2-7.11%:464.713.22.Indice:10

图 8-20　基于快速电子鼻对不同组别 PCA 结果

2.3.3　温经组、活血组、全方组的挥发性"化合物-气味"定性结果

Heracles Ⅱ快速气相电子鼻结合了快速气相与电子鼻的特点，它能快速获取目标物的气相色谱信息，通过筛选峰样品区分较为明显（Discrimination power＞0.900）且峰面积较大（Range＞3000）、分离效果好的色谱峰，根据 Kovats 保留指数定性，并与 AroChemBase 数据库中的信息进行比对，从而实现对化合物进行定性分析及对目标物气味差异的快速分析。温经组、活血组、全方组样品的测试结果见表 8-2～表 8-4。

表 8-2　温经组挥发性"化合物-气味"定性结果

编号	CAS 号	分子式	保留指数 MXT-5	保留指数 MXT-1701	可能的化合物	英文名称	气-味信息
1	5989-27-5	$C_{10}H_{16}$	502	584	D-柠檬烯	D-limonene	辛味
2	3338-55-4	$C_{10}H_{16}$	533	546	（顺式）-罗勒烯	cis-ocimene	辛味
3	555-10-2	$C_{10}H_{16}$	558	526	β-水芹烯	β-phellandrene	辛味
4	470-82-6	$C_{10}H_{18}O$	587	633	桉叶素	eucalyptol	辛味
5	4695-62-9	$C_{10}H_{16}O$	902	985	茴香酮	(＋)-fenchone	辛味
6	115-95-7	$C_{12}H_{20}O_2$	917	963	乙酸芳樟酯	bergamiol	辛味
7	140-67-0	$C_{10}H_{12}O$	934	1032	对-烯丙（基）茴香醚	p-allyl-anisole	辛味
8	98-55-5	$C_{10}H_{18}O$	954	1016	α-松油醇	α-terpineol	辛味
9	104-53-0	$C_9H_{10}O$	966	1049	苯丙醛	phenylpropyl aldehyde	辛味
10	104-55-2	C_9H_8O	978	1073	顺式-肉桂醛	cinnamylaldehyde	辛味
11	112-12-9	$C_{11}H_{22}O$	990	1140	2-十一烷酮	2-undecanone	辛味
12	104-46-1	$C_{10}H_{12}O$	1003	1125	反式茴香脑	anethole	辛味
13	17699-14-8	$C_{15}H_{24}$	1014	1200	α-荜澄茄苦素	α-cubebene	辛、苦味
14	21391-98-0	$C_{10}H_{16}O$	1021	1221	水芹醛	phellandral	辛味
15	123-11-5	$C_8H_8O_2$	1034	1103	茴香醛	p-anisaldehyde	辛味
16	515-13-9	$C_{15}H_{24}$	1042	1091	β-榄香烯	β-elemene	辛味
17	104-55-2	C_9H_8O	1051	1258	桂皮醛	cinnamaldehyde	辛味
18	87-44-5	$C_{15}H_{24}$	1060	1184	石竹烯	caryophyllene	辛味
19	10208-80-7	$C_{15}H_{24}$	1086	1111	γ-衣兰油烯	γ-muurolene	辛味
20	495-60-3	$C_{15}H_{24}$	1096	1177	姜倍半萜	(－)-zingiberene	辛味
21	4176-17-4	$C_{15}H_{22}$	1104	1248	α-姜黄烯	α-curcumene	辛味
22	10208-80-7	$C_{15}H_{24}$	1125	1279	α-衣兰油烯	α-muurolene	辛味
23	11044-40-9	$C_{15}H_{24}$	1158	1323	τ-荜澄茄烯	τ-cadinene	辛味
24	495-61-4	$C_{15}H_{24}$	1168	1372	β-没药烯	β-bisabolene	辛味
25	20307-83-9	$C_{15}H_{24}$	1180	1289	β-倍半水芹烯	β-sesquiphellandrene	辛味
26	72917-31-8	$C_{12}H_{12}O_2$	1191	1303	丁烯基酞内酯	butylidenephthalide	辛、苦味

MXT-5：温经组-弱极性柱；MXT-1701：温经组-中极性柱。

表 8-3 活血组挥发性"化合物-气味"定性结果

编号	CAS 号	分子式	保留指数 MXT-5	保留指数 MXT-1701	可能的化合物	英文名称	气-味信息
1	5989-27-5	$C_{10}H_{16}$	502	584	D-柠檬烯	D-limonene	辛味
2	3338-55-4	$C_{10}H_{16}$	533	546	（顺式）-罗勒烯	cisocimene	辛味
3	2387-78-2	$C_{15}H_{24}$	541	632	莎草烯	cyperene	辛味
4	475-20-7	$C_{15}H_{24}$	585	662	长叶烯	longifolen	辛味
5	5779-72-6	$C_{10}H_{12}O$	720	775	2,4,5-三甲基苯甲醛	2,4,5-trimethyl-benzaldehyde	辛味
6	77171-55-2	$C_{15}H_{24}O$	1013	1072	匙叶桉油烯醇	spathulenol	辛味
7	1135-66-6	$C_{15}H_{24}$	1021	1138	异长叶烯	isolongifolene	辛味
8	23986-74-5	$C_{15}H_{24}$	1031	1084	吉玛烯 D	germacrene D	辛味
9	515-13-9	$C_{15}H_{24}$	1042	1091	β-榄香烯	β-elemene	辛味
10	72917-31-8	$C_{12}H_{12}O_2$	1050	1124	丁烯基酞内酯	butylidenephthalide	辛、苦味
11	4431-01-0	$C_{12}H_{14}O_2$	1058	1192	Z-藁本内酯	（Z）-ligustilide	辛、苦味
12	87-44-5	$C_{15}H_{24}$	1060	1184	石竹烯	caryophyllene	辛味
13	4567-33-3	$C_{12}H_{18}O_2$	1082	1100	新蛇床酞内酯	neocnidilide	辛、苦味
14	1136-29-4	$C_{15}H_{24}$	1086	1111	γ-衣兰油烯	γ-muurolene	辛味
15	62006-39-7	$C_{12}H_{16}O_2$	1095	1259	川芎内酯	senkyunolide A	辛、苦味
16	4431-01-0	$C_{12}H_{14}O_2$	1103	1218	E-藁本内酯	（E）-ligustilide	辛、苦味
17	644-30-4	$C_{15}H_{22}$	1104	1248	α-姜黄烯	α-curcumene	辛味
18	117-84-0	$C_{24}H_{38}O_4$	1123	1249	邻苯二甲酸二正辛酯	dinoctyl phthalate	辛味
19	495-61-4	$C_{15}H_{24}$	1168	1372	β-没药烯	β-bisabolene	辛味

表 8-4 全方组挥发性"化合物-气味"定性结果

编号	CAS 号	分子式	保留指数 MXT-5	保留指数 MXT-1701	可能的化合物	英文名称	气-味信息
1	5989-27-5	$C_{10}H_{16}$	502	584	D-柠檬烯	D-limonene	辛味
2	3338-55-4	$C_{10}H_{16}$	533	546	（顺式）-罗勒烯	cis-ocimene	辛味
3	2387-78-2	$C_{15}H_{24}$	541	632	莎草烯	cyperene	辛味
4	555-10-2	$C_{10}H_{16}$	558	526	β-水芹烯	β-phellandrene	辛味
5	475-20-7	$C_{15}H_{24}$	585	662	长叶烯	longifolen	辛味
6	470-82-6	$C_{10}H_{18}O$	587	633	桉叶素	eucalyptol	辛味
7	5779-72-6	$C_{10}H_{12}O$	720	775	2,4,5-三甲基苯甲醛	2,4,5-trimethyl-benzaldehyde	辛味
8	4695-62-9	$C_{10}H_{16}O$	902	985	茴香酮	（+）-fenchone	辛味
9	115-95-7	$C_{12}H_{20}O_2$	917	963	乙酸芳樟酯	bergamiol	特殊香气
10	140-67-0	$C_{10}H_{12}O$	934	1032	对-烯丙（基）茴香醚	p-allyl-anisole	辛味
11	98-55-5	$C_{10}H_{18}O$	954	1016	α-松油醇	α-terpineol	辛味
12	104-53-0	$C_9H_{10}O$	966	1049	苯丙醛	phenylpropyl aldehyde	辛味

续表

编号	CAS 号	分子式	保留指数 MXT-5	保留指数 MXT-1701	可能的化合物	英文名称	气-味信息
13	104-55-2	C_9H_8O	978	1073	顺式-肉桂醛	cinnamylaldehyde	辛味
14	112-12-9	$C_{11}H_{22}O$	990	1140	2-十一烷酮	2-undecanone	辛味
15	104-46-1	$C_{10}H_{12}O$	1003	1125	反式茴香脑	anethole	辛味
16	77171-55-2	$C_{15}H_{24}O$	1013	1072	匙叶桉油烯醇	spathulenol	辛味
17	17699-14-8	$C_{15}H_{24}$	1014	1200	α-荜澄茄苦素	α-cubebene	辛、苦味
18	21391-98-0	$C_{10}H_{16}O$	1021	1221	水芹醛	phellandral	辛味
19	1135-66-6	$C_{15}H_{24}$	1021	1138	异长叶烯	isolongifolene	辛味
20	23986-74-5	$C_{15}H_{24}$	1031	1084	吉玛烯 D	germacrene D	辛味
21	123-11-5	$C_8H_8O_2$	1034	1103	茴香醛	p-anisaldehyde	辛味
22	515-13-9	$C_{15}H_{24}$	1042	1091	β-榄香烯	β-elemene	辛味
23	104-55-2	C_9H_8O	1051	1258	桂皮醛	cinnamaldehyde	辛味
24	4431-01-0	$C_{12}H_{14}O_2$	1058	1192	Z-藁本内酯	(Z)-ligustilide	辛、苦味
25	87-44-5	$C_{15}H_{24}$	1060	1184	石竹烯	caryophyllene	辛味
26	4567-33-3	$C_{12}H_{18}O_2$	1082	1100	新蛇床酞内酯	neocnidilide	辛、苦味
27	10208-80-7	$C_{15}H_{24}$	1086	1111	γ-衣兰油烯	γ-muurolene	辛味
28	62006-39-7	$C_{12}H_{16}O_2$	1095	1259	川芎内酯	senkyunolide A	辛、苦味
29	495-60-3	$C_{15}H_{24}$	1096	1177	姜倍半萜	(-)-zingiberene	辛味
30	4431-01-0	$C_{12}H_{14}O_2$	1103	1218	E-藁本内酯	(E)-ligustilide	辛、苦味
31	4176-17-4	$C_{15}H_{22}$	1104	1248	α-姜黄烯	α-curcumene	辛味
32	117-84-0	$C_{24}H_{38}O_4$	1123	1249	邻苯二甲酸二正辛酯	dinoctyl phthalate	辛味
33	10208-80-7	$C_{15}H_{24}$	1125	1279	α-衣兰油烯	α-muurolene	辛味
34	11044-40-9	$C_{15}H_{24}$	1158	1323	τ-荜澄茄烯	τ-cadinene	辛味
35	495-61-4	$C_{15}H_{24}$	1168	1372	β-没药烯	β-bisabolene	辛味
36	20307-83-9	$C_{15}H_{24}$	1180	1289	β-倍半水芹烯	β-sesquiphellandrene	辛味
37	72917-31-8	$C_{12}H_{12}O_2$	1191	1303	丁烯基酞内酯	butylidenephthalide	辛、苦味

　　结果表明，温经组有 26 个挥发性成分具有辛味，其中 α-荜澄茄苦素、丁烯基酞内酯兼具苦味；活血组 9 个挥发油成分具有辛味，其中 5 个成分：丁烯基酞内酯、Z-藁本内酯、新蛇床酞内酯、川芎内酯、E-藁本内酯兼具苦味；全方组 37 个成分具有辛味；温经组与活血组共有 8 个成分，分别为 D-柠檬烯、（顺式）-罗勒烯、β-榄香烯、石竹烯、γ-衣兰油烯、α-姜黄烯、β-没药烯、丁烯基酞内酯。

2.4　小结

　　少腹逐瘀汤组方药材中，当归、川芎、没药、小茴香、干姜、肉桂具有很强的辛香气味。少腹逐瘀汤挥发油低沸点成分主要来自肉桂、干姜、小茴香、没药，其结构类型主要为单萜、倍半萜或其衍生物，而高沸点成分主要来自当归、川芎，其结构类型主要为萜内酯类、苯酞类成分。

针对药材的气味，采用气相电子鼻对挥发性成分进行分析，检测到温经组有 26 个挥发性成分，以辛味为主；活血组 9 个成分，以辛味为主；全方组 37 个成分具有辛味；温经组与活血组共有 8 个成分，具有辛味和苦味。

3. 基于网络药理学的少腹逐瘀汤治疗寒凝血瘀型原发性痛经的机制研究

中药复方物质基础复杂，对其药效物质基础及作用机制的阐释带来很大困难，网络药理学为中药复方机制的研究提供了一个全新的角度，借助网络分析预测中药信号通路作用机制，可从新的角度诠释中医理论。

网络药理学是通过整合药物作用的网络与疾病作用的网络，实验网络之间的关联，从整体上找到关键药物的化学成分，与疾病的关键靶点及其通路，符合中医整体观念，通过网络方法分析药物、靶点与疾病的关系，运用于中医药研究领域，能够反映和阐释中药的"多成分-多靶点-多途径"的作用关系，对于阐释中药作用机制具有较大的指导意义。

本研究采用 ACQUITY UPLC 超高效液相色谱仪检测少腹逐瘀汤中的入血成分，通过 Swiss Target Prediction、TCMSP、GeneCards、CTD、UniProt、MAS 3.0、STRING 11 和 KEGG 等相关数据库预测成分的作用靶点，借助 DAVID 数据库获取相关通路并进行关联分析，从网络药理学角度，阐释少腹逐瘀汤及其拆方的多成分、多靶点、多途径治疗寒凝血瘀型原发性痛经的科学内涵，为进一步的作用机制研究奠定基础。主要流程见图 8-21。

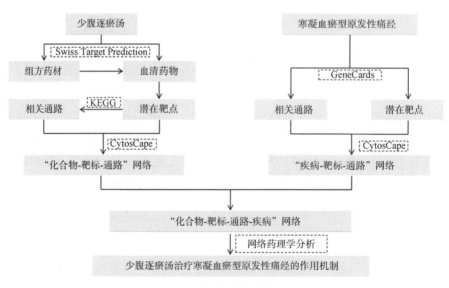

图 8-21 网络药理学研究流程图

3.1 实验材料

3.1.1 仪器

ACQUITY UPLC 超高效液相色谱仪	美国 Waters 公司
Xevo™ G2Q-TOF 高分辨质谱	美国 Waters 公司
ACQUITY UPLC BEH C18 色谱柱	美国 Waters 公司
Sartorius BT25S 电子天平（十万分之一）	德国 Sartorius 公司
Mettler AB204-N 电子天平（万分之一）	德国 METELER 公司
Mettler PB303-N 电子天平（千分之一）	德国 METELER 公司
PTHW 型电热套	巩义市予华仪器有限责任公司
VORTEX-5 涡旋混合器	海门市其林贝尔仪器制造有限公司
HAC-I 自动浓缩氮吹仪	天津市恒奥科技发展有限公司
3K15 高速冷冻离心机	德国 Sigma 公司

3.1.2 药物与试剂

温经组、活血组、全方组浸膏	天津药物研究院提供
乙腈（色谱纯）	天津市康科德科技有限公司
甲醇（色谱纯）	天津市康科德科技有限公司
甲酸（分析纯）	天津市赢达稀贵化学试剂厂
纯净水	杭州娃哈哈集团有限公司

3.1.3 数据库

本网络药理实验研究的主要材料是软件及相关数据库，具体信息如下。

TCMSP 数据库（http：//lsp.nwu.edu.cn/tcmspsearch.php）

GeneCards 数据库（https：//www. genecards.org/）

CTD 数据库（http：//ctdbase.org/）

PubChem 数据库（https：//pubchem.ncbi.nlm.nih.gov/）

Swiss Target Prediction 数据库（http：//new. swisstargetprediction.ch/）

UniProt 数据库（http：//www.uniprot.org/）

KEGG 数据库（http：//www.genome.jp/kegg/）

STRING11 数据库（http：//string-db.org/）

DAVID 数据库（https：//david.ncifcrf.gov/）

Cytoscape3.6.1 软件

3.2 实验方法

3.2.1 UPLC 色谱条件

色谱柱：ACQUITY UPLCBEH C18 1.7μm（2.1×100mm）；流动相：0.1%甲酸-水（A）

和 0.1%甲酸-乙腈（B）梯度洗脱，洗脱条件见表 8-5；柱温 45℃；进样 5μL；流速 0.4mL/min。

表 8-5   流动相梯度

时间（min）	A（%）	B（%）	时间（min）	A（%）	B（%）
0.00	95	5	21.00	10	90
5.50	75	25	23.00	10	90
9.00	75	25	23.01	95	5
16.00	35	65	25.00	95	5
19.00	25	75			

3.2.2   Q-TOF 实验条件

MS 条件：Waters ACQUITY UPLC 配 SYNAPT G2-Si HDMS 质谱仪，配有电喷雾电离接口，毛细管电压 2.0kV；锥孔电压 30V；取样锥孔电压 35V，微通道板电压 1800V；碰撞气电压 20~50eV；离子源温度 120℃；脱溶剂气流速（N_2）800L/h；脱溶剂气温度 450℃；锥孔反吹气流速（N_2）50L/h；质量扫描范围 m/z 50~1200Da；锁定质量校正：亮氨酸-脑啡肽（质量浓度 200pg/μL，流速 0.4μL/min，$[M-H]^- = 554.2615D$），采用正负离子模式扫描。

3.2.3   供试品的制备

取适量温经组、活血组、全方组浸膏，用流动相稀释后，0.22μm 微孔滤膜过滤，得到体外样品溶液，供 UPLC-Q-TOF-MS 检测分析。

3.2.4   动物实验

选用健康清洁级 SD 雌性大鼠，适应性饲养 3 天后，按随机数字表法将其分为空白组、模型组、阳性药组、温经组、活血组、全方组，每组 10 只，除空白组外，将其余各组大鼠置于 0~1℃冰水中 5min，每日 1 次，均灌服戊酸雌二醇混悬液造模，连续 12 天，第 1 天 1mg/d，第 2~11 天 0.5mg/d，第 12 天 1mg/d；空白组给予同体积的生理盐水。于灌服戊酸雌二醇第 6 天，上午冰浴后给予戊酸雌二醇，下午各给药组分别给予相应的药物。空白组、模型组给予同体积的生理盐水，阳性药组（阿司匹林 14.42mg/kg）、温经组（1.138g/kg）、活血组（14.6g/kg）、全方组（15.738g/kg），给药 1 次/日，连续给药 7 天。末次给药 1h 后以 10%水合氯醛麻醉，肝门静脉取血置肝素化试管中，于 4℃条件下 3500r/min 离心 10min 分离血浆，置−20℃冰箱中保存备用。

3.2.5   血浆供试品溶液的制备

取大鼠血浆样品于室温下融化，吸取 300μL 于 EP 管中，加入 3 倍体积的甲醇，涡旋混匀 60s，于 4℃下 12 000r/min 离心 5min，取上清液于 EP 管中，氮气吹干，残渣用 150μL 甲醇复溶，涡旋 60s，12 000r/min 离心 10min，取上清液供 UPLC-Q-TOF-MS 检测分析。

3.2.6 数据处理

通过比对少腹逐瘀汤样品、大鼠给药血浆及空白血浆样品的色谱图，区分提取吸收入血原型药物成分及其代谢产物的离子信号。结合标准品参照和文献检索，对比各色谱峰的 MS、MS/MS 数据信息，对少腹逐瘀汤吸收入血的原型成分进行结构鉴定；进一步分析原型成分的裂解规律，结合碎片离子的特征中性丢失，比对 MS、MS/MS 质谱信息，对其结构进行鉴定。

3.2.7 目标化合物的选取

尽管中药方剂通常含有成百上千种成分，但真正起到治疗作用的是其中少数的活性成分，识别中药方剂中的活性成分，是了解整个方剂作用机制的基础。

对于本实验目标化合物的选择主要基于以下原则：首先，其必须是少腹逐瘀汤的主要成分；其次，兼顾组成药材中的主要结构类型，选取各类型的代表性化合物；最后，中药虽有众多成分，但有效成分必须被吸收进入血液才会在体内起作用，所以还应选择其入血成分进行研究。因此，我们在本网络药理学实验研究中，根据以上 3 个原则并结合本课题组化学物质组实验结果及化合物药理活性的文献报道，选取适宜的化合物为研究对象。

3.2.8 网络药理学具体操作流程

本实验以少腹逐瘀汤中按照"3.2.7"中所述原则选取的化合物为研究对象，探究少腹逐瘀汤治疗原发性痛经的作用机制，具体方法如下。

3.2.8.1 作用靶点预测

选取少腹逐瘀汤中的入血成分为研究对象，将相关化合物名称输入 Swiss Target Prediction 数据库，筛选与药物分子相关的体内蛋白靶点。在 GeneCards 数据库中以"痛经（dysmenorrhea）"为关键词检索相关的靶点。通过韦恩图分析少腹逐瘀汤化学成分的靶点与原发性痛经疾病相关的靶点的重叠靶点，得到少腹逐瘀汤治疗原发性痛经的潜在靶点。

3.2.8.2 蛋白-蛋白互作网络分析（PPI）

将"3.2.8.1"中整合的靶点编号导入 STRING 11 数据库，选择"人类"为研究对象，设置相互作用分数＞0.4，分析与蛋白靶点相关的通路和蛋白相互作用关系（PPI），构建蛋白互作网络图。

3.2.8.3 GO 及 KEGG 功能富集分析

将"3.2.8.1"中整合的靶点编号导入 STRING 11 数据库中，以"人类"和"错误发现率（false discovery rate，FDR）＜0.05"为筛选条件，在分析模块获得 GO 功能富集分析及 KEGG 通路富集分析结果。进行 GO 分析和 KEGG 通路富集分析，并对结果运用微生信作图工具进行图像可视化转换。

3.2.8.4 少腹逐瘀汤治疗原发性痛经的"成分-靶点-通路"网络构建

将成分、交集靶点、信号通路相互作用数据导入 Cytoscape 3.7.1 软件构建少腹逐瘀汤"成分-靶点-通路"网络图。利用 Network Analyzer 插件计算网络中节点的拓扑参数，以成分、靶点的连接度（degree）为参考，进而筛选少腹逐瘀汤治疗原发性痛经的效应物质、关键靶点及重要信号通路。

3.2.9 关键蛋白 COX-2、磷酸化肌球蛋白轻链、细胞外信号调节激酶 2 验证

将大鼠子宫组织从液氮中取出，剪成细小碎片，按照每 100mg 组织加入 1mL RIPA 裂解液和 10μL PMSF 裂解液，裂解 30min；将裂解后的样品转移至 1.5mL 离心管中，于 4℃下 12 000g 离心 5min，取上清液测定蛋白浓度。按照 BCA 蛋白浓度测定试剂盒使用说明书操作，于酶标仪测定 A562nm 的吸光度，根据标曲计算出蛋白浓度。根据子宫样品蛋白浓度，取 100mL 上清液，用 5×蛋白上样缓冲液（占总体积 20%）、RIPA 裂解液定量至 1mg/mL，置于 100℃水浴锅中，变性 5min，即得蛋白上样样品。

制备好 SDS-PAGE 凝胶，按照空白组、模型组、阳性药组、活血组、温经组、全方组的顺序，依次加入各孔中，上样体积 20μL；电泳仪电压 60V，电泳 30min 后调电压至 120V，电泳至溴芬蓝处于分离胶下端的 1cm 左右时结束；将分离的条带转移至同等大小的 PVDF 膜上；用含 10%脱脂奶粉的（TBST）缓冲液封闭 1.5h，分别向 PVDF 膜中加入相应的一抗 COX-2（1∶1000）、细胞外信号调节激酶 2（extracellular signal regulated kinase2，p-ERK2）（1∶1000）、磷酸化肌球蛋白轻链（p-MLC）（1∶500）、β-肌动蛋白（β-actin）（1∶5000）置于 4℃冰箱中过夜；用 TBST 缓冲液洗涤 PVDF 膜将游离的一抗冲洗干净；分别加入辣根过氧化物酶（HRP）标记的山羊抗兔 IgG 抗体（1∶1000）二抗，室温下摇匀孵育 2h；用 TBST 缓冲液洗涤 PVDF 膜将游离的二抗冲洗干净；取出 PVDF 膜，将 ECL 的液体混合后，与 PVDF 膜进行反应，应用化学发光法进行检测。用 Image Pro Plus 软件分析灰度值，重复 3 次，取平均值，结果分别与 β-actin 光密度对照，其比值表示蛋白相对表达量。使用 SPSS24.0 统计软件对实验数据进行统计分析。

3.3 实验结果

3.3.1 温经组及其血浆样品成分分析及鉴定

采用上述所优化的 UPLC-Q-TOF-MS 条件，对温经组体外样品、大鼠空白血浆及给药血浆样品进行检测分析，正、负离子模式下，温经组体外样品、大鼠空白血浆和给药血浆样品的总基峰色谱图如图 8-22 和图 8-23 所示。通过比对分析温经组、空白血浆样品、给药血浆的色谱图，同时存在于温经组与给药血浆样品中的离子被认为是潜在的以原型形式吸收的药物成分，而仅在给药血浆样品中出现的离子则认为是潜在的体内代谢产物。检索文献数据和一些公共数据库（如 MassBank，http://massbank.ell/；ChemSpider，http://www.chemspider.com/），分析质谱裂解规律，在给予温经组的大鼠血浆中共鉴定得到 8 个原型成分。UPLC-Q-TOF-MS 数据见表 8-6 和表 8-7，比较 TOF-MS 的测得值与理论值，精确质量数的误差均小于 10ppm。

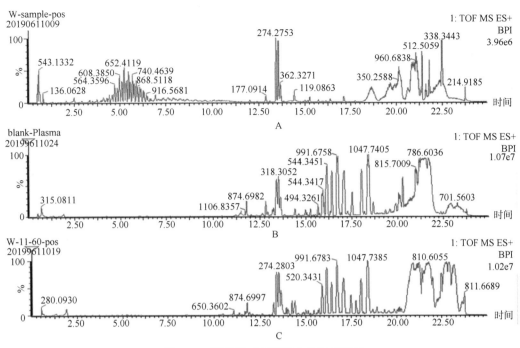

图 8-22　温经组正离子模式基峰色谱图

A. 温经组；B. 空白血浆；C. 温经组给药血浆

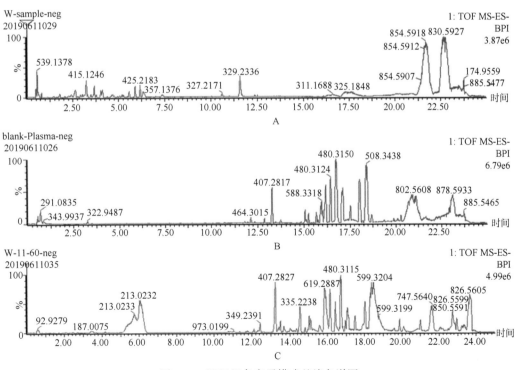

图 8-23　温经组负离子模式基峰色谱图

A. 温经组；B. 空白血浆；C. 温经组给药血浆

3.3.2　活血组及其血浆样品成分分析及鉴定

采用上述所优化的 UPLC-Q-TOF-MS 条件，对活血组体外样品、大鼠空白血浆及给药血浆样品进行检测分析，正、负离子模式下，活血组体外样品、大鼠空白血浆和给药血浆样品的总基峰色谱图如图 8-24 和图 8-25 所示。通过比对分析活血组、空白血浆样品、给药血浆的色谱图，同时存在于活血组与给药血浆样品中的离子被认为是潜在的以原型形式吸收的药物成分，而仅在给药血浆样品中出现的离子则认为是潜在的体内代谢产物。检索文献数据和一些公共数据库（如 MassBank、Chemspider），分析质谱裂解规律，在给予活血组的大鼠血浆中共鉴定得到 14 个原型成分。UPLC-Q-TOF-MS 数据见表 8-6 和表 8-7，比较 TOF-MS 的测得值与理论值，精确质量数的误差均小于 10ppm。

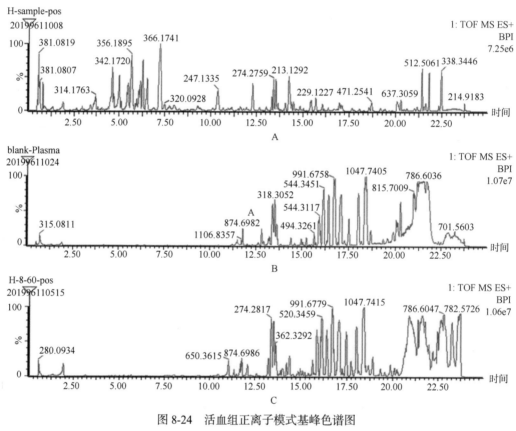

图 8-24　活血组正离子模式基峰色谱图

A. 活血组；B. 空白血浆；C. 活血组给药血浆

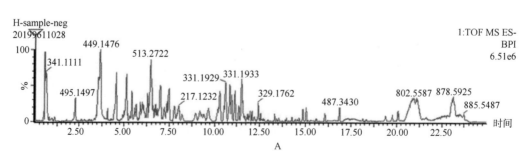

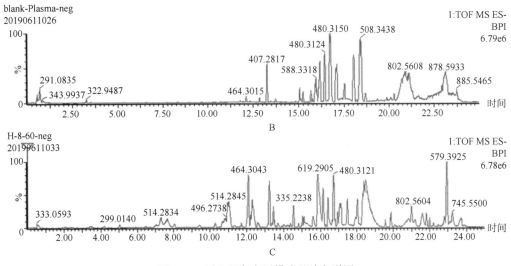

图 8-25　活血组负离子模式基峰色谱图

A. 活血组；B. 空白血浆；C. 活血组给药血浆

3.3.3　全方组及其血浆样品成分分析及鉴定

采用上述所优化的 UPLC-Q-TOF-MS 条件，对活血组体外样品、大鼠空白血浆及给药血浆样品进行检测分析，正、负离子模式下，活血组体外样品、大鼠空白血浆和给药血浆样品的总基峰色谱图如图 8-26 和图 8-27 所示。通过比对分析全方组、空白血浆样品、给药血浆的色谱图，同时存在于全方组与给药血浆样品中的离子被认为是潜在的以原型形式吸收的药物成分，而仅在给药血浆样品中出现的离子则认为是潜在的体内代谢产物。检索文献数据和一些公共数据库（如 MassBank、Chemspider），分析质谱裂解规律，在给予全方组的大鼠血浆中共鉴定得到 22 个原型成分。UPLC-Q-TOF-MS 数据见表 8-6 和表 8-7，比较 TOF-MS 的测得值与理论值，精确质量数的误差均小于 10ppm。

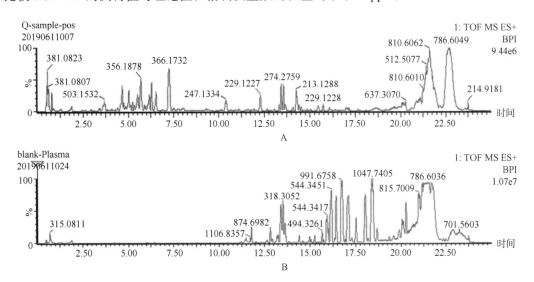

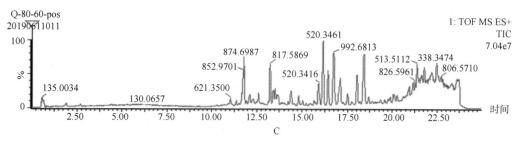

图 8-26　全方组正离子模式基峰色谱图

A. 全方组；B. 空白血浆；C. 全方组给药血浆

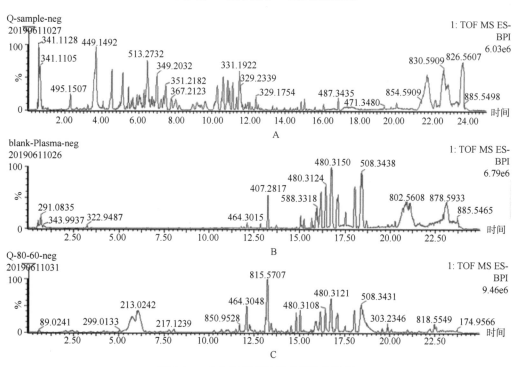

图 8-27　全方组负离子模式基峰色谱图

A. 全方组；B. 空白血浆；C. 全方组给药血浆

表 8-6　少腹逐瘀汤全方组化学成分 LC-MS 数据

序号	保留时间（min）	加合离子	m/z	误差（ppm）	MS/MS	分子式	化合物	所属拆方组
1	0.710	[M–H]⁻	137.1067	–1.9	68.0524，45.0323	$C_7H_6O_3$	*P*-hydroxybenzoic acid	温经组
2	0.830	[M–H]⁻	147.0823	4.4	73.0929，73.0929	$C_{10}H_{12}O$	anethole	温经组
3	1.257	[M+H]⁺	149.0595	–1.34	75.0872，50.394	$C_9H_8O_2$	cinnamic acid	温经组
4	1.321	[M–H]⁻	253.087	–0.85	191.3，179.2，173.2，135	$C_{16}H_{18}O_9$	chlorogenic acid	温经组，活血组
5	1.506	[M–H]⁻	347.4135	3.71	175.2461	$C_{21}H_{32}O_4$	10-gingerdione	温经组
6	1.563	[M–H]⁻	515.1195	0.97	353.0873，179.0344，135.0446	$C_{25}H_{24}O_{12}$	3,5-di-*O*-caffeoylquinic acid	活血组

续表

序号	保留时间（min）	加合离子	m/z	误差（ppm）	MS/MS	分子式	化合物	所属拆方组
7	1.578	[M+H]⁺	867.2116	−1.73	434.3942，289.9231	$C_{45}H_{38}O_{18}$	*B*-type procyanidin trimer	温经组
8	1.658	[M+Na]⁺	537.2297	−2.79	258.2892，172.5288	$C_{25}H_{38}O_{11}$	cinnacasside	温经组
9	2.073	[M−H]⁻	599.1765	3.71	509.1955，491.2358，293.1011	$C_{30}H_{31}O_{13}$	benzoyloxypaeoniflorin	活血组
10	2.120	[M−H]⁻	277.1842	3.13	137.0981	$C_{17}H_{24}O_3$	6-shogaol	温经组
11	2.120	[M−H]⁻	169.0142	2.96	125.0243	$C_7H_6O_5$	gallic acid	活血组
12	2.306	[M+Na]⁺	247.0941	−2.02	207，189，161	$C_{12}H_{16}O_4$	senkyunolide I	活血组
13	2.345	[M+H]⁺	191.1075	1.57	173.0966	$C_{12}H_{14}O_2$	*E*-ligustilide	活血组
14	2.368	[M+H]⁺	189.0927	5.82	171，153	$C_{12}H_{12}O_2$	*E*-butylidenephthalide	活血组
15	2.384	[M+H]⁺	191.1079	3.66	173.0966，145.1017	$C_{12}H_{14}O_2$	butylphthalide	活血组
16	2.385	[M−H]⁻	289.0717	3.81	245.0817，179.0349，165.0179，151.0402，137.0242，109.0289	$C_{15}H_{14}O_6$	catechin	活血组
17	2.395	[M−H]⁻	207.1012	−4.35	163.0759	$C_{12}H_{16}O_3$	senkyunolide G/K	活血组
18	2.441	[M+HCOO]⁻	629.1871	1.11	583.1810，553.1699，535.1599，431.1345，121.0290	$C_{30}H_{32}O_{12}$	benzoylpaeoniflorin	活血组
19	2.483	[M+HCOO]⁻	525.1615	2.48	479.1559，449.1440，357.1182，327.1085，165.0555，121.0294	$C_{23}H_{28}O_{11}$	paeoniflorin	活血组
20	2.539	[M−H]⁻	525.1597	2.68	495.1403，429.1172，294.9493，223.9558	$C_{24}H_{29}O_{13}$	mudanpioside E	活血组
21	2.579	[M+Na]⁺	203.0522	−4.92	179.1479，89.0701	$C_6H_{12}O_6$	fructose	温经组
22	2.893	[M−H]⁻	193.0513	6.22	178.0264，149.0597，134.0362	$C_{10}H_{10}O_4$	ferulic acid	活血组
23	3.283	[M−H]⁻	128.0351	2.34	81.9，52	$C_5H_7NO_3$	pyroglutamic acid	活血组
24	3.296	[M+HCOO]⁻	629.1865	0.16	583.1810，553.1691，535.1598，121.0290	$C_{30}H_{32}O_{12}$	benzoylalbiflorin	活血组
25	3.330	[M+Na]⁺	407.2037	−2.21	193.2399，129.1626	$C_{20}H_{32}O_7$	cinnzeylanol	温经组
26	3.334	[M−H]⁻	167.0342	−2.39	123.3	$C_8H_8O_4$	vanillic acid	活血组
27	3.340	[M+H]⁺	579.1484	−2.24	290.2681，193.8480，145.6380	$C_{30}H_{26}O_{12}$	procyanidin	温经组
28	3.482	[M+H]⁺	338.1444	−2.24	307，279，265，178，163	$C_{20}H_{20}NO_4^+$	jatrorrhizine	活血组
29	3.486	[M+H]⁺	336.1298	−0.75	320，318，304，292，278	$C_{20}H_{18}NO_4^+$	berberine	活血组
30	3.491	[M+H]⁺	328.1588	3.71	178，163，135	$C_{19}H_{21}NO_4$	scoulerin	活血组
31	3.492	[M+HCOO]⁻	389.1435	−1.8	343.1387，181.0859，151.0753	$C_{16}H_{24}O_8$	mudanpioside F	活血组
32	3.817	[M−H]⁻	355.1188	1.69	193，178，149	$C_{20}H_{20}O_6$	coniferyl ferulate	活血组
33	3.849	[M+H]⁺	354.1422	−3.29	188，149	$C_{20}H_{19}NO_5$	protopine	活血组
34	3.872	[M−H]⁻	341.1086	0.59	179，161，143	$C_{12}H_{22}O_{11}$	sucrose	温经组，活血组
35	3.940	[M+H]⁺	135.0802	−1.48	68.0955，45.7330	$C_9H_{10}O$	cinnamylalcohol	温经组

续表

序号	保留时间（min）	加合离子	m/z	误差（ppm）	MS/MS	分子式	化合物	所属拆方组
36	4.100	[M+H]$^+$	147.0438	−1.36	74.0793，49.7222	$C_9H_6O_2$	coumarin	温经组
37	4.582	[M+H]$^+$	370.209	−8.43	192，176，165，148	$C_{22}H_{27}NO_4$	corydaline	活血组
38	4.590	[M+H]$^+$	166.0857	−6.62	120	$C_9H_{11}NO_2$	phenylalanine	活血组
39	4.670	[M+H]$^+$	291.0856	−2.4	144.1261，95.7814	$C_{15}H_{14}O_6$	（＋）-catechin	温经组
40	4.890	[M−H]$^-$	477.4062	3.8	238.1935，158.4597	$C_{22}H_{22}O_{12}$	isorhamnetin 3-glucoside	温经组
41	4.890	[M−H]$^-$	203.0717	4.43	173，160，145，132	$C_{12}H_{12}O_3$	3-butylidene-7 ydroxyphthalide	活血组
42	4.928	[M−H]$^-$	153.0192	2.61	109.0295	$C_7H_6O_4$	protocatechuic acid	活血组
43	5.160	[M+Na]$^+$	147.0438	3.88	125.1425，63.0765	$C_7H_8O_2$	guiacol	温经组
44	5.160	[M+H]$^+$	317.0656	−3.73	315.0529，300.0291，271.0256，255.0311	$C_{16}H_{12}O_7$	isorhamnetin	活血组
45	5.200	[M−H]$^-$	463.2305	1.6	231.1802，153.7842	$C_{21}H_{20}O_{12}$	isoquercetin	温经组
46	5.692	[M−H]$^-$	205.0872	3.14	161	$C_{12}H_{14}O_3$	senkyunolide F	活血组
47	5.701	[M−H]$^-$	353.0868	−1.42	191，179，173，135	$C_{16}H_{18}O_9$	neochlorogenic acid	活血组
48	5.720	[M−H]$^-$	191.0561	2.62	93，85	$C_7H_{12}O_6$	quinic acid	活血组
49	6.230	[M−H]$^-$	381.3161	1.14	191.2886	$C_{23}H_{40}O_4$	12-gingeradiol	温经组
50	6.237	[M+H]$^+$	237.1829	−8.43	119.1829，79.7912	$C_{15}H_{24}O_2$	unknown	温经组
51	6.311	[M+H]$^+$	193.1232	1.55	175，147	$C_{12}H_{16}O_2$	senkyunolide A	活血组
52	6.384	[M+H]$^+$	137.2022	3.23	69.1051，46.4060，35.0565	$C_8H_{12}N_2$	ligustrazine	活血组
53	6.400	[M+H]$^+$	163.1931	−2.45	82.1005，55.0697	$C_{10}H_{10}O_2$	2-methoxycinnamaldehyde	温经组
54	6.850	[M−H]$^+$	189.0911	−2.64	171，153	$C_{12}H_{12}O_2$	*Z*-butylidenephthalide	活血组
55	6.987	[M+H]$^+$	611.1607	−1.46	609.147，300.0297，300.0297，271.0262	$C_{27}H_{30}O_{16}$	quercetin-3-*O*-neohesper idosicie	活血组
56	7.038	[M+H]$^+$	123.0441	−4.61	121.0295，77.0402	$C_7H_6O_2$	benzoic acid	活血组
57	7.392	[M+H]$^+$	165.0546	1.63	163.0398，119.0445	$C_9H_8O_3$	p-coumaric acid	活血组
58	7.393	[M−H]$^-$	165.0562	6.06	137，92	$C_9H_{10}O_3$	ethyl vanillm	活血组
59	7.461	[M+H]$^+$	166.0863	−1.91	166.0861，120.0808，103.0544，91.0701，77.0392	$C_9H_{11}NO_2$	phenylalanine	活血组
60	7.531	[M+H]$^+$	449.1078	4.51	284.5666，285.0902	$C_{21}H_{22}O_{12}$	astragalin	活血组
61	7.753	[M−H]$^-$	193.0933	2.96	137.057	$C_{11}H_{14}O_3$	zingerone	温经组
62	7.790	[M−H]$^-$	137.0239	4.38	109.0291	$C_7H_6O_3$	protocatechuic aldehyde	活血组
63	7.981	[M+H]$^+$	352.1607	−5.95	337，321，293，265，190	$C_{21}H_{22}NO_4^+$	dehydrocavidine	活血组
64	8.140	[M+H]$^+$	320.0917	−1.73	318，290，277，262，249	$C_{19}H_{14}NO_4^+$	coptisine	活血组
65	8.275	[M+H]$^+$	340.328	−2.45	176，161，149	$C_{20}H_{21}NO_4$	tetrahydroberberine	活血组

序号	保留时间（min）	加合离子	m/z	误差（ppm）	MS/MS	分子式	化合物	所属拆方组
66	8.382	[M+H]⁺	291.0863	1.25	289.0714, 245.0781, 203.0688, 179.0355	$C_{15}H_{14}O_6$	epicatechin	活血组
67	8.493	[M+H]⁺	191.1068	−2.09	173	$C_{12}H_{14}O_2$	Z-ligustilide	活血组
68	9.092	[M+H]⁺	625.1763	−2.64	623.1634, 314.0451, 286.0422, 151.0005	$C_{28}H_{32}O_{16}$	isorhamnetin-3-O-nohesperidoside	活血组
69	9.288	[M+HCOO]⁻	525.1608	1.14	479.1546, 449.1444, 357.1180, 327.1080, 121.0293	$C_{23}H_{28}O_{11}$	albiflorin	活血组
70	9.390	[M+H]⁺	133.0647	−0.75	67.0876, 45.0611	C_9H_8O	（E）-cinnamaldehyde	温经组
71	9.472	[M−H]⁻	495.1501	0.81	465.1394, 345.1189, 333.0980, 195.0656, 165.0549, 137.0240	$C_{23}H_{28}O_{12}$	oxypaeoniflorin	活血组
72	9.965	[M−H]⁻	609.1438	−3.8	304.2508, 202.4979, 151.6214	$C_{27}H_{30}O_{16}$	rutin	温经组
73	10.190	[M+H]⁺	479.1164	−3.89	477.1057, 314.0448, 285.0434, 151.0055	$C_{22}H_{22}O_{12}$	isorhamnetin-3-O-β-galactoside	活血组
74	12.130	[M−H]⁻	349.2398	4.38	137.0489, 163.0749	$C_{21}H_{34}O_4$	10-gingerol	温经组
75	13.010	[M−H]⁻	293.177	2.61	137.0488, 163.0488	$C_{17}H_{26}O_4$	6-gingerol	温经组
76	13.920	[M+H]⁺	356.1937	−4.92	340, 308, 192, 177, 149	$C_{21}H_{25}NO_4$	corybulbine	活血组
77	13.960	[M+H]⁺	273.0757	−4.82	271.0625, 151.0046, 119.0509	$C_{15}H_{12}O_5$	naringenin	活血组
78	14.025	[M+H]⁺	203.1791	−1.48	102.1755	$C_{15}H_{22}$	dehydro-sesquiterpene	温经组
79	14.071	[M+H]⁺	219.1741	−0.91	110.1752, 73.7861	$C_{15}H_{22}O$	dehydro-sesquiterpene oxide	温经组
80	14.081	[M+H]⁺	342.178	−2.4	178, 163, 135	$C_{20}H_{23}NO_4$	r-（+）-corypalmine	活血组
81	14.179	[M−H]⁻	353.0891	3.7	187.1492, 124.4301	$C_{18}H_{16}O_9$	chlorogenic acid	温经组,活血组
82	14.206	[M−H]⁻	359.203	3.4	179.1495, 119.0970	$C_{18}H_{16}O_8$	rosmarinic acid	温经组
83	14.293	[M−H]⁻	543.1183	3.13	497.1111, 421.0801, 375.0752, 259.0269, 213.0224, 121.0300	$C_{23}H_{28}O_{13}S$	paeoniflorin sulfite	活血组
84	14.296	[M+H]⁺	163.039	1.25	163.0386	$C_9H_6O_3$	umbelliferone	活血组
85	16.560	[M−H]⁻	179.0398	2.8	89.0708, 59.0445	$C_9H_8O_4$	caffeic acid	温经组
86	17.483	[M+H]⁺	595.1657	−0.72	593.1532, 284.0345, 255.0319, 151.0045	$C_{27}H_{30}O_{15}$	kaempferol-3-O-neohesperidoside	活血组
87	17.740	[M−H]⁻	331.6319	2.48	167.2464	$C_{21}H_{32}O_3$	10-shogaol	温经组
88	18.540	[M−H]⁻	321.2064	−1.8	137.0592	$C_{19}H_{30}O_4$	8-gingerol	温经组
89	19.570	[M+H]⁺	291.0863	2.34	289.0715	$C_{15}H_{14}O_6$	catechin	活血组
90	20.870	[M+H]⁺	757.2186	−0.01	755.2049, 300.03, 271.0324, 255.0505	$C_{33}H_{40}O_{20}$	typhaneoside	活血组
91	20.900	[M+H]⁺	287.055	−3.73	285.0561	$C_{15}H_{10}O_6$	kaempferol	活血组
92	22.170	[M+H]⁺	356.1929	−1.48	192, 176	$C_{21}H_{25}NO_4$	tetrahydropalmatine	活血组
93	22.800	[M+H]⁺	324.1301	3.25	176, 161, 149, 119	$C_{19}H_{17}NO_4$	tetrahydrocoptisine	活血组

表 8-7 全方组大鼠血中移行成分 LC-MS 数据

序号	保留时间（min）	加合离子	m/z	误差（ppm）	MS/MS	分子式	化合物	所属拆方组
1	0.71	[M–H]⁻	137.1067	−1.9	68.0524，45.0323	$C_7H_6O_3$	p-hydroxybenzoic acid	温经组
2	0.83	[M–H]⁻	147.0823	4.4	73.0929，73.0929	$C_{10}H_{12}O$	anethole	温经组
3	1.257	[M+H]⁺	149.0595	−1.34	75.0872，50.394	$C_9H_8O_2$	cinnamic acid	温经组
4	2.12	[M–H]⁻	277.1842	3.13	137.0981	$C_{17}H_{24}O_3$	6-shogaol	温经组
5	2.306	[M+Na]⁺	247.0941	−2.02	207，189，161	$C_{12}H_{16}O_4$	senkyunolide I	活血组
6	2.345	[M+H]⁺	191.1075	1.57	173	$C_{12}H_{14}O_2$	ligustilide	活血组
7	2.483	[M+HCOO]⁻	525.1615	2.48	479.1559，449.1440，327.1085，121.0294	$C_{23}H_{28}O_{11}$	paeoniflorin	活血组
8	2.893	[M–H]⁻	193.0513	6.22	178，149，134	$C_{10}H_{10}O_4$	ferulic acid	活血组
9	3.92	[M+H]⁺	135.0802	−1.48	68.0955，45.7330	$C_9H_{10}O$	cinnamylalcohol	温经组
10	4.582	[M+H]⁺	370.209	−8.43	192，176，165，148	$C_{22}H_{27}NO_4$	d-corydaline	活血组
11	4.928	[M–H]⁻	153.0192	2.61	109.0295	$C_7H_6O_4$	protocatechuic acid	活血组
12	5.16	[M+H]⁺	317.0656	−3.73	315.0529，300.0291，271.0256，255.0311	$C_{16}H_{12}O_7$	isorhamnetin	活血组
13	6.384	[M+H]⁺	137.2022	3.23	69.1051，46.4060，35.0565	$C_8H_{12}N_2$	ligustrazine	活血组
14	7.79	[M–H]⁻	137.0239	4.38	109.0291	$C_7H_6O_3$	protocatechuic aldehyde	活血组
15	9.092	[M+H]⁺	625.1763	−2.64	623.1634，314.0451，286.0422，151.0005	$C_{28}H_{32}O_{16}$	isorhamnetin-3-O-neohesperidoside	活血组
16	9.288	[M+HCOO]⁻	525.1608	1.14	479.1546，449.1444，327.1080，121.0293	$C_{23}H_{28}O_{11}$	albiflorin	活血组
17	12.13	[M–H]⁻	349.2398	4.38	137.0489，163.0749	$C_{21}H_{34}O_4$	10-gingerol	温经组
18	13.01	[M–H]⁻	293.177	2.61	137.0488，163.0488	$C_{17}H_{26}O_4$	6-gingerol	温经组
19	13.96	[M+H]⁺	273.0757	−4.82	271.0625，151.0046，119.0509	$C_{15}H_{12}O_5$	naringenin	活血组
20	18.54	[M–H]⁻	321.2064	−1.8	137.0592	$C_{19}H_{30}O_4$	8-gingerol	温经组
21	20.87	[M+H]⁺	757.2186	−0.01	755.2049，300.03，271.0324，255.0505	$C_{33}H_{40}O_{20}$	typhaneoside	活血组
22	22.17	[M+H]⁺	356.1929	−1.48	192，176	$C_{21}H_{25}NO_4$	dl-tetrahydropalmatine	活血组

3.3.4 化合物潜在靶点及通路分析结果

3.3.4.1 潜在靶点预测

将上述 22 个化合物名称输入 Swiss Target Prediction 数据库，筛选与药物分子相关的体内蛋白靶点，预测得到入血成分相关靶点 512 个。在 GeneCards 数据库中以关键词"痛经（dysmenorrhea）"检索相关的靶点，获得与之相关靶点共 234 个。通过在线韦恩图分析少腹逐瘀汤化学成分的靶点与痛经疾病相关的靶点的重叠靶点，得到少腹逐瘀汤治疗痛经的潜在靶点共 52 个，见图 8-28。

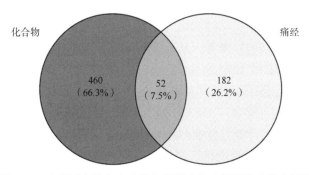

图 8-28　少腹逐瘀汤入血成分相关靶点与痛经靶点交集韦恩图

3.3.4.2　PPI 网络构建

将"3.3.4.1"中整合的靶点导入 STRING 11 数据库，分析与蛋白靶点相关的通路和蛋白相互作用关系。将 52 个潜在靶点录入 STRING 11 数据库，设置相互作用分数＞0.4，构建 PPI 网络，见图 8-29。网络图中节点代表潜在靶点，节点与节点之间的连线代表蛋白与蛋白的相互作用，节点大小和颜色随 degree 调整，degree 越大，节点越大、颜色越深。degree＞20 的靶点有 AKT1、TNF、VEGFA、雌激素受体 1（ESR1）、PPARG、PTGS2、STAT3、CTNNB1，这些靶点可能在少腹逐瘀汤治疗原发性痛经靶标网络中发挥重要作用。

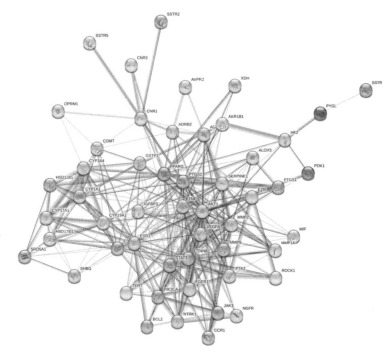

图 8-29　少腹逐瘀汤蛋白相互作用关系图

3.3.4.3　GO 及 KEGG 功能富集分析

GO 功能富集分析共获得 955 个 GO 基因功能注释条目（FDR＜0.05），其中生物过程 869 个，细胞组分 18 个，分子功能 68 个。生物过程显示，少腹逐瘀汤治疗原发性痛经的靶点主要与内源性刺激反应、对激素的反应、脂质反应、血管发育的调节、发育过程的调节、血管生成的调控等过程相关；细胞组分显示，少腹逐瘀汤可能作用于内膜系统、细胞质、质膜、投射神经元、细胞质囊等，从而发挥治疗原发性痛经的作用；分子功能显示，少腹逐瘀汤治疗原发性痛经主要与类固醇结合、氧化还原酶活性、酶结合、G 蛋白偶联肽受体活性、蛋白磷酸酶结合、信号受体活性等有关。选取与原发性痛经相关且排名前 10 条目生成条形图，见图 8-30（A）。

为了明确少腹逐瘀汤治疗原发性痛经主要涉及的代谢通路，对潜在靶点进行 KEGG 通路富集，并设定 FDR＜0.05 以筛选显著富集的通路，最终共得到 126 条显著富集通路，对结果进行筛选，获取相关度较高的通路 20 条，见图 8-30（B）。可见少腹逐瘀汤治疗原发性痛经的作用机制主要与类固醇激素生物合成、内分泌抑制、雌激素信号通路、卵巢类固醇生成、VEGF 信号通路、cAMP 信号通路、鞘脂信号通路、MAPK 信号通路、花生四烯酸代谢、AMPK 信号通路等相关。

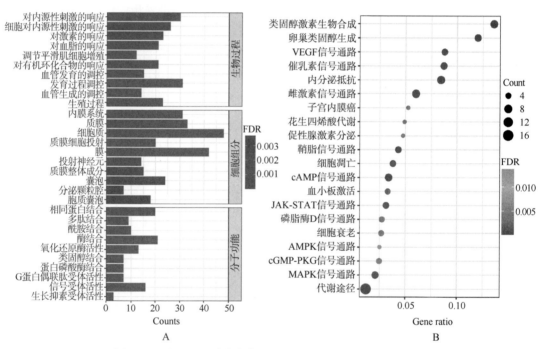

图 8-30　（A）GO 功能富集分析；（B）KEGG 通路富集分析

3.3.4.4　少腹逐瘀汤治疗原发性痛经的"成分-靶点-通路"网络构建

根据少腹逐瘀汤化合物靶点及通路的预测结果，建立化合物-靶点-通路的相互对应关系，导入 Cytoscape 3.7.1 软件中构建少腹逐瘀汤网络药理图，结果见图 8-31。网络中节点（node）表示化合物、靶点及作用通路，若某一靶点为某化合物的潜在作用靶点，则以边（edge）相连。应用 Network Analyzer 插件计算网络特征，对节点拓扑参数进行分析以筛选网络中关键的节点，可见 degree≥10 的化合物有 7 个，分别为 naringenin、6-shogaol、10-gingerol、6-gingerol、8-gingerol、isorhamnetin、ferulic acid，表明其对多个靶点具有作用，可能是少腹逐瘀汤治疗原发性痛经的关键化合物；degree＞10 的靶点有 6 个，包括 ALOX5、MMP-9、AKR1B1、ESR2、PTGS2、ESR1，表明其能被多个化合物调节，可能是少腹逐瘀汤治疗原发性痛经的主要作用靶点，所有的相关靶点信息见表 8-8。综上，本研究利用网络药理学的方法分析了少腹逐瘀汤入血成分可能的作用靶点及作用途径，结果发现既有一个分子与多个靶蛋白存在较强的相互作用，同时也存在不同分子作用于同一个靶蛋白的现象，显示了少腹逐瘀汤的多成分、多靶点、多通路的作用特点，初步阐释了其发挥治疗作用的药理作用机制。

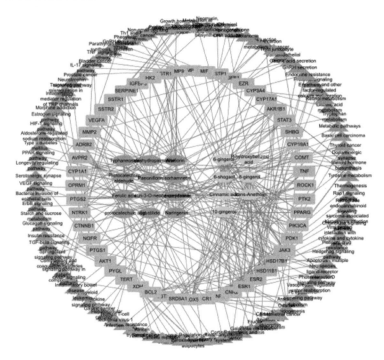

图 8-31 少腹逐瘀汤"化合物-靶点-通路"网络药理图

表 8-8 52 个相关靶点蛋白信息表

基因名	Uniprot 数据库 ID 号	蛋白名称	中文名
ALOX5	P09917	Arachidonate 5-lipoxygenase	花生四烯酸 5-脱氧合酶
XDH	P47989	Xanthine dehydrogenase	黄嘌呤脱氢酶
CYP19A1	P11511	Cytochrome P450 19A1	细胞色素 P450 19A1
HSD17B1	P14061	Estradiol 17-beta-dehydrogenase 1	雌二醇 17-β-脱氢酶 1
SHBG	P04278	Testis-specific androgen-binding protein	睾丸特异性雄激素结合蛋白
AKR1B1	P15121	Aldose reductase(by homology)	醛糖还原酶（同源性）
ESR1	P03372	Estrogen receptor alpha	雌激素受体 α
ESR2	Q92731	Estrogen receptor beta	雌激素受体 β
PTGS1	P23219	Cyclooxygenase-1	环氧合酶-1
AVPR2	P30518	Vasopressin V2 receptor	血管加压素 V2 受体
PYGL	P06737	Liver glycogen phosphorylase	肝糖原磷酸化酶
PTK2	Q05397	Focal adhesion kinase 1	黏着斑激酶 1
MMP-9	P14780	Matrix metalloproteinase 9	基质金属蛋白酶 9
MMP-2	P08253	Matrix metalloproteinase 2	基质金属蛋白酶 2

续表

基因名	Uniprot 数据库 ID 号	蛋白名称	中文名
AKT1	P31749	Serine/threonine-protein kinase AKT	丝氨酸/苏氨酸蛋白激酶 AKT
PTGS2	P35354	Cyclooxygenase-2	环氧合酶-2
TERT	O14746	Telomerase reverse transcriptase	端粒酶逆转录酶
SSTR2	P30874	Somatostatin receptor 2	生长抑素受体 2
SSTR1	P30872	Somatostatin receptor 1	生长抑素受体 1
VEGFA	P15692	Vascular endothelial growth factor A	血管内皮生长因子 A
SERPINE1	P05121	Plasminogen activator inhibitor-1	纤溶酶原激活物抑制剂-1
HK2	P52789	Hexokinase type Ⅱ	己糖激酶Ⅱ型
SSTR5	P35346	Somatostatin receptor 5	生长抑素受体 5
FGFR1	P11362	Fibroblast growth factor receptor 1	成纤维细胞生长因子受体 1
AGTR1	P30556	Type-1 angiotensin Ⅱ receptor	1 型血管紧张素Ⅱ受体
IGFBP3	P17936	Insulin-like growth factor binding protein 3	类胰岛素生长因子结合蛋白 3
HSD11B1	P28845	11-beta-hydroxysteroid dehydrogenase 1	11-β-羟基类固醇脱氢酶 1
ADRB2	P07550	Adrenergic receptor beta	肾上腺素能受体 β
OPRM1	P35372	Mu opioid receptor	μ 型阿片受体
CYP1A1	P04798	Cytochrome P450 1A1	细胞色素 P450 1A1
JAK3	P52333	Tyrosine-protein kinase JAK3	络氨酸蛋白激酶 JAK3
NTRK1	P04629	Nerve growth factor receptor Trk-A	神经生长因子受体 Trk-A
CYP17A1	P05093	Cytochrome P450 17A1	细胞色素 P450 17A1
PPARG	P37231	Peroxisome proliferator-activated receptor gamma	过氧化物酶体增殖物激活受体 γ
CNR1	P21554	Cannabinoid receptor 1	大麻素受体 1
PIK3CA	P42336	PI3-kinase p110-alpha subunit	PI3-激酶-P110-α 亚基
PDK1	Q15118	Pyruvate dehydrogenase kinase isoform 1	丙酮酸脱氢酶激酶亚型 1
CNR2	P34972	Cannabinoid receptor 2	大麻素受体 2
CCR1	P32246	C-C chemokine receptor type 1	C-C 趋化因子受体 1 型
ROCK1	Q13464	Rho-associated protein kinase 1	Rho-蛋白激酶 1
MIF	P14174	Macrophage migration inhibitory factor	巨噬细胞移动抑制因子
MMP-14	P50281	Matrix metalloproteinase 14	基质金属蛋白酶 14
EZR	P15311	Ezrin	埃兹蛋白
GSTP1	P09211	Glutathione S-transferase Pi	谷胱甘肽硫转移酶 Pi
CYP3A4	P08684	Cytochrome P450 3A4	细胞色素 P450 3A4
BCL2	P10415	Apoptosis regulator Bcl-2	细胞凋亡调节因子 Bcl-2
STAT3	P40763	Signal transducer and activator of transcription 3	信号转导和转录激活因子 3
COMT	P21964	Catechol O-methyltransferase	儿茶酚邻位甲基转移酶
TNF-α	P01375	TNF-alpha	肿瘤坏死因子-α
SRD5A1	P18405	Steroid 5-alpha-reductase 1	类固醇-5-α 还原酶 1
NGFR	P08138	Low affinity neurotrophin receptor p75NTR	神经生长因子低亲和力受体 p75NTR
CTNNB1	P35222	Axin1/beta-catenin	轴抑制蛋白 1/β-连环蛋白

3.3.5 少腹逐瘀汤及其拆方对大鼠子宫组织中关键靶点的影响

与空白组相比，模型组 COX-2 水平显著上升（$P<0.05$）；与模型组比较，活血组、全方组 COX-2 水平均明显下降（$P<0.05$），温经组 COX-2 水平显著下降（$P<0.01$）。结果表明少腹逐瘀汤及其拆方在抑制炎症反应中作用显著，结果见图 8-32。

与空白组相比，模型组 p-ERK2 水平上升（$P<0.05$）；与模型组相比，活血组 p-ERK2 水平明显下降（$P<0.05$），而温经组及全方组 p-ERK2 水平下降更显著（$P<0.01$）。故认为在影响 p-ERK2 蛋白水平表达时，全方组和温经组优于活血组。可见少腹逐瘀汤及其拆方影响 MAPK 信号转导通路，p-ERK2 表达下降，从而减轻炎症反应，结果见图 8-32。

与正常组相比，模型组 p-MLC 水平显著上升（$P<0.05$）；与模型组相比，活血组、温经组及全方组 p-MLC 水平均有明显下降（$P<0.05$），其中全方组下降最为显著（$P<0.01$）。由此可见，药物通过下调子宫平滑肌的 RhoA/ROCK 信号通路，降低 p-MLC 的表达，抑制子宫平滑肌强烈收缩，从而减轻大鼠痛经的症状。结果见图 8-32。

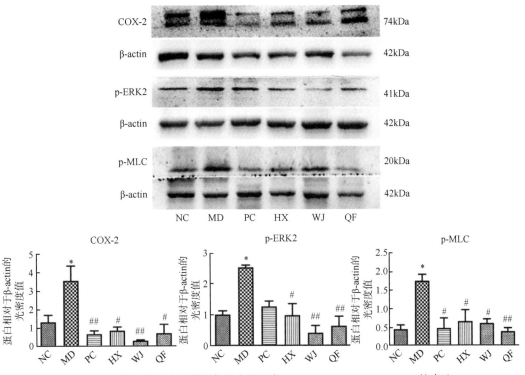

图 8-32 蛋白质印迹法检测各组大鼠子宫 COX-2、p-ERK2、p-MLC 的表达

NC. 空白组；MD. 模型组；PC. 阳性药组；HX. 活血组；WJ. 温经组；QF. 全方组

与空白组相比，*$P<0.05$；与模型组相比，#$P<0.05$，##$P<0.01$

3.4 小结

本研究中，运用 UPLC-Q-TOF-MS 技术方法，优化色谱、质谱分离检测条件，通过比对温经组、活血组、全方组与大鼠给药血浆及空白血浆样品的色谱图，筛选口服给予药物后大鼠血浆中的吸收原型成分，结果经与标准品和文献数据比对，分析质谱裂解规律，在

大鼠血浆中共鉴定得到：温经组有 8 个化合物；活血组有 14 个化合物；全方组有 22 个化合物。在给药大鼠血浆中检测到的吸收原型成分，可能是复方潜在真正的活性成分，并与少腹逐瘀汤的药理作用直接相关。这些将为少腹逐瘀汤药理学和分子水平作用机制的进一步研究提供基础。

网络药理学构建较可靠的药物作用靶标相关的分子网络，较真实地反映特定疾病状态的相关生物实体的分子网络，通过网络拓扑学等方法分析药物与疾病的相互作用关系，检识出复杂网络模型中的靶点、通路组合等。本部分研究利用网络药理学的方法分析了少腹逐瘀汤入血成分可能的作用靶点及作用途径，筛选出少腹逐瘀汤入血成分的靶点与原发性痛经疾病相关的靶点的重叠靶点共 52 个，为了验证网络药理学的整合分析结果，进一步采用蛋白质印迹法（Western blot）对痛经大鼠模型中重要信号通路及主要节点蛋白水平进行了考察，结果显示，少腹逐瘀汤可以有效降低关键靶点蛋白 COX-2、p-MLC、p-ERK2 的表达水平，表明少腹逐瘀汤可能主要通过影响上述信号通路抑制炎症反应、减轻子宫平滑肌的强烈收缩，进而减轻大鼠的痛经症状。

综上，少腹逐瘀汤可广泛作用于与血栓形成、新血管生成、舒张血管、炎症免疫反应、中枢镇静相关的蛋白及通路，其中，温经组主要通过干预花生四烯酸代谢等过程抑制炎症因子释放，从而发挥镇痛、镇静作用；活血组主要通过抑制凝血过程和血小板活化及影响纤溶系统，从而减轻血瘀，发挥活血化瘀作用；既有一个分子与多个靶蛋白存在较强的相互作用，同时也存在不同分子作用于同一个靶蛋白的现象，显示了少腹逐瘀汤的多成分、多靶点、多通路的作用特点，初步阐释了其发挥治疗作用的药理作用机制。

4. 基于代谢组学的少腹逐瘀汤治疗寒凝血瘀型原发性痛经的机制研究

代谢组学是系统生物学研究的关键技术和研究方法，在方法学上具有集融整性、动态、综合、分析于一体的特点，在中药现代化研究中具有广泛的应用。机体产生病变时，生物体受到环境、疾病、毒性等干扰刺激，内源性物质发生相应的代谢响应，这种代谢产物的变化表达成为疾病相关的代谢物组。通过一系列数据采集手段得到含有代谢产物信息的代谢指纹图谱，并利用多元数据分析的方法对信息进行挖掘提取，分析生物体受病理、生理学变化或基因变异等干扰刺激后，其体内内源性代谢物随时间变化的全部代谢响应，为我们提供药物作用机制与作用位点的相关信息，从而进一步探讨疾病的内在代谢循环途径和信号通路，为探讨疾病的发病过程和机制提供可能。

本实验用代谢组学的研究方法，借助 UPLC-Q-TOF-MS，建立寒凝血瘀型原发性痛经大鼠血清代谢指纹图谱；并结合主成分分析进行模式识别，寻找与寒凝血瘀型原发性痛经相关的潜在生物标志物，探讨寒凝血瘀型原发性痛经相关的内在代谢循环途径和信号通路。通过比较不同分组（空白组、模型组、全方组、活血组、温经组）的潜在生物标志物的种类及含量变化，探究少腹逐瘀汤治疗寒凝血瘀型原发性痛经的作用机制。

4.1　实验材料

岛津 LCMS-9030 超高效液相色谱四极杆飞行时间质谱联用仪,具体配置:LC-30AD×2 输液泵,DGU-20A$_{5R}$ 在线脱气机,SIL-30AC 自动进样器,CTO-20AC 柱温箱,CBM-20A 系统控制器,LCMS-9030 四极杆飞行时间质谱仪,LabSolutions Ⅴ 5.97 工作站软件。峰表提取利用 SignPost 软件完成,统计分析利用 MetaboAnalyst 平台完成。

4.2　实验方法

4.2.1　色谱条件

色谱柱:ACQUITY UPLCBEH C18 1.7μm(2.1×100mm);柱温 45℃;流速 0.4mL/min; 进样量 5μL;样品室温度 10℃;分析时间 23min;流动相以 A-水(0.1%甲酸)和 B-乙腈(0.1% 甲酸)梯度洗脱,洗脱条件见表 8-9。

表 8-9　流动相洗脱条件

时间（min）	A（%）	B（%）	时间（min）	A（%）	B（%）
0.00	95	5	21.00	10	90
5.50	75	25	23.00	10	90
9.00	75	25	23.01	95	5
16.00	35	65	25.00	95	5
19.00	25	75			

MS 条件:Waters ACQUITY UPLC 配 SYNAPT G2-Si HDMS 质谱仪,配有电喷雾电离接口,毛细管电压 2.0kV;锥孔电压 30V;取样锥孔电压 35V,微通道板电压 1800V;碰撞气电压 20~50eV;离子源温度 120℃;脱溶剂气流速（N$_2$）800L/h;脱溶剂气温度 450℃;锥孔反吹气流速（N$_2$）50L/h;质量扫描范围 m/z 50~1200Da;锁定质量校正:亮氨酸-脑啡肽（质量浓度 200pg/μL,流速 0.4μL/min,[M–H]$^-$=554.2615D）,采用正负离子模式扫描。

4.2.2　寒凝血瘀型原发性痛经模型构建

以冰水浴造寒凝血瘀模型,以灌胃戊酸雌二醇和注射缩宫素造原发性痛经模型:选取 SD 雌性大鼠适应性饲养 1 周后,将大鼠置于 0~1℃冰水中 5min,每日 1 次,均灌服戊酸雌二醇混悬液造模型,连续 12 天,第 1 天 1mg/d,第 2~11 天 0.5mg/d,第 12 天 1mg/d。采用多普勒技术检测子宫血瘀情况,末次冰浴后,腹腔注射缩宫素,记录 30min 内的扭体次数。子宫血流量升高、血液黏度增加、扭体次数增多定为造模成功的指标。

4.2.3　分组与给药

造模成功后,将模型大鼠分为 5 组,每组 6 只。具体分组如下。

1）空白组:灌胃等量生理盐水。

2）模型组:灌胃等量生理盐水。

3）阿司匹林组:14.42mg/kg 灌胃,每日 1 次,连续 7 天。

4）活血组：14.6g/kg 灌胃，每日 1 次，连续 7 天。

5）温经组：1.138g/kg 灌胃，每日 1 次，连续 7 天。

6）全方组：15.738g/kg 灌胃，每日 1 次，连续 7 天。

4.2.4　样本采集及处理

扭体实验结束后，用 10%水合氯醛（0.3mL/100g）腹腔注射麻醉，固定解剖，腹主动脉取血，离心、取上层血浆置于 1.5mL 离心管中，存于−80℃冰箱中。

取出备用的血浆样本，室温下解冻 15min 后，涡旋震荡 5s，取出解冻后的血浆样本 100μL，加入 300μL 甲醇，涡旋振荡 30s 后，4℃静置 20min，所有血浆样本在 4℃、3000r/min 条件下冷冻离心 15min，离心后，取出 200μL 上清液置于 1.5mL 离心管中，氮气吹干，存放于−80℃冰箱中，供液质分析。取出氮气吹干样品，加甲醇 150μL 复溶，13 000r/min 离心 15min，定容至 100μL，每个样本取 10μL 混合均匀，作为质控（QC）样本。

4.2.5　数据处理与分析

采用 Signpost MS 软件对谱图数据进行处理（离子提取、峰对齐、峰匹配、峰强度校正）后，将各组数据导入 SIMCA14.1 软件进行主成分分析（PCA）、偏最小二乘法判别分析（PLS-DA）及正交偏最小二乘法判别分析（OPLS-DA），根据变量投影重要性（VIP＞1）筛选差异代谢物；结合 MetaboAnalyst 5.0 平台（https：//www.metaboanalyst.ca）进行统计分析，依据火山图找出 FC＞1.5 或＜0.75 且 $P<0.05$ 的物质，进一步筛选差异性代谢物。根据一级质谱 m/z、分子式、保留时间等信息，以及对二级质谱碎片信息进行分析比对，结合 HMDB（https：//hmdb. ca/）等在线数据库，剔除无搜索结果的物质及外源性药物、植物源性物质等不可能存在于大鼠血浆中的物质，最终筛选出差异代谢物。

4.3　实验结果

4.3.1　色谱图

将每组样品各个提取基峰图（BPC）叠加，可见组内各数据间重复性良好（图 8-33、图 8-34），且组间可观察到一定差异。

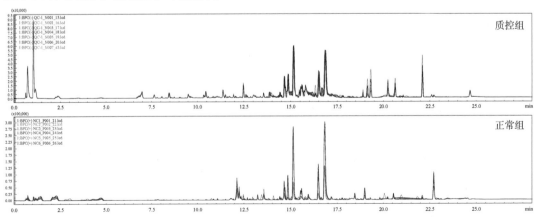

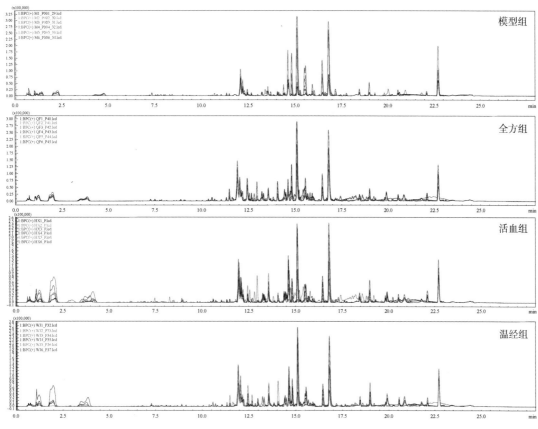

图 8-33 ESI（＋）各组样品的基峰图（BPC）

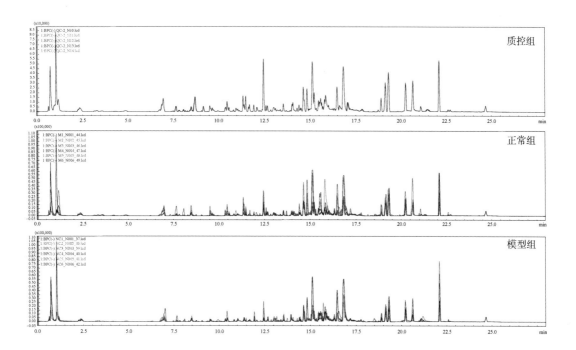

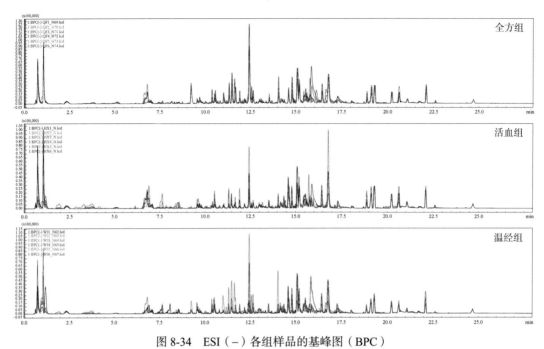

图 8-34　ESI（−）各组样品的基峰图（BPC）

将各数据文件导入 Signpost MS 软件，提取峰表并对齐色谱峰（图 8-35），用于进一步统计分析。

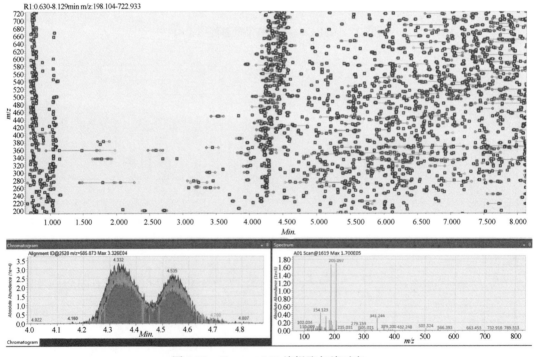

图 8-35　Signpost MS 峰提取与峰对齐

4.3.2　仪器系统稳定性监测及代谢轮廓分析

将各组峰表数据导入 SIMCA 14.1 软件进行无监督的主成分分析（PCA），对质控组样本进行聚类分析从而考察仪器系统的稳定性。正离子模式下模型主成分累积贡献率达81.9%，负离子模式下模型主成分累积贡献率达83.6%，认为此模型可综合反映样品代谢特征。质控组样本在正、负离子模式下均显示了较好的聚集性，结果表明所建立的代谢组学分析方法具有良好的稳定性和重复性，符合大批量进样的分析条件。

将正常组（NC）、模型组（MD）与质控组（QC）峰表数据导入 SIMCA14.1 软件进行有监督的偏最小二乘法判别分析（PLS-DA），相比于 PCA 能更大程度地区分代谢物和组间的差异，具有更清晰的趋势。可见质控组数据聚集性良好，表明仪器状态稳定；正常组与模型组数据区分明显，正模式下模型 R^2=0.996，Q^2=0.801，负模式下模型 R^2=0.999，Q^2=0.95，模型可靠度良好（图 8-36）。采用置换检验（n=200）对所建立的 PLS-DA 模型进行验证，正离子 R^2 值为 0.774，Q^2 值为–0.48，负离子模式下 R^2 值为 0.716，Q^2 值为–0.36，表明所建立的模型未出现过拟合，具有良好的预测能力（图 8-37）。

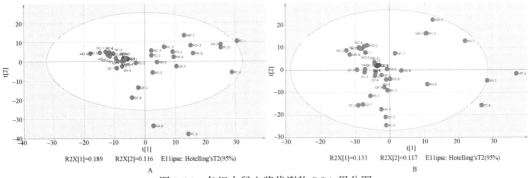

图 8-36　各组大鼠血浆代谢物 PCA 得分图

A. 正离子模式；B. 负离子模式

QC. 质控组；NC. 正常组；MD. 模型组；PC. 阳性药组；HX. 活血组；WJ. 温经组；QF. 全方组

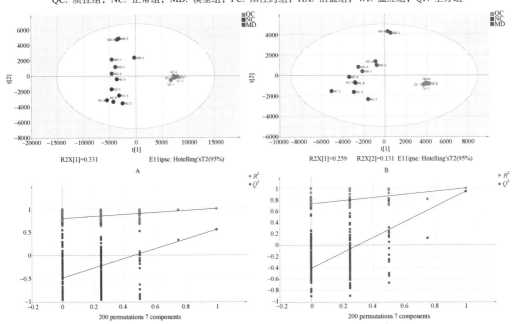

图 8-37　偏最小二乘法判别分析（PLS-DA）得分图和 200 次置换检验结果

A. 正离子模式得分图；B. 负离子模式得分图；C. 正离子模式 200 次置换检验结果；D. 负离子模式 200 次置换检验结果

4.3.3　差异代谢物筛选及鉴定

　　将正常组（NC）、模型组（MD）峰表数据导入 SIMCA14.1 软件进行有监督的正交偏最小二乘法判别分析（OPLS-DA），正常组（NC）与模型组（MD）数据区分明显（图 8-37）。正模式下模型 R^2X=0.978，R^2Y=1.000，Q^2=0.173，负模式下模型 R^2X=0.945，R^2Y=1.000，Q^2=0.512。计算各物质的 VIP（variable importance in the projection）值，找到 VIP>1 的物质，认为对组间差异贡献较大，是潜在的差异性代谢物（图 8-38）。将正常组与模型组峰表数据导入 MetaboAnalyst 5.0 平台，比较各物质在两组间的变化倍数和差异显著性，依据火山图（图 8-38）找出 FC>1.5 且 P<0.05 的物质，认为在正常组与模型组间差异显著，是潜在的差异性代谢物。将图中两种途径得到的潜在差异性物质列表取交集，认为是本研究中正常组与模型组的差异性代谢物。

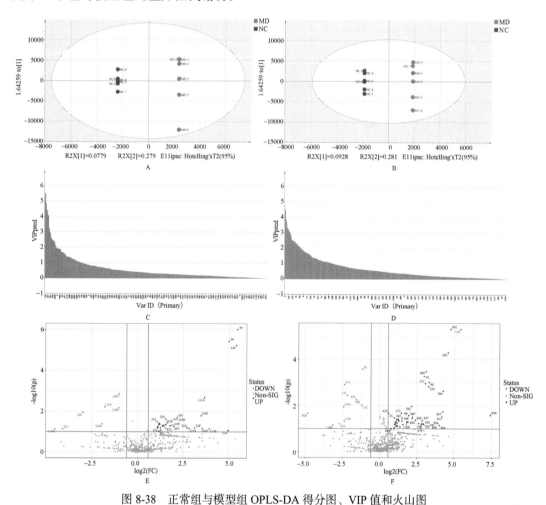

图 8-38　正常组与模型组 OPLS-DA 得分图、VIP 值和火山图

A. 正离子模式得分图；B. 负离子模式得分图；C. 正离子模式 VIP 值；D. 负离子模式 VIP 值；E. 正离子模式差异代谢物火
山图；F. 负离子模式差异代谢物火山图

　　根据一级质谱 m/z、分子式、保留时间等信息，以及对二级质谱碎片信息进行分析比对，结合 HMDB 等在线数据库，剔除 HMDB 中无搜索结果的物质及外源性药物、植物源性物

质等不可能存在于大鼠血浆中的物质，最终筛选出 12 个差异代谢物，见表 8-10。对潜在的差异性代谢物进行热图分析（图 8-39），从热图中可看出其含量在不同组别中区分明显，直观地表现了这些差异代谢物具有较好的判别能力。筛选所得的差异代谢物主要包括磷脂和胆汁酸类物质，可见相对于正常组，模型组中有 9 个代谢物的浓度水平上调，3 个代谢物的浓度水平下调。

表 8-10　正常组与模型组的差异代谢物

序号	保留时间（min）	m/z	前体离子	代谢物	中文名
1	9.695	512.2699	[M−H]⁻	sulfolithocholylglycine	硫石胆酸甘氨酸
2	10.569	462.2873	[M−H]⁻	LysoPE(p-18:1(9Z)/0:0)	溶血磷脂酰乙醇胺(p-18:1(9Z)/0:0)
3	11.341	465.3064	[M−H]⁻	Cholesterol sulfate	胆固醇硫酸酯
4	11.346	466.3164	[M+H]⁺	Glycocholic acid	甘胆酸
5	11.367	448.3080	[M−H]⁻	Chenodeoxyglycocholic acid	甘氨鹅脱氧胆酸
6	12.585	448.3079	[M−H]⁻	Deoxycholylglycine	脱氧胆酰甘氨酸
7	14.668	528.3109	[M−H]⁻	LysoPE(22:4(7Z,10Z,13Z,16Z)/0:0)	溶血磷脂酰乙醇胺(22:4(7Z,10Z,13Z,16Z)/0:0)
8	14.670	544.3400	[M+H]⁺	LysoPC(0:0/20:4(5Z,8Z,11Z,14Z))	溶血磷脂胆碱(0:0/20:4(5Z,8Z,11Z,14Z))
9	15.194	546.3556	[M+H]⁺	LysoPC(20:3(8Z,11Z,14Z)/0:0)	溶血磷脂胆碱(20:3(8Z,11Z,14Z)/0:0)
10	15.528	482.3607	[M+H]⁺	1-O-Hexadecyl-sn-glycero-3-phosphocholine	1-O-十六烷基-sn-甘油-3-磷酸胆碱
11	15.976	508.3765	[M+H]⁺	LysoPC(p-18:1/0:0)	溶血磷脂胆碱(p-18:1/0:0)
12	20.313	703.5714	[M+H]⁺	SM(d18:1/16:0)	鞘磷脂(d18:1/16:0)

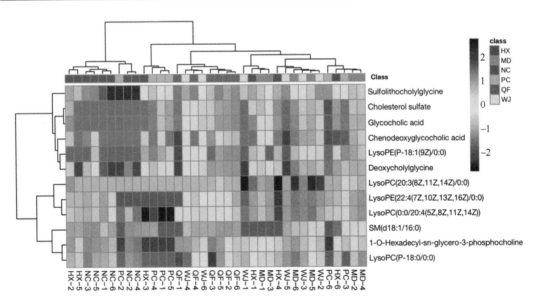

图 8-39　不同组别中差异代谢物聚类热图

HX. 活血组；MD. 模型组；NC. 正常组；PC. 阳性药组；QF. 全方组；WJ. 温经组

4.3.4　少腹逐瘀汤对差异代谢物的影响分析

将各给药组（全方组、活血组、温经组）纳入考察进行比较。采用 OPLS-DA 分析建立模型，模型参数见表 8-11，各组间 Q^2 均大于 0.5，表明模型的拟合准确度较高，200 次置换检验结果进一步表明模型可靠。OPLS-DA 分析结果显示模型组与活血组、温经组、全方组均能够明显区分，分离程度较高，差异变量较多且差异显著。各组代谢物 OPLS-DA 得分图见图 8-40。

表 8-11　OPLS-DA 模型参数

组别	正离子模式			负离子模式		
	R^2X	R^2Y	Q^2	R^2X	R^2Y	Q^2
模型组-活血组	0.826	0.997	0.660	0.744	1	0.918
模型组-温经组	0.874	1	0.846	0.895	1	0.867
模型组-全方组	0.877	1	0.890	0.817	0.998	0.913

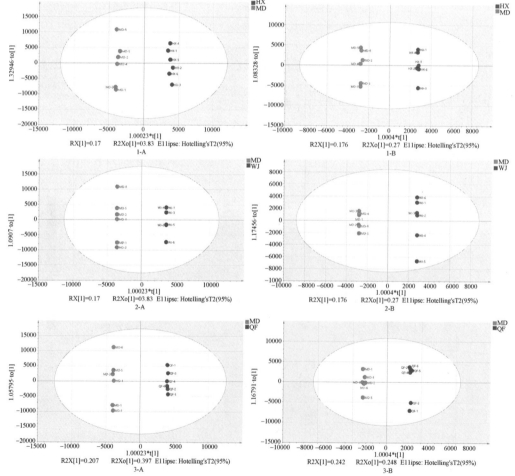

图 8-40　各组代谢轮廓的 OPLS-DA 得分图

1. 模型组-活血组；2. 模型组-温经组；3. 模型组-全方组

A. 正离子模式；B. 负离子模式

对差异性代谢物在不同组别的浓度进行对比发现，筛选所得的 12 种差异代谢物中 6 种差异代谢物（LysoPE(22:4(7Z, 10Z, 13Z, 16Z)/0:0)、LysoPC(0:0/20:4(5Z, 8Z, 11Z, 14Z)、LysoPC(20:3(8Z, 11Z, 14Z)/0:0)、1-*O*-Hexadecyl-sn-glycero-3- phosphocholine、LysoPC(P-18:0/0:0)、SM(d18:1/16:0)）的浓度水平在整体上呈现向正常水平回调的趋势，其中全方组回调表现显著（$P<0.05$），活血组及温经组也表现出一定的回调趋势。其余 6 种差异代谢物（Sulfolithocholylglycine、LysoPE(P-18:1(9Z)/0:0)、Cholesterol sulfate、Glycocholic acid、Chenodeoxyglycocholic acid、Deoxycholylglycine）在正常组中浓度极低，在模型组中浓度显著上升（$P<0.05$），而在给药后代谢物浓度水平在不同组别中表现出不同方向及不同程度的改变：代谢物 Cholesterol sulfate、Glycocholic acid、Deoxycholylglycine 在活血组中显示出一定的回调趋势，但在温经组及全方组中并未呈现；代谢物 Sulfolithocholylglycine、LysoPE(P-18:1(9Z)/0:0)、Chenodeoxyglycocholic acid 在各给药组中未呈现明显的回调趋势，具体见图 8-41 及表 8-12。

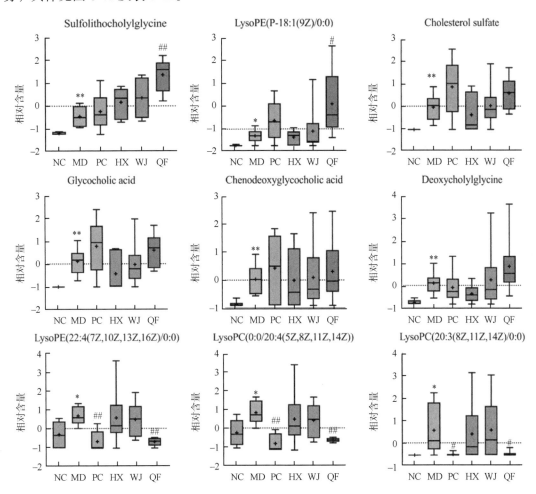

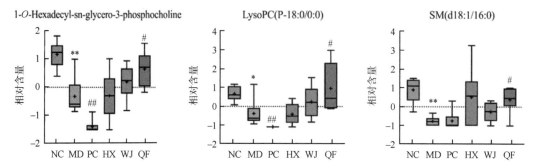

图 8-41　差异代谢物在正常组（NC）、模型组（MD）、阳性药组（PC）、活血组（HX）、温经组（WJ）和全方组（QF）间的浓度比较

与正常组比较：*$P<0.05$，**$P<0.01$；与模型组比较：#$P<0.05$，##$P<0.01$

表 8-12　差异性代谢物在各组中的变化趋势

序号	代谢物	MD/NC	HX/MD	WJ/MD	QF/MD
1	Sulfolithocholylglycine	↑[2]	↑	↑	↑[2]
2	LysoPE(P-18:1(9Z)/0:0)	↑[1]	↓	↑	↑[1]
3	Cholesterol sulfate	↑[2]	↓	↑	↑
4	Glycocholic acid	↑[2]	↓	↓	↑
5	Chenodeoxyglycocholic acid	↑[2]	↓	↑	↑
6	Deoxycholylglycine	↑[2]	↓	↑	↑
7	LysoPE(22:4(7Z, 10Z, 13Z, 16Z)/0:0)	↑[1]	↓	↓	↓[2]
8	LysoPC(0:0/20:4(5Z, 8Z, 11Z, 14Z))	↑[1]	↓	↓	↓[2]
9	LysoPC(20:3(8Z, 11Z, 14Z)/0:0)	↑[1]	↓	↑	↑[1]
10	1-O-Hexadecyl-sn-glycero-3-phosphocholine	↓[2]	↑	↑	↑[2]
11	LysoPC(P-18:0/0:0)	↓[1]	↑	↑	↑[1]
12	SM(d18:1/16:0)	↓[2]	↑	↑	↑[1]

注：↑表示含量有上升趋势；↓表示含量有下降趋势；1）$P<0.05$；2）$P<0.01$。

4.3.5　代谢通路分析

将表 8-12 中筛选的差异性代谢物导入 MetaboAnalyst 5.0 在线数据库中进行代谢通路分析，共筛选得到 4 条主要相关代谢通路，见图 8-42。相关通路包括鞘脂代谢（sphingolipid metabolism）、甘油磷脂代谢（glycerophospholipid metabolism）、初级胆汁酸生物合成（primary bile acid biosynthesis）、类固醇激素生物合成（steroid hormone biosynthesis）。其中，认为差异性代谢物 SM(d18:1/16:0)、1-O-Hexadecyl-sn-glycero-3-phosphocholine 的浓度水平显著回调分别对鞘脂代谢、甘油磷脂代谢具有较重要的调节作用，在上述代谢通路防治原发性痛经中起较重要的作用。

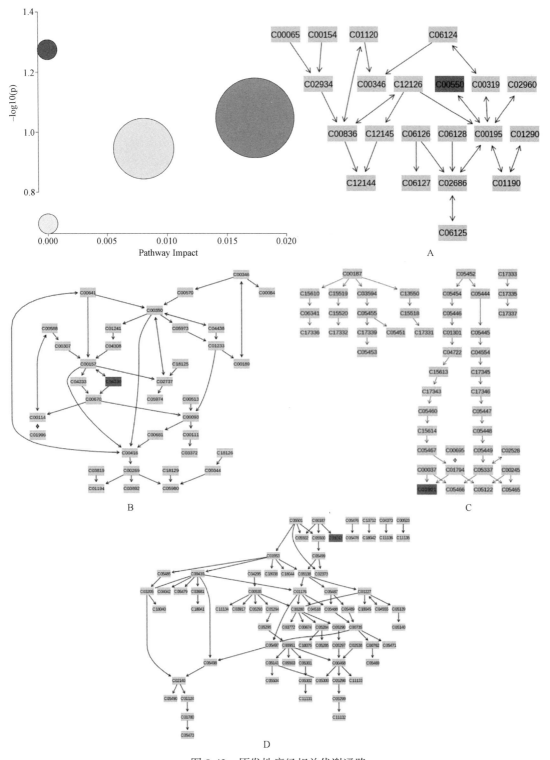

图 8-42　原发性痛经相关代谢通路

A. 鞘脂代谢；B. 甘油磷脂代谢；C. 初级胆汁酸生物合成；D. 类固醇激素生物合成

4.4　小结

采用 UPLC-Q-TOF-MS 技术结合主成分分析（PCA）、偏最小二乘法判别分析（PLS-DA）、正交偏最小二乘法判别分析（OPLS-DA）分析其代谢谱变化，鉴定差异化合物，分析相关代谢通路。PCA 和 PLS-DA 分析表明各组大鼠之间代谢谱存在明显差异，可实现分离。根据 VIP＞1.0，FC＞1.5 或＜0.75，且 P＜0.05 共筛选出 12 个潜在生物标志物，主要涉及 4 条代谢通路，其作用机制可能与鞘脂代谢、甘油磷脂代谢、初级胆汁酸生物合成、类固醇激素生物合成相关。

5.　结　　论

1）基于性-效拆分的少腹逐瘀汤的配伍规律研究结果表明，少腹逐瘀汤及其拆方对寒凝血瘀型原发性痛经大鼠模型有明显的疗效；能抑制炎症反应、降低血液黏度、改善血液流变性。从子宫血流量、血流变、凝血四项、TXA2 与 PGI2 表达量等方面分析两者的药效差异，疗效趋势为活血组＞温经组，显示少腹逐瘀汤"活血祛瘀"的药效特点；从扭体、IL-6 与 PGE2 的表达量等方面分析两者的药效差异，疗效趋势为温经组＞活血组，体现少腹逐瘀汤"温经止痛"的药性特点，全方"性-效"配伍，共奏"活血祛瘀""温经止痛"之功效，治疗寒凝血瘀型痛经。

2）基于电子鼻技术的少腹逐瘀汤"性味-化学成分"相关性研究结果表明，少腹逐瘀汤组方药材中，当归、川芎、没药、小茴香、干姜、肉桂具有很强的辛香气味。少腹逐瘀汤挥发油低沸点成分主要来自肉桂、干姜、小茴香、没药，其结构类型主要为单萜、倍半萜或其衍生物，而高沸点成分主要来自当归、川芎，其结构类型主要为萜内酯类、苯酞类成分。

针对药材的气味，采用气相电子鼻对挥发性成分进行分析，检测到温经组有 26 个挥发性成分，以辛味为主；活血组 9 个成分，以辛味为主；全方组 37 个成分具辛味；温经组与活血组共有 8 个成分，具辛味和苦味。

3）基于网络药理学的少腹逐瘀汤治疗寒凝血瘀型原发性痛经的机制研究结果表明，少腹逐瘀汤入血成分作用于与血栓形成、新血管生成、舒张血管、炎症免疫反应、中枢镇静相关的蛋白及通路，其中，温经组主要作用为干预花生四烯酸代谢等过程，抑制炎症因子释放，从而发挥镇痛、镇静作用；活血组主要作用为通过抑制凝血过程和血小板活化及影响纤溶系统，从而减少瘀血生成，发挥活血化瘀作用；既有一个分子与多个靶蛋白存在较强的相互作用，同时也存在不同分子作用于同一个靶蛋白的现象，显示了少腹逐瘀汤的多成分、多靶点、多通路的作用特点，初步阐释了其发挥治疗作用的药理作用机制。

4）基于代谢组学的少腹逐瘀汤治疗寒凝血瘀型原发性痛经的机制研究结果表明，调控12 个潜在生物标志物，主要涉及 4 条代谢通路，其作用机制可能与鞘脂代谢、甘油磷脂代谢、初级胆汁酸生物合成、类固醇激素生物合成相关。

综上，通过整体动物-电子鼻实验研究表明，少腹逐瘀汤中温经组药物"性温、味辛"，具有"温经散寒、理气止痛"功效，主要从减少扭体次数、降低 TNF-α 和 IL-6 表达量等方面抑制炎症反应，从降低 PGE2 等致痛介质表达量，提高痛域等方面发挥"温经止痛"作用，其物质基础可能为对羟基苯甲酸、反式茴香脑、肉桂酸、6-姜烯酚、肉桂醇、10-姜酚、6-姜酚、8-姜酚；活血组药物"性温、味辛苦"，具有"活血行气、通瘀调经"功效，主要从改善子宫血流量、血流变、凝血四项、TXA2 等方面发挥"活血祛瘀"作用，其物质基础可能为藁本内酯、洋川芎内酯Ⅰ、芍药苷、阿魏酸、延胡索甲素、原儿茶酸、异鼠李素、川芎嗪、原儿茶醛、异鼠李素-3-*O*-新橙皮苷、芍药内酯苷、柚皮素、香蒲新苷、延胡索乙素。通过网络药理学-代谢组学实验研究表明，温经组、活血组、全方组共同作用于花生四烯酸通路等起到治疗痛经的作用。其中温经组主要作用于炎症靶点发挥镇痛、抗炎作用；活血组主要作用于凝血靶点抑制凝血过程和血小板活化起到治疗作用；全方组既可作用于炎症靶点，又可作用于凝血靶点，从而发挥镇痛抗炎、活血的作用。其作用机制具有多成分、多靶点、多途径的特点。全方"性-效"配伍，共奏"活血祛瘀""温经止痛"之功效，治疗寒凝血瘀型痛经。

第二节　基于辛-苦性味配伍的元胡止痛滴丸配伍规律研究

元胡止痛滴丸由延胡索和白芷组成。方中延胡索为君药，具有活血、理气、止痛之功效，辅以白芷为臣药，可散风寒，宣湿痹，行气血以除头痛、身痛。两药汇方，具有理气、活血、止痛的作用，用于气滞血瘀所致的胃痛、胁痛、头痛及月经痛等。

从气味配伍的角度，此方为"辛温-苦温"气味配伍，方中白芷味辛，性温。归肺、脾、胃经。善能宣散表邪，入阳明而治头痛，辛温散寒以治寒凝行经腹痛；延胡索味辛、苦，性温。归肝、脾经。能降能泄，善疏肝气郁结，理气活血，治疗头痛、痛经。

基于此方的组方特点及用药的特殊性，按各药味药效物质组群之间配伍的相须协同关系，以病-证-方-药-味-物-效的序贯思路，通过整体动物试验、细胞因子检测-器官水平-细胞水平实验，点线面相结合，循序渐进、逐级深入的方法，研究此方在对适应证的病理过程干预的配伍合理性和作用特点。

1. 基于整体动物模型的元胡止痛滴丸配伍规律研究

1.1　对小鼠热板模型的影响

试验选用 ICR 种雌性小鼠 60 只，体重 18～20g。分组前分别将小鼠置于 HSS-1B 型离体器官恒温装置（水温设定为 57.2℃）记录小鼠放上热板开始至出现舔后足动作的时间，即小鼠疼痛潜伏期，作为小鼠的痛阈值，少于 5s、超过 25s 的动物予以剔除。挑选合格小鼠 40 只，随机分为四组，即模型组、元胡止痛滴丸组、延胡索提取物组、白芷提取物组，每组 10 只。按表 8-13 所示剂量每天灌胃给药 1 次，连续给药 3 天，模型组灌胃给予同体积去离子水。于末次给药的药前及给药后 0.5h、1h、2h、3h 按上述方法测定小鼠疼痛潜伏期。将各给药组的平均疼痛潜伏期与模型组平均疼痛潜伏期比较，进行统计学检验，同时计算疼痛潜伏期抑制率，以及用金氏概率相加法研究元胡止痛滴丸中延胡索提取物和白芷提取物比例为 2∶1 时是否具有协同增效作用。

$$疼痛潜伏期延长率=（给药组-模型组）/模型组$$

金氏概率相加法 Q=元胡止痛滴丸延长率／（延胡索提取物延长率+白芷提取物延长率-延胡索提取物延长率×白芷提取物延长率）

结果（表 8-13～表 8-15、图 8-43、图 8-44）显示，与模型组比较，元胡止痛滴丸可显著延长药后 0.5h、1h、2h、3h 热刺激致小鼠舔足反应的潜伏期，并可持续到药后 3h，延长率最高可达 36.8%；延胡索提取物可显著延长药后 0.5h、1h、2h 热刺激致小鼠舔足反应的潜伏期，并可持续到药后 2h，延长率最高可达 27.5%；白芷提取物对热刺激致小鼠舔足反应的潜伏期基本无影响；结果表明，元胡止痛滴丸和延胡索提取物可有效延长热刺激致小鼠舔足反应的潜伏期，对热刺激引起的疼痛有明显的镇痛作用，而白芷提取物基本无此方面的作用。说明元胡止痛滴丸发挥中枢镇痛作用的有效部位在延胡索提取物。

表 8-13　元胡止痛滴丸配伍合理性研究（小鼠热板实验，n=10　$\bar{x} \pm s$）

分组	剂量（g 生药/kg）	基础阈值（s）	给药后不同时间舔足潜伏期			
			0.5h	1h	2h	3h
模型组	—	19.92±4.73	19.87±3.83	19.27±2.80	19.25±3.65	19.28±3.26
元胡止痛滴丸组	1.6	20.64±3.37	27.19±6.73**	25.17±5.36**	26.32±7.92*	25.69±7.72*
延胡索提取物组	1.07	20.16±4.54	24.48±4.24*	23.45±4.71*	24.54±6.73*	24.21±8.12
白芷提取物组	0.53	21.32±3.33	21.98±3.04	20.61±5.97	19.70±6.68	20.45±5.96

注：与模型组比较，*P<0.05，**P<0.01。

表 8-14　元胡止痛滴丸配伍合理性研究（小鼠热板实验延长率，n=10）

分组	剂量（g 生药/kg）	基础阈值（%）	给药后不同时间舔足潜伏期[延长率（%）]			
			0.5h	1h	2h	3h
元胡止痛滴丸组	1.6	3.6	36.8	30.7	36.7	33.2
延胡索提取物组	1.07	1.2	23.2	21.7	27.5	25.5
白芷提取物组	0.53	7.0	10.6	7.0	2.3	6.0

表 8-15　元胡止痛滴丸配伍合理性研究（Q 值）

给药后不同时间点	动物数（只）	Q 值（金氏概率相加法）
0.5h	10	1.016
1h	10	1.017
2h	10	1.204
3h	10	1.003

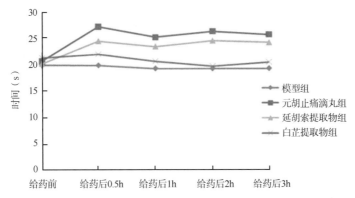

图 8-43　元胡止痛滴丸配伍合理性研究（对小鼠热板反应的影响）

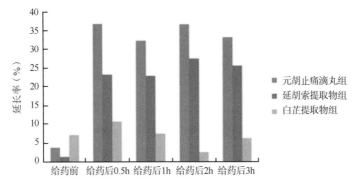

图 8-44　元胡止痛滴丸配伍合理性研究（小鼠热板反应的延长率）

采用金氏概率相加法计算 Q 值，结果显示各时间点 Q 值均大于 1，说明延胡索提取物和白芷提取物比例为 2∶1 配伍对小鼠热板反应所致的疼痛潜伏期具有协同增效作用，结果表明，采用延胡索提取物和白芷提取物比例为 2∶1 配伍制成的元胡止痛滴丸治疗中枢疼痛的作用强度优于单用。

1.2　对小鼠醋酸扭体反应的影响

实验选用 40 只 ICR 小鼠，体重 18～20g，随机分为四组，即模型组、元胡止痛滴丸组、延胡索提取物组、白芷提取物组，每组 10 只，雌雄各半，各组按表 8-16 所示剂量每日灌胃给药 1 次，连续给药 3 天，模型组给予同体积去离子水。各组小鼠于末次给药后 50min，腹腔注射 0.7% 冰醋酸溶液 0.2mL/只，用计数器记录冰醋酸致痛后第二个 10min 内每只小鼠的扭体次数。取各给药组的平均扭体次数与模型组平均扭体次数比较，进行统计学检验，同时计算扭体反应抑制率，以及用金氏概率相加法研究元胡止痛滴丸中延胡索提取物和白芷提取物比例为 2∶1 时是否具有协同增效作用。

扭体反应抑制率=（模型组−给药组）/模型组

金氏概率相加法 Q=元胡止痛滴丸延长率 /（延胡索提取物延长率+白芷提取物延长率

−延胡索提取物延长率×白芷提取物延长率）

结果（表 8-16、图 8-45）显示，与模型组比较，元胡止痛滴丸、延胡索提取物和白芷提取物均可非常显著地减少醋酸扭体反应的扭体次数，抑制率分别可达 58.6%、34.3%、

35.7%。可见元胡止痛滴丸、延胡索提取物、白芷提取物对化学刺激引起的疼痛有明显的镇痛作用。

采用金氏概率相加法计算 Q 值，结果显示 Q 值大于 1，说明延胡索提取物和白芷提取物比例为 2∶1 配伍对醋酸扭体反应的扭体次数具有协同增效作用，结果表明，采用延胡索提取物和白芷提取物比例为 2∶1 配伍制成的元胡止痛滴丸治疗炎性疼痛的作用强度优于单用。

表 8-16　元胡止痛滴丸配伍合理性研究（对小鼠醋酸扭体反应的影响，n=10）

分组	剂量（g 生药/kg）	平均扭体次数（$\bar{x}\pm s$，次）	抑制率（%）	Q 值
模型组	—	21.0±7.3	—	—
元胡止痛滴丸组	1.6	8.7±5.4***	58.6	1.01
延胡索提取物组	1.07	13.8±7.6*	34.3	—
白芷提取物组	0.53	13.5±6.8*	35.7	—

注：与模型组比较，*P＜0.05，***P＜0.001。

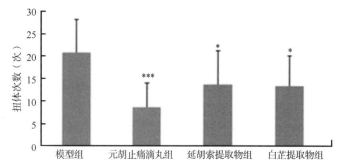

图 8-45　元胡止痛滴丸配伍合理性研究（对小鼠醋酸扭体反应的影响）

与模型组比较，*P＜0.05，***P＜0.01

1.3　对大鼠痛经模型的影响

实验选用 50 只 SD 大鼠，体重 180～200g，随机分为五组，即对照组、模型组、元胡止痛滴丸组、延胡索提取物组、白芷提取物组，每组 10 只，建立缩宫素诱导的大鼠痛经模型：除对照组外，其余大鼠连续 10 天皮下注射苯甲酸雌二醇注射液，第 1、10 天每只 0.5mg/d，余日均每只 0.2mg/d，于注射的第 9 天开始各组按相应剂量灌胃给药（表 8-17），连续给药 3 天，末次给药后 30min，每只腹腔注射缩宫素注射液 2U，注射后立即记录大鼠因痛经而产生扭体反应的潜伏期及 30min 内的扭体次数。注射缩宫素后 1h，腹腔注射戊巴比妥钠麻醉，肝素钠抗凝取血，3000r/min 离心 10min 取血浆，–80℃保存备用；同时迅速分离脑组织，–20℃保存备用。脑组织临用前解冻，各组大鼠取相同脑组织部位，用生理盐水制备 10%匀浆，置于–20℃过夜，经过反复冻融 2 次处理破坏细胞膜后离心取上清液，作为样本测定 DA 含量，按 ELISA 试剂盒说明书测定血浆中 5-HT、NA、β-EP、PGF2α、PGE2 的含量。

1.3.1　对缩宫素痛经模型大鼠扭体反应的影响

结果显示（表 8-17、表 8-18、图 8-46），与模型组比较，元胡止痛滴丸、延胡索提取物和白芷提取物能够显著延长痛经模型大鼠扭体反应的潜伏期，潜伏期延长率分别为 73.3%、22.7%、39.8%。

采用金氏概率相加法计算扭体反应的潜伏期 Q 值，结果显示 Q 值为 1.370，说明延胡索提取物和白芷提取物比例为 2∶1 配伍对缩宫素所致大鼠痛经疼痛潜伏期具有协同增效作用，结果表明，采用延胡索提取物和白芷提取物比例为 2∶1 配伍制成的元胡止痛滴丸治疗痛经的起效时间优于单用，起效更早。

与模型组比较，元胡止痛滴丸、延胡索提取物和白芷提取物能够显著减少扭体次数，扭体次数抑制率分别为 73.7%、53.7%、42.9%。

表 8-17　元胡止痛滴丸配伍对痛经模型大鼠扭体反应潜伏期的影响（n=10）

组别	剂量（g生药/kg）	扭体潜伏期（min）	潜伏期延长率（%）	Q 值
模型组	—	5.06±1.15	—	—
元胡止痛滴丸组	1.6	8.77±2.29***	73.3	1.370
延胡索提取物组	1.07	6.21±1.03*	22.7	—
白芷提取物组	0.53	7.08±2.09*	39.8	—

注：与模型组比较，*P<0.05，***P<0.001。

表 8-18　元胡止痛滴丸配伍对痛经模型大鼠扭体反应的影响（n=10）

组别	剂量（g生药/kg）	30min内扭体次数（次）	扭体次数抑制率（%）	Q 值
模型组	—	41.5±24.4	—	—
元胡止痛滴丸组	1.6	10.9±5.8**	73.7	1.002
延胡索提取物组	1.07	19.2±5.8*	53.7	—
白芷提取物组	0.53	23.7±6.1*	42.9	—

注：与模型组比较，*P<0.05，**P<0.01。

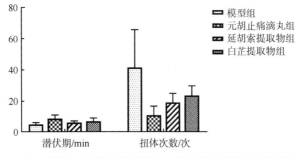

图 8-46　元胡止痛滴丸配伍对痛经模型大鼠扭体潜伏期及扭体次数的影响

采用金氏概率相加法计算扭体次数 Q 值，结果显示 Q 值为 1.002，说明延胡索提取物和白芷提取物比例为 2∶1 配伍对缩宫素所致大鼠痛经止痛具有协同增效作用，结果表明，采用延胡索提取物和白芷提取物比例为 2∶1 配伍制成的元胡止痛滴丸治疗痛经的作用强度优于单用。

1.3.2　对痛经模型大鼠血浆中 β-EP 及单胺类递质的影响

结果显示（表 8-19、图 8-47），与对照组比较，模型组 β-EP 含量显著降低，NA、5-HT 含量显著升高；与模型组比较，元胡止痛滴丸和延胡索提取物可显著升高 β-EP 含量，显著降低 5-HT、NA 含量，白芷提取物可显著降低 5-HT 含量，对 β-EP、NA 含量基本无影响。

表 8-19　元胡止痛滴丸配伍对痛经大鼠血浆 β-EP 及单胺类递质含量的影响（$\bar{x} \pm s$）

组别	剂量（g 生药/kg）	β-EP（pg/mL）	5-HT（ng/mL）	NA（ng/mL）
对照组	—	335.21±43.25	33.81±6.52	1.84±0.71
模型组	—	237.61±34.57△△△	55.03±9.26△△△	2.98±0.58△△△
元胡止痛滴丸组	1.6	299.42±39.94**	40.47±6.59***	2.23±0.53**
延胡索提取物组	1.07	273.59±38.44*	41.01±7.07**	2.44±0.52*
白芷提取物组	0.53	255.67±31.43	42.13±5.75**	2.79±0.59

注：与对照组比较，△△△$P<0.001$；与模型组比较，*$P<0.05$，**$P<0.01$，***$P<0.001$。

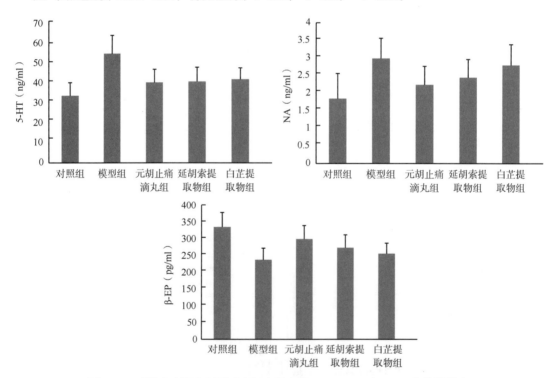

图 8-47　元胡止痛滴丸配伍对痛经大鼠血浆 5-HT、NA 和 β-EP 含量的影响

采用金氏概率相加法计算血浆中 β-EP、5-HT 和 NA Q 值，结果显示（表 8-20），Q 值分别为 1.30、0.79、1.17，说明延胡索提取物和白芷提取物比例为 2∶1 配伍对缩宫素所致大鼠痛经模型血管活性物质 β-EP 和 NA 具有协同增效作用，结果表明，采用延胡索提取物和白芷提取物比例为 2∶1 配伍制成的元胡止痛滴丸调节痛经中血管活性物质 β-EP 和 NA

的作用优于单用。

表 8-20 元胡止痛滴丸配伍合理性研究（Q 值）

血管活性物质	动物数（只）	Q 值（金氏概率相加法）
β-EP	10	1.30
5-HT	10	0.79
NA	10	1.17

1.3.3 对痛经模型大鼠血浆中 PGF2α、PGE2 的影响

结果显示（表 8-21、图 8-48），与对照组比较，模型组 PGF2α、PGF2α/PGE2 显著升高，PGE2 含量显著降低；与模型组比较，元胡止痛滴丸和延胡索提取物可显著降低 PGF2α 含量及 PGF2α/PGE2，显著升高 PGE2 含量，白芷提取物对 PGF2α、PGE2 及 PGF2α/PGE2 基本无影响。

表 8-21 元胡止痛滴丸配伍对痛经大鼠血浆 PGF2α、PGE2 含量的影响（$\bar{x} \pm s$）

组别	剂量（g 生药/kg）	PGF2α（pg/mL）	PGE2（pg/mL）	PGF2α/PGE2
对照组	—	1.96±0.56	13.79±2.45	0.15±0.05
模型组	—	3.03±0.69△△	9.67±1.35△△△	0.33±0.11△△△
元胡止痛滴丸组	1.6	2.41±0.50*	11.41±1.35**	0.22±0.06*
延胡索提取物组	1.07	2.46±0.38*	10.92±1.12*	0.23±0.04*
白芷提取物组	0.53	2.87±0.42	9.92±1.13	0.29±0.04

注：与对照组比较，△△$P<0.01$，△△△$P<0.001$；与模型组比较，*$P<0.05$，**$P<0.01$。

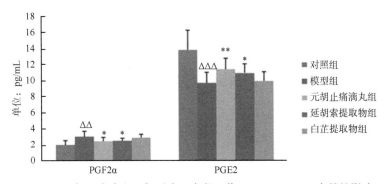

图 8-48 元胡止痛滴丸配伍对痛经大鼠血浆 PGF2α、PGE2 含量的影响

与对照组比较，△△$P<0.01$，△△△$P<0.001$；与模型组比较，*$P<0.05$，**$P<0.01$

采用金氏概率相加法计算血浆中 PGF2α、PGE2 和 PGF2α/PGE2 Q 值，结果显示（表 8-22），Q 值分别为 0.96、1.22、0.93，说明延胡索提取物和白芷提取物比例为 2∶1 配伍对缩宫素所致大鼠痛经 PGE2 具有协同增效作用，结果表明，采用延胡索提取物和白芷提取物比例为 2∶1 配伍制成的元胡止痛滴丸调节痛经中 PGE2 的作用优于单用。

表 8-22　元胡止痛滴丸配伍合理性研究（Q 值）

不同指标	动物数（只）	Q 值（金氏概率相加法）
PGF2α	10	0.96
PGE2	10	1.22
PGF2α/PGE2	10	0.93

2. 基于未孕大鼠离体子宫平滑肌的元胡止痛滴丸配伍规律研究

大鼠连续两天皮下注射苯甲酸雌二醇 1mg/kg，于第 3 天用戊巴比妥钠麻醉后迅速剖取子宫角，浸于预冷并通氧气的 Locke's solution 中，轻轻剪去脂肪和结缔组织，将子宫剪成 1cm 长的子宫环，将其固定于装有 20mL Locke's solution 的麦氏浴槽中，通入 95%O_2，施加前负荷 1.0g，用 BIOPAC 公司的 MP150 型多导生理记录仪记录子宫环的活动。子宫环稳定 30～50min，其间 20min 换液 1 次。

待离体子宫自发活动平稳后，分别加入缩宫素（终浓度 0.01U/mL）或者 PGF2α（终浓度 $2×10^{-6}$mol/L），离体子宫收缩幅度和频率迅速增加，待稳定后（约 10min）按照由低到高的浓度梯度分别加入元胡止痛滴丸、延胡索提取物、白芷提取物、延胡索乙素、欧前胡素、延胡索乙素+欧前胡素，使终浓度分别为 1.6mg 生药/mL、16mg 生药/mL；1.07mg 生药/mL、10.7mg 生药/mL；0.53mg 生药/mL、5.3mg 生药/mL；6.29μg/mL、15.73μg/mL、31.45μg/mL；9.6μg/mL、24μg/mL、48μg/mL；15.89μg/mL、39.73μg/mL、79.45μg/mL。每个浓度梯度反应 10min，并记录离体子宫肌张力变化，Max 为子宫收缩强度，Min 为收缩张力，P-P 为振幅，Mean 为平均振幅，振幅×频率为子宫活动力，活动力抑制率=（加药后活动力–加药前活动力）/加药前活动力×100%，正值为促进作用，负值为抑制作用。

2.1　对缩宫素引起的子宫收缩作用的影响

2.1.1　元胡止痛滴丸、延胡索提取物、白芷提取物对离体子宫收缩的影响

由表 8-23 可见，加入终浓度 0.01U/mL 缩宫素后，离体子宫立即产生强烈收缩，频率迅速增加，平均振幅、活动力显著增大，由低到高依次加入元胡止痛滴丸、延胡索提取物、白芷提取物后，可发现子宫收缩的频率、平均振幅和活动力均明显降低，并呈现剂量依赖性，终浓度 0.53mg 生药/mL、5.3mg 生药/mL 白芷提取物的活动力抑制率分别为 18.4%、32.3%，终浓度 1.07mg 生药/mL、10.7mg 生药/mL 延胡索提取物的活动力抑制率分别为 38.8%、52.3%，终浓度 1.6mg 生药/mL、16mg 生药/mL 元胡止痛滴丸的活动力抑制率分别为 32.3%、53.6%。采用金氏概率相加法计算活动力 Q 值，结果显示 Q 值分别为 0.65、0.79，说明延胡索提取物和白芷提取物比例为 2∶1 配伍对缩宫素引起的子宫收缩具有协同作用。元胡止痛滴丸可有效抑制缩宫素引起的子宫收缩，其抑制缩宫素引起的子宫收缩作用的有效部位在延胡索提取物。

表 8-23　元胡止痛滴丸、延胡索提取物、白芷提取物对缩宫素所致离体子宫收缩的影响（$\bar{x} \pm s$）

剂量	收缩强度	收缩张力	收缩振幅	平均振幅	收缩频率（次/分）	活动力	活动力抑制率（%）	Q 值
—	1.058±0.607	0.242±0.062	0.816±0.546	0.351±0.092	0.571±0.033	0.457±0.284		
—	1.131±0.078	0.253±0.071	0.879±0.008	0.39±0.03	0.552±0.083	0.485±0.077		
—	1.099±0.158	0.246±0.022	0.853±0.136	0.365±0.038	0.574±0.39	0.516±0.411		
缩宫素 0.01U/mL	0.844±0.429	0.314±0.009	0.53±0.42	0.49±0.103	1.524±0.253	0.861±0.774		
缩宫素 0.01U/mL	1.039±0.389	0.358±0.026	0.681±0.363	0.543±0.037	1.553±0.327	1.117±0.786		
缩宫素 0.01U/mL	0.837±0.117	0.345±0.042	0.492±0.074	0.518±0.043	1.451±0.39	0.728±0.30		
白芷提取物 0.53mg 生药/mL	0.669±0.146	0.313±0.047	0.356±0.099	0.454±0.066	1.255±0.244	0.458±0.211	18.4	
元胡止痛滴丸 1.6mg 生药/mL	0.831±0.09	0.341±0.092	0.49±0.183	0.543±0.066	1.265±0.101	0.629±0.28	32.3	0.65
延胡索提取物 1.07mg 生药/mL	0.806±0.124	0.34±0.008	0.466±0.117	0.516±0.018	1.204±0.223	0.574±0.244	38.8	
白芷提取物 5.3mg 生药/mL	0.66±0.139	0.266±0.026	0.394±0.113	0.395±0.037	0.931±0.126	0.374±0.155	32.3	
元胡止痛滴丸 16mg 生药/mL	0.806±0.014	0.301±0.053	0.505±0.039	0.467±0.125	0.754±0.007	0.38±0.026	53.6	0.79
延胡索提取物 10.7mg 生药/mL	0.846±0.215	0.284±0.027	0.562±0.188	0.435±0.023	0.773±0.031	0.437±0.163	52.3	

2.1.2　延胡索乙素、欧前胡素及两者合用对离体子宫收缩的影响

由表 8-24 可见，加入终浓度 0.01U/mL 缩宫素后，离体子宫立即产生强烈收缩，收缩频率迅速增加，由低到高依次加入延胡索乙素、欧前胡素及两者合用（1∶1），可发现子宫收缩的频率和活动力均明显降低，并呈现剂量依赖性，终浓度 6.29μg/mL、15.73μg/mL 延胡索乙素的活动力抑制率分别为 15.5%、26.9%，终浓度 9.6μg/mL、24μg/mL 欧前胡素的活动力抑制率分别为 7.7%、37.9%，终浓度 15.89μg/mL、39.73μg/mL 延胡索乙素+欧前胡素（1∶1）的活动力抑制率分别为 11.4%、61.1%。采用金氏概率相加法计算活动力 Q 值，结果显示 Q 值分别为 0.52、1.12，说明延胡索乙素和欧前胡素比例为 1∶1 配伍对缩宫素引起的子宫收缩具有协同作用，延胡索乙素、欧前胡素均可有效抑制缩宫素引起的子宫收缩，两者合用的抑制率优于单独使用。

表 8-24　延胡索乙素、欧前胡素及两者合用对缩宫素所致离体子宫收缩的影响（$\bar{x} \pm s$）

剂量	收缩强度	收缩张力	收缩振幅	平均振幅	收缩频率（次/分）	活动力	活动力抑制率（%）	Q 值
—	0.682±0.029	0.147±0.09	0.535±0.119	0.303±0.115	0.768±0.275	0.394±0.056		
—	0.922±0.017	0.24±0.073	0.682±0.056	0.453±0.083	0.767±0.134	0.519±0.048		
—	0.861±0.02	0.15±0.031	0.711±0.051	0.337±0.056	0.636±0.084	0.45±0.027		

续表

剂量	收缩强度	收缩张力	收缩振幅	平均振幅	收缩频率(次/分)	活动力	活动力抑制率(%)	Q值
缩宫素 0.01U/mL	0.629±0.063	0.24±0.067	0.389±0.004	0.41±0.089	1.044±0.015	0.405±0.001		
缩宫素 0.01U/mL	0.422±0.09	0.15±0.098	0.272±0.008	0.27±0.108	1.159±0.064	0.316±0.027		
缩宫素 0.01U/mL	0.469±0.005	0.148±0.054	0.321±0.059	0.278±0.033	1.05±0.023	0.338±0.069		
延胡索乙素 6.29μg/mL	0.516±0.229	0.186±0.153	0.33±0.077	0.324±0.193	0.961±0.115	0.312±0.036	15.5	
欧前胡素 9.6μg/mL	0.536±0.102	0.155±0.03	0.36±0.042	0.297±0.048	0.881±0.073	0.318±0.063	7.7	
延胡索乙素+欧前胡素 15.89μg/mL	0.49±0.017	0.139±0.061	0.351±0.043	0.27±0.056	0.861±0.091	0.304±0.069	11.4	0.52
延胡索乙素 15.73μg/mL	0.457±0.205	0.156±0.133	0.301±0.072	0.289±0.176	0.91±0.031	0.272±0.056	26.9	
欧前胡素 24μg/mL	0.409±0.014	0.127±0.012	0.282±0.002	0.194±0.013	0.741±0.024	0.209±0.005	37.9	
延胡索乙素+欧前胡素 39.73μg/mL	0.417±0.02	0.108±0.048	0.25±0.016	0.14±0.068	0.523±0.019	0.130±0.003	61.1	1.12

2.2　对 PGF2α 引起的子宫收缩作用的影响

2.2.1　元胡止痛滴丸、延胡索提取物、白芷提取物对离体子宫收缩的影响

由表 8-25 可见，离体子宫加入终浓度 $2×10^{-6}$mol/L PGF2α 后，子宫收缩频率、平均振幅和活动力显著增加，由低到高依次加入元胡止痛滴丸、延胡索提取物、白芷提取物后，发现子宫收缩频率和活动力显著降低，并呈现剂量依赖性，终浓度 0.53mg 生药/mL、5.3mg 生药/mL 白芷提取物的活动力抑制率分别为 23.1%、38.4%，终浓度 1.07mg 生药/mL、10.7mg 生药/mL 延胡索提取物的活动力抑制率分别为 24.1%、40.4%，终浓度 1.6mg 生药/mL、16mg 生药/mL 元胡止痛滴丸的活动力抑制率分别为 27.4%、61.3%。采用金氏概率相加法计算活动力 Q 值，结果显示 Q 值分别为 0.66、0.97，说明延胡索提取物和白芷提取物比例为 2∶1 配伍对 PGF2α 引起的子宫收缩具有协同增效作用，结果表明，采用延胡索提取物和白芷提取物比例为 2∶1 配伍制成的元胡止痛滴丸对 PGF2α 引起的子宫收缩的作用强度优于单用。

表 8-25　元胡止痛滴丸、延胡索提取物、白芷提取物对前列腺素所致离体子宫收缩的影响（$\bar{x}±s$）

剂量	收缩强度	收缩张力	收缩振幅	平均振幅	收缩频率（次/分）	活动力	活动力抑制率（%）	Q值
—	1.274±0.381	0.203±0.15	1.071±0.231	0.376±0.15	0.591±0.052	0.639±0.192		
—	1.456±0.127	0.261±0.146	1.195±0.273	0.441±0.074	0.589±0.089	0.692±0.054		
—	1.548±0.029	0.196±0.138	1.352±0.11	0.366±0.108	0.44±0.098	0.59±0.085		
PGF2α $2×10^{-6}$mol/L	0.846±0.307	0.243±0.196	0.603±0.111	0.441±0.219	1.314±0.614	0.826±0.517		
PGF2α $2×10^{-6}$mol/L	1.187±0.051	0.311±0.175	0.876±0.124	0.589±0.127	1.254±0.49	1.068±0.273		
PGF2α $2×10^{-6}$mol/L	1.204±0.029	0.255±0.201	0.949±0.173	0.552±0.143	1.223±0.518	1.116±0.28		
元胡止痛滴丸 1.6mg 生药/mL	0.831±0.339	0.232±0.167	0.599±0.172	0.444±0.261	1.005±0.402	0.636±0.413	27.4	0.66

续表

剂量	收缩强度	收缩张力	收缩振幅	平均振幅	收缩频率（次/分）	活动力	活动力抑制率（%）	Q值
延胡索提取物 1.07mg 生药/mL	1.119±0.039	0.285±0.131	0.794±0.149	0.593±0.085	1.017±0.362	0.781±0.136	24.1	
白芷提取物 0.53mg 生药/mL	1.054±0.007	0.248±0.202	0.806±0.195	0.49±0.162	1.095±0.481	0.836±0.174	23.1	
元胡止痛滴丸 16mg 生药/mL	0.792±0.516	0.23±0.152	0.562±0.363	0.335±0.199	0.604±0.05	0.348±0.248	61.3	0.97
延胡索提取物 10.7mg 生药/mL	1.03±0.399	0.262±0.063	0.768±0.336	0.425±0.07	0.847±0.219	0.614±0.117	40.4	
白芷提取物 5.3mg 生药/mL	0.977±0.015	0.219±0.186	0.758±0.171	0.424±0.153	0.924±0.377	0.668±0.127	38.4	

2.2.2　延胡索乙素、欧前胡素及两者合用对离体子宫收缩的影响

由表 8-26 可见，加入终浓度 $2×10^{-6}$mol/L PGF2α 后，离体子宫立即产生强烈收缩，收缩频率迅速增加，平均振幅、活动力显著增加，由低到高依次加入延胡索乙素、欧前胡素及两者合用（1:1），可发现子宫收缩的频率和活动力均明显降低，并呈现剂量依赖性，终浓度 6.29μg/mL、15.73μg/mL、31.45μg/mL 延胡索乙素的活动力抑制率分别为 23.4%、30.6%、52.8%，终浓度 9.6μg/mL、24μg/mL、48μg/mL 欧前胡素的活动力抑制率分别为 32.7%、38.4%、58.0%，终浓度 15.89μg/mL、39.73μg/mL、79.45μg/mL 延胡索乙素+欧前胡素（1:1）的活动力抑制率分别为 25.6%、64.0%、84.6%。采用金氏概率相加法计算活动力 Q 值，结果显示 Q 值分别为 0.53、1.17、1.06，说明延胡索乙素和欧前胡素比例为 1:1 配伍对 PGF2α 引起的子宫收缩具有协同增效作用，结果表明，采用延胡索乙素和欧前胡素比例为 1:1 配伍（相当于延胡索提取物和白芷提取物比例为 2:1 配伍）制成的元胡止痛滴丸对 PGF2α 引起的子宫收缩的作用强度优于单用。

表 8-26　延胡索乙素、欧前胡素及两者合用对前列腺素所致离体子宫收缩的影响（$\bar{x}±s$）

剂量	收缩强度	收缩张力	收缩振幅	平均振幅	收缩频率（次/分）	活动力	活动力抑制率（%）	Q值
—	1.045±0.091	0.182±0.099	0.863±0.007	0.305±0.071	0.606±0.184	0.524±0.164		
—	1.058±0.547	0.157±0.106	0.901±0.44	0.317±0.199	0.671±0.010	0.604±0.295		
—	1.1±0.223	0.149±0.025	0.951±0.247	0.268±0.031	0.532±0.287	0.541±0.405		
PGF2α $2×10^{-6}$mol/L	1.076±0.027	0.184±0.098	0.892±0.125	0.382±0.104	0.933±0.039	0.835±0.152		
PGF2α $2×10^{-6}$mol/L	1.054±0.692	0.148±0.041	0.856±0.58	0.331±0.124	1.102±0.307	0.854±0.376		
PGF2α $2×10^{-6}$mol/L	1.069±0.213	0.143±0.067	0.925±0.28	0.332±0.068	0.976±0.013	0.905±0.285		
延胡索乙素 6.29μg/mL	1.005±0.097	0.178±0.096	0.827±0.193	0.359±0.099	0.78±0.086	0.637±0.08	23.4	
欧前胡素 9.6μg/mL	0.976±0.667	0.129±0.037	0.757±0.503	0.262±0.082	0.821±0.141	0.586±0.306	32.7	
延胡索乙素+欧前胡素 15.89μg/mL	0.965±0.089	0.124±0.052	0.841±0.142	0.26±0.047	0.786±0.064	0.666±0.165	25.6	0.53
延胡索乙素 15.73μg/mL	0.994±0.112	0.169±0.089	0.818±0.193	0.341±0.088	0.714±0.045	0.579±0.101	30.6	
欧前胡素 24μg/mL	0.925±0.637	0.122±0.039	0.793±0.584	0.235±0.109	0.723±0.044	0.56±0.387	38.4	

续表

剂量	收缩强度	收缩张力	收缩振幅	平均振幅	收缩频率（次/分）	活动力	活动力抑制率（%）	Q值
延胡索乙素+欧前胡素 39.73μg/mL	0.936±0.049	0.117±0.044	0.819±0.092	0.202±0.023	0.426±0.393	0.367±0.361	64.0	1.17
延胡索乙素 31.45μg/mL	0.961±0.061	0.161±0.096	0.8±0.035	0.277±0.053	0.496±0.132	0.399±0.123	52.8	
欧前胡素 48μg/mL	0.885±0.376	0.114±0.039	0.771±0.337	0.198±0.099	0.465±0.315	0.412±0.399	58.0	
延胡索乙素+欧前胡素 79.45μg/mL	0.537±0	0.113±0.076	0.424±0.076	0.176±0.079	0.354±0.465	0.168±0.225	84.6	1.06

3. 基于鼠原代子宫平滑肌细胞钙内流的元胡止痛滴丸配伍规律研究

3.1　大鼠原代子宫平滑肌细胞的培养与鉴定

取腹腔注射戊巴比妥钠麻醉大鼠，75%酒精浸泡 2min，迅速取出子宫放于冰袋预冷的 PBS 中（含 100U/mL 青、链霉素），冲洗 2～3 次，以眼科剪将周围组织去除干净，将子宫纵向剖开，眼科镊固定住一端后，从固定处用眼科镊小心将子宫外膜剥离，然后将内膜面朝上，用眼科镊固定住一端，从固定处开始用一次性 1mL 注射器的针头（打弯成 30°角）作为分离器轻轻将子宫内膜和基质部分刮掉，将外、内膜及基质去除干净的子宫条剪碎至 1mm³，分成两份，PBS 洗涤离心收集后分别加入 4mL 0.25% I 型胶原酶（用 DMEM/F12 配制），充分振摇后放入 5% CO_2 37℃培养箱中消化，每隔 1h 振摇一次，消化 3.5～4h，加入含 10%FBS 的 DMEM/F12 终止消化，吹匀后离心收集，弃上清，沉淀加入含 10%FBS 的 DMEM/F12 吹匀后移入培养瓶，置于 5% CO_2 37℃培养箱中培养。

待细胞贴壁后，PBS 冲洗，10%FBS DMEM 换液，待细胞占瓶底面积约 50%时用 0.25% 胰蛋白酶（含 0.02%EDTA）消化收集，吹匀后放入新培养瓶中，使细胞均匀分布并生长。

如图 8-49 可见，子宫平滑肌细胞以平滑肌肌动蛋白 α-SMA 为抗体，经免疫细胞化学染色显示原代培养的子宫平滑肌细胞胞质呈棕褐色，空白对照组不着色。

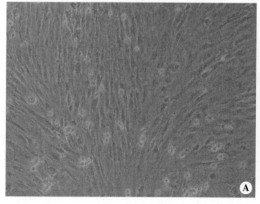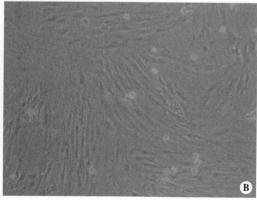

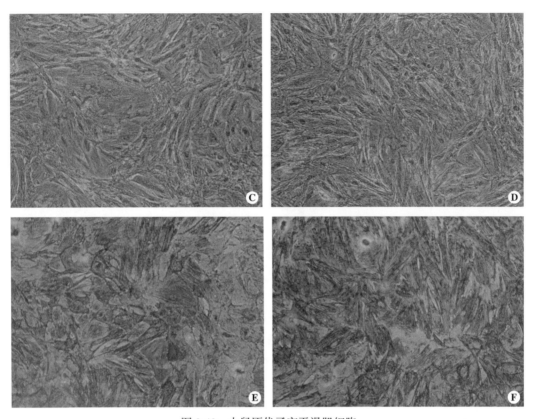

图 8-49 大鼠原代子宫平滑肌细胞

A、B. 正常培养大鼠原代子宫平滑肌细胞；C、D. 免疫细胞化学鉴定的空白对照组（无一抗）；E、F. 免疫细胞化学鉴定组

3.2 对子宫平滑肌细胞 Ca^{2+} 内流的影响

3.2.1 延胡索、白芷提取物及两者合用对子宫平滑肌细胞 Ca^{2+} 内流的影响

细胞消化收集后,制成细胞悬液以 1.5×10^5 个/mL 的密度接种到 12 孔板中,每孔 1.2mL,接种 48h 后将细胞分为正常组（10%FBS DMEM/F12）、对照组（DMEM/F12）、延胡索提取物组、白芷提取物组、延胡索提取物+白芷提取物（1∶1 等体积混合）组（三组药物分别用 DMEM/F12 配制后过滤），每组三个复孔,按分组各孔加入相应药物,使药物终浓度分别为 600μg/mL、300μg/mL、300μg/mL+150μg/mL。作用 24h 后弃上清收集细胞,加入终浓度为 5μmol/L 的 Fluo-3/AM Ca^{2+} 荧光探针(探针用 DMSO 溶解配制成母液,临用前用 PBS 作 1∶1000 稀释),置于 5%CO_2 37℃培养箱中孵育 1h,其间轻微振荡 3 次,离心收集细胞并用 PBS 漂洗 2 次,最后用 HBSS 重悬。

负载探针的平滑肌细胞重悬后,用流式细胞仪检测各组平均荧光强度来观察各药物对原代子宫平滑肌细胞内 Ca^{2+} 浓度的影响,得到的平均荧光强度作为各组加入激动剂前的基础值。基础值测定后将各组样本分成三份,分别加入终浓度为 60mmol/L 的 KCl、0.01U/mL 的缩宫素,加入激动剂后立即用流式细胞仪测定各组的平均荧光强度。

结果见表 8-27 和图 8-50,各组细胞在未加激动剂前（基础状态）细胞内游离 Ca^{2+} 含量基本一致,分别加入终浓度 60mmol/L KCl、0.01U/mL 缩宫素后,细胞内 Ca^{2+} 含量迅速增加，平均荧光强度较基础状态迅速增大，正常组与对照组增加程度一致，说明溶媒 DMSO 对实验基本无影响，加药各组平均荧光强度较基础状态均有不同程度的增加，但增加幅度显著小于对照组，说明药物有效抑制了细胞内 Ca^{2+} 增加，且两者合用组的平均荧光强度增加最少，对 Ca^{2+} 内流的抑制作用最强，优于延胡索提取物、白芷提取物单独使用。

表 8-27 延胡索提取物、白芷提取物及配伍组对原代子宫平滑肌细胞内游离 Ca^{2+} 含量的影响

（ $\bar{x} \pm s$, n=3 ）

组别	基础	KCl	缩宫素
正常组	641.7±26	855±13.9	1443.3±70
对照组	637.7±34.5	888±16.5	1451.7±51.9
延胡索提取物组	644±30.5	744.3±20.4***	1157.7±83.6**
白芷提取物组	635.3±29	786.3±31.7**	1296.3±54.9*
延胡索提取物+白芷提取物组	648.3±26.9	703.3±29.6***	1090.7±36.2***

注：与对照组比较，*P<0.05，**P<0.01，***P<0.001。

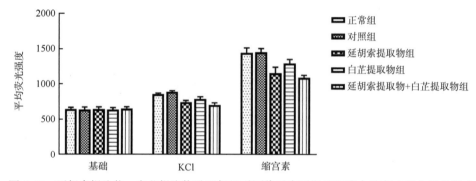

图 8-50 延胡索提取物、白芷提取物及配伍组对原代子宫平滑肌细胞内游离 Ca^{2+} 含量的影响

与对照组比较，*P<0.05，**P<0.01，***P<0.001

3.2.2 延胡索乙素、欧前胡素及两者合用对子宫平滑肌细胞 Ca^{2+} 内流的影响

细胞消化收集后，制成细胞悬液以 $1.5×10^5$ 个/mL 的密度接种到 12 孔板中，每孔 1.2mL，接种 48h 后将细胞分为正常组（10%FBS DMEM/F12）、对照组（DMSO 终浓度为 0.1%的 DMEM/F12）、延胡索乙素组、欧前胡素组、延胡索乙素+欧前胡素组（1∶1 等体积混合）（三组药物均用 DMSO 配制，用 DMEM/F12 稀释至 DMSO 终浓度为 0.1%后过滤），每组三个复孔，按分组各孔加入相应药物，使药物终浓度分别为 100μmol/L、45μmol/L、50μmol/L +22.5μmol/L。作用 24h 后弃上清收集细胞，加入终浓度为 5μmol/L 的 Fluo-3/AM Ca^{2+} 荧光探针（探针用 DMSO 溶解配制成母液，临用前用 PBS 作 1∶1000 稀释），置于 5% CO_2 37℃ 培养箱中孵育 1h，其间轻微振荡 3 次，离心收集细胞并用 PBS 漂洗 2 次，最后用 HBSS 重悬。后续检测步骤同上。

结果见表 8-28 和图 8-51，各组细胞在未加激动剂前（基础状态）细胞内游离 Ca^{2+} 含量基本一致，分别加入终浓度 60mmol/L KCl、0.01U/mL 缩宫素后，细胞内 Ca^{2+} 含量迅速增加，平均荧光强度较基础状态迅速增大，正常组与对照组增加程度一致，说明溶媒 DMSO

对实验基本无影响，加药各组平均荧光强度较基础状态均有不同程度的增加，但增加幅度显著小于对照组，说明药物有效抑制了细胞内 Ca^{2+} 增加，且延胡索乙素、欧前胡素合用组的平均荧光强度增加最少，对 Ca^{2+} 内流的抑制作用最强，优于延胡索乙素、欧前胡素单独使用。

表 8-28　延胡索乙素、欧前胡素及配伍组对原代子宫平滑肌细胞内游离 Ca^{2+} 含量的影响（$\bar{x} \pm s$，n=3）

组别	基础	KCl	缩宫素
正常组	642±32	862.7±12.5	1465.7±86.6
对照组	637.3±19.4	856±14	1442±11.4
延胡索乙素组	631.7±11.9	715.7±34.8**	1109.3±33.9***
欧前胡素组	648±8.2	763.7±31.9**	1268.7±68.9*
延胡索乙素+欧前胡素组	635±9.6	658±35.0***	1069.3±93.2**

注：与对照组比较，*P<0.05，**P<0.01，***P<0.001。

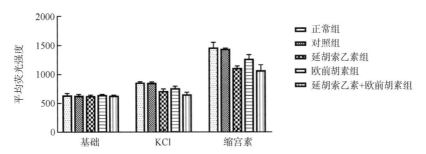

图 8-51　延胡索乙素、欧前胡素及配伍组对原代子宫平滑肌细胞内游离 Ca^{2+} 含量的影响

与对照组比较，*P<0.05，**P<0.01，***P<0.001

3.2.3　元胡止痛滴丸、延胡索提取物、白芷提取物含药血清对子宫平滑肌细胞 Ca^{2+} 内流的影响

细胞消化收集后，制成细胞悬液以 1.5×10^{5} 个/mL 的密度接种到12孔板中，每孔1.2mL，接种 48h 后将细胞分为正常组（10%FBS DMEM/F12）、对照组（空白对照组 20%含药血清）、延胡索提取物含药血清组、白芷提取物含药血清组、元胡止痛滴丸含药血清组（三组均为相应 20%含药血清，即各组含药血清混合后 56℃灭活 30min，加入 DMEM/F12 配制成 20%含药血清，过滤），每组三个复孔，作用 48h 后弃上清收集细胞，加入终浓度为 5μmol/L 的 Fluo-3/AM Ca^{2+}荧光探针（探针用 DMSO 溶解配制成母液，临用前用 PBS 作 1∶1000 稀释），置于 5% CO_2 37℃培养箱中孵育 1h，其间轻微振荡 3 次，离心收集细胞并用 PBS 漂洗 2 次，最后用 HBSS 重悬。后续检测步骤同上。

结果见表 8-29 和图 8-52，各组细胞在未加激动剂前（基础状态）细胞内游离 Ca^{2+} 含量基本一致，分别加入终浓度 60mmol/L KCl、0.01U/mL 缩宫素后，细胞内 Ca^{2+} 含量迅速增加，平均荧光强度较基础状态迅速增大，正常组与对照组增加程度一致，说明溶媒 DMSO 对实验基本无影响，加药（20%含药血清）各组平均荧光强度较基础状态均有不同程度的增加，但增加幅度显著小于对照组，说明含药血清有效抑制了细胞内 Ca^{2+}增加，且元胡止痛滴丸含药血清组的平均荧光强度增加最少，对 Ca^{2+}内流的抑制作用最强，优于延胡索提取物含药血清、白芷提取物含药血清单独使用。

表 8-29   延胡索提取物、白芷提取物及配伍组含药血清对原代子宫平滑肌细胞内游离 Ca²⁺ 含量的影响

组别	基础	KCl	缩宫素
正常组	650±10.4	860.7±12.7	1478.7±119.1
对照组	646.3±37.4	890±23.1	1488±140
延胡索提取物含药血清组	653.3±60.2	749±6.2***	1204.3±21.5*
白芷提取物含药血清组	647.7±69.1	833±13*	1166±62.9*
元胡止痛滴丸含药血清组	641.7±30	712±6.2***	1066±61.2**

注：与对照组比较，*$P<0.05$，**$P<0.01$，***$P<0.001$。

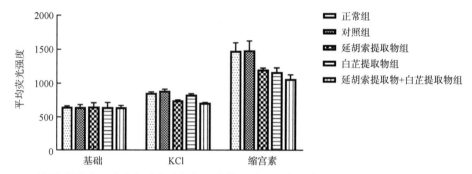

图 8-52   延胡索提取物、白芷提取物及配伍组含药血清对原代子宫平滑肌细胞内游离 Ca²⁺ 含量的影响
与对照组比较，*$P<0.05$，**$P<0.01$，***$P<0.001$

3.3   小结

实验结果表明，延胡索提取物、白芷提取物、配伍组、含药血清及延胡索乙素、欧前胡素、延胡索乙素+欧前胡素对大鼠原代子宫平滑肌细胞基础状态（静息状态）内游离 Ca²⁺ 浓度基本无影响，加入激动剂 KCl 及缩宫素后，与对照组比较可显著减弱细胞内 Ca²⁺ 荧光强度，即显著抑制外钙内流，可部分拮抗 KCl 或缩宫素引起的子宫平滑肌收缩，从而抑制子宫的收缩活动。

4. 基于网络药理学的元胡止痛滴丸"辛-苦"性味配伍规律研究

元胡止痛滴丸为中医传统组方药，由延胡索（醋制）和白芷两味药材组成，本方中延胡索味辛、苦，性温，有活血、理气、止痛的功效。白芷味辛，性温，可微发风寒，宣湿痹行气血，以除头痛、身痛。两药以"辛-苦"性味汇方，有理气、活血和止痛的功效，可用于由气滞血瘀引起的胃痛、胁痛、头痛及痛经的治疗。前期化学成分和药理作用研究表明，元胡止痛滴丸主要含有生物碱类和香豆素类成分，对疼痛有一定的抑制作用，是其主要的药效物质基础；通过前期仿生模型、分子对接及 G 蛋白偶联受体研究发现，延胡索中的生物碱类化合物可能为苦味物质基础，白芷中的香豆素类成分为辛味物质基础。故本研究采用网络药理学的研究手段，选取元胡止痛滴丸中的"辛-苦"性味代表性成分进行靶点通路预测及分析，对本方的"辛-苦"性味配伍规律进行初步探究和阐释。

4.1　实验材料

PharmMapper 数据库（http：//59.78.95.61/pharmmapper/）；UniProt 数据库（http：//www.uniprot.org/）；MAS 3.0 数据库（http：//bioinfo.capitalbio.com/mas3/）；KEGG 数据库（http://www.genome.jp/kegg/）；RCSB PDB 数据库（http://www.rcsb.org/pdb/home/ home.do）；STRING 10 数据库（http：//string-db.org/）；ChemBioOffice 2010；Cytoscape 2.6 软件；Maestro 9.0 软件。

4.2　实验方法

4.2.1　目标化合物的选取

实验中目标化合物的选择主要有三个原则，首先其必须为元胡止痛滴丸中的主要成分。结合文献报道及本课题组实验发现，元胡止痛滴丸的主要成分是生物碱类和香豆素类化合物，且此二类化合物是其主要的药效物质基础。延胡索中的生物碱类化合物主要有以延胡索乙素和巴马汀为代表的原小檗碱型（包括季铵型和叔胺型）、以海罂粟碱为代表的阿朴啡型和以原阿片碱为代表的原托品碱型化合物。此外，中药发挥药效作用的物质基础是化学成分的组合，中药中虽有众多成分，但只有被吸收入血的成分才能产生作用。因此，基于绝大多数药物在动物体内起作用必须被吸收进入血液这一原理，我们选取目标化合物的另一原则即其必须是入血成分。另外，基于元胡止痛滴丸"辛-苦"药性组方特点，选择延胡索药材中苦味主要物质基础生物碱类及白芷药材中辛味主要物质基础香豆素类化合物为本方"辛-苦"药性物质基础。综合以上三个方面，我们选取了延胡索乙素、巴马汀、原阿片碱、欧前胡素和异欧前胡素为研究对象，具体信息见表 8-30。

表 8-30　化合物信息表

结构类型	中文名	英文名/CAS 号	分子式/分子量（Da）	结构式
生物碱 原小檗碱型-叔胺类	延胡索乙素	*dl*-tetrahydropalmatine （10097-84-4）	$C_{21}H_{25}NO_4$ 355.43	
生物碱 原小檗碱型-季铵类	巴马汀	palmatine （3486-67-7）	$C_{21}H_{22}NO_4^+$ 352.40	
生物碱 阿朴啡型	*d*-海罂粟碱	*d*-glaucine （475-81-0）	$C_{21}H_{25}NO_4$ 355.43	

续表

结构类型	中文名	英文名/CAS 号	分子式/分子量（Da）	结构式
生物碱 原托品碱型	原托品碱	protopine （130-86-9）	C₂₀H₁₉NO₅ 353.37	
香豆素	欧前胡素	imperatorin （482-44-0）	C₁₆H₁₄O₄ 270.28	
	异欧前胡素	isoimperatorin （482-45-1）	C₁₆H₁₄O₄ 270.28	

4.2.2　目标化合物作用靶点及通路的预测

将化合物 sdf.格式文件导入 PharmMapper 网站进行化合物的靶点预测，将筛选的靶点投入 UniProt 数据库进行规范化处理。将预测得到的前 10 个靶点编号投入 MAS 3.0，得到与靶点相关的信号通路，通过 KEGG 数据库及相关文献的查阅，选取激素调节、中枢镇痛、解痉、炎症和免疫调节等与原发性痛经相关的通路，构建化合物-靶点、靶点-通路的一一对应关系，经 Cytoscape 2.6.0 软件处理，得到元胡止痛滴丸 6 个代表性化合物的"成分-靶点-通路"网络预测图。

4.2.3　相关靶点与目标化合物的分子对接实验

为了进一步探究反向对接实验结果的可靠性，通过分子对接实验进行潜在蛋白靶点与目标化合物的对接实验验证。具体过程如下。

1）在进行分子对接前，首先在 ChemBio3D 软件中将化合物导入，进行能量优化并将文件保存为 mol2 格式。

2）在 RCSB PDB 数据库中搜索找到所研究靶点蛋白的构象（此结构为具有抑制剂的蛋白复合物）。

3）利用 Maestro 9.0 软件对目标蛋白进行去除水分子等结构优化，并找到其对接活性位点。同时对配体化合物进行构象优化。最后，将配体化合物与蛋白结构相互作用，得到分子蛋白对接示意图。

4.3　目标化合物潜在作用靶点及通路预测结果

通过 PharmMapper 服务器反向分子对接实验，分别得到延胡索乙素、巴马汀、海罂粟碱、原阿片碱、欧前胡素和异欧前胡素的潜在作用靶点，选取得分最高的前 10 个靶点蛋白作为后续研究对象。之后，将预测出的靶点蛋白通过 MAS 3.0 及 KEGG 进行通路注解及分析，得到每个化合物的相关作用通路，最后利用 Cytoscape 2.6.0 软件，分别构建 6 个化合物的"化合物-靶点-通路"网络药理图（图 8-53，图中较大的黄色和红色图形表示该蛋白或信号通路与原发性痛经关系密切）。

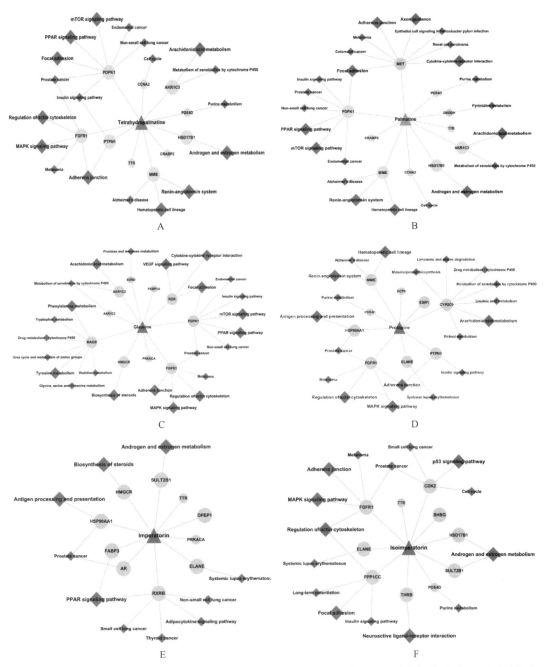

图 8-53　延胡索乙素（A）、巴马汀（B）、海罂粟碱（C）、原阿片碱（D）、欧前胡素（E）和异欧前胡素（F）的"化合物-靶点-通路"网络图

▲：化合物，●：靶点蛋白，◆：通路

4.4　相关作用靶点与目标化合物的对接验证结果

通过上述反向对接实验，获取了延胡索乙素、巴马汀、海罂粟碱、原阿片碱、欧前胡素和异欧前胡素潜在的相关作用靶点，利用潜在蛋白靶点与此 6 个化合物的对接实验，对反向对接结果的可靠性进行了验证。分析结果（表 8-31）发现，延胡索乙素、巴马汀、海罂粟碱、原阿片碱、欧前胡素和异欧前胡素可以较好地对接到各个相应潜在蛋白靶点的活性空腔，对接得分较高，从而证实了反向对接结果的合理性。

表 8-31　化合物靶点蛋白对接结果

基因	蛋白名称	化合物	对接得分	氢键作用	结合能
AKR1C3	醛酮还原酶家族 1 成员 1C3	延胡索乙素	−8.83	0	−38.46
		巴马汀	−8.29	0	−36.37
		海罂粟碱	−8.29	0	−36.37
PDPK1	3-磷酸肌醇依赖性蛋白激酶 1	延胡索乙素	−6.31	−0.16	−43.68
		巴马汀	−6.69	−0.16	−43.81
		海罂粟碱	−6.19	−0.16	−43.48
HSD17B1	雌二醇 17β 脱氢酶 1	延胡索乙素	−6.14	0	−36.77
		巴马汀	−6.75	0	−40.26
		异欧前胡素	−5.68	0	−29.71
MME	脑啡肽酶	延胡索乙素	−5.87	0	−42.03
		巴马汀	−6.27	0	−45.01
		原阿片碱	−3.69	0	−30.42
FGFR1	成纤维细胞生长因子受体 1	延胡索乙素	−5.85	0	−36.24
		海罂粟碱	−5.86	−0.23	−35.9
		原阿片碱	−5.52	−0.12	−35.22
		异欧前胡素	−5.95	−0.32	−33.36
PTPN1	酪氨酸蛋白磷酸酶非受体 1 型	延胡索乙素	−3.08	−0.2	−22.67
		原阿片碱	−3.43	−0.21	−30.86
MET	肝细胞生长因子受体	巴马汀	−6.94	0	−44.43
KDR	血管内皮生长因子受体 2	海罂粟碱	−5.81	0	−35.91
MAOB	胺氧化酶[含黄素]B	海罂粟碱	−4.51	−0.04	−38.07
HMGCR	3-羟基-3-甲基戊二酰辅酶 A 还原酶	海罂粟碱	−4.49	−0.31	−41.52
		欧前胡素	−4.16	−0.42	−31.75
ESR1	雌激素受体 1	原阿片碱	−8.51	−0.2	−33.86
CYP2C9	细胞色素 P450 2C9	原阿片碱	−6.8	0	−40.18
HSP90αA1	热休克蛋白 90αA1	原阿片碱	−5.79	0	−36.71
		欧前胡素	−5.79	−0.15	−35.63
ELANE	中性粒细胞弹性蛋白酶	原阿片碱	−4.33	0	−30.24
		欧前胡素	−4.51	0	−29.54
		异欧前胡素	−4.87	−0.32	−30.94

续表

基因	蛋白名称	化合物	对接得分	氢键作用	结合能
SULT2B1	磺基转移酶家族胞质 2B 成员 1	欧前胡素	−7.57	−0.24	−37.3
		异欧前胡素	−6.02	0	−34.24
AR	雄激素受体	欧前胡素	−7	0	−36.42
RXRB	维 A 酸受体 RXRβ	欧前胡素	−7	0	−36.42
FABP3	脂肪酸结合蛋白，心脏	欧前胡素	−6.15	0	−30.11
DPEP1	二肽酶 1	欧前胡素	−4.29	0	−33.13
CDK2	细胞周期蛋白依赖性激酶 2	异欧前胡素	−8.4	−0.47	−37.23
SHBG	性激素结合球蛋白	异欧前胡素	−6.81	0	−34.36
THRB	甲状腺激素受体 β	异欧前胡素	−6.76	0	−33.24
PPP1CC	丝氨酸/苏氨酸蛋白磷酸酶 PP1γ 催化亚基	异欧前胡素	−5.48	−0.33	−38.9

4.5　元胡止痛滴丸治疗原发性痛经的配伍合理性分析

通过将延胡索乙素、巴马汀、海罂粟碱、原阿片碱、欧前胡素和异欧前胡素 6 个代表性化合物的潜在作用靶点、作用通路（表 8-32）整合，得到了元胡止痛滴丸"化合物-靶点-通路"的网络药理图（图 8-54）。分析 6 个代表性化合物的整合数据发现，生物碱和香豆素两类成分既有共同的作用靶点群及通路群，又各有偏重，作用通路涉及中枢镇痛、激素调节、解痉、血管舒张、炎症及免疫等各个环节，各通路群间通过共有靶点连接，显示出不同成分间的多靶点、多途径的协同作用。6 个化合物可作用于 23 个潜在的蛋白靶点，涉及相关通路 19 条，其中，延胡索生物碱类化合物单独作用的靶点数为 9 个，通路为 9 条；白芷香豆素类化合物单独作用的靶点数为 9 个，通路为 2 条；延胡索生物碱类和白芷香豆素类化合物共同作用的靶点数为 5 个，通路为 8 条。

表 8-32　相关通路信息表

信号通路		蛋白计数	P 值	基因
focal adhesion	黏着斑	4	1.27E-05	PDPK1; MET; KDR; PPP1CC
PPAR signaling pathway	PPAR 信号通路	3	1.64E-05	PDPK1; RXRB; FABP3
adherens junction	黏着连接	3	2.36E-05	PTPN1; FGFR1; MET
androgen and estrogen metabolism	雄激素和雌激素代谢	2	4.59E-04	HSD17B1; SULT2B1
arachidonic acid metabolism	花生四烯酸代谢	2	7.37E-04	AKR1C3; CYP2C9
regulation of actin cytoskeleton	肌动蛋白细胞骨架的调控	2	0.01018	FGFR1; PPP1CC
renin-angiotensin system	肾素-血管紧张素系统	1	0.01181	MME
cytokine-cytokine receptor interaction	细胞因子-细胞因子受体相互作用	2	0.01444	MET;KDR
phenylalanine metabolism	苯丙氨酸代谢	1	0.01526	MAOB
biosynthesis of steroids	类固醇的生物合成	1	0.01938	HMGCR
tyrosine metabolism	酪氨酸代谢	1	0.03233	MAOB
mTOR signaling pathway	mTOR 信号通路	1	0.03571	PDPK1
p53 signaling pathway	p53 信号通路	1	0.04711	CDK2

续表

信号通路		蛋白计数	P 值	基因
VEGF signaling pathway	VEGF 信号通路	1	0.05177	KDR
hematopoietic cell lineage	造血细胞谱系	1	0.05904	MME
antigen processing and presentation	抗原处理和呈递	1	0.06036	HSP90AA1
axon guidance	轴突导向	1	0.08696	MET
neuroactive ligand-receptor interaction	神经活性配体-受体相互作用	1	0.16423	THRB
MAPK signaling pathway	MAPK 信号通路	1	0.17532	FGFR1

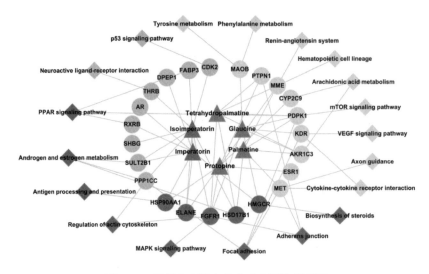

图 8-54　元胡止痛滴丸代表成分网络药理图

红色图形表示生物碱和香豆素共同作用的靶点及通路；黄色图形表示生物碱单独作用的靶点及通路；蓝色图形表示香豆素单独作用的靶点及通路

结果表明，以延胡索乙素、巴马汀、海罂粟碱、原阿片碱为代表的延胡索生物碱类化合物可以单独作用于胺氧化酶 B（MAOB）、酪氨酸蛋白磷酸酶非受体 1 型（PTPN1）、脑啡肽酶（MME）、雌激素受体 1（ESR1）等 9 个靶点蛋白和 arachidonic acid metabolism、mTOR、VEGF、renin-angiotensin system、axon guidance 等 9 条信号通路。这些靶点及通路多数都与中枢镇痛有关，其中脑啡肽酶是主要的内源性阿片肽脑啡肽的降解酶，其对中枢镇痛起着关键性作用，因此推断生物碱类化合物主要是通过调节神经镇痛介质而发挥治疗痛经的作用。

元胡止痛滴丸中以欧前胡素和异欧前胡素为代表的白芷香豆素类成分可单独作用于雄激素受体（AR）、性激素结合球蛋白（SHBG）、脂肪酸结合蛋白（FABP3）等 9 个靶点蛋白和 neuroactive ligand-receptor interaction、p38 信号通路。这些蛋白及通路与性激素、炎症及痉挛关系密切，推测香豆素类化合物可能是通过调节性激素的分泌与释放，抑制炎症因子的表达，缓解平滑肌痉挛而起到治疗原发性痛经的作用。

同时，6 个化合物共同作用的靶点蛋白分别为热休克蛋白 90αA1（HSP90αA1）、中性粒细胞弹性蛋白酶（ELANE）、成纤维细胞生长因子受体 1（FGFR1）、雌二醇 17β 脱氢酶 1（HSD17B1）、3-羟基-3-甲基戊二酰辅酶 A 还原酶（HMGCR），共同作用的信号通路有 PPAR、Androgen and estrogen metabolism、Antigen processing and presentation、Regulation of actin cytoskeleton、MAPK、Focal adhesion、Adherens junction 和 Biosynthesis of steroids。经分析发现，香豆素及生物碱共同作用的蛋白靶点及信号通路涉及免疫反应、炎症表达、平滑肌痉挛及性激素调节等相关过程。

4.6　小结

元胡止痛滴丸为"辛-苦"药性配伍复方，白芷味辛，延胡索味苦辛，本研究利用网络药理学的方法，选取了延胡索药材的四个生物碱类代表性成分及白芷药材的两个香豆素类代表性成分进行潜在靶点和作用通路的预测，得到"化合物-靶点-通路"网络药理图。通过分析实验数据发现，延胡索通过作用于中枢镇痛、平滑肌痉挛相关受体蛋白，以及血栓素、血管紧张素等靶点蛋白而发挥苦、辛药"活血、理气、止痛"的功效特点；白芷通过参与痉挛、炎症等相关信号通路的调节与传导，发挥辛味药"宣湿痹，行气血"的功效特点，体现两者"辛-苦"性味配伍合理性，为中药辛-苦气味配伍规律研究提供了实验证据。

5. 基于 G 蛋白偶联受体的元胡止痛滴丸"辛-苦"性味配伍规律研究

前文通过整体动物模型、离体器官、细胞实验等对元胡止痛滴丸配伍规律进行了研究，并通过网络药理学分析，预测了"辛-苦"性味配伍的功效网络。本部分在此基础上，进一步聚焦与"辛-苦"性味的"辛开苦降"功效及元胡止痛滴丸"理气、活血、止痛"功能主治相关的 6 个 G 蛋白偶联受体（GPCR）（乙酰胆碱受体，M2；β_2 受体，ADRB2；血栓素-前列腺素受体，TP；5-羟色胺受体，5-HT1A；阿片受体，OPRM1；多巴胺受体，D2），通过运用胞内 Ca^{2+} 荧光技术检测延胡索药材、白芷药材及两者配伍给药，延胡索乙素、欧前胡素及两者配伍给药后对 5-HT1A、OPRM1 和 ADRB2 受体的激动作用，以及对 D2、M2 和 TP 受体的抑制作用，从功能受体层面探究元胡止痛滴丸"辛-苦"性味配伍规律。

5.1　延胡索-白芷"辛-苦"性味配伍研究

元胡止痛滴丸方中延胡索味辛、苦，性温，能降能泄，善疏肝气郁结，有活血、行气、止痛功效；白芷味辛，性温，有解表散寒、祛风止痛、宣通鼻窍、燥湿止带、消肿排脓之功。辛味开散横行，苦味泄下燥湿，两者辛苦配伍则辛开苦降，协同发挥"理气、活血、止痛"之功，可用于行经腹痛、胃痛、胁痛、头痛。

药材配伍给药对 6 个 GPCR 受体的激活和抑制结果见表 8-33 和图 8-55。分析结果可知，与空白对照组比较，延胡索提取物给药后对 5-HT1A、OPRM1、ADRB2 受体有显著的激活作用，并且体现出浓度梯度依赖性，对 D2 受体产生了显著的抑制作用，但对 M2 和 TP 受体没有明显的抑制效果。说明延胡索药材可能是通过与 ADRB2 和 5-HT1A、OPRM1、D2 受体结合而发挥理气、止痛效应。白芷提取物对 5-HT1A、OPRM1、ADRB2 受体产生了显著的激动作用，对 M2、TP 受体也有明显的抑制活性，但对 D2 受体无显著抑制作用。据此推测，白芷是通过作用于 5-HT1A、OPRM1、ADRB2、M2 和 TP 受体引发生物级联反应，通过调节多种生物途径而发挥药效。另外，延胡索提取物和白芷提取物按照元胡止痛滴丸原方比例配伍给药后对 6 个 GPCR 受体都产生了显著的生物活性，且有一定的浓度梯度依赖性。同时，将配伍后有生物活性的高低浓度给药组分别与药材单独给药的高低浓度组进行统计学分析发现，延胡索和白芷提取物按原方比例配伍给药后对 6 个 GPCR 受体的生物活性均比两者单独给药的活性高，且具有统计学差异，表明两者配伍后具有显著的增效作

表 8-33　药材及配伍给药对 6 个受体的激活及抑制作用数据表

受体	化合物	高浓度激动率（%，$\bar{x}\pm s$）	低浓度激动率（%，$\bar{x}\pm s$）
5-HT1A	空白对照组	0.63±2.45	—
	阳性对照组	111.41±10.24***	—
	延胡索提取物组	168.92±1.40***	82.89±5.84***
	白芷提取物组	80.97±1.05***	59.41±2.12***
	延胡索提取物+白芷提取物组	218.06±4.88***	115.74±8.35***
OPRM1	空白对照组	−0.89±1.64	—
	阳性对照组	108.48±3.15***	—
	延胡索提取物组	80.40±3.21***	41.29±18.92***
	白芷提取物组	64.43±2.94***	0.43±2.32
	延胡索提取物+白芷提取物组	110.49±7.05***	37.44±6.07***
ADRB2	空白对照组	−2.47±2.65	—
	阳性对照组	100.57±1.20***	—
	延胡索提取物组	158.31±4.91***	48.42±3.53***
	白芷提取物组	64.29±1.61***	18.44±1.73
	延胡索提取物+白芷提取物组	310.07±3.40***	56.13±6.44***
D2	空白对照组	2.19±7.16	—
	阳性对照组	105.63±0.13***	—
	延胡索提取物组	107.57±1.15***	52.87±2.60***
	白芷提取物组	−17.34±1.59	−15.64±11.56
	延胡索提取物+白芷提取物组	115.96±0.92***	54.06±3.99***
M2	空白对照组	7.26±4.26	—
	阳性对照组	100.85±1.96***	—
	延胡索提取物组	−1.00±1.83	−6.36±0.52
	白芷提取物组	89.35±5.32***	−2.40±7.12
	延胡索提取物+白芷提取物组	103.22±0.06***	−14.00±3.86
TP	空白对照组	3.48±1.43	—
	阳性对照组	99.32±0.77***	—
	延胡索提取物组	13.58±9.57	6.29±12.80
	白芷提取物组	75.27±3.65***	19.75±4.17
	延胡索提取物+白芷提取物组	98.19±0.72***	−8.84±11.20

注：与空白对照组比较，***$P<0.001$。

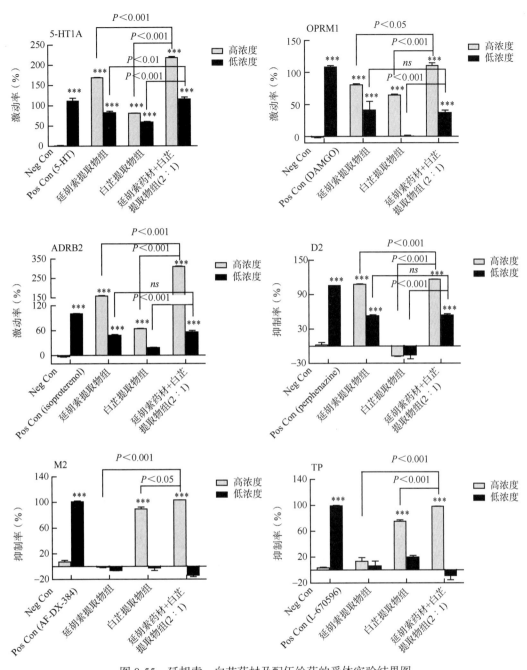

图 8-55　延胡索、白芷药材及配伍给药的受体实验结果图

与空白对照组相比，***$P<0.001$

Neg Con. 空白对照组；Pos Con. 阳性对照组

用，其中对 ADRB2 受体具有协同增效作用。综上分析，延胡索和白芷配伍后可以通过激活 5-HT1A、OPRM1、ADRB2 受体，抑制 D2、M2 和 TP 受体来调节一系列的下游生物信号转导效应，从而发挥多种生物活性，产生增效作用，也体现了两者配伍给药的多靶点、多途径作用特点。

单独给药及配伍给药对 6 个 GPCR 受体的生物活性结果总结见表 8-34。

表 8-34　药材单独给药及配伍给药对 6 个 GPCR 受体的生物活性总结

名称	延胡索提取物（μg/mL）		白芷提取物（μg/mL）		延胡索提取物+白芷提取物（质量比 2∶1）	
	600	60	300	30	浓度 1	浓度 2
5-HT1A	√	√	√	√	√	√
OPRM1	√	√	√	×	√	√
ADRB2	√	√	√	×	√	√
D2	√	√	×	×	√	√
M2	×	×	√	×	√	×
TP	×	×	√	×	√	×

√：与空白对照组比较有统计学差异，有生物活性；

×：与空白对照组比较没有统计学差异，无生物活性。

5.2　元胡止痛滴丸"辛-苦"性味物质基础配伍研究

前期通过仿生模型、分子对接等研究表明，延胡索中的生物碱类化合物可能为其苦味物质基础，白芷中的香豆素类成分为其辛味物质基础。因此以延胡索乙素和欧前胡素分别为延胡索和白芷苦、辛性味物质基础代表成分，开展"辛-苦"性味配伍规律研究。

"辛-苦"性味代表性单体及配伍给药对 5-HT1A、OPRM1、ADRB2、D2、M2 和 TP 6 个 GPCR 受体的激活和抑制结果见表 8-35、图 8-56。分析结果图可知，与空白对照组比较，延胡索乙素给药后对 ADRB2 受体有显著的激活作用，并且体现出浓度梯度依赖性，对 D2 和 TP 受体产生了显著的抑制作用，但对 5-HT1A、OPRM1 和 M2 受体没有明显的生物活性。说明延胡索乙素可能是通过作用于 ADRB2 和 D2、TP 受体引发生物级联反应，通过调节多种生物途径而发挥药效。欧前胡素只对 TP 受体有明显的抑制活性，但对 5-HT1A、OPRM1、ADRB2、D2、M2 受体无显著生物活性。据此推测，欧前胡素是通过与 TP 受体结合而产生一定的生物效应。另外，延胡索乙素和欧前胡素按照元胡止痛滴丸原方中两者质量比（3∶1）配伍给药后对 ADRB2、D2 和 TP 受体都产生了显著的生物活性，且有一定的浓度梯度依赖性。同时，将配伍后有生物活性的高低浓度给药组分别与化合物单独给药的高低浓度组进行统计学分析发现，延胡索乙素和欧前胡素按原方比例配伍给药后对 ADRB2、D2 和 TP 受体的生物活性均比两者单独给药的活性高，且具有统计学差异，表明两者配伍后具有显著的增效作用，其中对 TP 受体产生了加和作用。综上分析，延胡索乙素和欧前胡素配伍后可以通过激活 ADRB2 受体，抑制 D2 和 TP 受体来调节下游生物信号通路，从而发挥多种生物活性，产生增效作用，也体现了两者配伍给药的多靶点、多途径作用特点。

表 8-35　单体及配伍给药对 6 个受体的激活及抑制作用数据表

受体	化合物	高浓度激动率（%，$\bar{x}\pm s$）	低浓度激动率（%，$\bar{x}\pm s$）
5-HT1A	空白对照组	0.63±2.45	—
	阳性对照组	111.41±10.24***	—
	延胡索乙素组	1.48±0.41	0.56±1.34
	欧前胡素组	1.46±0.42	−1.08±0.65
	延胡索乙素+欧前胡素组	4.82±5.62	−1.05±1.36

续表

受体	化合物	高浓度激动率（%，$\bar{x}\pm s$）	低浓度激动率（%，$\bar{x}\pm s$）
OPRM1	空白对照组	−0.89±1.64	—
	阳性对照组	108.48±3.15***	—
	延胡索乙素组	−6.95±0.46	−8.21±1.60
	欧前胡素组	−12.03±2.47	−9.82±3.17
	延胡索乙素+欧前胡素组	−13.26±0.47	−5.43±2.95
ADRB2	空白对照组	−2.47±2.65	—
	阳性对照组	100.57±1.20***	—
	延胡索乙素组	26.85±2.05***	6.54±1.50
	欧前胡素组	17.22±5.00	2.49±2.78
	延胡索乙素+欧前胡素组	33.88±3.00***	0.21±4.67
D2	空白对照组	2.19±7.16	—
	阳性对照组	105.63±0.13***	—
	延胡索乙素组	68.76±6.63***	24.17±4.85***
	欧前胡素组	−19.86±2.50	−7.5±10.00
	延胡索乙素+欧前胡素组	76.77±5.39***	8.92±4.66
M2	空白对照组	7.26±4.26	—
	阳性对照组	100.85±1.96***	—
	延胡索乙素组	−20.35±2.49	−19.21±2.27
	欧前胡素组	−13.13±8.30	2.60±0.64
	延胡索乙素+欧前胡素组	−18.89±0.44	−15.71±3.97
TP	空白对照组	3.48±1.43	—
	阳性对照组	99.32±0.77***	—
	延胡索乙素组	41.28±10.16**	22.97±8.82
	欧前胡素组	56.43±14.15***	−7.61±10.75
	延胡索乙素+欧前胡素组	97.33±1.82***	14.15±4.00

注：与空白对照组相比，**$P<0.01$，***$P<0.001$。

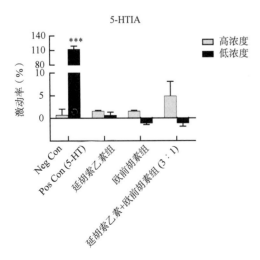

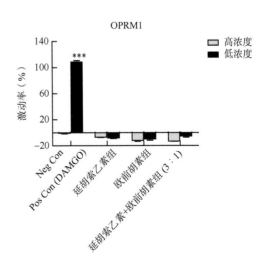

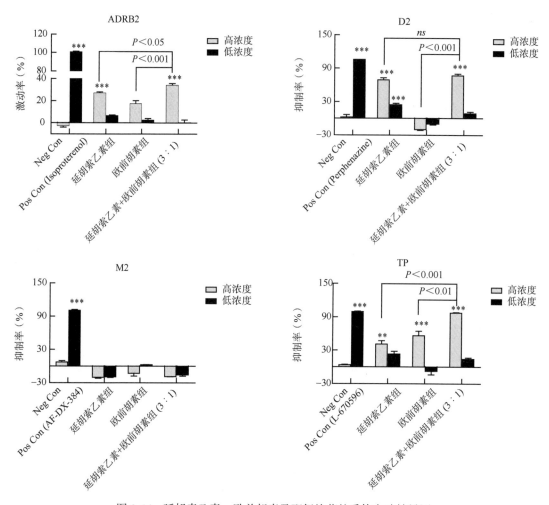

图 8-56　延胡索乙素、欧前胡素及配伍给药的受体实验结果图

与空白对照组相比，**$P<0.01$，***$P<0.001$

Neg Con. 空白对照组；Pos Con. 阳性对照组

化合物单独给药及配伍给药对 6 个 GPCR 受体的生物活性结果总结见表 8-36。

表 8-36　单体及配伍给药对 6 个 GPCR 受体的生物活性总结

名称	延胡索乙素（μmol/L）		欧前胡素（μmol/L）		延胡索乙素+欧前胡素（质量比3∶1）	
	100	10	45	4.5	浓度1	浓度2
5-HT1A	×	×	×	×	×	×
OPRM1	×	×	×	×	×	×
ADRB2	√	×	×	×	√	×
D2	√	√	×	×	√	×
M2	×	×	×	×	×	×
TP	√	×	√	×	√	×

√：与空白对照组比较有统计学差异，有生物活性；

×：与空白对照组比较没有统计学差异，无生物活性。

5.3　小结

本研究从功能受体角度，通过 GPCR 受体激动和抑制活性实验发现，延胡索和白芷"辛-苦"药材配伍给药后对 5-HT1A、OPRM1、ADRB2 受体的激动作用和对 D2、M2、TP 受体的抑制作用均明显强于两味药材单独给药，且具有统计学差异，表明两者配伍后可发挥增效作用。"辛-苦"性味物质基础配伍实验表明，延胡索乙素单独给药后可以激动 ADRB2 受体，拮抗 D2 和 TP 受体；欧前胡素可拮抗 TP 受体，而两者配伍后对 ADRB2 的激动作用，以及对 D2、TP 受体的拮抗作用均显著强于单独给药，体现配伍后的增效作用。

综上，元胡止痛滴丸中"辛-苦"味药材延胡索重在发挥活血散瘀、理气止痛等功效，既能入血分而活血化瘀，又能走气分而行气止痛；辛味药材白芷重在发挥散风除湿、通窍镇痛等功效，特别适用于阳明经头痛，有明显的镇痛效应，与行气止痛药延胡索配伍，符合中药"七情"中的"相使"，能增强延胡索镇痛的效应，体现两者"辛-苦"性味配伍特点。

6. 基于体内过程的元胡止痛滴丸配伍规律研究

针对五味药性的升降浮沉和归经特点，选取元胡止痛滴丸中代表性化合物延胡索甲素、延胡索乙素、原阿片碱、欧前胡素及异欧前胡素，比较配伍前后药动学参数的差异和脑组织分布规律，揭示两者配伍的体内相互作用，通过组织分布及其动力学规律研究，揭示辛（原阿片碱、欧前胡素及异欧前胡素）、苦（延胡索甲素、延胡索乙素）药性物质基础的升降浮沉、归经特点和"辛-苦"气味配伍规律。

6.1　元胡止痛滴丸配伍多成分大鼠药动学研究

6.1.1　延胡索甲素药动学结果

大鼠单次灌胃给予延胡索（醋制）和元胡止痛滴丸后所测得延胡索甲素的血药浓度数据见表 8-37 和表 8-38，血药浓度-时间曲线见图 8-57。

表 8-37　延胡索给药后延胡索甲素血药浓度

时间（h）	血药浓度（ng/mL）						平均值	误差
	1	2	3	4	5	6		
0.08	35.10	4.03	26.70	17.35	5.75	14.33	17.21	12.03
0.25	73.38	11.82	56.94	37.95	69.00	69.20	53.05	23.97
0.5	90.81	13.06	48.90	38.33	74.33	59.63	54.18	27.38
1	105.77	36.43	59.60	56.79	83.34	66.25	68.03	23.91
1.5	57.63	113.26	46.85	34.21	104.32	100.24	76.09	33.80
2	62.26	131.27	43.44	41.60	82.64	84.02	74.20	33.40
3	42.48	111.91	25.41	27.98	67.44	57.86	55.51	32.13
4	25.68	76.20	21.64	25.17	46.47	42.35	39.58	20.59
6	13.00	22.81	7.08	10.56	21.83	15.81	15.18	6.24

续表

时间（h）	血药浓度（ng/mL）						平均值	误差
	1	2	3	4	5	6		
8	8.10	14.14	4.90	6.57	12.92	8.80	9.24	3.60
12	2.04	6.96	2.59	2.39	5.98	3.70	3.94	2.06
24	0.30	0.57	0.28	0.26	0.65	0.35	0.40	0.17

表 8-38　元胡止痛滴丸给药后延胡索甲素血药浓度

时间（h）	血药浓度（ng/mL）						平均值	误差
	1	2	3	4	5	6		
0.08	70.94	33.58	24.42	3.25	4.65	4.76	23.60	26.34
0.25	89.76	168.85	98.65	75.40	148.27	42.67	103.93	46.85
0.5	82.70	208.88	154.08	110.83	209.74	37.48	133.95	69.62
1	43.65	206.02	232.68	129.23	281.06	38.31	155.16	101.20
1.5	59.44	223.34	271.33	116.05	302.59	67.02	173.29	106.18
2	110.76	190.39	256.55	125.93	288.80	90.93	177.23	81.74
3	149.97	153.77	196.58	104.74	215.28	101.66	153.66	46.37
4	132.45	104.76	153.72	81.96	172.18	92.97	123.01	35.69
6	58.97	46.23	84.59	30.91	102.04	47.97	61.78	26.59
8	37.50	29.66	55.79	21.01	66.05	22.64	38.78	18.41
12	17.20	13.22	20.82	12.09	32.82	9.41	17.59	8.47
24	2.51	2.28	1.84	2.14	4.72	2.29	2.63	1.05

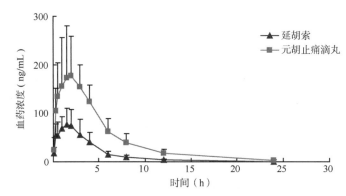

图 8-57　延胡索甲素平均血药浓度-时间曲线

　　各给药组延胡索甲素的血药浓度-时间数据经 DAS 2.0 软件分析计算所得药动学参数见表 8-39 和表 8-40，t 检验统计分析结果见表 8-41。

表 8-39　延胡索给药后延胡索甲素药动学参数

参数	单位	序号						平均值	误差
		1	2	3	4	5	6		
$AUC_{(0-t)}$	（μg·h）/L	331.57	554.46	228.52	228.39	470.05	395.93	368.16	131.33
$AUC_{(0-\infty)}$	（μg·h）/L	332.99	557.24	230.07	228.87	473.53	397.65	370.06	132.22

续表

参数	单位	序号						平均值	误差
		1	2	3	4	5	6		
MRT$_{(0-t)}$	h	3.26	4.43	3.68	3.99	4.22	3.75	3.89	0.42
MRT$_{(0-\infty)}$	h	3.37	4.56	3.85	4.12	4.40	3.86	4.03	0.43
$t_{1/2}$	h	3.32	3.37	3.86	2.79	3.72	3.45	3.42	0.37
T_{max}	h	1.00	2.00	1.00	1.00	1.50	1.50	1.33	0.41
C_{max}	μg/L	105.77	131.27	59.60	56.79	104.32	100.24	93.00	29.11

表 8-40　元胡止痛滴丸给药后延胡索甲素药动学参数

参数	单位	序号						平均值	误差
		1	2	3	4	5	6		
AUC$_{(0-t)}$	（μg·h）/L	924.93	1086.98	1467.06	736.92	1785.19	638.37	1106.57	442.65
AUC$_{(0-\infty)}$	（μg·h）/L	939.32	1092.21	1475.69	751.91	1813.73	639.47	1118.72	448.91
MRT$_{(0-t)}$	h	5.53	4.19	4.68	4.77	5.13	5.37	4.95	0.50
MRT$_{(0-\infty)}$	h	5.91	4.46	4.82	5.29	5.53	5.71	5.29	0.55
$t_{1/2}$	h	4.01	3.34	3.25	4.84	4.22	2.45	3.68	0.84
T_{max}	h	3.00	1.50	1.50	1.00	1.50	3.00	1.92	0.86
C_{max}	μg/L	149.97	223.34	271.33	129.23	302.59	101.66	196.35	81.56

表 8-41　t检验统计分析结果

参数	单位	延胡索	元胡止痛滴丸
AUC$_{(0-t)}$	（μg·h）/L	368.16±131.33	1106.57[**]±442.65
AUC$_{(0-\infty)}$	（μg·h）/L	370.06±132.22	1118.72[**]±448.91
MRT$_{(0-t)}$	h	3.89±0.42	4.95[**]±0.50
MRT$_{(0-\infty)}$	h	4.03±0.43	5.29[**]±0.55
$t_{1/2}$	h	3.42±0.37	3.68±0.84
T_{max}	h	1.33±0.41	1.92±0.86
C_{max}	μg/L	93.00±29.11	196.35[*]±81.56

注：与延胡索组比较，* $P<0.05$，** $P<0.01$。

6.1.2　延胡索乙素药动学结果

大鼠单次灌胃给予延胡索（醋制）和元胡止痛滴丸后所测得延胡索乙素的血药浓度数据见表 8-42 和表 8-43，血药浓度-时间曲线见图 8-58。

表 8-42　延胡索给药后延胡索乙素血药浓度

时间（h）	血药浓度（ng/mL）						平均值	误差
	1	2	3	4	5	6		
0.08	73.88	5.33	50.89	48.89	13.05	22.34	35.73	26.37
0.25	132.28	12.56	113.41	75.14	95.83	115.47	90.78	42.97

续表

时间（h）	血药浓度（ng/mL）						平均值	误差
	1	2	3	4	5	6		
0.5	170.85	16.09	110.25	95.10	145.49	112.17	108.32	52.90
1	186.59	62.83	160.20	105.59	145.00	141.65	133.64	43.59
1.5	149.99	169.65	140.92	115.75	148.72	211.69	156.12	32.32
2	159.11	219.40	145.69	119.08	166.41	198.05	167.96	36.10
3	147.99	245.00	119.22	100.33	167.15	183.82	160.58	51.40
4	118.96	210.84	126.05	109.61	149.47	178.27	148.87	39.15
6	82.18	116.29	53.30	75.95	93.68	88.75	85.03	20.80
8	66.14	81.61	35.85	51.68	67.69	50.29	58.88	16.15
12	20.40	30.61	12.38	18.57	29.13	14.71	20.97	7.47
24	0.67	1.74	3.88	1.06	1.58	0.64	1.59	1.21

表 8-43　元胡止痛滴丸给药后延胡索乙素血药浓度

时间（h）	血药浓度（ng/mL）						平均值	误差
	1	2	3	4	5	6		
0.08	136.43	59.28	50.34	8.17	6.63	3.85	44.12	51.20
0.25	150.68	207.84	129.63	102.95	160.55	57.32	134.83	51.56
0.5	118.51	269.13	201.80	156.43	238.07	57.00	173.49	78.74
1	83.65	288.80	311.46	197.19	323.70	65.63	211.74	115.22
1.5	118.33	341.79	386.82	220.77	353.65	117.30	256.44	121.20
2	191.27	335.73	393.92	248.63	350.16	157.69	279.57	94.68
3	292.70	301.59	367.76	252.61	325.62	207.36	291.27	55.99
4	310.63	292.26	339.79	232.38	301.37	214.75	281.86	48.22
6	202.45	156.56	219.54	126.84	242.22	161.79	184.90	43.59
8	98.24	62.99	101.41	69.00	119.19	98.31	91.52	21.33
12	27.57	13.50	20.57	27.93	31.70	24.47	24.29	6.47
24	1.90	2.58	0.89	2.05	1.02	5.37	2.30	1.63

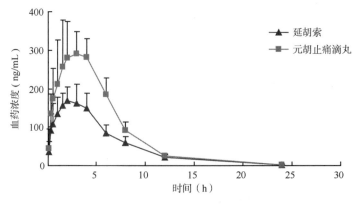

图 8-58　延胡索乙素平均血药浓度-时间曲线

各给药组延胡索乙素的血药浓度-时间数据经 DAS 2.0 软件分析计算所得药动学参数见

表 8-44 和表 8-45，t 检验统计分析结果见表 8-46。

表 8-44　延胡索给药后延胡索乙素药动学参数

参数	单位	序号						平均值	误差
		1	2	3	4	5	6		
$AUC_{(0-t)}$	（μg·h）/L	1244.90	1584.11	975.92	984.05	1372.18	1295.25	1242.73	234.16
$AUC_{(0-\infty)}$	（μg·h）/L	1247.22	1591.35	1002.82	988.52	1379.12	1297.58	1251.10	230.19
$MRT_{(0-t)}$	h	5.04	5.70	4.91	5.47	5.57	4.60	5.21	0.43
$MRT_{(0-\infty)}$	h	5.08	5.81	5.62	5.58	5.68	4.64	5.40	0.45
$t_{1/2}$	h	2.42	2.89	4.84	2.92	3.05	2.53	3.11	0.88
T_{max}	h	1.00	3.00	1.00	2.00	3.00	1.50	1.92	0.92
C_{max}	μg/L	186.59	245.00	160.20	119.08	167.15	211.69	181.62	43.65

表 8-45　元胡止痛滴丸给药后延胡索乙素药动学参数

参数	单位	序号						平均值	误差
		1	2	3	4	5	6		
$AUC_{(0-t)}$	（μg·h）/L	2027.59	2084.36	2544.22	1774.19	2604.27	1619.46	2109.02	398.42
$AUC_{(0-\infty)}$	（μg·h）/L	2035.04	2084.71	2547.20	1783.51	2607.87	1648.52	2117.81	391.02
$MRT_{(0-t)}$	h	5.38	4.17	4.48	5.06	4.90	5.99	5.00	0.65
$MRT_{(0-\infty)}$	h	5.46	4.25	4.51	5.18	4.93	6.41	5.12	0.77
$t_{1/2}$	h	2.70	1.80	2.33	3.16	2.43	3.77	2.70	0.69
T_{max}	h	4.00	1.50	2.00	3.00	1.50	4.00	2.67	1.17
C_{max}	μg/L	310.63	341.79	393.92	252.61	353.65	214.75	311.22	66.81

表 8-46　t 检验统计分析结果

参数	单位	延胡索	元胡止痛滴丸
$AUC_{(0-t)}$	（μg·h）/L	1242.73±234.16	2109.02[**]±398.42
$AUC_{(0-\infty)}$	（μg·h）/L	1251.10±230.19	2117.81[**]±391.02
$MRT_{(0-t)}$	h	5.21±0.43	5.00±0.65
$MRT_{(0-\infty)}$	h	5.40±0.45	5.12±0.77
$t_{1/2}$	h	3.11±0.88	2.70±0.69
T_{max}	h	1.92±0.92	2.67±1.17
C_{max}	μg/L	181.62±43.65	311.22[**]±66.81

注：与延胡索组比较，$**P<0.01$。

6.1.3　原阿片碱药动学结果

大鼠单次灌胃给予延胡索（醋制）和元胡止痛滴丸后所测得原阿片碱的血浆药物浓度数据见表 8-47 和表 8-48，血药浓度-时间曲线见图 8-59。

表 8-47　延胡索给药后原阿片碱血药浓度

时间（h）	血药浓度（ng/mL）						平均值	误差
	1	2	3	4	5	6		
0.08	0.46	0.34	0.22	0.43	0.27	0.33	0.34	0.09
0.25	0.66	0.89	0.14	0.64	0.41	0.45	0.53	0.26
0.5	0.90	1.20	0.35	0.90	0.50	0.52	0.73	0.32
1	1.07	1.67	0.57	1.30	0.52	0.53	0.94	0.48
1.5	0.68	1.16	1.11	0.75	0.59	0.82	0.85	0.23
2	0.67	0.51	1.82	0.54	0.45	0.72	0.79	0.52
3	0.54	0.39	1.40	0.40	0.39	0.64	0.63	0.39
4	0.36	0.28	0.74	0.36	0.24	0.38	0.39	0.18
6	0.25	0.16	0.36	0.17	0.16	0.16	0.21	0.08
8	0.16	0.11	0.19	0.16	0.13	0.11	0.14	0.03

表 8-48　元胡止痛滴丸给药后原阿片碱血药浓度

时间（h）	血药浓度（ng/mL）						平均值	误差
	1	2	3	4	5	6		
0.08	2.21	1.52	0.58	0.24	0.92	0.29	0.96	0.77
0.25	2.21	3.03	1.40	0.99	0.49	0.62	1.45	0.99
0.5	1.27	6.45	3.43	1.74	0.44	0.84	2.36	2.25
1	0.68	6.18	11.87	1.14	0.44	1.13	3.57	4.60
1.5	1.09	9.16	17.66	1.62	0.98	1.10	5.27	6.86
2	3.55	8.90	21.14	1.90	1.81	1.00	6.38	7.77
3	9.43	6.00	12.63	1.72	3.95	1.30	5.84	4.48
4	7.03	2.30	6.99	1.26	3.70	0.87	3.69	2.75
6	2.64	0.60	1.74	0.44	2.25	0.89	1.43	0.92
8	0.84	0.18	0.71	0.19	0.72	0.58	0.54	0.29

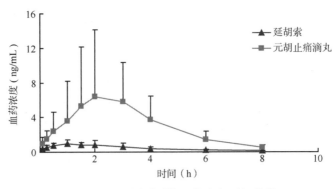

图 8-59　原阿片碱平均血药浓度-时间曲线

　　各给药组原阿片碱的血药浓度-时间数据经 DAS 2.0 软件分析计算所得药动学参数见表 8-49 和表 8-50，t 检验统计分析结果见表 8-51。

表 8-49 延胡索给药后原阿片碱药动学参数

参数	单位	序号						平均值	误差
		1	2	3	4	5	6		
$AUC_{(0-t)}$	$(\mu g \cdot h)/L$	3.65	3.72	5.81	3.39	2.41	3.19	3.70	1.14
$AUC_{(0-\infty)}$	$(\mu g \cdot h)/L$	4.30	4.16	6.35	4.15	3.02	3.55	4.26	1.14
$MRT_{(0-t)}$	h	2.83	2.26	3.17	2.62	2.96	2.86	2.78	0.31
$MRT_{(0-\infty)}$	h	4.24	3.30	3.83	4.47	4.91	3.72	4.08	0.58
$t_{1/2}$	h	2.86	2.76	2.02	3.34	3.25	2.25	2.75	0.53
T_{max}	h	1.00	1.00	2.00	1.00	1.50	1.50	1.33	0.41
C_{max}	μg/L	1.07	1.67	1.82	1.30	0.59	0.82	1.21	0.48

表 8-50 元胡止痛滴丸给药后原阿片碱药动学参数

参数	单位	序号						平均值	误差
		1	2	3	4	5	6		
$AUC_{(0-t)}$	$(\mu g \cdot h)/L$	30.85	28.39	59.58	8.36	17.19	7.31	25.28	19.45
$AUC_{(0-\infty)}$	$(\mu g \cdot h)/L$	32.48	28.62	60.81	8.78	19.27	13.53	27.25	18.70
$MRT_{(0-t)}$	h	3.75	2.29	2.65	2.93	4.11	3.76	3.25	0.73
$MRT_{(0-\infty)}$	h	4.05	2.36	2.80	3.29	4.80	10.54	4.64	3.02
$t_{1/2}$	h	1.31	1.03	1.21	1.57	1.93	7.40	2.41	2.47
T_{max}	h	3.00	1.50	2.00	2.00	3.00	3.00	2.42	0.67
C_{max}	μg/L	9.43	9.16	21.14	1.90	3.95	1.30	7.81	7.41

表 8-51 t 检验统计分析结果

参数	单位	延胡索	元胡止痛滴丸
$AUC_{(0-t)}$	$(\mu g \cdot h)/L$	3.70 ± 1.14	$25.28^{*}\pm19.45$
$AUC_{(0-\infty)}$	$(\mu g \cdot h)/L$	4.26 ± 1.14	$27.25^{*}\pm18.70$
$MRT_{(0-t)}$	h	2.78 ± 0.31	3.25 ± 0.73
$MRT_{(0-\infty)}$	h	4.08 ± 0.58	4.64 ± 3.02
$t_{1/2}$	h	2.75 ± 0.53	2.41 ± 2.47
T_{max}	h	1.33 ± 0.41	$2.42^{**}\pm0.67$
C_{max}	μg/L	1.21 ± 0.48	7.81 ± 7.41

注:与延胡索组比较,$*P<0.05$,$**P<0.01$。

6.1.4 欧前胡素药动学结果

大鼠单次灌胃给予白芷和元胡止痛滴丸后所测得欧前胡素的血药浓度数据见表 8-52 和表 8-53,血药浓度-时间曲线见图 8-60。

表 8-52   白芷给药后欧前胡素血药浓度

时间（h）	血药浓度（ng/mL）						平均值	误差
	1	2	3	4	5	6		
0.08	11.19	16.80	2.57	8.35	5.27	21.10	10.88	7.02
0.25	190.69	135.51	6.48	61.98	125.27	60.86	96.80	66.01
0.5	204.92	243.48	9.09	78.54	223.71	76.65	139.40	96.81
1	165.22	154.90	3.88	43.10	175.11	127.87	111.68	71.19
1.5	145.81	127.62	2.13	31.75	138.92	108.64	92.48	60.58
2	145.81	120.41	1.26	40.46	110.91	71.22	81.68	54.30
3	109.80	78.59	1.84	32.26	85.77	25.58	55.64	41.74
4	43.53	20.01	1.46	20.83	43.26	10.04	23.19	17.19
6	4.01	3.42	0.84	3.08	6.12	2.45	3.32	1.75
8	1.14	0.66	0.74	0.75	1.29	0.76	0.89	0.26

表 8-53   元胡止痛滴丸给药后欧前胡素血药浓度

时间（h）	血药浓度（ng/mL）						平均值	误差
	1	2	3	4	5	6		
0.08	12.21	14.91	12.72	10.99	7.59	7.96	11.06	2.85
0.25	13.17	102.53	44.94	25.69	102.43	27.29	52.68	39.89
0.5	29.21	106.40	72.83	25.02	182.44	39.53	75.91	60.63
1	54.38	71.30	90.13	14.70	182.09	28.75	73.56	59.83
1.5	46.07	75.68	92.90	12.09	214.89	32.94	79.10	72.60
2	35.10	58.38	167.31	14.50	194.89	29.66	83.31	77.54
3	24.77	46.05	177.40	12.14	252.57	13.83	87.79	102.07
4	11.95	18.43	75.57	11.07	129.41	8.72	42.53	49.58
6	3.63	2.85	11.93	2.26	20.31	2.87	7.31	7.33
8	2.19	0.77	2.97	1.38	4.17	1.76	2.21	1.21

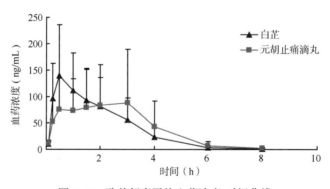

图 8-60   欧前胡素平均血药浓度-时间曲线

各给药组欧前胡素的血药浓度-时间数据经 DAS 2.0 软件分析计算所得药动学参数见表 8-54 和表 8-55，t 检验统计分析结果见表 8-56。

表 8-54　白芷给药后欧前胡素药动学参数

参数	单位	序号						平均值	误差
		1	2	3	4	5	6		
$AUC_{(0-t)}$	（μg·h）/L	566.74	468.79	15.43	181.30	514.86	261.80	334.82	216.82
$AUC_{(0-\infty)}$	（μg·h）/L	567.98	469.43	17.34	182.48	516.66	262.92	336.14	216.66
$MRT_{(0-t)}$	h	1.95	1.73	2.45	2.14	1.96	1.69	1.99	0.28
$MRT_{(0-\infty)}$	h	1.97	1.74	4.09	2.19	1.98	1.73	2.28	0.90
$t_{1/2}$	h	0.76	0.78	2.64	1.05	0.94	1.07	1.21	0.72
T_{max}	h	0.50	0.50	0.50	0.50	0.50	1.00	0.58	0.20
C_{max}	μg/L	204.92	243.48	9.09	78.54	223.71	127.87	147.94	92.32

表 8-55　元胡止痛滴丸给药后欧前胡素药动学参数

参数	单位	序号						平均值	误差
		1	2	3	4	5	6		
$AUC_{(0-t)}$	（μg·h）/L	143.93	260.11	572.69	74.64	926.58	108.85	347.80	336.61
$AUC_{(0-\infty)}$	（μg·h）/L	146.03	260.59	576.32	78.12	931.53	113.13	350.95	337.35
$MRT_{(0-t)}$	h	2.28	1.90	2.68	2.48	2.59	2.16	2.35	0.29
$MRT_{(0-\infty)}$	h	2.50	1.93	2.72	2.83	2.62	2.47	2.51	0.32
$t_{1/2}$	h	1.22	0.75	0.85	1.71	0.84	1.70	1.18	0.44
T_{max}	h	1.00	0.50	3.00	0.25	3.00	0.50	1.38	1.28
C_{max}	μg/L	54.38	106.40	177.40	25.69	252.57	39.53	109.33	89.50

表 8-56　t 检验统计分析结果

参数	单位	白芷	元胡止痛滴丸
$AUC_{(0-t)}$	（μg·h）/L	334.82±216.82	347.80±336.61
$AUC_{(0-\infty)}$	（μg·h）/L	336.14±216.66	350.95±337.35
$MRT_{(0-t)}$	h	1.99±0.28	2.35±0.29
$MRT_{(0-\infty)}$	h	2.28±0.90	2.51±0.32
$t_{1/2}$	h	1.21±0.72	1.18±0.44
T_{max}	h	0.58±0.20	1.38±1.28
C_{max}	μg/L	147.94±92.32	109.33±89.50

6.1.5　异欧前胡素药动学结果

大鼠单次灌胃给予白芷和元胡止痛滴丸后所测得异欧前胡素的血药浓度数据见表 8-57 和表 8-58，血药浓度-时间曲线见图 8-61。

表 8-57　白芷给药后异欧前胡素血药浓度

| 时间（h） | 血药浓度（ng/mL） | | | | | | 平均值 | 误差 |
	1	2	3	4	5	6		
0.08	2.25	8.00	1.90	2.14	1.37	9.02	4.12	3.43
0.25	39.67	63.22	2.60	40.70	45.56	33.03	37.46	19.89
0.5	59.06	104.79	3.51	39.76	71.44	34.90	52.24	34.66
1	56.15	52.19	1.71	22.62	48.95	47.78	38.23	21.45
1.5	33.83	44.95	1.10	19.84	37.14	39.26	29.35	16.19
2	30.59	41.29	0.53	24.53	34.12	31.48	27.09	14.10
3	28.65	32.30	0.99	22.74	25.28	13.88	20.64	11.47
4	22.75	13.10	0.95	17.93	21.45	6.71	13.81	8.62
6	3.82	3.55	0.49	2.48	4.58	2.28	2.86	1.45
8	1.17	0.93	0.26	1.25	1.88	0.72	1.04	0.55

表 8-58　元胡止痛滴丸给药后异欧前胡素血药浓度

| 时间（h） | 血药浓度（ng/mL） | | | | | | 平均值 | 误差 |
	1	2	3	4	5	6		
0.08	5.05	9.02	9.93	2.48	3.02	5.53	5.84	3.06
0.25	5.85	23.39	21.60	12.23	19.80	14.84	16.29	6.61
0.5	11.60	43.76	35.42	10.97	39.13	18.61	26.58	14.58
1	28.04	30.88	35.63	6.52	62.52	14.33	29.66	19.44
1.5	21.88	30.73	43.94	5.12	62.72	15.19	29.93	20.83
2	13.21	25.08	65.71	5.68	65.07	14.45	31.53	26.95
3	11.11	24.10	65.91	5.31	93.66	7.55	34.61	36.66
4	4.97	11.82	35.00	6.10	49.51	5.39	18.80	18.90
6	2.36	2.67	7.75	1.28	12.26	1.98	4.72	4.36
8	1.29	0.86	2.36	0.52	3.84	0.95	1.64	1.25

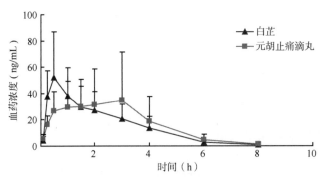

图 8-61　异欧前胡素平均血药浓度-时间曲线

各给药组异欧前胡素的血药浓度-时间数据经 DAS 2.0 软件分析计算所得药动学参数见表 8-59 和表 8-60，*t* 检验统计分析结果见表 8-61。

表 8-59　白芷给药后异欧前胡素药动学参数

参数	单位	序号						平均值	误差
		1	2	3	4	5	6		
$AUC_{(0-t)}$	（μg·h）/L	170.12	192.71	7.55	119.05	173.53	117.32	130.05	67.40
$AUC_{(0-\infty)}$	（μg·h）/L	172.38	194.13	8.32	121.20	177.28	118.51	131.97	68.02
$MRT_{(0-t)}$	h	2.29	1.92	2.63	2.42	2.27	1.91	2.24	0.28
$MRT_{(0-\infty)}$	h	2.39	1.98	3.42	2.58	2.44	1.99	2.47	0.53
$t_{1/2}$	h	1.28	1.05	2.11	1.37	1.43	1.17	1.40	0.38
T_{max}	h	0.50	0.50	0.50	0.25	0.50	1.00	0.54	0.25
C_{max}	μg/L	59.06	104.79	3.51	40.70	71.44	47.78	54.55	33.68

表 8-60　元胡止痛滴丸给药后异欧前胡素药动学参数

参数	单位	序号						平均值	误差
		1	2	3	4	5	6		
$AUC_{(0-t)}$	（μg·h）/L	65.63	120.06	244.36	34.48	326.80	56.86	141.37	118.11
$AUC_{(0-\infty)}$	（μg·h）/L	69.37	121.59	247.90	35.59	332.81	58.34	144.27	119.67
$MRT_{(0-t)}$	h	2.35	2.23	2.77	2.62	2.88	2.30	2.53	0.27
$MRT_{(0-\infty)}$	h	2.83	2.33	2.87	2.86	3.00	2.57	2.74	0.25
$t_{1/2}$	h	2.06	1.23	1.04	1.49	1.09	1.40	1.38	0.37
T_{max}	h	1.00	0.50	3.00	0.25	3.00	0.50	1.38	1.28
C_{max}	μg/L	28.04	43.76	65.91	12.23	93.66	18.61	43.70	31.16

表 8-61　t检验统计分析结果

参数	单位	白芷	元胡止痛滴丸
$AUC_{(0-t)}$	（μg·h）/L	130.05±67.40	141.37±118.11
$AUC_{(0-\infty)}$	（μg·h）/L	131.97±68.02	144.27±119.67
$MRT_{(0-t)}$	h	2.24±0.28	2.53±0.27
$MRT_{(0-\infty)}$	h	2.47±0.53	2.74±0.25
$t_{1/2}$	h	1.40±0.38	1.38±0.37
T_{max}	h	0.54±0.25	1.38±1.28
C_{max}	μg/L	54.55±33.68	43.70±31.16

6.1.6　小结与讨论

药动学结果表明，单独给予延胡索后，大鼠血浆中延胡索甲素药物浓度的达峰时间 T_{max} 为 1.33h、峰浓度 C_{max} 为 93.00μg/L、消除半衰期 $t_{1/2}$ 为 3.42h、$MRT_{(0-t)}$ 为 3.89h 和 $AUC_{(0-t)}$ 为 368.16μg·h/L，延胡索乙素药物浓度的达峰时间 T_{max} 为 1.92h、峰浓度 C_{max} 为 181.62μg/L、消除半衰期 $t_{1/2}$ 为 3.11h、$MRT_{(0-t)}$ 为 5.21h 和 $AUC_{(0-t)}$ 1242.73μg·h/L，原阿片碱药物浓度的达峰时间 T_{max} 为 1.33h、峰浓度 C_{max} 为 1.21μg/L、消除半衰期 $t_{1/2}$ 为 2.75h、$MRT_{(0-t)}$ 为 2.78h

和 $AUC_{(0-t)}$ 为 3.70μg·h/L；单独给予白芷后，大鼠血浆中欧前胡素药物浓度的达峰时间 T_{max} 为 0.58h、峰浓度 C_{max} 为 147.94μg/L、消除半衰期 $t_{1/2}$ 为 1.21h、$MRT_{(0-t)}$ 为 1.99h 和 $AUC_{(0-t)}$ 为 334.82μg·h/L，异欧前胡素药物浓度的达峰时间 T_{max} 为 0.54h、峰浓度 C_{max} 为 54.55μg/L、消除半衰期 $t_{1/2}$ 为 1.40h、$MRT_{(0-t)}$ 为 2.24h 和 $AUC_{(0-t)}$ 130.05μg·h/L；给予元胡止痛滴丸后，大鼠血浆中延胡索甲素药物浓度的达峰时间 T_{max} 为 1.92h、峰浓度 C_{max} 为 196.35μg/L、消除半衰期 $t_{1/2}$ 为 3.68h、$MRT_{(0-t)}$ 为 4.95h 和 $AUC_{(0-t)}$ 为 1106.57μg·h/L，延胡索乙素药物浓度的达峰时间 T_{max} 为 2.67h、峰浓度 C_{max} 为 311.22μg/L、消除半衰期 $t_{1/2}$ 为 2.70h、$MRT_{(0-t)}$ 为 5.00h 和 $AUC_{(0-t)}$ 为 2109.02μg·h/L，原阿片碱药物浓度的达峰时间 T_{max} 为 2.42h、峰浓度 C_{max} 为 7.81μg/L、消除半衰期 $t_{1/2}$ 为 2.41h、$MRT_{(0-t)}$ 为 3.25h 和 $AUC_{(0-t)}$ 为 25.28μg·h/L，欧前胡素药物浓度的达峰时间 T_{max} 为 1.38h、峰浓度 C_{max} 为 109.33μg/L、消除半衰期 $t_{1/2}$ 为 1.18h、$MRT_{(0-t)}$ 为 2.35h 和 $AUC_{(0-t)}$ 为 347.80μg·h/L，异欧前胡素药物浓度的达峰时间 T_{max} 为 1.38h、峰浓度 C_{max} 为 43.70μg/L、消除半衰期 $t_{1/2}$ 为 1.38h、$MRT_{(0-t)}$ 为 2.53h 和 $AUC_{(0-t)}$ 为 141.37μg·h/L。

t 检验统计分析结果显示，元胡止痛滴丸组与延胡索组相比，延胡索甲素峰浓度 C_{max} 升高（$P<0.05$），$MRT_{(0-t)}$ 和 $MRT_{(0-\infty)}$ 显著延长（$P<0.01$），$AUC_{(0-t)}$ 和 $AUC_{(0-\infty)}$ 显著增加（$P<0.01$）；延胡索乙素峰浓度 C_{max}、$AUC_{(0-t)}$ 和 $AUC_{(0-\infty)}$ 显著增大（$P<0.01$）；原阿片碱达峰时间 T_{max} 显著延长（$P<0.01$），$AUC_{(0-t)}$ 和 $AUC_{(0-\infty)}$ 增加（$P<0.05$）。欧前胡素和异欧前胡素在大鼠体内吸收较快，元胡止痛滴丸组与白芷组相比，各药动学参数的差异无统计学意义（$P>0.05$）。

本节采用已建立的 UPLC-MS/MS 定量方法，测定灌胃给予延胡索、白芷和元胡止痛滴丸后不同时间点大鼠血浆中各效应指标成分的浓度，分析比较复方配伍对延胡索甲素、延胡索乙素、原阿片碱、欧前胡素及异欧前胡素体内药动学过程的影响。结果表明，与单独给药相比，元胡止痛滴丸能显著增加延胡索甲素、延胡索乙素和原阿片碱的体内吸收程度，揭示了延胡索与白芷配伍的相互协同作用，从药动学角度明确了两者配伍的合理性。

6.2　元胡止痛滴丸配伍多成分大鼠脑组织分布研究

6.2.1　延胡索甲素脑组织分布结果

大鼠单次灌胃给予延胡索和元胡止痛滴丸后，不同时间点各脑组织中所测得的延胡索甲素药物浓度见表 8-62 和表 8-63，两给药组数据比较结果见图 8-62。

表 8-62　延胡索给药后脑组织中延胡索甲素浓度

| 时间（h） | 浓度（ng/g） | | | | | 平均值 | 误差 |
	1	2	3	4	5		
0.25	93.31	127.88	128.20	168.40	195.28	142.61	39.67
0.5	135.72	161.99	170.26	218.29	236.29	184.51	41.57
1.5	66.47	99.07	102.54	116.55	116.67	100.26	20.51
3	21.41	22.52	29.94	31.27	33.64	27.76	5.46
6	5.67	8.08	8.27	9.44	10.82	8.46	1.90

表 8-63 元胡止痛滴丸给药后脑组织中延胡索甲素浓度

时间（h）	浓度（ng/g）					平均值	误差
	1	2	3	4	5		
0.25	261.66	380.36	463.05	468.79	475.18	409.81	91.38
0.5	536.36	666.24	730.30	735.56	739.87	681.66	86.62
1.5	369.73	441.25	458.41	459.65	534.20	452.65	58.61
3	177.23	187.43	263.76	303.91	465.56	279.58	116.62
6	34.21	53.08	78.26	92.54	121.04	75.83	33.83

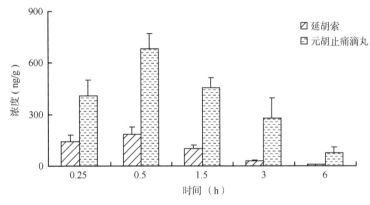

图 8-62 延胡索甲素脑组织中浓度比较

各给药组延胡索甲素的脑组织浓度-时间数据经 DAS 2.0 软件分析计算所得药动学参数见表 8-64 和表 8-65，t 检验统计分析结果见表 8-66。

表 8-64 延胡索给药后延胡索甲素药动学参数

参数	单位	序号					平均值	误差
		1	2	3	4	5		
$AUC_{(0-t)}$	（ng·h）/g	247.93	319.85	346.41	408.75	434.25	351.44	73.96
$MRT_{(0-t)}$	h	1.49	1.47	1.53	1.45	1.45	1.48	0.03
$t_{1/2}$	h	0.94	1.26	1.25	1.22	1.36	1.21	0.16
T_{max}	h	0.50	0.50	0.50	0.50	0.50	0.50	0.00
C_{max}	ng/g	135.72	161.99	170.26	218.29	236.29	184.51	41.57

表 8-65 元胡止痛滴丸给药后延胡索甲素药动学参数

参数	单位	序号					平均值	误差
		1	2	3	4	5		
$AUC_{(0-t)}$	（ng·h）/g	1290.86	1564.38	1856.06	1921.39	2478.03	1822.15	444.38
$MRT_{(0-t)}$	h	1.84	1.79	1.94	2.08	2.22	1.97	0.17
$t_{1/2}$	h	1.30	1.50	1.71	1.84	2.10	1.69	0.31
T_{max}	h	0.50	0.50	0.50	0.50	0.50	0.50	0.00
C_{max}	ng/g	536.36	666.24	730.30	735.56	739.87	681.66	86.62

表 8-66 *t* 检验统计分析结果

参数	单位	延胡索	元胡止痛滴丸
$AUC_{(0-t)}$	(ng·h)/g	351.44±73.96	1822.15**±444.38
$MRT_{(0-t)}$	h	1.48±0.03	1.97**±0.17
$t_{1/2}$	h	1.21±0.16	1.69*±0.31
T_{max}	h	0.50±0.00	0.50±0.00
C_{max}	ng/g	184.51±41.57	681.66**±86.62

注：与延胡索组比较，*$P<0.05$，**$P<0.01$。

6.2.2 延胡索乙素脑组织分布结果

大鼠单次灌胃给予延胡索和元胡止痛滴丸后，不同时间点各脑组织中所测得的延胡索乙素药物浓度见表 8-67 和表 8-68，两给药组数据比较结果见图 8-63。

表 8-67 延胡索给药后脑组织中延胡索乙素浓度

时间（h）	浓度（ng/g）					平均值	误差
	1	2	3	4	5		
0.25	381.66	392.31	403.10	518.31	572.05	453.49	86.17
0.5	575.65	580.84	717.90	803.64	826.17	700.84	119.00
1.5	502.05	507.55	543.17	573.59	605.58	546.39	43.96
3	256.87	283.96	295.69	347.71	359.06	308.66	43.37
6	89.94	109.02	112.84	121.73	127.42	112.19	14.39

表 8-68 元胡止痛滴丸给药后脑组织中延胡索乙素浓度

时间（h）	浓度（ng/g）					平均值	误差
	1	2	3	4	5		
0.25	492.72	613.41	671.90	804.13	830.82	682.60	139.37
0.5	875.25	1091.93	1096.20	1153.28	1207.53	1084.84	126.34
1.5	955.60	960.34	1036.87	1116.39	1151.12	1044.06	88.85
3	762.51	763.58	884.28	897.21	1071.21	875.76	126.63
6	224.51	234.78	308.75	316.97	341.52	285.31	52.35

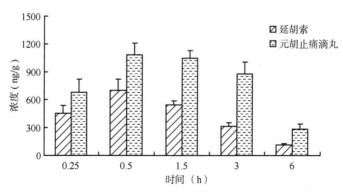

图 8-63 延胡索乙素脑组织中浓度比较

各给药组延胡索乙素的脑组织浓度-时间数据经DAS 2.0软件分析计算所得药动学参数见表8-69和表8-70，t检验统计分析结果见表8-71。

表8-69 延胡索给药后延胡索乙素药动学参数

参数	单位	序号					平均值	误差
		1	2	3	4	5		
AUC$_{(0-t)}$	（ng·h）/g	1778.76	1881.46	2024.47	2265.90	2371.71	2064.46	250.84
MRT$_{(0-t)}$	h	2.07	2.15	2.11	2.11	2.10	2.11	0.03
$t_{1/2}$	h	2.05	2.28	2.06	2.07	2.00	2.09	0.11
T_{max}	h	0.50	0.50	0.50	0.50	0.50	0.50	0.00
C_{max}	ng/g	575.65	580.84	717.90	803.64	826.17	700.84	119.00

表8-70 元胡止痛滴丸给药后延胡索乙素药动学参数

参数	单位	序号					平均值	误差
		1	2	3	4	5		
AUC$_{(0-t)}$	（ng·h）/g	3915.72	4074.07	4586.84	4811.49	5323.81	4542.38	569.44
MRT$_{(0-t)}$	h	2.37	2.32	2.41	2.37	2.42	2.38	0.04
$t_{1/2}$	h	2.07	4.82	2.86	2.79	14.46	5.40	5.17
T_{max}	h	1.50	0.50	0.50	0.50	0.50	0.70	0.45
C_{max}	ng/g	955.60	1091.93	1096.20	1153.28	1207.53	1100.91	93.98

表8-71 t检验统计分析结果

参数	单位	延胡索	元胡止痛滴丸
AUC$_{(0-t)}$	（ng·h）/g	2064.46±250.84	4542.38[**]±569.44
MRT$_{(0-t)}$	h	2.11±0.03	2.38[**]±0.04
$t_{1/2}$	h	2.09±0.11	5.40±5.17
T_{max}	h	0.50±0.00	0.70±0.45
C_{max}	ng/g	700.84±119.00	1100.91[**]±93.98

注：与延胡索组比较，[**]$P<0.01$。

6.2.3 原阿片碱脑组织分布结果

大鼠单次灌胃给予延胡索和元胡止痛滴丸后，不同时间点各脑组织中所测得的原阿片碱药物浓度见表8-72和表8-73，两给药组数据比较结果见图8-64。

表8-72 延胡索给药后脑组织中原阿片碱浓度

时间（h）	浓度（ng/g）					平均值	误差
	1	2	3	4	5		
0.25	17.54	18.02	23.22	42.56	58.10	31.89	17.85
0.5	36.31	43.40	55.60	74.91	152.09	72.46	46.85
1.5	22.85	26.86	28.47	64.77	74.84	43.56	24.31
3	3.14	6.49	8.66	13.06	16.91	9.65	5.42
6	0.57	1.15	1.39	1.78	2.44	1.47	0.70

表 8-73　元胡止痛滴丸给药后脑组织中原阿片碱浓度

时间（h）	浓度（ng/g）					平均值	误差
	1	2	3	4	5		
0.25	27.46	40.17	42.12	135.15	172.10	83.40	65.67
0.5	201.34	347.96	353.45	393.51	433.21	345.89	87.82
1.5	89.53	167.80	272.61	284.08	346.96	232.20	102.46
3	27.66	34.99	38.70	179.53	222.35	100.65	92.88
6	3.35	5.47	12.63	17.83	24.39	12.73	8.70

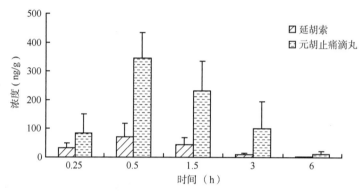

图 8-64　原阿片碱脑组织中浓度比较

各给药组原阿片碱的脑组织浓度-时间数据经 DAS 2.0 软件分析计算所得药动学参数见表 8-74 和表 8-75，t 检验统计分析结果见表 8-76。

表 8-74　延胡索给药后原阿片碱药动学参数

参数	单位	序号					平均值	误差
		1	2	3	4	5		
$AUC_{(0-t)}$	（ng·h）/g	63.57	79.45	97.71	167.58	244.84	130.63	75.18
$MRT_{(0-t)}$	h	1.28	1.49	1.47	1.50	1.34	1.42	0.10
$t_{1/2}$	h	1.16	1.03	1.03	1.02	0.92	1.03	0.09
T_{max}	h	0.50	0.50	0.50	0.50	0.50	0.50	0.00
C_{max}	ng/g	36.31	43.40	55.60	74.91	152.09	72.46	46.85

表 8-75　元胡止痛滴丸给药后原阿片碱药动学参数

参数	单位	序号					平均值	误差
		1	2	3	4	5		
$AUC_{(0-t)}$	（ng·h）/g	311.88	524.22	673.13	1053.28	1271.88	766.88	391.07
$MRT_{(0-t)}$	h	1.44	1.36	1.48	1.93	1.98	1.64	0.29
$t_{1/2}$	h	0.87	0.92	1.10	2.21	2.58	1.54	0.80
T_{max}	h	0.50	0.50	0.50	0.50	0.50	0.50	0.00
C_{max}	ng/g	201.34	347.96	353.45	393.51	433.21	345.89	87.82

表 8-76　*t* 检验统计分析结果

参数	单位	延胡索	元胡止痛滴丸
$AUC_{(0-t)}$	（ng·h）/g	130.63±75.18	766.88[**]±391.07
$MRT_{(0-t)}$	h	1.42±0.10	1.64±0.29
$t_{1/2}$	h	1.03±0.09	1.54±0.80
T_{max}	h	0.50±0.00	0.50±0.00
C_{max}	ng/g	72.46±46.85	345.89[**]±87.82

注：与延胡索组比较，[**]$P<0.01$。

6.2.4　欧前胡素脑组织分布结果

大鼠单次灌胃给予白芷和元胡止痛滴丸后，不同时间点各脑组织中所测得的欧前胡素药物浓度见表 8-77 和表 8-78，两给药组数据比较结果见图 8-65。

表 8-77　白芷给药后脑组织中欧前胡素浓度

时间（h）	浓度（ng/g）					平均值	误差
	1	2	3	4	5		
0.25	89.77	201.50	212.99	487.30	617.09	321.73	220.65
0.5	284.15	544.50	593.77	825.39	1278.99	705.36	373.90
1.5	170.82	185.46	301.68	338.61	467.34	292.78	121.49
3	40.25	55.14	115.03	200.07	249.42	131.98	90.88
6	2.79	3.00	4.20	4.67	5.18	3.97	1.04

表 8-78　元胡止痛滴丸给药后脑组织中欧前胡素浓度

时间（h）	浓度（ng/g）					平均值	误差
	1	2	3	4	5		
0.25	60.08	139.49	141.68	279.64	436.66	211.51	148.60
0.5	353.63	409.74	465.21	631.95	826.96	537.50	192.40
1.5	138.93	190.66	293.67	324.68	472.07	284.00	129.30
3	77.69	98.90	156.36	296.75	361.38	198.22	124.97
6	3.28	3.99	5.72	5.90	6.82	5.14	1.46

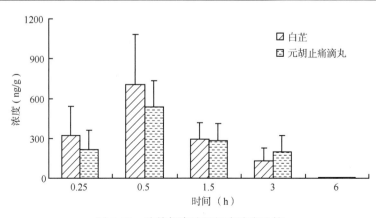

图 8-65　欧前胡素脑组织中浓度比较

各给药组欧前胡素的脑组织浓度-时间数据经 DAS 2.0 软件分析计算所得药动学参数见表 8-79 和表 8-80，t 检验统计分析结果见表 8-81。

表 8-79 白芷给药后欧前胡素药动学参数

参数	单位	序号					平均值	误差
		1	2	3	4	5		
$AUC_{(0-t)}$	（ng·h）/g	499.25	727.29	1046.65	1518.13	2106.79	1179.62	644.09
$MRT_{(0-t)}$	h	1.42	1.27	1.50	1.53	1.45	1.43	0.10
$t_{1/2}$	h	0.76	0.73	1.06	0.73	0.69	0.80	0.15
T_{max}	h	0.50	0.50	0.50	0.50	0.50	0.50	0.00
C_{max}	ng/g	284.15	544.50	593.77	825.39	1278.99	705.36	373.90

表 8-80 元胡止痛滴丸给药后欧前胡素药动学参数

参数	单位	序号					平均值	误差
		1	2	3	4	5		
$AUC_{(0-t)}$	（ng·h）/g	582.28	743.67	1044.03	1543.80	2035.28	1189.81	597.81
$MRT_{(0-t)}$	h	1.59	1.61	1.73	1.87	1.80	1.72	0.12
$t_{1/2}$	h	0.82	0.82	1.59	0.80	0.78	0.96	0.35
T_{max}	h	0.50	0.50	0.50	0.50	0.50	0.50	0.00
C_{max}	ng/g	353.63	409.74	465.21	631.95	826.96	537.50	192.40

表 8-81 t 检验统计分析结果

参数	单位	白芷	元胡止痛滴丸
$AUC_{(0-t)}$	（ng·h）/g	1179.62±644.09	1189.81±597.81
$MRT_{(0-t)}$	h	1.43±0.10	1.72**±0.12
$t_{1/2}$	h	0.80±0.15	0.96±0.35
T_{max}	h	0.50±0.00	0.50±0.00
C_{max}	ng/g	705.36±373.90	537.50±192.40

注：与白芷组比较，**$P<0.01$。

6.2.5 异欧前胡素脑组织分布结果

大鼠单次灌胃给予白芷和元胡止痛滴丸后，不同时间点各脑组织中所测得的异欧前胡素药物浓度见表 8-82 和表 8-83，两给药组数据比较结果见图 8-66。

表 8-82 白芷给药后脑组织中异欧前胡素浓度

时间（h）	浓度（ng/g）					平均值	误差
	1	2	3	4	5		
0.25	47.99	90.50	100.43	207.76	247.11	138.76	84.47
0.5	111.49	155.86	173.92	285.85	427.23	230.87	127.18
1.5	79.39	89.95	116.24	131.51	156.62	114.74	31.23
3	40.04	42.81	62.95	76.37	102.24	64.88	25.67
6	1.71	1.71	2.23	2.71	3.45	2.36	0.74

表 8-83　元胡止痛滴丸给药后脑组织中异欧前胡素浓度

时间（h）	浓度（ng/g）					平均值	误差
	1	2	3	4	5		
0.25	58.11	62.76	125.35	139.91	173.18	111.86	50.07
0.5	124.78	139.15	170.48	193.79	273.61	180.36	58.65
1.5	76.03	95.99	106.35	110.68	192.75	116.36	44.75
3	45.62	50.78	67.46	85.60	166.32	83.16	49.06
6	1.87	2.26	4.47	5.23	6.03	3.97	1.83

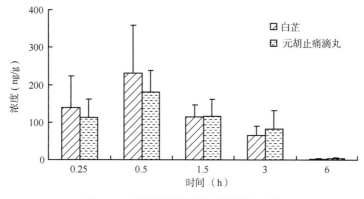

图 8-66　异欧前胡素脑组织中浓度比较

各给药组异欧前胡素的脑组织浓度-时间数据经 DAS 2.0 软件分析计算所得药动学参数见表 8-84 和表 8-85，t 检验统计分析结果见表 8-86。

表 8-84　白芷给药后异欧前胡素药动学参数

参数	单位	序号					平均值	误差
		1	2	3	4	5		
$AUC_{(0-t)}$	（ng·h）/g	271.51	331.37	423.78	570.89	759.79	471.47	196.79
$MRT_{(0-t)}$	h	1.74	1.59	1.71	1.56	1.53	1.63	0.09
$t_{1/2}$	h	1.68	1.35	1.70	1.91	0.80	1.49	0.43
T_{max}	h	0.50	0.50	0.50	0.50	0.50	0.50	0.00
C_{max}	ng/g	111.49	155.86	173.92	285.85	427.23	230.87	127.18

表 8-85　元胡止痛滴丸给药后异欧前胡素药动学参数

参数	单位	序号					平均值	误差
		1	2	3	4	5		
$AUC_{(0-t)}$	（ng·h）/g	292.20	338.26	429.30	494.90	838.52	478.64	216.03
$MRT_{(0-t)}$	h	1.75	1.74	1.76	1.82	1.95	1.80	0.09
$t_{1/2}$	h	0.89	1.71	1.03	3.89	0.97	1.70	1.27
T_{max}	h	0.50	0.50	0.50	0.50	0.50	0.50	0.00
C_{max}	ng/g	124.78	139.15	170.48	193.79	273.61	180.36	58.65

表 8-86　t检验统计分析结果

参数	单位	白芷	元胡止痛滴丸
$AUC_{(0-t)}$	（ng·h）/g	471.47±196.79	478.64±216.03
$MRT_{(0-t)}$	H	1.63±0.09	1.80*±0.09
$t_{1/2}$	h	1.49±0.43	1.70±1.27
T_{max}	h	0.50±0.00	0.50±0.00
C_{max}	ng/g	230.87±127.18	180.36±58.65

注：与白芷组比较，*P<0.05。

6.2.6　小结与讨论

血脑屏障对于保持脑组织内环境的基本稳定具有重要意义，本实验灌胃给药 15min 后即可在大鼠脑组织中检测到延胡索甲素、延胡索乙素、原阿片碱、欧前胡素及异欧前胡素的存在，表明它们能够迅速透过血脑屏障而进入中枢系统。不同时间点大鼠脑组织中各效应成分的药物浓度数据拟合药动学参数，t检验统计分析结果显示，与延胡索、白芷单味给药组相比，元胡止痛滴丸组延胡索甲素消除半衰期$t_{1/2}$延长（P<0.05），峰浓度C_{max}和$AUC_{(0-t)}$显著增加（P<0.01），平均驻留时间$MRT_{(0-t)}$显著延长（P<0.01）；延胡索乙素表现出与延胡索甲素相似的动力学特征，峰浓度 C_{max} 和 $AUC_{(0-t)}$显著增加（P<0.01），平均驻留时间$MRT_{(0-t)}$显著延长（P<0.01）；原阿片碱峰浓度 C_{max} 和 $AUC_{(0-t)}$增加（P<0.01）。欧前胡素和异欧前胡素平均驻留时间$MRT_{(0-t)}$延长（P<0.05），其他各药动学参数的差异无统计学意义（P>0.05）。

本节分别灌胃给予大鼠延胡索、白芷和元胡止痛滴丸后，测定不同时间点脑组织中各效应指标成分的浓度，分析比较复方配伍对延胡索甲素、延胡索乙素、原阿片碱、欧前胡素及异欧前胡素脑组织分布的影响。结果表明，与单独给药相比，元胡止痛滴丸能显著升高生物碱类成分延胡索甲素、延胡索乙素和原阿片碱在脑组织中的达峰浓度，增加其脑组织分布量，同时延长香豆素类成分欧前胡素和异欧前胡素在脑组织中的平均驻留时间。相关文献报道延胡索甲素、延胡索乙素、原阿片碱、欧前胡素及异欧前胡素均不是 P-gp 的底物，结合前期血浆药动学研究结果分析，抑制体内代谢酶活性对药物吸收过程的影响可能是引起延胡索与白芷配伍后各效应成分脑组织分布改变的主要因素。

结　语

中药五味药性理论是中药药性理论的核心内容之一，其与四气、归经、升降浮沉、十八反和十九畏等共同构成药性理论的基本内容。五味与四气、归经、升降浮沉之间存在复杂的内在联系，并作为临证立法、配伍组方的重要依据。五味药性理论形成历史悠久、内容纷乱庞杂，体系、概念变化不一，缺乏系统的梳理和辨析；五味的化学生物学表征研究尚很少见诸报道。虽然五味理论作为临证立法、配伍组方的重要依据，但由于缺乏系统整理和现代研究，已在一定程度上制约了其发展和对临床的指导作用。因此，中药五味药性理论的系统辨识及其现代研究，对于传承和发展中医药理论，用现代医学方法阐释中医药理论的科学内涵，指导临床实践，均具有重要的现实意义。

1. 中药五味药性理论辨识

1.1　五味概念溯源

五味概念最初源于人们对食物味觉的感知和分类界定。《说文解字》谓："味，滋味也……从口未声。"春秋战国及秦汉时期各家学说对"味"均有阐述。《荀子·哀公》曰"非口不能味也"；《荀子·正名篇》曰"甘、苦、咸、淡、辛、酸、奇味以口异"；将"味"作为药性理论，最早见于《黄帝内经》《神农本草经》。《素问·至真要大论》记载："辛甘发散为阳，酸苦涌泄为阴，咸味涌泄为阴，淡味渗泄为阳。"《素问·脏气法时论》最早概括了五味与功效的关系"辛散、酸收、甘缓、苦坚、咸软"。《神农本草经》指出"药有酸、咸、甘、苦、辛五味，又有寒、热、温、凉四气及有毒无毒"。首次把药味的概念引入本草著作，产生了药物五味，并将其作为药物五味理论的基本思想。后世医家在此基础上进行补充，使"五味"理论逐步得到完善。

1.2　五味药性理论的内在联系和相互关系

五味理论是药性理论的核心内容之一，其与药性理论中的四气、升降沉浮、归经、有毒无毒、配伍、禁忌等存在密切的联系。

1.2.1　五味与四气

"四气"即是指药物的寒、热、温、凉四种药性。"气"与"味"联系最为密切。缪希雍谓："物有味必有其气，有气斯有性。"强调药性是由"气"和"味"共同组成的，两者密不可分。"味"更多反映中药的物质属性，"性"则偏重中药的功能属性，在某种程度上，两者是"体"与"用"的关系，"体用一体，各有偏重"。徐大椿《神农本草经百种录》云"入口则知其味，入腹则知其性"，更加论证了这一观点。

药物的性味相同，作用相近。例如，辛温药物大都有解表散寒的作用，苦寒药物大都有清热泻火的作用。药性相同而药味不同，则功效不同。同是温性药，麻黄辛温解表散寒，杏仁苦温下气止咳；同是寒性药，金银花甘寒清热解毒，木通苦寒利尿通淋。要正确地辨识药物的作用，应将两者结合起来看待。药物的气味所表现的药物作用及气味配合的规律是错综复杂的。这种复杂的关系，使药物呈现多种多样的作用。

1.2.2　五味与归经

归经指中药对人体某部分（组织部位或功效网络）具有选择性治疗作用的特性，即某药对某些脏腑经络有特殊的亲和作用。脏腑经络学说是归经理论形成的基础。五味与归经的关系早在《黄帝内经》中已有体现，《素问·至真要大论》云："夫五味入胃，各归所喜。故酸先入肝，苦先入心，甘先入脾，辛先入肺，咸先入肾，久而增气，物化之常也。"表明"味"因其功能特性与相应的脏腑构成了固定的对应关系，进而能选择性地治疗相应的脏腑疾病。如《素问·脏气法时论》中记载"肝苦急，急食甘以缓之。心苦缓，急食酸以收之。脾苦湿，急食苦以燥之。肺苦气上逆，急食苦以泄之。肾苦燥，急食辛以润之"；又有"肝欲散，急食辛以散之，用辛补之，酸泻之。心欲软，急食咸以软之，用咸补之，甘泻之。脾欲缓，急食甘以缓之，用苦泻之，甘补之。肺欲收，急食酸以收之，用酸补之，辛泻之。肾欲坚，急食苦以坚之，用苦补之，咸泻之"。

1.2.3　五味与升降沉浮

升、降、浮、沉是指药物作用于机体上下表里的作用趋势。升是上升，降是下降，浮是外行发散之意，沉是内行泻利之意。药物气味的厚薄能够决定其作用的升降浮沉。在古时文献中"气""味"在药物不是独立的概念，而是统一的整体。《素问·阴阳应象大论》有"味厚者为阴，薄为阴之阳；气厚者为阳，薄为阳之阴"之理论。元代名医李东垣记载："味薄者升，气薄者降，气厚者浮，味厚者沉"。明代李时珍也提出"酸咸无升，甘辛无降；寒无浮，热无沉，其性然也"。味辛甘、气温热的药物，多主升浮；味酸苦咸，气寒凉的药物，多主沉降。清代医家汪昂在《本草备要·药性总义》中也指出"辛甘发散为阳，酸苦涌泄为阴，咸味涌泄为阴，淡味渗泄为阳，轻清升浮为阳，重浊沉降为阴，阳气出上窍，阴气出下窍"，进一步论述了辛甘淡属阳，为升浮之品，如薄荷、连翘；酸苦咸为阴，为沉降之品，如熟地黄、大黄。

1.2.4　五味与功效的关系

五味最初是指药物的真实滋味，后来逐渐将药物的滋味与作用相联系，并以味解释和归纳药物的作用，如辛"能散、能行"，甘"能补、能缓、能和"，酸"能收、能涩"，苦"能泄、能燥、能坚"，咸"能下、能软"。同一性味的中药可以具有不同功效的药效作用，如辛味中药具有活血化瘀、清热解表、温经止痛等不同药效；同一类功能的中药可以具有不同的性味，如活血化瘀药中既有酸、咸、甘、苦、辛五味，又有寒、热、温、凉四气。因此，存在"性效等同""性效有别""性效互参"等联系和规律。

1.2.5　五味药性理论在临证配伍用药中的运用

中药配伍理论是中医药理论的核心内容，在中药配伍理论中，"七情和合"被视为中药配伍理论之纲。基于气味配伍的药对多是中药方剂的"方根"，而方根是方剂中不可轻易减除的药味。《素问·脏气法时论》指出五脏苦欲补泄的论治、配方规律，如"肺苦气上逆，急食苦以泄之""肝欲散，急食辛以散之"，故有"四时五脏，病随五味所宜也"。以药物五味之性去纠正脏腑"苦欲"之偏，正是体现"方-证对应"的制方大法，"方从法立，以法统方"，执法以制方。《素问·至真要大论》提出药物的气味薄厚与寒热温凉是制方的基础，"急则气味厚，缓则气味薄，寒热温凉，反从其病"。金代成无己撰《伤寒明理药方论》提出"是以制方之体，欲成七方之用者，必本于气味生成，而制方成焉"。张元素也在《医学启源·用药备要》中指出"凡药之五味，随五脏所入而为补泄，亦不过因其性而调之"，并创立了药物升降浮沉说，且与气味配伍制方相联系；发明了药物归经理论，并与气味配伍制方相联系；并确立了"风制法""暑制法""湿制法""燥制法""寒制法"等制方大法。历代医家多以其为配伍立法，如叶天士《临证指南医案》指出"论药必首推气味"，可见气味配伍是体现中医药理论特点的核心内容。

根据药物中辛、甘、酸、苦、咸五味的功能特点和病证的病因、性质、病位及病势，选择有针对性的药物组成方剂，也是临床组方的重要方法之一。五味也能与其他药性配伍，在方剂中多有体现。气（性）味配伍有甘温除热、甘凉濡润、苦寒清热、辛温解表、甘寒清气生津等。五味还可以与引经药配伍，对五味的功效有一个很好的"引向"作用。五味各有所喜，各走其脏，既要熟悉五味的一般规律，又要掌握每一药味的特殊治疗作用及气味配合的规律，这样才能很好地掌握药性，认识药物的特点，更准确地遣药组方，指导临床用药。

2. 五味药性理论现代研究总体思路与研究模式

2.1　五味药性理论认识视角

2.1.1　从历史的角度认识五味理论

五味药性理论的形成具有深远的历史渊源，其概念的产生、哲学思维、内涵的发展和演变等具有浓重的历史色彩。研究五味药性理论就应真实还原、面对理论形成的历史背景。五味与阴阳五行的哲学思维及规律的推演、五味与四气、归经、升降沉浮的关系等均是在当时的历史环境和思维模式下形成的，研究五味首先要认识五味，正确认识五味传统药性理论首先要面对历史，认识、辨析五味理论的真实内涵。

2.1.2　从动态角度看待五味理论

五味理论的形成和发展一直处在动态的变化过程中，无论是五味的功效表达，还是具体药味的性味描述，一直处在不断的丰富、变化过程中，各本草医籍记述"莫衷一是"现象亦相当普遍。研究五味药性理论应从动态角度审视、辨析、认识五味理论变化和发展过程，对应分析人种药理学经验和五味理论形成的时代联系性，梳理五味理论发展的脉络。

2.1.3　以辨证的观点分析五味理论

五味药性理论基于阴阳五行的哲学思维，辨证的观点是其理论内核。同时，又由取类比象、演绎推理等方式得出普遍规律。五味理论具有极为丰富的科学内涵，但也毋庸讳言，传统五味理论中也一样会存在不合理的内容，尤其是五味的普遍规律不一定完全适合每一个具体药味的个性特征，研究五味理论应以辨证的观点面对传统药性理论，判断甄别，去芜存菁，正确继承中药五味药性理论。

2.1.4　以普遍联系的观点统筹五味理论

五味药性理论不是孤立的，具有丰富的内涵和外延，五味与四气、归经、升降沉浮、功效作用、配伍禁忌、临证治法等具有广泛的联系。研究五味理论就应从五味的完整性出发，以普遍联系的观点，抽丝剥茧，阐释和表征相互联系的规律性。

2.2　五味理论现代研究和表征模式

2.2.1　以系统论的观点统筹五味理论研究

药性理论符合系统论"整体取性"的特点，其性味、功效也是一类或多类物质群的整体生物效应，五味具有"系统质"的特征。"五脏苦欲补泄""治寒以热"等以性味立法的对证遣药组方也是基于药物复杂化学物质群对生命系统的综合干预，其理论内核决定了系统论的科学模式。因此，五味理论研究必须以系统论的观点统筹，既要源于系统论，又要回归系统论。

2.2.2　以还原论的方法作为实验手段和切入点

五味理论的现代研究需要对其化学和生物学实质进行客观表征，因此，在以系统论的观点统筹的前提下，还需要以还原论的方法作为实验手段和切入点，对其物质基础进行拆分、组合和表征，并以实验模型和客观指标建立味-性-效-物的关联规律。还原论是手段、方法和研究的切入点，最终还要回归到系统的理论阐释。

2.2.3　建立"性-效-物"三元论的研究模式

"药性"与"药效"（功效）均是中医药理论的核心概念，是中药临证立法、遣药组方的重要依据。是从不同侧面、不同角度对中药的生物效应表达的客观描述。"药味（性）"和"药效"体现中药的"物质基础"作用于人体疾病主体的不同层面、不同方式的生物效应表达形式，两者呈现复杂的离合关系。"性-效-物"的表征、相关性规律研究是阐释中药作用原理及配伍规律、指导临床实践的重要依据和研究路径。药性（味）与药效之间存在"性效等同""性效有别""性效互参"等联系和规律。而药性（味）本身存在"一药二性""一药多味"等情况。因此，需建立"性-效-物"三元论的研究模式，以中医药理论为核心、以物质基础为纽带、拆分和阐释"传统功效-作用机制""五味药性-生物效应表达""归经-

体内过程"等的关联规律,是完整表征中药的有效性、阐释药性理论科学内涵的可行路径。

2.2.4　五味理论研究向临床应用转化

以中医药理论为基础的中药临床转化,进而用中药理论服务和指导临床实践。传统中药理论中五味药性理论占有重要的位置,并作为临证立法、配伍组方的重要依据。转换研究是当今国际上推崇的研究模式,五味理论研究向临床应用转化符合转换研究的研究模式,适合中药五味理论的理论体系特点,也是中医理论服务于临床实践的需要,因此,五味理论研究不能仅限于中药自身的边界,应从物质基础-功效作用、单味药-复方、方-证等关联的线索和路径向临床转化延伸,以证实基础理论的临床应用价值。

3. 中药"五味"药性理论现代研究方法

3.1　基于滋味(气味)属性的五味物质基础表征方法

五味最初的定义源于人们对中药滋味、气味的实际感受,故有"非口不能味也"。然而,口尝、鼻嗅是人类的实际感受和主观判断,不同人会有不同的感受和判断结果,不足以作为实验科学的手段和量化指标,也会制约五味表征及其物质基础的深入研究。近些年来,以电子舌、电子鼻等为代表的味觉、嗅觉仿生手段对食品的味觉、嗅觉进行客观、量化的划分和表征,在食品行业得到广泛应用,借此技术手段对中药五味识别和表征是可行的。

电子舌技术是近年来发展的一种分析、识别液体"味道"的新型检测手段。这种技术也被称为味觉传感器技术或人工味觉识别技术。电子舌是由具有非专一性、弱选择性、对溶液中不同组分(有机和无机、离子和非离子)具有高度交叉敏感特性的传感器单元组成的传感器阵列,结合适当的模式识别算法和多变量分析方法对阵列数据进行处理,从而获得样品定性、定量信息的一种分析仪器。电子鼻利用各种传感器的仿生学技术,模仿人类后上部嗅上皮细胞的工作模式,实现对气味的检测。

嗅觉受体是一种膜蛋白,其三维结构尚未被解析,需要借助计算机进行模拟,并与中药小分子辛味成分进行对接,可进一步从分子水平表征和阐释辛味的物质基础及其表达原理。苦味的产生是由于味觉物质作用于味觉感受器(味蕾)上,目前已发现苦味的味觉相关受体为 TAS2R 家族,是一类 7 次跨膜的 G 蛋白偶联受体(GPCR),且研究发现苦味受体能与多数苦味中药的化学成分结合,中药苦味物质激活依赖于 T2R 受体基因,可认为苦味中药的味觉表达与 T2R 受体有一定联系。利用味觉、嗅觉受体与中药中的化学成分进行分子对接,进一步界定"真实五味"的物质基础。

3.2　基于功能(生物效应)属性的五味物质基础表征方法

五味最初是指药物的真实滋味,后来逐渐将药物的滋味与作用相联系,并以味解释和归纳药物的作用。五味"功效属性"的表达应在中药五味理论的基础上,根据具体药味的性、味、效的特点,通过适当的药效学实验模型进行表达。其表达方式又可分为"性效等同""性效有别""性效互参"等几种表达方式。

"性效等同"是指性味的生物效应与其药效作用一致，如辛味中药"能散"，是其性味功效，又是解表药中解表的药效作用。辛味中药"能行"，是其性味功效，又是活血化瘀中药的药效作用。荆芥中挥发油具有挥发性，是辛味的物质基础，具有"宣""散"的作用，又是该药"解表"的药效物质基础，性效一致，其生物效应表达方式可通过发汗、解热等药效模型评价和表征。黄连味苦，苦能泄热，黄连中的异喹啉类生物碱既是黄连的"苦味"物质基础，也是清热解毒的功效成分，即性效等同，并可通过解热、抗菌、抗炎等药效学实验方法表征。

"性效有别"是指同一味药的"性味"物质基础与其"药效"物质基础不同，两者的生物效应表达也不一致。如虎杖味苦，具有利湿退黄，清热解毒，散瘀止痛，止咳化痰的作用，含有大黄素等蒽醌类成分及虎杖苷等二苯乙烯苷类成分，其中，蒽醌类成分味苦且具有抗凝、抗血栓等活血化瘀活性，符合"苦味"的滋味属性及功效属性，是其性味的物质基础；而虎杖苷、白藜芦醇等二苯乙烯类成分不具"苦味"的属性，不是其"性味"的物质基础，但也具有活血化瘀作用，也是其药效物质基础之一，即性效有别。川芎为活血化瘀药，有"血中气药"之称，川芎中的苯酞类成分是该药挥发油中的主要成分，是"辛味"的物质基础，能散、能行，也是该药活血化瘀的药效物质基础，具有活血化瘀作用；但川芎中的阿魏酸不具有"辛味"的属性，不是川芎"辛味""行、散""气药"的物质基础，但阿魏酸具有活血化瘀作用，是该药活血化瘀的药效物质基础。上述情况是性味与功效的"性效有别"表达方式。

"性效等同""性效有别"是从中药性味与药效异同的角度分析、甄别和破译传统药性概念的内涵，并寻求其现代化学生物学表征路径，着重体现一个还原论的研究思路和方法。"性效互参"则从系统论和中医药整体观出发，基于生命运动规律、疾病病理过程和中药复杂体系对疾病干预的特点，分析中药"性味"与"药效"的相互关系和整体生物效应表达方式。事实上，针对现代医学"病"的概念和中医"证"的概念进行药物干预，不管从"治则""临证治法""遣药组方""配伍原理"和药物干预途径，均不会是单一的药效学途径，更多的是作用于多个功效网络的整体效应，因此，也赋予了"性效互参"更多的内涵和外延。

3.2.1　基于寒热病因学的药性相关动物模型

"温热寒凉"四气是药性理论的核心内容，而"热者寒之、寒者热之"又是中医治法的重要原则，《神农本草经》中即指出"药有寒热温凉四气（性）"，"疗寒以热药，疗热以寒药"则指出了以病证寒热作为用药依据的基本治疗原则，据此，建立血瘀证及寒凝、热毒亚型动物模型；以此动物模型为载体进行活血化瘀中药功效的代谢组学研究，并从中挖掘不同药性的特征生物标志物，阐释活血化瘀中药的性效关系。寒热温凉反映在机体的能量代谢上，肝脏 Na^+-K^+-ATP 酶和 Ca^{2+}-ATP 酶的活性与能量代谢有关；解偶联蛋白（uncoupling proteins，UCP）是线粒体内膜上参与能量代谢的重要转运蛋白，能够将线粒体内膜外侧的 H^+ 运回基质，形成质子漏，使 ATP 合成所依赖的线粒体内膜上的电化学梯度发生改变，影响膜电位，氧化磷酸化解偶联，合成 ATP 减少，使产能转化为产热；TCA 循环是三大营养素（糖类、脂类、氨基酸）的最终代谢通路，又是糖类、脂类、氨基酸代谢联系的枢纽，它先于呼吸链，在线粒体能量代谢中具有极其重要的作用。SDH 是线粒体内三羧酸循环中的酶，其活性增高表明三羧酸循环的加快，同时也标志着细胞内 ATP 生成增强，均可作为寒热药性的表征研究方法。

3.2.2　功能受体

受体是功能单位，又具有定位的特点，某种受体的分布可以跨器官、跨系统，这些与中医脏腑概念的特征极为相似，中药归经极有可能是与其作用于某种或某几种受体有关。如槟榔味苦、辛，归胃、大肠经，具有降气消积行水的作用，味苦能泄，槟榔中槟榔碱为胆碱受体激动剂，可增加胃肠平滑肌张力、增加肠蠕动、使消化液分泌旺盛、增加食欲，这与中医药理论中的槟榔归胃、大肠经是一致的。"辛先入肺"，辛味药大多具有宣发、解表作用，而大量的肾上腺素受体分布于肺泡内，与发汗、平喘功能关系密切，辛味中药麻黄含有麻黄碱，为苯乙胺类生物碱，是肾上腺素受体激动剂，为麻黄辛味归肺经的受体依据。

3.2.3　系统生物学方法

系统生物学的哲学思维和理论框架与中医药理论体系特点惊人的相似，尤其是代谢组学是诠释中药药性理论的可行手段和方法。中药药性的具体作用必定与其成分密切相关，中药成分虽然复杂，但进入体内的化学成分是有限的。体内源的药物化学成分，更能代表该药的整体药效。代谢组学就是研究机体在外界作用下体内来源的药物化学成分（生物代谢标志物、分子集合），并利用这种集合分析外界作用对机体整体功能的影响：在药性的"经点"位置分析代谢谱的改变，从代谢物组成分和含量的经时变化发现中药性味与疗效相关的生物标志物，其所揭示的生物化学变化很容易与传统手段的测定结果联系，更容易评价中药药物作用和发现药物作用的生物化学物质基础和作用机制，确定药性作用过程、机制、靶点及生物标志物，从而诠释中药性味实质及其与功效的内在联系。因而，代谢组学方法对于研究中药的整体调节机制及其多成分、多靶点作用等具有重大意义。

3.3　基于体内过程五味"归经"规律研究方法

传统药性理论中"药性走守""气味薄厚""升降浮沉""归经""引经报使""相须"等基本概念中均包含药物成分的药动学及体内过程（ADME/T）的科学内涵。基于药物传输及体内过程的基本认识，吸收入血直至达到靶器官的成分才可能是五味药性的物质基础。因此，药动学研究药物成分体内的吸收、分布、代谢、排泄的动力学规律，是揭示不同药性的药物传输特点、作用趋势、组织靶向及其不同药味之间的交互作用及其动力学规律的可行方法。

3.3.1　基于组织分布的药性表达规律

中药五味药性的物质基础对人体某部分的组织部位或功效网络具有倾向性的分布规律。辛味中药能散能行，可上达巅顶，多与其物质基础的血脑屏障透过性有关，能在脑内高浓度分布。如麝香味辛，可开窍醒神，麝香酮为其辛味的物质基础，麝香酮能够通过血脑屏障进入脑组织并有相当浓度的分布，而且与其他主要脏器相比麝香酮在脑中较为稳定。

近年来，同位素示踪、分子影像技术（如荧光探针）等方法提供药物成分体内分布的可视性手段，均为药物成分组织分布提供了可行的技术方法。

3.3.2 基于受体、靶点组织中分布的药性表达规律

中药五味的药性表达规律可借助受体学说的理论和方法进行研究和表征。受体是功能单位，又具有定位的特点，某种受体的分布可以跨器官、跨系统，这些与中医脏腑概念的特征极为相似，中药归经极有可能与其作用于某种或某几种受体有关。如槟榔味苦、辛，归胃、大肠经，具有降气消积行水的作用，味苦能泄，槟榔中槟榔碱为胆碱受体激动剂，可增加胃肠平滑肌张力、增加肠蠕动、使消化液分泌旺盛、增加食欲，这与中医药理论中的槟榔归胃、大肠经是一致的。"辛先入肺"，辛味药大多具有宣发、解表作用，而大量的肾上腺素受体分布于肺胞内，与发汗、平喘功能关系密切，辛味中药麻黄含有麻黄碱，为苯乙胺类生物碱，是肾上腺素受体激动剂，为麻黄辛味归肺经的受体依据。

早在《素问·宣明五气》就有记载"五味所入，酸入肝，辛入肺，苦入心，咸入肾，甘入脾，是谓五入"。后世将药的味划为五类归属五脏，用以说明药物作用的选择性。五味与归经的关系反映不同性味的中药对于疾病个体的作用脏腑、经络、靶器官、功效网络、靶点、受体的倾向性和规律性。基于如上认识，通过现代化学和生物学研究手段，破译和表征五味"归经"规律。

3.3.3 基于转运蛋白介导的药性表达规律研究

药物在体内的吸收、分布和排泄过程通常是由转运蛋白参与完成的，已发现的转运蛋白主要有多药耐药蛋白（MDR）、多药耐药相关蛋白（MRP）、有机阴离子转运蛋白（OAT）、有机阳离子转运蛋白（OCT）及寡肽转运蛋白（PEPT）等。P-糖蛋白（P-gp）作为 MDR 中的一种 ATP 依赖性外排转运体，广泛存在于肠壁、血脑屏障、肾小管和肿瘤组织中，能将药物从细胞内主动转运到细胞外，降低细胞内的药物浓度，从而影响其体内吸收和靶组织分布。P-gp 的底物、抑制剂、诱导剂在常用中药活性成分中普遍存在，如黄酮类、香豆素类、生物碱类等成分能够通过多种不同机制对 P-gp 发挥抑制和诱导作用。因此，将五味药性的"药性走守""气味薄厚""升降浮沉""归经""引经报使"等规律与转运蛋白的组织特异性及功能特异性相关联，是阐释其科学内涵的又一可行方法。

4. 五味药性理论的示范性研究

4.1 药材（饮片）五味药性物质基础辨识研究

"性味归经""功能主治"是描述中药有效性的基本术语，五味药性理论研究首先需要阐明和界定中药材（饮片）的药性物质基础，这是转换传统中医药理论与现代科学表征的方法，是实验证据、继承和发展中药药性理论的首要工作。本课题组基于五味药性的科学内涵，提出了基于"药物-五味-物质-效应-功用"五位一体、紧密关联并相互佐证的中药五味化学及生物学基础研究思路，基于五味药性的滋味、气味的"原语义"和"功效内涵"，

建立"真实五味"和"功效五味"物质基础研究和表征关键技术，并以辛、苦药味代表性药材延胡索及苦、酸药味代表性药材白芍为范例，建立五味药性物质基础的客观表征及其生物效应系统表达的研究模式，同时建立相关的方法，从受体靶点、组织器官、整体动物等多个层次研究化学物质基础与生物效应表达的关联规律，为科学阐释中药五味药性的化学物质基础及生物学实质提供了可参考的思路与技术策略。

4.2　中药复方药性/药效物质基础辨识与表征研究

复方是中药临床运用的主要形式，是基于"病-证结合"和"方-证对应"的中医药理论、临床优势和作用特点的集中体现。按照中医药理论，中药的有效性包括"药效"和"药性"两个方面的内涵。"药性"与"药效"均是表征中药功效的核心概念，是从不同侧面、不同角度对中药的生物效应表达的客观描述。"药味（性）"和"药效"体现中药的"物质基础"作用于人体疾病主体的不同层面、不同方式的生物效应表达形式，两者呈现复杂的离合关系。"性-效-物"的表征、相关性规律研究是阐释中药作用原理及配伍规律、指导临床实践的重要依据和研究路径。因此，中药的药效物质基础研究应从"性-效-物"三元论的整体视角，着眼于中药物质基础及其生物效应表达的"性""效""物"三个核心要素及其关联规律，客观、系统地表征和确定药效物质基础。本课题组从中药的基本属性、理论的基本概念、术语出发，并与中医辨证论治、治则、治法、配伍规律、药性理论等中医药理论的核心内容相关联，基于"性-效-物"三元论的基本认识，建立中药药效物质基础与作用机制的研究策略和研究模式。并分别以小儿消积止咳口服液和注射用益气复脉（冻干）为例，对中药复方药性/药效物质基础辨识与表征进行了示范研究。

4.3　基于五味药性的配伍规律研究

中药配伍理论是中医药理论的核心内容，在中药配伍理论中，"七情和合"被视为中药配伍理论之纲。基于气味配伍的药对多是中药方剂的"方根"，以药物五味之性去纠正脏腑"苦欲"之偏，正是体现"方-证对应"的制方大法，"方从法立，以法统方"，执法以制方。升降浮沉、气味走守、引经报使也是针对病位病势制方的重要依据。

基于五味药性理论的复方中药配伍规律研究是阐释中药药性理论科学内涵的重要路径，也是指导临床实践的重要手段。但也存在相当大的难度，其中，对五味药性物质基础的拆分、表征及与功效相关的生物效应客观指标的选择是关键技术难点。本课题基于"性-效-物"三元关联关系，并结合前文有关药性物质基础拆分、表征和界定，以"元胡止痛滴丸""少腹逐瘀汤"为例，对其"辛-苦"气味配伍规律进行示范性研究，以丰富五味药性理论研究证据，并提供可参考的路径和方法。

5. 展　望

长期以来，在运用现代科学方法研究中药的化学成分和药理作用方面虽然做了许多工作，取得了大量的数据，但对于这些化学成分、药理作用与中药药性理论中的性味、归经、升降浮沉及中药功效之间有什么联系却缺少研究。当前，尽管在中药药性的研究思路、技术方法方面创新较多，研究成果亦颇为丰硕，但由于受传统思维观念影响，加之中医基础理论研究缺乏质的突破，导致中医药界对药性的把握或基于临床应用经验，或本于现代对药物化学成分及实验药理学等的揭示，尽管这些认识途径都从不同层面丰富了中药药性基本特征的认识，但亦存在着各自的不足。有关中药的现代研究，均侧重从现代化学药物的药效角度来认识中药的性能、药理效应与药性，药物性能与证候基本上是各自分开研究的。由于性与效的分离，药与证的分离，使有关研究在揭示中医药的科学内涵上及有效指导中药临床合理运用方面极其有限。功能靶点是中药直接作用的对象，它与药性的关系研究有助于揭示药性理论的科学内涵，明确四气、归经与功能靶点的关系和四气、五味与作用方式的关系，可为利用药性理论指导中药的组方和现代药物开发奠定理论基础。必须认识"性效关联""药证相关"的重要性，将药性与效用关系及药与证相互关联的研究结合起来，以及采用系统生物学尤其是代谢组学的研究手段，坚持证候和药效关系的宏观研究与机体生物标志物成分系统分析的微观研究相结合。由于药性-功效-病证之间不可分割、相互依存的辨证关系，具有多层次、多因素关联特征，未来中药药性本质的研究应立足于临床，以阐明中药性效关系作为未来研究的基本导向，确立以中医药学基本理论为研究指导思想，体现继承与创新相结合的技术策略，实现对传统中药药性理论的传承、创新和发展。

参 考 文 献

艾丽，李秀霞，张翠萍，2009. ERK与NF-κB信号通路在汗腺发育过程中作用的研究进展. 感染、炎症、修复，10（3）：190-192.

白杰，高利利，张志勤，等，2021. 电子舌技术的原理及在中药领域的应用. 中南药学，19（1）：78-84.

毕磊，姜婷月，刘欣，崔一然，2021. 刍论感官与中药药性的确定和量化. 中华中医药杂志，36（11）：6452-6454.

毕志成，杨国恩，张磊，2013. 唇形科植物精油的化学成分及其应用研究进展. 福建林业科技，40（3）：228-232.

蔡皓，王丹丹，刘晓，等，2012. 马钱子碱、马钱子总生物碱与马钱子粉在大鼠体内药动学的比较. 中国中药杂志，37（14）：2160-2163.

蔡泳，王盛，黄孙娟，等，2011. 基于金属氧化物传感器阵列电子鼻技术的不同采收期金樱子气味分析. 中华中医药杂志，26（6）：1433-1435.

蔡铮，侯世祥，杨兆祥，等，2008. 天麻素鼻用原位凝胶脑靶向性研究. 四川大学学报（医学版），39（3）：438-440.

曹煌，2016. 基于仿生技术的药味拆分界定表征的初步研究. 天津：天津医科大学.

曹煌，张静雅，龚苏晓，等，2015. 中药酸味的药性表达及在临证配伍中的应用. 中草药，46（24）：3617-3622.

曹煌，张铁军，张静雅，等，2016. 基于电子鼻和电子舌技术的辛味中药气-味的表征研究. 中草药，47（11）：1962-1967.

曹希勤，赵海东，2013. 甘草干姜汤加味的临床应用进展. 甘肃中医学院学报，30（6）：70-72.

曹艺，朱丹妮，林志宏，等，2007. 归苓片血清药物化学研究（1）. 中国药科大学学报，38（6）：519-522.

常虹，张春红，张娜，等，2021. 中药药性理论研究方法对蒙古族药药性理论研究的启示与借鉴. 中草药，52（23）：7364-7372.

常学辉，张华军，2000. 论中药四气五味的科学性. 内蒙古中医药，19（S1）：72.

陈晨，2018. 唇形科中药物质成分与药性的相关性研究. 合肥：安徽中医药大学.

陈晨，刘兆国，汪思亮，等，2015. 薄荷醇及其受体TRPM8与肿瘤关系研究进展. 中国药理学通报，31（3）：312-314.

陈达，2020. 高血压发病机制研究进展. 医学理论与实践，33（22）：3722-3724，3727.

陈大志，叶春，李萍，2010. 味觉受体分子机制. 生命的化学，30（5）：810-814.

陈德宁，李力夫，1990. 酸味药的药性理论及配伍作用之探讨. 中医药信息，7（6）：44-46.

陈钢，牧磊，张晓，等，2011. 三七总皂苷多成分经鼓室给药的体内分布及药代动力学研究. 中国中药杂志，36（13）：1815-1820.

陈和利，刘晓瑜，1989. 中药功效与四种微量元素关系的探讨. 中国中药杂志，14（3）：36-39，63.

陈嘉谟，1988. 本草蒙筌. 王淑民，陈湘萍，周超凡点校. 北京：人民卫生出版社.

陈嘉谟，2008. 本草蒙筌. 张印生，韩学杰，赵慧玲校. 北京：中医古籍出版社.

陈建，2007.《伤寒论》甘味药之"缓"义新识. 福建中医学院学报，17（4）：45-46.

陈建真，陈建明，1993. 中药五味与化学成分及作用关系探讨. 浙江中医学院学报，17（4）：9-10.

陈立军，张心亚，黄洪，等，2006. 新型分离纯化技术——亲和超滤及其应用. 膜科学与技术，26（4）：61-65.

陈丽，林卫泽，2015. 治疗糖尿病中药及其活性成分研究. 现代医药卫生，31（6）：859-862.

陈明伟，倪磊，赵小革，等，2005. 人参皂苷 Rg3 对肿瘤血管生长调控因子蛋白表达抑制作用的研究. 中国中药杂志，30（5）：357-360.

陈其瑞，1985. 本草撮要. 上海：上海科学技术出版社.

陈琪，何祥玉，周曼佳，等，2021. 白芍的化学成分、药理作用和临床应用研究进展. 临床医学研究与实践，6（11）：187-189.

陈倩倩，2008. 犀角地黄汤化裁治疗系统性红斑狼疮. 成都：成都中医药大学.

陈士铎，1996. 本草新编. 柳长华等校注. 北京：中国中医药出版社.

陈西敬，王广基，2003. 药物转运蛋白在药物吸收、分布和排泄中的作用及对新药研发的意义. 中国药科大学学报，34（6）：483-486.

陈晓丽，计仁军，2008. 糖尿病病因与发病机理. 中国现代药物应用，2（24）：189-190.

陈修红，欧克勤，汪厚银，等，2016. Heracles 快速气相电子鼻对花椒油气味指纹分析研究. 食品科技，41（12）：256-261.

陈修园，2011. 神农本草经读. 伍悦点校. 北京：学苑出版社.

陈楫，陈宋明，2021. 高血压病的免疫机制研究进展. 汕头大学学报（自然科学版），36（1）：69-75.

陈瑜，林忆平，2007. 针刺治疗对痛经模型大鼠子宫 NO，Ca^{2+} 水平的影响. 针灸临床杂志，23（4）：55-56.

陈震宏，2013. 试论咸味药的软坚作用. 上海中医药杂志，47（12）：65.

成无己，2000. 注解伤寒论. 北京：人民卫生出版社.

程茂高，赵玉丛，王长林，2007. 现代分离技术在中草药有效成分分离中的应用. 郑州牧业工程高等专科学校学报，27（1）：20-22.

程宇凌，任艳萍，2016. caspase-3 和核因子-κB 在细胞凋亡外途径中的双向作用研究进展. 广东医学，37（18）：2837-2840.

程远，李近，廖小丹，等，2015. 高良姜不同活性部位对兔离体肠管平滑肌的影响. 广东医学院学报，33（6）：649-652.

程昭寰，2006. 方剂气味配伍理论及应用. 北京：中国中医药出版社.

戴荣华. 2003. 滋肾丸药效物质基础研究. 沈阳：沈阳药科大学.

邓维钧，1983. 浅谈苦味药的功效和临床应用. 浙江中医学院学报，7（4）：23-24.

邓先立，2009. 酸甘化阴法治疗慢性胃脘痛的体会. 河南中医，29（2）：159-160.

董明霞，葛楠，李颖，2013. 补中益气汤治疗 2 型糖尿病腹泻 30 例. 河南中医，33（6）：969-970.

董润之，2009. 乌梅丸新用举隅. 辽宁中医药大学学报，11（6）：211-212.

董正昌，李国臣，曹丛雪，2006. 辛药发汗在皮肤病中的应用. 辽宁中医药大学学报，8（6）：101.

豆甲泰，吴宜艳，2018. 中药复方研究方法的最新进展. 黑龙江医学，42（7）：740-741，744.

窦志华，丁安伟，王陆军，等，2006. 复方五仁醇胶囊血清药化学研究. 中草药，37（8）：1137-1140.

杜冬生，杨士友，2007. 左金丸及其组分黄连和吴茱萸治疗胃肠道疾病研究进展. 安徽医药，11（8）：673-675.

杜韩，孟昭平，原景，等，2021. 注射用益气复脉（冻干）对心血管系统的药理及临床研究进展. 药物评价研究，44（11）：2300-2307.

杜庆伟，江丽慧，于蓓蓓，等，2018. 中药复方物质基础研究方法应用进展. 辽宁中医药大学学报，

20（10）：106-110.

杜瑞超，王优杰，吴飞，等，2013. 电子舌对中药滋味的区分辨识. 中国中药杂志，38（2）：154-160.

杜文燮，1993. 药鉴. 张向群校注. 北京：中国中医药出版社.

段金廒，刘培，宿树兰，等，2013. 基于方剂功效物质组学的四物汤类方用于妇科血瘀证原发性痛经的方-证-病关联规律分析. 世界科学技术-中医药现代化，15（2）：167-176.

范润勇，卢一，罗霄，等，2018. 基于 Heracles Ⅱ超快速气相电子鼻技术对炮天雄气味定性分析. 中药与临床，9（2）：7-10.

范秀娟，郭姣，杨国柱，等，2007. 分子生物学技术在中药作用机理研究中的应用. 广东药学院学报，23（5）：592-595.

范雪华，杨明华，2010. 试论"以酸制甘"和糖尿病的中医药治疗. 中国中医药科技，17（1）：59-60.

方谷，2015. 本草纂要. 李明，鲍霞校注. 北京：中国中医药出版社.

方玲，朱新冰，尹菊，等，2010. 经前三剂止痛方治疗实验性痛经模型大鼠作用机制研究. 天津中医药，27（1）：46-49.

费程浩，戴辉，苏杭，等，2019. 电子鼻技术的研究进展及其在中药行业中的应用. 世界中医药，14（2）：257-262.

冯兆张，1998. 冯氏锦囊秘录. 王新华点校. 北京：人民卫生出版社.

符海郊，张倩睿，吴方建，2019. 现代分析技术用于中药质量控制研究进展. 中国药业，28（22）：96-99.

付建华，付宇，刘建勋，2006. "组分中药学"假说的构想. 中国中医药信息杂志，13（1）：52-54.

冈西为人，1992. 中国本草的历史展望. 见刘俊文主编.日本学者研究中国史论著选译，第十卷科学技术. 北京：中华书局.

高风琴，路波，何瑾瑜，等，2012. 成冬生运用辛开苦降法治疗慢性病毒性肝炎的经验. 中西医结合肝病杂志，22（4）：236-237.

高秋涛，2005. 甘草附子汤药效物质基础研究. 沈阳：沈阳药科大学.

高晓山，1992. 中药药性论. 北京：人民卫生出版社.

高学敏，2002. 中药学. 2 版. 北京：中国中医药出版社.

高玉琼，2008. 十九种植物的挥发油成分及部分生物活性研究. 贵阳：贵州大学.

龚跃新，张根海，1990. 中药的性味与微量元素的关系探讨. 新疆中医药，8（4）：49，50.

拱健婷，李莉，丛悦，等，2021. 基于电子鼻和 HS-GC-MS 分析温郁金源 3 种中药气味差异. 现代中药研究与实践，35（4）：6-10.

拱健婷，王佳宇，李莉，等，2019. 基于电子鼻气味指纹图谱与 XGBoost 算法鉴别姜黄属中药. 中国中药杂志，44（24）：5375-5381.

谷建军，贾立龙，李然，等，2011. 中药五味的物质基础初探. 山东中医杂志，30（6）：422-424.

顾靖远，2014. 顾松园医镜. 袁久林校注. 北京：中国医药科技出版社.

管仕伟，2013. 黄连阿胶汤现代研究进展. 辽宁中医药大学学报，15（11）：125-127.

管玺，郑卓军，蒋敬庭，2020. 嗅觉受体在肿瘤中的表达及作用机制. 临床检验杂志，38（9）：684-687.

郭建生，1984. 辛味的药性理论研讨. 新中医，16（8）：49.

郭建生，盛展能，李钟文，1982. 中药辛味的药性理论研讨. 湖南中医学院学报，2（3）：69-81.

郭佩兰，2015. 本草汇. 郭君双等校注. 北京：中国中医药出版社.

郭晓晗，程显隆，李明华，等，2018. 鹿茸的化学成分及质量控制方法研究进展. 药物分析杂志，38（4）：551-565.

郭新，唐希灿，1991. 钙、钙拮抗剂和激动剂与中枢镇痛剂的相互作用. 生理科学进展，22（1）：9-14.

国家药典委员会, 2010. 中华人民共和国药典: 一部 (2010 年版). 北京: 中国医药科技出版社.

国家药典委员会, 2015. 中华人民共和国药典: 一部 (2015 年版). 北京: 中国医药科技出版社.

国家药典委员会, 2020. 中华人民共和国药典: 一部 (2020 年版). 北京: 中国医药科技出版社.

韩邦兴, 赵杨阳, 朱志祥, 等, 2012. 基于电子鼻技术的不同产地大白菊鉴别研究. 现代中药研究与实践, 26 (1): 16-18.

韩非子, 2008. 韩非子. 李维新等注译. 郑州: 中州古籍出版社.

韩金祥, 2011. 中药药性的科学内涵. 中华中医药学刊, 29 (9): 1937-1939.

韩利文, 陈善军, 董榕, 等, 2021. 网络药理学在中药复杂作用模式研究中的应用进展. 山东科学, 34 (6): 22-31.

韩彦琪, 许浚, 龚苏晓, 等, 2018. 基于味觉、嗅觉受体分子对接技术的中药性味物质基础研究的路径和方法. 中草药, 49 (1): 14-19.

韩玉, 2011. 电子鼻在苍术质量评价中的应用研究. 北京: 北京中医药大学.

韩智慧, 王亚玲, 王淑美, 等, 2015. 基于~1H NMR 代谢组学方法研究葛根芩连汤对 IR 大鼠模型血浆代谢组的影响. 广东药学院学报, 31 (6): 786-790.

郝福明, 李寿亭, 2001. 海藻玉壶汤外科临床应用. 内蒙古中医药, 20 (S1): 53.

郝永龙, 陈美荣, 刘向红, 2020. 基于象思维认识中药药性理论. 中华中医药杂志, 35 (3): 1230-1232.

何晓山, 代蓉, 李秀芳, 等, 2007. 中药药理动物模型的研究与中药功效分析. 中医药信息, 24 (2): 39-42.

何志红, 2016. 参附注射液辅助治疗急性心衰的效果及对 TIMP-1、MMP-3 的影响. 中国医药导报, 13 (31): 105-108.

和焕香, 郭庆梅, 2019. 瓜蒌化学成分和药理作用研究进展及质量标志物预测分析. 中草药, 50 (19): 4808-4820.

贺玉琢, 1998. 日本汉方药 "血清药理学"、"血清药化学" 的研究概况. 国外医学 (中医中药分册), 20 (5): 3-7.

贺岳, 1999. 医经大旨. 中国文化研究会, 中国本草全书, 第二三九卷. 北京: 华夏出版社.

洪暄, 余珊珊, 陈明, 范慧敏, 刘中民, 康晟, 2015. ADRB1 基因多态性与收缩性心力衰竭相关性研究. 山西医科大学学报, 46 (3): 202-207.

洪宗国, 程旺元, 2001. 酸味中药及其功能的化学基础研究. 中医药学刊, 19 (1): 92-93.

侯陈凤, 陈建永, 潘锋, 2014. 功能性胃肠病与胃肠道黏膜炎症和免疫. 浙江中西医结合杂志, 24 (4): 379-382.

胡东云, 陈绍林, 张淑珍, 等, 2000. 常用酸味药饮片 pH 值测定. 时珍国医国药, 11 (2): 118.

胡晶晶, 范雪梅, 孟宪生, 等, 2014. 应用基因表达谱芯片研究中药复方对心肌梗死的药效机制. 辽宁中医药大学学报, 16 (7): 79-82.

胡静, 赵丽红, 王颖, 2009. 大黄䗪虫丸合逍遥丸治疗乳腺增生症 50 例. 现代中西医结合杂志, 18 (29): 3595-3596.

胡玲玲, 施鹏, 2009. 苦味受体基因家族功能和演化研究的最新进展. 科学通报, 54 (17): 2472-2482.

胡亚楠, 2016. 中药苦味与清热解毒、活血化瘀功效关系生物网络机制研究. 北京: 北京中医药大学.

胡勇, 李淑芳, 周大颖, 等, 2012. 中药复方 JEYS 对大鼠离体小肠平滑肌解痉作用. 贵阳医学院学报, 37 (1): 43-47.

皇甫谧, 1997. 帝王世纪. 宋翔凤, 钱宝塘辑. 刘晓东校点. 沈阳: 辽宁教育出版社.

皇甫嵩, 2011. 本草发明. 张瑞贤等校注. 北京: 学苑出版社.

黄宫绣, 1997. 本草求真. 王淑民校注. 北京: 中国中医药出版社.

黄建民，何韶衡，赵卫华，2003. 气道粘液、粘蛋白及其分泌调节. 中国病理生理杂志，19（9）：1267-1271.

黄皆和，郑文标，管军辉，等，2020. 白芍总苷对类风湿性关节炎的治疗作用及 Wnt/β-catenin 通路的影响. 中国药师，23（2）：218-223.

黄凯钧，2011. 友渔斋医话. 乔文彪，张亚密，马建栋注释. 上海：上海浦江教育出版社.

黄特辉，2020. 基于电子鼻技术的太子参气味识别及其物质基础研究. 北京：北京中医药大学.

黄熙，1999. 方剂体内/血清成分谱与靶成分概念的提出及意义. 第四军医大学学报，（4）：277-279.

黄熙，陈可冀，1997. “证治药动学” 新假说的理论与实践. 中医杂志，38（12）：745-747.

黄熙，臧益民，夏天，等，1994. 试论“证治药动学” 新假说. 中药药理与临床，10（6）：43-44.

黄晓晨，宿树兰，郭建明，等，2014. 代谢组学在中医药若干科学问题研究中的应用与思考. 中草药，45（2）：147-153.

黄学思，李文敏，张小琳，等，2009. 基于色彩色差计和电子鼻的槟榔炒制火候判别及其指标量化研究. 中国中药杂志，34（14）：1786-1791.

黄玉荣，魏广力，龙红，等，2005. 钩藤多动合剂的药效作用及用代谢物组学方法研究其生化机制. 中草药，36（3）：398-402.

黄元御，2017. 玉楸药解. 北京：中国医药科技出版社.

黄圆圆，张元，康利平，等，2018. 党参属植物化学成分及药理活性研究进展. 中草药，49（1）：239-250.

惠婷婷，夏忠庭，张兰兰，等，2012. 中药复方药效成分研究进展. 中国医药导报，9（6）：8-9，12.

贾德贤，王谦，鲁兆麟，2008. 思考“辛味”. 北京中医药大学学报，（2）：88-90.

贾岚，王蕾蕾，孟靓，等，2020. 白芍总苷对大鼠化学性肝损伤与肝阴虚证结合模型的影响和机制研究. 中草药，51（7）：1885-1892.

贾蕊，邢海娇，张选平，等，2017. 不同刺灸法对功能性便秘大鼠血浆一氧化氮、一氧化氮合酶及结肠血管活性肠肽的影响. 针刺研究，42（1）：50-55.

贾所学，2011. 药品化义. 张瑞贤，李梦漪，梁飞等校注. 北京：学苑出版社.

贾所学，2012. 药品化义. 王小岗，郑玲校注. 北京：中医古籍出版社.

贾英杰，李小江，张丽丽，等，2011. 中药复方的拆方研究进展. 实用中医药杂志，27（8）：578-580.

贾振华，黄渊，唐景峰，等，2020. TRP 通道超家族的基本特征及其与疾病的关系. 生命科学，32（9）：903-914.

姜程曦，张铁军，陈常青，等，2017. 黄精的研究进展及其质量标志物的预测分析. 中草药，48（1）：1-16.

姜丽丽，廖和睿，张中民，等，2021. 钠-葡萄糖转运蛋白 2 的同源模建研究. 上海中医药大学学报，35（1）：25-31.

蒋波，楚正绪，1998. 一氧化氮与炎症. 国外医学（生理、病理科学与临床分册），18（1）：44-47.

蒋娜，许岩，2012. 芍药甘草汤临床应用综述. 中国中医药现代远程教育，10（3）：156-157.

焦佩娟，应小平，2017. Caspase-3 与肿瘤细胞凋亡关系的中医药研究进展. 山东中医杂志，36（8）：721-724.

金慧，王彦，阎超，2008. 葛根芩连汤入血成分的归属. 中国中药杂志，33（22）：2687-2691.

荆文光，赵小亮，张权，等，2022. 基于电子舌和多成分定量技术的厚朴“苦味” 药性物质基础研究. 中国现代中药，24（2）：258-264.

荆志伟，王忠，高思华，等，2007. 基因芯片技术与中药研究：中药基因组学. 中国中药杂志，32（4）：289-292.

景怡，任远，2009. 中药药效物质基础研究的思路与方法. 甘肃中医学院学报，26（1）：45-48.

鞠爱春，罗瑞芝，秦袖平，等，2018. 注射用益气复脉（冻干）药理作用及临床研究进展. 药物评价研究，41（3）：354-364.

巨修练, 钱程, 2014. γ-氨基丁酸受体同源模建及与黄酮类化合物的分子对接. 武汉工程大学学报, 36 (8): 10-15.

康进, 杨滢, 王宣高, 等, 2014. 伞形科植物挥发油杀螨活性筛选及成分研究. 中国农学通报, 30 (6): 279-284.

孔祥英, 李玉忠, 2014. 论苦之"坚阴"作用. 中国中医基础医学杂志, 20 (9): 1201-1202.

寇俊萍, 柴程芝, 余伯阳, 2013. 中药药理研究进展. 药学进展, 37 (9): 428-432.

寇宗奭, 2012. 本草衍义. 张丽君, 丁侃校注. 北京: 中国医药科技出版社.

匡海学, 王艳宏, 王秋红, 等, 2011. 基于中药性味可拆分性和可组合性的中药性味理论研究新模式. 世界科学技术 (中医药现代化), 13 (1): 25-29.

匡荣, 朱社敏, 倪维芳, 等, 2010. 离体心脏灌流技术在抗心绞痛中药生物活性检测中的应用初探. 中国实验方剂学杂志, 16 (9): 66-69.

赖昌生, 张蕙缨, 2015. 苦味中药性能及功效特点分析. 河南中医, 35 (1): 166-170.

兰茂, 2000. 滇南本草. 于乃义, 丁兰馥, 胡月英整理. 昆明: 云南科技出版社.

雷霞, 伍津津, 鲁元刚, 等, 2006. 氯化乙酰胆碱对培养的汗腺上皮细胞内游离钙的调节作用. 中华皮肤科杂志, 39 (6): 347-349.

雷载权, 1998. 中药学. 上海: 上海科学技术出版社.

黎量, 杨诗龙, 汪云伟, 等, 2015. 电子舌分析山楂炮制过程中"味"的变化. 中成药, 37 (1): 153-156.

李翠芹, 贺浪冲, 2005. 白细胞膜色谱模型建立与白术中 TLR4 受体拮抗活性成分筛选研究. 中国科学 (C 辑: 生命科学), 35 (6): 545-550.

李东垣, 1994. 内外伤辨惑论. 高文铸, 王军点校. 见金元四大家医学全书 (上、下). 天津: 天津科学技术出版社.

李东垣, 1994. 脾胃论. 高文铸点校. 见金元四大家医学全书 (上、下). 天津: 天津科学技术出版社.

李东垣, 1994. 药类法象. 郑金生辑校. 见金元四大家医学全书 (上、下). 天津: 天津科学技术出版社.

李国信, 姜鸿, 邸子真, 2010. 射干抗炎药效物质基础研究. 药物评价研究, 33 (5): 384-387.

李洪林, 沈建华, 罗小民, 等, 2005. 虚拟筛选与新药发现. 生命科学, 17 (2): 125-131.

李建丰, 2006. 加味大黄附子汤治疗糖尿病肾病 30 例临床报道. 中国医药导报, 3 (18): 109.

李建锋, 荀丽英, 李航, 等, 2015. 中药成分的生物学活性评价及筛选. 中草药, 46 (4): 588-594.

李建军, 常筱沛, 马静潇, 等, 2022. 电子眼、电子鼻和电子舌鉴别不同品种、不同产地生地黄. 中成药, 44 (11): 3549-3554.

李建军, 董倩倩, 赵一, 等, 2022. 基于电子鼻和电子舌技术对不同金银花酒的鉴别分析. 现代食品科技, 38 (11): 308-312.

李健, 郭洪涛, 牛旭艳, 等, 2012. 治疗类风湿关节炎中药方剂作用原理的网络药理学研究策略. 中国实验方剂学杂志, 18 (6): 267-270.

李杰, 江华娟, 何瑶, 等, 2020. 四物汤治疗原发性痛经的方剂配伍内涵及作用机制研究. 中国中药杂志, 45 (12): 2947-2953.

李晶心, 李晶玉, 白辉, 2005. 分子生物学技术新进展. 中国医学工程, 13 (4): 382-384.

李娟, 2005. 巧用小建中汤辨治妇科病. 现代中西医结合杂志, 14 (2): 220-221.

李来红, 汪俊松, 孔令义, 2013. 生脉散及其三个部位对脑缺血再灌注损伤的保护作用. 中国天然药物, 11 (3): 222-230.

李丽, 肖永庆, 刘颖, 等, 2014. 五味子苦味物质组成及其生物活性研究. 中国实验方剂学杂志, 20 (5): 110-113.

李丽, 肖永庆, 刘颖, 等, 2014. 五味子酸性组分的主要物质基础与生物活性研究. 中国实验方剂学杂志, 20 (6): 70-73.

李萍, 李松林, 毕志明, 等, 2005. 中药复杂体系药效物质基础研究方法学的建立及其应用// 中华中医药学会中医药学术发展大会论文集, 中华中医药学会中医药学术发展大会, 杭州.

李萍, 齐炼文, 闻晓东, 等, 2007. 中药效应物质基础和质量控制研究的思路与方法. 中国天然药物, 5 (1): 1-9.

李梢, 2011. 网络靶标: 中药方剂网络药理学研究的一个切入点. 中国中药杂志, 36 (15): 2017-2020.

李盛青, 黄兆胜, 何丽春, 等, 2001. 五味与四性关系的探讨. 时珍国医国药, 12 (11): 1008-1009.

李盛青, 黄兆胜, 刘明平, 等, 2000. 五味与五脏归经关系探讨. 中医研究, 13 (5): 5-7.

李时珍, 2008. 本草纲目. 刘衡如, 刘山永校注. 北京: 华夏出版社.

李涛, 胡洪民, 2001. 浅述药性理论的物质基础. 国医论坛, 16 (2): 47.

李文敏, 吴纯洁, 艾莉, 等, 2009. 基于电子鼻、电子舌技术实现中药性状气味客观化表达的展望. 中成药, 31 (2): 282-284.

李文敏, 吴纯洁, 黄学思, 等, 2007. 电子鼻和电子舌技术及其在中药加工炮制中的应用展望 // 中华中医药学会四大怀药与地道药材研究论坛暨中药炮制分会第二届第五次学术会与第三届会员代表大会论文集. 中华中医药学会, 北京.

李小娜, 张兰桐, 殷玮, 2006. 中药复方药效物质基础研究途径与方法. 中草药, 37 (6): 801-805.

李晓宇, 郝海平, 王广基, 等, 2008. 三七总皂苷多效应成分整合药代动力学研究. 中国天然药物, 6 (5): 377-381.

李心河, 刘少平, 高海青, 等, 1994. 313 种中药 35 种无机元素含量的研究. 山东医科大学学报, 32 (2): 174-179.

李旭, 王孟孟, 谷飞, 等, 2019. 淫羊藿及其主要成分调节 AMPK 通路治疗心力衰竭研究进展. 上海中医药杂志, 53 (1): 106-110.

李亚洲, 佟继铭, 2011. 原发性痛经发病机制与治疗. 承德医学院学报, 28 (2): 193-195.

李燕, 刘清君, 徐莹, 等, 2005. 味觉传导机理及味觉芯片技术研究进展. 科学通报, 50 (14): 1425-1433.

李阳, 2018. 基于电子鼻技术的厚朴商品规格等级标准研究. 北京: 北京中医药大学.

李永乐, 翟双庆, 2019. 从体用关系分析《黄帝内经》中五脏理论的框架结构. 中医杂志, 60 (12): 1001-1003.

李振宇, 杨炳友, 舒尊鹏, 等, 2011. 洋金花化学拆分组分的性味药理学评价: 化学拆分组分的制备及性味辛温的评价. 中医药信息, 28 (6): 8-13.

李中梓, 1986. 本草征要. 丁甘仁等增撰, 耿鉴庭重订. 北京: 北京科学技术出版社.

李中梓, 1999. 本草正. 李中梓医学全书, 包来发主编. 北京: 中国中医药出版社.

李中梓, 2005. 清中医临证小丛书——医宗必读明.2 版. 顾宏平校注. 北京: 中国中医药出版社.

李中梓, 2013. 雷公炮制药性解. 张家玮, 赵文惠校注. 北京: 人民军医出版社.

梁臣, 陈忠, 2015. γ-氨基丁酸及其受体功能的研究与应用现状. 动物医学进展, 36 (4): 108-112.

梁晓光, 吴飞, 王优杰, 等, 2014. 基于现代电子舌技术的传统苦味中药黄连的苦味物质基础研究. 中国中药杂志, 39 (17): 3326-3329.

廖斌明, 赖昌生, 2015. 咸味中药性能及功效特点的计算机分析. 湖南中医杂志, 31 (6): 145-147.

林辉, 赵婷, 邹慧琴, 等, 2014. 基于电子鼻技术的不同产地栽培及野生喜马拉雅紫茉莉的鉴别研究. 中华中医药杂志, 29 (6): 1834-1837.

林雀跃, 2008. 中药白术质量分析方法及其标准研究. 北京: 北京中医药大学.

林小琪, 靳洪涛, 2009. 肝毒性中药与中药药性的关系. 辽宁中医药大学学报, 11 (1): 57-58.

林志彬, 2009. 新药药效学评价浅析//《医药导报》第八届编委会成立大会暨 2009 年度全国医药学术交流会论文集.《医药导报》第八届编委会成立大会暨 2009 年度全国医药学术交流会, 武汉.

凌一揆, 2000. 中药学. 上海: 上海科学技术出版社.

刘昌孝, 2004. 代谢物组学在中药现代研究中的意义. 中草药, 35 (6): 601.

刘昌孝, 张铁军, 何新, 等, 2015. 活血化瘀中药五味药性功效的化学及生物学基础研究的思考. 中草药, 46 (5): 615-624.

刘桂芳, 周强, 仝小林, 2010. 大黄附子汤的临床应用和药理研究进展. 中华中医药学刊, 28 (9): 1848-1851.

刘国玲, 张玉霞, 芦琨, 等, 2012. 白芍总苷对大鼠佐剂关节炎抗炎作用及机制研究. 现代预防医学, 39 (20): 5348-5350, 5352.

刘国强, 董静, 王弘, 等, 2009. 4 种儿茶素类化合物电喷雾质谱裂解规律的研究. 高等学校化学学报, 30 (8): 1566-1570.

刘红秀, 骆德汉, 李卫东, 等, 2011. 基于电子鼻的中药材鉴别新方法研究. 辽宁中医药大学学报, 13 (10): 32-35.

刘洪流, 2002. 连朴饮加减治疗 2 型糖尿病例析. 实用中医内科杂志, 16 (3): 145-146.

刘济, 陈为民, 2009. 骨髓基质细胞与造血调控研究进展. 浙江中西医结合杂志, 19 (11): 724-726.

刘继龙, 肖智雄, 曹洋, 2017. 同源建模方法预测蛋白质突变结构的适用性分析. 四川大学学报 (自然科学版), 54 (3): 658-664.

刘绩补注, 2012. 淮南鸿烈解. 陈广忠校理. 合肥: 黄山书社.

刘佳衡, 2012. 酸味中药在糖尿病治疗中的应用探讨. 河北中医, 34 (8): 1162-1163.

刘建勋, 1998. 中药新药药效学实验研究方法与要求. 中药新药与临床药理, 9 (2): 49-52.

刘杰, 杨瑶珺, 王文祎, 等, 2015. 基于电子鼻技术的国产血竭与进口血竭快速鉴别研究. 世界中医药, 10 (4): 583-585, 589.

刘明明, 李爱玲, 修瑞娟, 2018. 基质金属蛋白酶的研究进展. 中国病理生理杂志, 34 (10): 1914-1920.

刘群, 杨晓农, 2006. 中药四气五味的现代认识. 西南民族大学学报 (自然科学版), 32 (5): 981-985.

刘瑞新, 李慧玲, 李学林, 等, 2013. 基于电子舌的穿心莲水煎液的掩味效果评价研究. 中草药, 44 (16): 2240-2245.

刘瑞新, 吴子丹, 李学林, 2011. 电子舌在药学领域的应用. 中药与临床, 2 (5): 61-64.

刘若金, 2005. 本草述校注. 郑怀林等校注. 北京: 中医古籍出版社.

刘铜山, 1992. 瓜蒂液治疗糖尿病 25 例. 临床荟萃, 7 (4): 183-184.

刘完素, 1994. 素问玄机原病式. 王云凯, 王吉匀, 刘建平点校. 见金元四大家医学全书 (上、下). 天津: 天津科学技术出版社.

刘文泰, 2004. 本草品汇精要. 曹晖校注. 北京: 华夏出版社.

刘晓梅, 张存艳, 刘红梅, 等, 2020. 基于电子鼻和 HS-GC-MS 研究地龙腥味物质基础和炮制矫味原理. 中国实验方剂学杂志, 26 (12): 154-161.

刘欣, 胡燕, 崔一然, 等, 2013. 基于分子对接技术的辛热药药性表达研究. 中华中医药杂志, 28 (5): 1281-1286.

刘长林, 2004. 中医学: 象科学的代表. 中国中医基础医学杂志, 10 (3): 1-4.

刘钊, 2001. 瓜蒂散在精神病中之应用// 全国张仲景学术思想及医方应用研讨会论文集. 全国张仲景学术思想及医方应用研讨会, 北京.

龙伟, 2011. "计算中药学" 在中药药性及复方研究中的应用. 北京: 北京协和医学院.

龙伟，马世堂，刘培勋，等，2009. 基于 CADD 方法的黄连解毒汤抗炎药效物质基础多靶导向作用的研究. 计算机与应用化学，26（7）：948-952.

楼陆军，罗洁霞，高云，2014. 山楂的化学成分和药理作用研究概述. 中国药业，23（3）：92-94.

卢方晋，丁丽琴，曹世杰，等，2018. 调节糖脂代谢的苦味中药的化学及生物学研究. 中国中药杂志，43（19）：3834-3840.

卢佼佼，2009. 瓜蒂散的临床应用与实验研究. 浙江中西医结合杂志，19（7）：439-440.

卢一，2017. 基于"气味"信息分析的中药饮片快速鉴别研究. 成都：成都中医药大学.

卢一，解达帅，吴纯洁，2017. 基于 Heracles Ⅱ 超快速气相电子鼻的硫熏麦冬快速鉴别研究. 中药材，40（5）：1070-1073.

卢之颐，1988. 本草乘雅半偈. 冷方南，王齐南点校. 北京：人民卫生出版社.

陆洋宇，席莓珲，郑欣，等，2017. 味觉受体信号转导机制及对微生物的调控. 华西口腔医学杂志，35（5）：549-554.

禄保平，贾睿，2012. 中药肝毒性与四气、五味及归经的相关性. 中国实验方剂学杂志，18（4）：268-271.

路晓钦，高月，2002. 中药复方现代化药理研究方法进展. 中药新药与临床药理，13（1）：59-61.

罗眈，范卫红，彭睿，2007. 浅议酸味药的配伍应用. 广西中医药，30（2）：60-61.

罗眈，贺又舜，2010. 论咸味药在脾胃病的应用. 四川中医，28（2）：50-52.

罗眈，2002. 浅谈酸味药的配伍应用. 北京中医药大学学报，25 卷增刊：17-18.

罗国安，王义明，1999. 中药复方的化学研究体系. 世界科学技术，1（1）：468-470.

罗敬月，史利卿，马建岭，等，2019. TRPV4-ATP-P2X3 信号通路在咳嗽发病机制中的作用研究进展. 心肺血管病杂志，38（10）：1080-1082，1086.

罗美辑，1994. 古今名医方论. 张慧芳，伊广谦校注. 北京：中国中医药出版社.

骆和生，魏炜佳，1990. 五味与四气、归经、毒性关系再探讨. 中国医药学报，5（4）：30-32，81.

吕春艳，吕邵娃，李国玉，等，2018. 中药复方性味与组分配伍药理效应的研究进展. 中国中药杂志，43（6）：1099-1103.

吕晓娜，2017. 龟甲、龟甲胶的氨基酸类成分分析及质量评价研究. 北京：北京中医药大学.

马文凤，许浚，韩彦琪，等，2018. 仿生技术在中药五味辨识研究中的进展与实践. 中草药，49（5）：993-1001.

毛以林，2002. 肝病"用辛补之"新识. 中医杂志，43（8）：635.

毛羽扬，2001. 咸味、鲜味和咸鲜调味平台的建立. 中国调味品，26（12）：25-27，29.

毛智，魏科锋，2004. 补中益气汤临床应用概况. 江苏中医药，25（3）：56-58.

孟宪生，姜民，罗国安，等，2012. 基于代谢组学的中药川芎对寒凝血瘀证大鼠作用机制研究. 辽宁中医杂志，39（2）：218-221.

苗彦霞，2007. 升降浮沉药性理论发微. 陕西中医，28（5）：597-598.

墨子，2014. 墨子. 毕沅校注，吴旭民校点. 上海：上海古籍出版社.

缪希雍，2002. 神农本草经疏. 郑金生校注. 北京：中医古籍出版社.

倪朱谟，2005. 本草汇言. 郑金生等点校. 北京：中医古籍出版社.

宁黎丽，毕开顺，王瑞，等，2000. 吴茱萸汤药效物质基础的方法学研究. 药学学报，35（2）：131-134.

潘增烽，周园，阮岩，等，2018. 儿茶素抑制 NF-κB-TSLP 通路缓解过敏性哮喘小鼠炎症反应. 中国药理学通报，34（2）：207-212.

庞广昌，陈庆森，胡志和，等，2017. 味觉受体及其传感器研究与应用. 食品科学，38（5）：288-298.

彭鹤，赵鲁杭，2012. 嗅觉受体基因和蛋白的研究进展. 浙江大学学报（医学版），41（1）：117-122.

彭华胜，程铭恩，张玲，等，2010. 基于电子鼻技术的野生白术与栽培白术气味比较. 中药材，33（4）：503-506.

齐炼文，周建良，郝海平，等，2010. 基于中医药特点的中药体内外药效物质组生物/化学集成表征新方法. 中国药科大学学报，41（3）：195-202.

钱超尘，温长路，赵怀舟，等校 2008. 金陵本《本草纲目》新校正. 上海：上海科学技术出版社.

乔彬峻，段虎斌，皇甫斌，等，2014. 核转录因子-κB 在动脉粥样硬化缺血性脑卒中模型大鼠脑组织中的表达. 中西医结合心脑血管病杂志，12（9）：1116-1117.

乔会晶，戴子茹，葛广波，等，2015. 分子对接技术在新药研发领域中的应用进展. 南阳师范学院学报，14（12）：29-35.

秦华珍，1998. 酸味、涩味药药性、化学成分、药理作用探讨. 湖南中医学院学报，18（3）：64-65.

秦俊法，2011. 中国的中药微量元素研究 Ⅲ.微量元素：中药性效量化的物质基础. 广东微量元素科学，18（1）：1-10.

秦俊法，陈磐华，2010. 中国的中药微量元素研究 Ⅰ.微量元素：一切中药的基本成分. 广东微量元素科学，17（11）：1-18.

秦丽娟，卫红霞，郭述真，2007. β-内啡肽与女性生殖内分泌. 山西医科大学学报，38（4）：361-364.

秦修成，张亮，姚瑞华，等，2000. 中药升降浮沉理论的源流与发展. 山东中医杂志，19（10）：625-626.

邱峰，姚新生，1999. 中药体内直接物质基础研究的新思路. 中药药理与临床，15（3）：1-2.

邱旸，2010. 嗅觉系统神经发生过程的机制研究. 上海：第二军医大学.

任郭珉，2014. 基于文本挖掘的药用植物数据库的建立及网络药理学分析. 北京：北京协和医学院.

任艳，邓燕君，马焓彬，等，2020. 网络药理学在中药领域的研究进展及面临的挑战. 中草药，51（18）：4789-4797.

阮元，1983. 十三经注疏·礼记·月令. 影印本. 北京：中华书局.

阮元，1983. 十三经注疏·论语注疏·述而. 影印本. 北京：中华书局.

阮元，1983. 十三经注疏·尚书正义·洪范. 影印本. 北京：中华书局.

阮元，1983. 十三经注疏·周礼注疏·疡医. 影印本. 北京：中华书局.

山东中医学院，河北医学院校释，1982. 黄帝内经素问校释. 北京：人民卫生出版社.

尚志钧，林乾良，郑金生，1989. 历代中药文献精华. 北京：科学技术文献出版社.

库宇，庄乾竹，王键，2010. 皮肤病治疗中应用麻黄的体会. 中华中医药杂志，25（12）：2271-2274.

森立之辑，柳长华主编，2006. 神农本草经. 罗琼，赵永亮点校. 北京：北京科学技术出版社.

沈金鳌，2011. 要药分剂释义. 张志国，曹臣主编. 太原：山西科学技术出版社.

沈括，苏轼，2018. 苏沈良方. 沈澍农点评. 北京：中国医药科技出版社.

沈穆，2016. 本草洞诠. 张成博等校注. 北京：中国中医药出版社.

石濮菘，邹喆，王亚红，等，2019. 从五脏苦欲和体用阴阳看五味补泻. 中医杂志，60（11）：907-910.

石勤业，郭剑，徐建红，2020. 核转录因子κB 及其抑制因子研究. 医学信息，33（22）：45-47，54.

石迎迎，2012. 冬凌草乙素在 Beagle 犬体内的药代动力学研究. 郑州：郑州大学.

宋秉智，高耀宗，2001. 神经系统毒性中药及其与药性和有效成分的关系：对 102 种中药神经系统毒性文献资料的分析总结. 中医药研究，（4）：52-53.

宋珏，路通，谢林，等，2011. 黄连解毒汤的药动学-药效学相关性研究. 中草药，42（10）：2042-2046.

宋洋洋，任弋，季晖，龚晓健，2017. 发热的分子机制研究进展. 药学研究，36（2）：99-103.

宋卓敏，屈彩芹，张远，等，2004. 痛经宁颗粒对痛经大鼠中枢及外周β-EP 含量的影响. 天津中医药，21（5）：405-407.

苏红昌，万红叶，刘翠玲，等，2016. 连翘酯苷 A 对酵母致热小鼠体温及 TRPA1 的影响. 中国实验方剂学杂志，22（1）：134-138.

苏敬，2004. 新修本草. 辑复本第二版. 尚志钧辑校. 合肥：安徽科学技术出版社.

苏颂，1994. 本草图经. 尚志钧辑校. 合肥：安徽科学技术出版社.

苏薇薇，吴忠，梁仁，1999. 计算机模式分类技术：中药质量与中药组方研究的新方法. 世界科学技术-中医药现代化，（3）：33-37.

孙大定，1992. 辛味药的药性理论及其配伍作用初探. 中国中药杂志，17（8）：502-504.

孙广仁，1999. 两种不同学科范畴的元气学说. 北京中医药大学学报，22（6）：8-10.

孙广仁，2007. 中医基础理论. 2 版. 北京：中国中医药出版社.

孙欢，于明，赵绮旎，等，2020. 磷酸二酯酶在心力衰竭治疗中的研究进展. 中国比较医学杂志，30（3）：115-120.

孙娟，庄亦心，胡锋清，等，2020. 甘草酸作为甜味剂的研究进展. 中国食品添加剂，31（11）：144-148.

孙思邈，2014. 千金翼方校释. 李景荣等校释. 北京：人民卫生出版社.

孙燕丽，胡巧云，谢茹胜，2019. 枇杷叶的化学成分及药理作用研究进展. 海峡药学，31（8）：57-59.

孙洋，2019. 基质金属蛋白酶与心肌梗死后心脏重构. 心血管病学进展，40（8）：1094-1098.

孙洋，徐思思，罗娴婷，2020. 探讨基于中药药理作用的中药药性理论. 临床医药文献电子杂志，7（6）：191.

孙玉平，张铁军，曹煌，等，2015. 中药辛味药性表达及在临证配伍中的应用. 中草药，46（6）：785-790.

太医院，2006. 药性通考. 李顺保校注. 褚玄仁审定. 北京：学苑出版社.

谭正怀，2010. 中药新药临床前药效学评价的思考. 时珍国医国药，21（5）：1303-1304.

汤学军，管竞环，1994. 中药辛、甘、苦味与稀土元素的关系. 微量元素与健康研究，11（4）：24-26.

唐发清，田道法，易红，等，2000. 益气解毒片对鼻咽癌细胞端粒酶和端粒酶 RNA 抑制作用的实验研究. 湖南中医学院学报，20（1）：15-17，72.

唐玲，2013. 基因组学在中药研究中的应用进展. 教育教学论坛，（44）：160-161.

唐容川，2013. 本草问答. 陆拯点校. 北京：中国中医药出版社.

唐慎微，2011. 证类本草. 郭君双等校注. 北京：中国医药科技出版社.

唐先明，王振月，赵海鹏，等，2007. 基因芯片技术在中药基因组学研究中的应用. 时珍国医国药，18（5）：1097-1099.

唐怡，秦旭华，胡荣，等，2009. 浅析中药五味标定混乱的认识论原因. 四川中医，27（6）：60-61.

陶弘景，1994. 本草经集注. 尚志钧，尚元胜辑校. 北京：人民卫生出版社.

陶弘景，2013. 名医别录. 尚志钧辑校. 北京：中国中医药出版社.

陶野，张贝贝，付梅红，等，2013. 基于色谱指纹图谱的苍术挥发油多成分体内药代动力学研究. 中国实验方剂学杂志，19（11）：156-159.

田露，肖照岑，2011. 对《内经》中"酸味相佐"的理解和运用. 长春中医药大学学报，27（4）：559-560.

万方，2011. 仝小林教授辛开苦降法治疗糖尿病临床用药规律分析. 北京：中国中医科学院.

汪昂，2011. 医方集解. 刘洋点校. 北京：中国医药科技出版社.

汪昂，2012. 本草备要. 陈婷校注. 北京：中国医药科技出版社.

汪绂，2015. 医林纂要探源. 江凌圳等校注. 北京：中国中医药出版社.

汪云开，黄兆铨，2012. 芍药苷对血管紧张素 II 诱导的大鼠动脉平滑肌细胞增殖的影响. 中国中医急症，21（3）：399-400，516.

王斌，程峰涛，2001. M 受体亚型和胃肠道平滑肌功能. 中国病理生理杂志，17（11）：54-57.

王斌，刘维，裴瑾，等，2017. 电子舌技术在鉴别川牛膝中的应用. 中国药房，28（36）：5126-5130.

王成龙，王林元，王景霞，等，2016. 芍药内酯苷、芍药苷对放射线辐照致血虚小鼠 IL-3，GM-CSF，IL-6 及 TNF-α 的影响. 世界中医药，11（8）：1574-1577.

王光耀，盛良，王兴华，等，2015. 运用电子鼻检测活血化瘀中药物质基础研究. 智慧健康，1（1）：42-45.

王广基，查伟斌，郝海平，等，2008. 代谢组学技术在中医药关键科学问题研究中的应用前景分析. 中国天然药物，6（2）：89-97.

王好古，1987. 汤液本草. 崔扫尘，尤荣辑点校. 北京：人民卫生出版社.

王怀平，1990. "从革作辛"之我见. 中医杂志，31（8）：58-59.

王卉，胡思源，魏小维，等，2010. 小儿消积止咳口服液治疗痰热咳嗽兼食积证的多中心临床研究. 现代药物与临床，25（5）：376-380.

王惠敏，李心河，陈克忠，1999. 无机元素与中药五味. 山东中医杂志，18（10）：466.

王继先，2007. 绍兴本草校注. 尚志钧校注. 北京：中医古籍出版社.

王健，贾仁勇，黎晓敏，等，1996. 中药的五味与无机元素含量的关系. 中国兽医学报，5（16）：456-459.

王健，黎晓敏，贾仁勇，等，1997. 368 味兽用中药材的性味、归经、毒性与 11 种元素含量关系的研究. 畜牧兽医学报，28（1）：90-96.

王磊，李京芝，2001. 芍药甘草汤应用于妊娠恶阻重症的体会. 河南中医，21（1）：46.

王龙，1999. 本草纂要稿，中国文化研究会，中国本草全书，第一一九卷. 北京：华夏出版社.

王銮，1984. 幼科类萃. 北京：中医古籍出版社.

王纶，2011. 本草集要. 张瑞贤等校注. 北京：学苑出版社.

王念德，王树庆，臧奉娇，等，2017. 补肾活髓颗粒对慢性再生障碍性贫血患者 mTOR 信号通路的影响. 山东中医杂志，36（7）：558-561.

王平，庄柳静，秦臻，等，2017. 仿生嗅觉和味觉传感技术的研究进展. 中国科学院院刊，32（12）：1313-1321.

王普霞，周春祥，2006. 基于"证-药效-药性"观念及"药性本质多元"假说探讨中药药性本质. 南京中医药大学学报，22（6）：345-347.

王睿，梁鑫淼，2004. 中药复方的复杂性特征与方法学探讨. 现代中药研究与实践，18（S1）：98-100.

王森，欧水平，管咏梅，等，2010. 良肤乳膏小鼠皮肤药物动力学的研究. 中国中药杂志，35（17）：2254-2257.

王升启，2000. 试论"中药基因组学"与"中药化学组学". 世界科学技术，2（1）：28-31，54-55.

王微，张瑞英，2022. AMPK 与心力衰竭发病机制和治疗的研究进展. 心脏杂志，34（1）：94-97.

王文军，丁一，窦芳，等，2018. 分子对接在中药药效物质筛选及作用机制研究中的应用进展. 中国药师，21（6）：1020-1023.

王熙国，吴明富，2004. 辛味药在脾胃病中的应用. 陕西中医，25（9）：842-843.

王喜军，2002. 中药及中药复方的血清药物化学研究. 世界科学技术，4（2）：1-4，78.

王喜军，2010. 中药血清药物化学学科的形成及发展. 世界科学技术（中医药现代化），12（4）：632-633.

王喜军，孙文军，孙晖，等，2008. 茵陈蒿汤不同配伍变化对大鼠血中移行成分的影响. 中国天然药物，6（1）：43-47.

王喜军，张宁，孙晖，等，2004. 六味地黄丸的血清药物化学研究. 中国天然药物，2（4）：219-222.

王晓宇，郭俊霞，吴萍，等，2020. 基于电子舌技术的川芎味觉信息与主要化学成分相关性研究. 中药材，43（1）：34-41.

王鑫源，董诚明，李曼，等，2021. 基于 HeraclesⅡ超快速气相电子鼻的牛膝种子快速鉴别研究. 种子，40（4）：135-138.

王星，张燕玲，王耘，等，2014. TRPV1 离子通道与中药辛味药性的关系研究. 中国中药杂志，39（13）：2422-2427.

王兴华，王光耀，盛良，等，2015. 中草药性味物质基础的化学探析. 智慧健康，1（3）：36-38.

王艳宏，王秋红，夏永刚，等，2011. 麻黄化学拆分组分的性味药理学评价：化学拆分组分的制备及其解热作用的研究. 中医药信息，28（5）：7-10.

王艳宏，王秋红，夏永刚，等，2011. 麻黄化学拆分组分的性味药理学评价：麻黄化学拆分组分"辛温"发汗、利水作用的实验研究. 中国中医药科技，18（6）：489-491.

王翊，2012. 握灵本草. 叶新苗校注. 北京：中国中医药出版社.

王玉芳，2000. 论辛散法治肝. 山东中医药大学学报，24（6）：448-450.

王元清，严建业，师白梅，等，2012. 中药复方药效物质基础研究进展. 中国中医药信息杂志，19（5）：99-102.

王志平，乔建军，元英进，2004. 蛋白质组学在中药现代化研究中的应用. 中草药，35（1）：44-45.

魏玮，郝建军，2010. 辛开苦降法治疗脾胃病机制初探. 北京中医药，29（1）：41-42.

温英丽，罗茵，许淑清，等，2021. 不同类型电子鼻在中药质量评价研究中的应用. 中国现代中药，23（12）：2201-2208.

文生，郑秀丽，杨宇，2020. 《黄帝内经》论酸. 中国中医基础医学杂志，26（12）：1748-1750.

吴安芝，张引拖，2011. 论述苦味药的药性特征及其配伍作用. 内蒙古中医药，30（7）：85-86.

吴春生，王丽江，刘清君，等，2007. 嗅觉传导机理及仿生嗅觉传感器的研究进展. 科学通报，52（12）：1362-1371.

吴钉红，丘小惠，朱伟，等，2011. 网络药理学方法探讨清热中药治疗冠心病作用机制. 中华中医药杂志，26（5）：1004-1008.

吴飞，杜瑞超，洪燕龙，等，2012. 电子舌在鉴别中药枳实药材产地来源中的应用. 中国药学杂志，47（10）：808-812.

吴虹，孙银香，2007. α_1-肾上腺素受体亚型的分布及特点. 中国医院药学杂志，27（12）：1728-1731.

吴建新，严永清，1988. 药物的酸味、咸味与归经、作用及化学成分的关系. 现代应用药学，5（1）：3-6.

吴昆，1998. 医方考. 洪青山校注. 北京：中国中医药出版社.

吴玲芳，王晓晴，陈香茗，等，2020. 白芍化学成分及药理作用研究进展. 国际药学研究杂志，47（3）：175-187.

吴茜，毕志明，李萍，等，2007. 基于整体观的中药药效物质基础的生物活性筛选/化学在线分析研究新进展. 中国药科大学学报，38（4）：289-293.

吴素娟，郭麟端，1996. 酸味药的药性特点及其与化学成分的关系. 天津中医学院学报，15（3）：42-43.

吴瑭，2005. 温病条辨. 卢红蓉点校. 北京：人民军医出版社.

吴薇，冯相平，陈新山，2005. 基质金属蛋白酶与心血管疾病及其法医学意义. 中国法医学杂志，20（1）：37-40.

吴仪洛，2013. 成方切用. 李志庸，廖俊翔，支济靓校注. 北京：中医古籍出版社.

吴仪洛，2016. 本草从新. 阎忠涵校注. 北京：中国医药科技出版社.

吴中朝，1988. 谈谈酸味药的配伍运用. 陕西中医函授，8（1）：40.

伍春璙，2000. 酸味药治疗慢性肝炎谷丙转氨酶升高. 湖北中医杂志，22（11）：39-40.

伍世元，骆德汉，邓炳荣，等，2011. 不同产地和采收期的中药材电子鼻鉴别研究. 传感技术学报，24（1）：10-13.

武琳，骆德汉，邵雅雯，等，2012. 基于电子舌技术的辛味中药材鉴别研究. 传感器与微系统，31（10）：

48-50.

武文奇，毛怡宁，李虹，等，2019. Heracles Ⅱ超快速气相电子鼻对金银花粉末质量的鉴别研究. 中国中药杂志，44（23）：5129-5133.

武晓群，马健，易兵，等，2012. 沙参麦冬汤临床及实验研究进展. 江苏中医药，44（3）：75-76.

武云，吴大正，胡之璧，2007. 黄芪提取物对小鼠离体骨骼肌疲劳和恢复过程的影响. 中药药理与临床，23（6）：42-45.

席乐迎，任献青，许爽，等，2020. 基于网络药理学的中药作用机制研究进展. 现代中西医结合杂志，29（29）：3287-3290，3296.

夏远利，Dolgor.S，吴云皓，等，2018. 注射用益气复脉（冻干）改善脂多糖诱导小鼠急性肺损伤作用研究. 药物评价研究，41（3）：372-379.

向阳，杨海燕，赵春生，等，2021. 基于线粒体心肌能量代谢探讨从"气"治疗慢性心力衰竭. 中国民族民间医药，30（2）：5-8.

向铮，蔡小军，曾苏，2012. 基于复杂网络与代谢组学的中药药代动力学研究思考与探索. 药学学报，47（5）：558-564.

肖河，2006. 中药复方物质基础浅析. 海峡药学，18（3）：207-208.

谢静文，苏天德，魏雨亭，等，2021. 抗氧化药物在心肌缺血再灌注损伤中的研究进展. 药学学报，56（7）：1845-1855.

谢奇，2013. 六味地黄丸在2型糖尿病治疗中的作用与研究. 中医临床研究，5（1）：116-118.

谢晓芳，2009. 补经胶囊补肾养血调经的生物学效应研究. 成都：成都中医药大学.

谢雄雄，张迟，曾金祥，等，2018. 中药桔梗的化学成分和药理活性研究进展. 中医药通报，17（5）：66-72，13.

谢占芳，2016. 八种菊花挥发性成分及其抑菌活性研究. 开封：河南大学.

辛松林，杨妍，2011. 电子鼻的原理、应用现状及前景. 四川烹饪高等专科学校学报，（1）：23-25.

邢登洲，1988. 试论酸味药对肝的双向调节作用. 国医论坛，3（2）：24.

邢姝，2010. 电子鼻在西洋参质量评价中的应用研究. 北京：北京中医药大学.

熊双丽，卢飞，史敏娟，等，2012. DPPH自由基清除活性评价方法在抗氧化剂筛选中的研究进展. 食品工业科技，33（8）：380-383.

熊萧萧，王鲁峰，徐晓云，等，2012. 基于电子舌技术对不同年份的化橘红的识别. 宁波大学学报（理工版），25（3）：21-24.

熊延路，王明星，韩勇，李小飞，卢强，高明，赵晋波，2014. AMPK：细胞能量中枢. 现代生物医学进展，14（31）：6190-6196.

胥敏，杨诗龙，张超，等，2015. 基于气味客观化的黄连及其炮制品鉴别研究. 中国中药杂志，40（1）：89-93.

徐大椿，1956. 神农本草经百种录. 影印本. 北京：人民卫生出版社.

徐大椿，2011. 药性切用. 伍悦点校. 北京：学苑出版社.

徐嘉莉，2013. 儿童功能性消化不良的再认识附56例临床分析. 大家健康（学术版），7（5）：2-3.

徐冉，2011. 济川煎加减治疗脾肾阳虚型便秘60例. 中国中医药现代远程教育，9（11）：33.

徐谓，李洪军，贺稚非，2016. 甘草提取物在食品中的应用研究进展. 食品与发酵工业，42（10）：274-281.

徐筱杰，1999. 中药复方的计算机模拟研究. 化学进展，11（2）：202-204.

徐阳，龙伟，刘培勋，2010. 辛味中药与嗅觉受体相互作用的分子模拟. 高等学校化学学报，31（11）：2275-2282.

许惠珍，2007. 从正交拆方及化学特征谱追踪助孕 3 号方物质基础的研究. 广州：广州中医药大学.

许爽，任献青，2020. 系统生物学技术在中药复方中的研究进展. 中医学报，35（9）：1898-1903，1938.

许舜军，杨柳，张勉，等，2006. 牡丹皮化学成分的液相色谱-飞行时间串联质谱分析. 药学学报，41（9）：852-856.

许希周，1999. 药性粗评. 中国文化研究会，中国本草全书，第五十六卷. 北京：华夏出版社.

轩菲洋，姜丹，申小营，等，2022. 基于电子鼻和顶空气质联用技术的不同产地北柴胡气味差异分析. 中国现代中药，24（11）：2141-2149.

薛辉，2014.中医药"味"理论源流. 思想与文化，（3）：160-177.

薛己，2015. 本草约言. 臧守虎，杨天真，杜凤娟校注. 北京：中国中医药出版社.

薛燕，雷跻九，1996. 中药复方霰弹理论——论中药复方现代研究方法. 北京：中国环境科学出版社.

荀子，2011. 荀子. 方勇，李波译注.北京：中华书局.

闫曙光，惠毅，梁星琛，等，2020.Wnt/Retromer 信号通路与补肾益精法通过脑-肠轴治疗慢传输型便秘的研究进展. 中华中医药杂志，35（10）：5084-5086.

严洁，施雯，洪炜，1997. 得配本草. 姜典华等校注. 北京：中国中医药出版社.

严永清，吴建新，1987. 药物的辛味与归经、作用及化学成分的关系. 中药通报，12（1）：53-56.

严永清，吴建新，1988. 药物的甘味与归经、作用及化学成分的关系. 中药通报，13（5）：52-55.

晏婴，2019. 晏子春秋. 徐文翔导读注译. 长沙：岳麓书社.

阳长明，陈玉平，石任兵，等，2006. 醒脑滴丸中右旋龙脑含量测定及其体内分析方法研究. 北京中医药大学学报，29（7）：489-493.

杨红，杨彩虹，朱晓东，等，2014. 中西结合探析甘味中药在糖尿病中的应用. 光明中医，29（12）：2550-2551.

杨具洁，都广礼，陈少丽，2021. 基于物质、能量属性阐释中药药性理论. 中成药，43（5）：1379-1381.

杨丽华，周海虹，2008. 酸味药的气味配伍规律初探. 中医杂志，49（10）：953-955.

杨璐，李国玉，王金辉，2011. 蝉蜕化学成分和药理作用的研究现状. 农垦医学，33（2）：184-186.

杨庆珍，郑司浩，黄林芳，等，2015. 基于电子鼻技术和化学成分分析对不同生长年限黄芪的研究. 世界科学技术-中医药现代化，17（3）：723-728.

杨瑞琦，2019. 基于电子鼻的易霉变中药质量快速评价：以肉豆蔻为例. 北京：北京中医药大学.

杨时泰，1958. 本草述钩元. 上海：科技卫生出版社.

杨时泰，2009.《本草述钩元》释义. 黄雄，崔晓艳编著. 太原：山西科学教育出版社.

杨璇，2011. 伤寒瘟疫条辨. 李玉清等校注. 北京：中国医药科技出版社.

杨郁，张扬，于能江，等，2009. 亲和超滤新技术在中药研究中的应用.《中国中药杂志》第九届编委会暨中药新药研发理论与技术创新论坛论文集.《中国中药杂志》第九届编委会暨中药新药研发理论与技术创新论坛，黄山.

杨振霖，吴蓓丽，2018. G 蛋白偶联受体的结构研究与药物研发. 科学通报，63（14）：1362-1373，1361.

杨志欣，孟永海，王秋红，等，2011. 吴茱萸化学拆分组分的性味药理学评价：化学拆分组分的制备及其镇痛作用的研究. 中医药学报，39（4）：11-13.

杨志欣，孟永海，王秋红，等，2011. 吴茱萸苦味拆分组分物质基础研究. 中国实验方剂学杂志，17（21）：74-77.

杨志欣，孟永海，王秋红，等，2012. 疏毛吴茱萸辛味拆分组分物质基础研究. 中成药，34（6）：1106-1110.

杨志欣，孟永海，杨炳友，等，2011. 吴茱萸化学拆分组分的性味药理学评价：化学拆分组分抗炎作用的研究. 中医药信息，28（5）：13-15.

姚凤云，王琳，刘春花，等，2019. 芍药甘草汤及其拆方对超高温环境大鼠心肌、下丘脑 TRPV3，TRPV4 表达的影响. 中国实验方剂学杂志，25（24）：9-14.

姚球，2016. 本草经解要. 卞雅莉校注. 北京：中国中医药出版社.

姚运秀，潘春晖，王晨，等，2020. 网络药理学在中药复方的研究进展与应用策略. 成都大学学报（自然科学版），39（3）：257-263.

叶良红，郭延垒，阳勇，等，2020. 基于 UPLC-Q-TOF-MS 法快速分析鉴定连翘化学成分. 中药与临床，11（3）：14-18，35.

叶亮，尚尔鑫，范欣生，等，2010. 中药性、味、归经对应分析研究. 数理医药学杂志，23（1）：75-80.

叶琴，杨洋，周雅琴，等，2015. 中药甘味成分的研究进展. 湖南中医杂志，31（11）：205-207.

叶天士，1959. 临证指南医案. 上海：上海科学技术出版社.

叶天士，1999. 本草再新. 中国文化研究会，中国本草全书，第一三八卷. 北京：华夏出版社.

叶文龄，1999. 医学统旨. 中国文化研究会，中国本草全书，第二三九卷. 北京：华夏出版社.

衣楠玲，李海明，李永，2020. 儿童功能性消化不良药物治疗的研究进展. 医学综述，26（21）：4258-4262.

易攀，汤嫣然，周芳，等，2019. 槟榔的化学成分和药理活性研究进展. 中草药，50（10）：2498-2504.

殷健，2009. 中药五味的化学药理学原理//《医药导报》第八届编委会成立大会暨 2009 年度全国医药学术交流会论文集.《医药导报》第八届编委会成立大会暨 2009 年度全国医药学术交流会，武汉.

尹艳芬，周晋华，2014. 增液承气汤临床研究进展. 中国中医药现代远程教育，12（16）：163-165.

尹胤，2018. CD97 依赖 G 蛋白偶联受体经典信号通路促进肝细胞肝癌转移的机制研究. 南京：南京医科大学.

游琴，2009. 辛热药性的系统文献整理研究. 北京：北京中医药大学.

游越，汲泓，2011. 青蒿鳖甲汤加减配合西药治疗轻中度系统性红斑狼疮 82 例. 实用中医内科杂志，25（10）：26-27.

于国华，杨洪军，李俊芳，等，2016. 基于 UHPLC-LTQ-Orbitrap-MS/MS 技术分析枳实中的化学成分. 中国中药杂志，41（18）：3371-3378.

于虹，刘逸，1997. 升降浮沉理论对临床用药的指导意义. 天津中医学院学报，16（2）：4-5.

于淼，朴春丽，南红梅，等，2007. 南征应用辛味药治疗糖尿病肾病经验. 山东中医杂志，26（3）：197-199.

于培明，田智勇，陈随清，2005. 咸味药的药性理论及其配伍探讨. 国医论坛，20（1）：48-49.

于培明，田智勇，林桂涛，2005. 甘味药的药性理论及其配伍探讨. 时珍国医国药，16（1）：77-78.

俞弁，2014. 续医说. 周仲瑛，于文明主编. 长沙：湖南科学技术出版社.

喻梦茹，范书玥，马晴雯，等，2020. Wnt 信号通路调控造血干细胞自我更新的研究进展. 生命科学，32（5）：413-423.

元好古，2011. 汤液本草. 张永鹏校注. 北京：中国医药科技出版社.

苑婕，胡静，贺虹，等，2020. 网络药理学在中医药现代化研究中的进展. 海南医学，31（20）：2688-2691.

曾炳佳，曹以诚，杜正平，等，2008. 同源建模关键步骤的研究动态. 生物学杂志，25（2）：7-10.

曾广植，魏诗泰，1982. 酸味、咸味和鲜味的化学. 调味副食品科技，（2），5-10.

曾江涛，张小萍，2008. 浅议甘味药在脾胃病中的临床应用. 江西中医药，39（1）：24-25.

展照双，2010. 论辛补、酸泄治肝法. 浙江中医药大学学报，34（1）：13-14.

张保国，刘庆芳，2012. 调胃承气汤实验研究与临床新用. 中成药，34（12）：2408-2411.

张冰，马金国，吴刚，等，2015. 普罗布考对心衰大鼠心肌 MMP-3、TIMP-3 及 OPN 表达的影响. 哈尔滨医科大学学报，49（2）：115-120.

张秉成，2015. 本草便读. 薛京花，牛春来，李东燕等点校. 太原：山西科学技术出版社.

张丹，姜一弘，王定川，等，2018. 自身炎症性疾病的遗传和表观遗传调控. 细胞与分子免疫学杂志，34（8）：752-756.

张丹参，张天泰，李韶菁，等，2008. 谷胱甘肽转移酶抑制剂的高通量筛选. 药学学报，43（1）：108-112.

张德裕，2015. 本草正义. 程守祯，刘娟校注. 北京：中国中医药出版社.

张方，黄泰康，2003. 中药药效方法学研究初探（Ⅰ）. 中草药，34（12）：6-10.

张方，黄泰康，2004. 中药药效研究方法进展. 沈阳药科大学学报，21（2）：156-160.

张根华，邓少平，2005. 味觉受体第一家族与味觉识别. 生命的化学，25（3）：179-181.

张贵彪，陈启龙，苏式兵，2013. 中药网络药理学研究进展. 中国中医药信息杂志，20（8）：103-106.

张华月，李琦，付晓伶，2017. 乌梅化学成分及药理作用研究进展. 上海中医药杂志，51（S1）：296-300.

张惠琴，孙新，2018. 病毒诱导气道黏液高分泌机制. 中国实用儿科杂志，33（3）：179-183.

张慧玲，张恒，2013. 浅析酸味药既能收敛固涩又能通利散泄. 中医临床研究，5（12）：51-52.

张家林，裴瑞霞，2014. 五苓散加味治疗 2 型糖尿病合并肥胖症 30 例. 辽宁中医杂志，41（1）：75-76.

张建军，黄银峰，王丽丽，等，2013. 白芍、赤芍及芍药苷、芍药内酯苷对综合放血法致血虚小鼠补血作用的比较研究. 中国中药杂志，38（19）：3358-3362.

张景岳，1996. 本草正. 夏之秋等校注. 北京：中国中医药出版社.

张静，马亚平，李洪，等，2011. 芸香科中药的化学成分及临床应用. 河北化工，34（4）：19-20，33.

张静，杨柏松，汪雨静，2019. Toll 受体 4/核转录因子信号通路与动脉粥样硬化关系. 创伤与急危重病医学，7（1）：63-64.

张静雅，曹煌，龚苏晓，等，2016. 中药甘味的药性表达及在临证配伍中的应用. 中草药，47（4）：533-539.

张静雅，曹煌，龚苏晓，等，2016. 中药咸味药性表达及在临证配伍中的应用. 中草药，47（16）：2797-2802.

张静雅，曹煌，许浚，等，2016. 中药苦味药性表达及在临证配伍中的应用. 中草药，47（2）：187-193.

张静宇，李忠廉，2018. 基于重要古医籍的中药五味作用研究. 辽宁中医杂志，45（11）：2308-2311.

张磊，苏小琴，李德坤，等，2021. 基于临床疗效的注射用益气复脉（冻干）质量标志物确证. 中草药，52（18）：5741-5750.

张立，2000. 加味黄连阿胶汤治疗Ⅱ型糖尿病 45 例. 湖南中医药导报，6（6）：15.

张琳，吕华冲，王建壮，2012. 进口血竭和国产血竭中总黄酮的鉴别比较研究. 广东药学院学报，28（3）：263-267.

张灵娜，林兵，宋洪涛，2015. 中药血清药理学、血清药物化学的研究概况及展望. 中草药，46（17）：2662-2666.

张璐，2011. 本经逢原. 顾漫，杨亦周校注. 北京：中国医药科技出版社.

张森，霍海如，王朋倩，等，2018. 辛味药性理论溯源与现代研究评述. 中草药，49（3）：505-511.

张敏，魏书磊，刘振辉，2012. 哺乳动物的味觉受体及其介导的信号途径研究进展. 鲁东大学学报（自然科学版），28（2）：160-166.

张宁，王喜军，2004. 六味地黄丸血中移行成分的含量测定. 中药新药与临床药理，15（3）：174-176.

张萍，2010. 代谢组学、化学计量学在中药复方药效物质基础研究中的应用. 海峡药学，22（9）：13-15.

张启云，徐良辉，李冰涛，等，2011. 复方葛根芩连汤多效应成分分类整合药代动力学研究. 中国临床药理学与治疗学，16（1）：51-56.

张卿子，1956. 张卿子伤寒论. 上海：上海卫生出版社.

张秋臻，1999. 夏日出汗与汗腺的保护. 健康博览，（7）：11.

张瑞贤，张卫，刘更生，2018. 神农本草经译释. 上海：上海科学技术出版社.

张素红，2018. 白茅根、玉竹的质量标准研究. 北京：北京中医药大学.

张铁军，刘昌孝，2015. 中药五味药性理论辨识及其化学生物学实质表征路径. 中草药，46（1）：1-6.

张铁军，许浚，韩彦琪，等，2016. 中药质量标志物（Q-marker）研究：延胡索质量评价及质量标准研究. 中草药，47（9）：1458-1467.

张铁军，许浚，申秀萍，等，2016. 基于中药质量标志物（Q-Marker）的元胡止痛滴丸的"性-效-物" 三元关系和作用机制研究. 中草药，47（13）：2199-2211.

张维玲，王会秋，黄书通，1998. 浅议中药五味-化学成分-药物功能三者之间的联系. 河北医学，4（11）：91.

张卫，2012. "五味"理论溯源及明以前中药"五味"理论系统之研究. 北京：中国中医科学院.

张卫，张瑞贤，2012. 中药"五味"理论溯源——味的起源. 国际中医中药杂志，34（1）：60-62.

张效霞，王振国，2009. 古今中药性味不统一的原因探讨. 中华医史杂志，39（3）：164-167.

张元素，2011. 医学启源. 任应秋点校. 北京：人民军医出版社.

张元素，2011. 珍珠囊. 伍悦点校. 北京：学苑出版社.

张仲景，2012. 注解伤寒论. 王叔和撰次，成无己注，汪济川校. 北京：人民卫生出版社.

掌禹锡，2009. 嘉祐本草辑复本. 尚志钧辑复. 北京：中医古籍出版社.

赵国平，钱三旗，何清湖，2007. 中药药理研究应遵循的基本原则和方法. 中国中医药报.

赵惠琴，王中琳，2014. 论酸味药之敛与散. 中医药信息，31（4）：32-33.

赵琼，廖琼，王腾飞，等，2012. 酸甘化阴法生津止泻作用探析. 中华中医药杂志，27（11）：2794-2796.

赵珊，王鹏程，冯健，等，2015. 代谢组学技术及其在中医药研究中的应用. 中草药，46（5）：756-765.

赵童瑶，尹海波，李旭，等，2018. 基于电子舌技术对不同来源龙胆的苦味与品质相关性研究. 中国现代中药，20（9）：1068-1073.

赵文军，林阳，李鹏飞，等，2014. 牡丹皮化学成分的 HPLC-Q/TOF-MS 分析. 药学实践杂志，32（4）：261-265.

赵文生，1988. 酸味药入五脏的补泻探讨. 四川中医，6（12）：17-18.

赵霞，岳庆喜，谢正兰，等，2013. 蛋白质组学技术在中药复杂体系研究中的应用. 生命科学，25（3）：334-341.

甄权，2006. 药性论. 尚志钧辑. 合肥：安徽科学技术出版社.

郑刚，赵智勇，秦建君，丛鑫，2021. 磷酸二酯酶抑制剂药理学作用机制和临床应用研究进展. 世界临床药物，42（2）：149-154.

郑虎占，2001. 酸味初探. 北京中医药大学学报，24（2）：9-10.

郑钦岳，曹尉尉，曹颖瑛，等，1998. 四物汤增加小鼠脾细胞分泌 IL-6 及促进 IL-6mRNA 的表达. 第二军医大学学报，19（3）：90-92.

郑伟，2013. 浅谈辛味药在眼科临床中的运用. 中国实用医药，8（16）：192-193.

郑小伟，包素珍，李荣群，等，2003. 二仙汤对肾阳虚大鼠垂体 ACTH 基因表达的影响. 中国医药学报，18（12）：716-718，761.

中医古籍孤本大全选编工作委员会选编，1993. 太乙仙制本草药性大全. 影印本. 北京：中医古籍出版社.

钟霞，焦华琛，李运伦，等，2019. 从"汗为心之液"论治心系疾病汗证研究进展. 山东中医杂志，38（8）：802-804.

周典铭，熊轩玖，2000. 辛味药的药性理论及其配伍作用初探. 湖北中医学院学报，2（2）：48-49.

周复辉，易增兴，罗亨凡，2006. 辛味中药化学成分的分析. 安徽农业科学，34（12）：2760，2782.

周岗，付小兵，2005. 汗腺中 EGF、EGFR、IL 和 CKs 等基因的表达特征及意义. 创伤外科杂志，7（5）：394-396.

周俊，1998. 中药复方：天然组合化学库与多靶作用机理. 中国中西医结合杂志，18（2）：67.

周庆同，戴之卓，赵素文，2021. G 蛋白偶联受体的共同激活机制. 自然杂志，43（1）：45-52.

周文霞，2015. 网络药理学的研究进展和发展前景. 中国药理学与毒理学杂志，29（5）：760-762.

周霞，杨诗龙，胥敏，等，2015. 电子舌技术鉴别黄连及其炮制品. 中成药，37（9）：1993-1997.

周祥禄，王加锋，陈乐乐，等，2021. 酸味中药的味、成分及功用关联性研究. 山东中医药大学学报，45（2）：256-263.

周新益，张芙蓉，1992. 试论酸味药的涌泄作用. 中医研究，5（4）：10-12.

朱丹溪，1994. 本草衍义补遗. 陶广正，刘玉玮点校. 见金元四大家医学全书（上、下）. 天津：天津科学技术出版社.

朱红梅，胡成明，2011. 酸味药研究述评. 中华中医药杂志，26（6）：1251-1253.

朱化珍，陈德兴，2011. 分子生物技术在中药复方药理研究中的应用. 中国实验方剂学杂志，17（7）：278-280.

朱立俏，盛华刚，郑德，等，2018. HPLC-TOF/MS 对莱菔子中化学成分的快速鉴定. 辽宁中医杂志，45（2）：358-360.

朱丽娜，朱京慈，2014. 大承气汤防治胃肠动力不足作用机制的研究进展. 中成药，36（12）：2591-2594.

朱莉，2013. 广痛消有效成分含量测定及健康人体药代动力学研究. 北京：北京中医药大学.

朱深银，周远大，刘庆山，等，2007. 黄嘌呤氧化酶抑制剂高通量筛选模型的建立及应用. 中国药学杂志，42（3）：187-190.

朱伟，姚丽梅，2011. 运用 Metadrug 软件预测小柴胡汤化学成分的分子靶标. 上海中医药杂志，45（1）：79-82.

朱晓新，2002. 中药新药药效学方法与思路. 第六次全国中西医结合实验医学学术讨论会会议论文集. 第六次全国中西医结合实验医学学术讨论会，成都.

朱燕飞，楼英，2011. 甘味药作用特点分析. 上海中医药杂志，45（4）：18-19.

庄莉，翟园园，姚卫峰，等，2019. 基于网络药理学的二至丸对肾脏保护作用的机制研究. 药学学报，54（5）：877-885.

邹慧琴，李硕，邢姝，等，2013. 电子鼻技术结合 MLP 网络对不同贮藏时间西洋参的鉴别研究. 中华中医药学刊，31（7）：1683-1685，1744.

邹慧琴，刘勇，陶欧，等，2013. 电子鼻 MOS 传感器阵列优化及其在中药材快速鉴别中的应用. 中国中药杂志，38（2）：161-166.

左园园，任佳丽，李忠海，2018. 食用菌中甾醇物质抗炎活性研究概述. 食品与机械，34（1）：167-172.

〔瑞士〕皮亚杰，1997. 发生认识论原理. 王宪钿等译. 北京：商务印书馆.

〔英〕李约瑟，1990. 中国科学技术史-第二卷-科学思想史. 何兆武等译. 北京：科学出版社.

Adler E，Hoon M A，Mueller K L，et al，2000. A novel family of mammalian taste receptors. Cell，100（6）：693-702.

Aggarwal D，Pal D，Mitra A K，et al，2007. Study of the extent of ocular absorption of acetazolamide from a developed niosomal formulation，by microdialysis sampling of aqueous humor. International Journal of Pharmaceutics，338（1/2）：21-26.

Akbari G，Savari F，Mard S A，et al，2019. Gallic acid protects the liver in rats against injuries induced by transient ischemia-reperfusion through regulating microRNAs expressions. Iranian Journal of Basic Medical Sciences，22（4）：439-444.

Alavijeh M S，Palmer A M，2010. Measurement of the pharmacokinetics and pharmacodynamics of neuroactive compounds. Neurobiology of Disease，37（1）：38-47.

Ali D C, Naveed M, Gordon A, et al, 2020. β-Adrenergic receptor, an essential target in cardiovascular diseases. Heart Failure Reviews, 25（2）: 343-354.

Amyot J, Semache M, Ferdaoussi M, et al, 2012. Lipopolysaccharides impair insulin gene expression in isolated islets of Langerhans via Toll-Like Receptor-4 and NF-κB signalling. PLoS One, 7（4）: e36200.

Asokan K T, Sarkar S N, Mishra S K, et al, 2002. Effects of mibefradil on uterine contractility. European Journal of Pharmacology, 455（1）: 65-71.

Assadi-Porter F M, Maillet E L, Radek J T, et al, 2010. Key amino acid residues involved in multi-point binding interactions between brazzein, a sweet protein, and the T1R2-T1R3 human sweet receptor. Journal of Molecular Biology, 398（4）: 584-599.

Bachmanov A A, Beauchamp G K, 2007. Taste receptor genes. Annual Review of Nutrition, 27: 389-414.

Barabási A L, Gulbahce N, Loscalzo J, 2011. Network medicine: a network-based approach to human disease. Nature Reviews Genetics, 12（1）: 56-68.

Begum N, Shen W X, Manganiello V, 2011. Role of PDE3A in regulation of cell cycle progression in mouse vascular smooth muscle cells and oocytes: implications in cardiovascular diseases and infertility. Current Opinion in Pharmacology, 11（6）: 725-729.

Behrens M, Brockhoff A, Kuhn C, et al, 2004. The human taste receptor hTAS2R14 responds to a variety of different bitter compounds. Biochemical and Biophysical Research Communications, 319（2）: 479-485.

Behrens M, Brockhoff A, Kuhn C, et al, 2004. The human taste receptor hTAS2R14 responds to a variety of different bitter compounds. Biochemical and Biophysical Research Communications, 319（2）: 479-485.

Behrens M, Meyerhof W, 2009. Mammalian bitter taste perception. Results and Problems in Cell Differentiation, 47: 203-220.

Beroske L, Van den Wyngaert T, Stroobants S, et al, 2021. Molecular imaging of apoptosis: the case of caspase-3 radiotracers. International Journal of Molecular Sciences, 22（8）: 3948.

Bloomgarden Z T, 2006. Gut hormones and related concepts. Diabetes Care, 29（10）: 2319-2324.

Bolton T B, 1979. Mechanisms of action of transmitters and other substances on smooth muscle. Physiological Reviews, 59（3）: 606-718.

Buck L, Axel R, 1991. A novel multigene family may encode odorant receptors: a molecular basis for odor recognition. Cell, 65（1）: 175-187.

Cao W L, Wang X G, Li H J, et al, 2015. Studies on metabolism of total glucosides of paeony from Paeoniae *Radix* Alba in rats by UPLC-Q-TOF-MS/MS. Biomedical Chromatography: BMC, 29（11）: 1769-1779.

Carling D, 2017. AMPK signalling in health and disease. Current Opinion in Cell Biology, 45: 31-37.

Caulfield M P, Birdsall N J, 1998. International Union of Pharmacology. XVII. Classification of muscarinic acetylcholine receptors. Pharmacological Reviews, 50（2）: 279-290.

Chandrasekharan N V, Dai H, Roos K T, et al, 2002. COX-3, a cyclooxygenase-1 variant inhibited by acetaminophen and other analgesic/antipyretic drugs: cloning, structure, and expression. Proceedings of the National Academy of Sciences of the United States of America, 99（21）: 13926-13931.

Chandrashekar J, Mueller K L, Hoon M A, et al, 2000. T2Rs function as bitter taste receptors. Cell, 100（6）: 703-711.

Chen K Q, Huang J, Gong W H, et al, 2007. Toll-like receptors in inflammation, infection and cancer. International Immunopharmacology, 7（10）: 1271-1285.

Chen X, Zhang L, Wu G D, et al, 2016. Kaempferol attenuates angiotesin II-induced vascular fibrosis involving the jnk and ERK 1/2 pathways. Int J Clin Exp Med，9：2407-2414.

Choudhury S，Ali Sayed A A，Standing D，et al，2021. Role of bitter taste receptor TAS2R38 in colorectal cancer. The FASEB Journal，35（S1）：fasebj.2021.35.S1.04341.

Chung M K，Jung S J，Oh S B，2011. Role of TRP channels in pain sensation. Advances in Experimental Medicine and Biology，704：615-636.

Cohen H A，Rozen J，Kristal H，et al，2012. Effect of honey on nocturnal cough and sleep quality：a double-blind，randomized，placebo-controlled study. Pediatrics，130（3）：465-471.

Comeau S R，Gatchell D W，Vajda S，et al，2004. ClusPro：an automated docking and discrimination method for the prediction of protein complexes. Bioinformatics，20（1）：45-50.

Conrotto P，Souchelnytskyi S，2008. Proteomic approaches in biological and medical sciences：principles and applications. Experimental Oncology，30（3）：171-180.

Cui C Y，Yin M Z，Jian S M，et al，2014. Involvement of Wnt，Eda and Shh at defined stages of sweat gland development. Development，141（19）：3752-3760.

Cui N，Hu M，Khalil R A，2017. Biochemical and biological attributes of matrix metalloproteinases. Progress in Molecular Biology and Translational Science，147：1-73.

D'Ocon P，Blasco R，Candenas L，et al，1991. Inhibition of calcium entry induced by cularines and isocrasifoline in uterine smooth muscle. European Journal of Pharmacology，196（2）：183-187.

Dai Y T，Li Z Y，Xue L M，et al，2010. Metabolomics study on the anti-depression effect of Xiaoyaosan on rat model of chronic unpredictable mild stress. Journal of Ethnopharmacology，128（2）：482-489.

Danhof M，de Jongh J，De Lange E C M，et al，2007. Mechanism-based pharmacokinetic-pharmacodynamic modeling：biophase distribution，receptor theory，and dynamical systems analysis. Annual Review of Pharmacology and Toxicology，47：357-400.

Dhaka A，Viswanath V，Patapoutian A，2006. Trp ion channels and temperature sensation. Annual Review of Neuroscience，29：135-161.

Dinarello C A，2011. A clinical perspective of IL-1β as the gatekeeper of inflammation. European Journal of Immunology，41（5）：1203-1217.

Dong Z B，Li S P，Hong M，et al，2005. Hypothesis of potential active components in *Angelica sinensis* by using biomembrane extraction and high performance liquid chromatography. Journal of Pharmaceutical and Biomedical Analysis，38（4）：664-669.

Dryer L，Berghard A，1999. Odorant receptors：a plethora of G-protein-coupled receptors. Trends in Pharmacological Sciences，20（10）：413-417.

Du Q，He D，Zeng H L，et al，2020. Siwu Paste protects bone marrow hematopoietic function in rats with blood deficiency syndrome by regulating TLR4/NF-κB/NLRP3 signaling pathway. Journal of Ethnopharmacology，262：113160.

Dyer J，Salmon K S H，Zibrik L，et al，2005. Expression of sweet taste receptors of the T1R family in the intestinal tract and enteroendocrine cells. Biochemical Society Transactions，33（Pt 1）：302-305.

Eylam S，Spector A C，2005. Taste discrimination between NaCl and KCl is disrupted by amiloride in inbred mice with amiloride-insensitive chorda tympani nerves. American Journal of Physiology Regulatory，Integrative and Comparative Physiology，288（5）：R1361-R1368.

Fan C G，Li Q，Zhang Y L，et al，2004. IkappaBalpha and IkappaBbeta possess injury context-specific functions that uniquely influence hepatic NF-kappaB induction and inflammation. The Journal of Clinical Investigation，

113（5）：746-755.

Farrar W L，Humes J L，1985. The role of arachidonic acid metabolism in the activities of interleukin 1 and 2. Journal of Immunology，135（2）：1153-1159.

Fasinu P S，Bouic P J，Rosenkranz B，2012. An overview of the evidence and mechanisms of herb-drug interactions. Frontiers in Pharmacology，3：69.

Fen Z，Dhadly M S，Yoshizumi M，et al，1993. Structural organization and chromosomal assignment of the gene encoding the human heparin-binding epidermal growth factor-like growth factor/diphtheria toxin receptor. Biochemistry，32（31）：7932-7938.

Ferreira A，Pousinho S，Fortuna A，et al，2015. Flavonoid compounds as reversal agents of the P-glycoprotein-mediated multidrug resistance：biology，chemistry and pharmacology. Phytochemistry Reviews，14（2）：233-272.

Ferrero R L，2005. Innate immune recognition of the extracellular mucosal pathogen，*Helicobacter pylori*. Molecular Immunology，42（8）：879-885.

Food and Drug Administration，Center for Drug Evaluation and Research，Center for Biologics Evaluation and Research，2010. Guidance for Industry and Researchers：The Radioactive Drug Research Committee：Human Research Without An Investigational New Drug Application.

Food and Drug Administration，Center for Drug Evaluation and Research，Center for Biologics Evaluation and Research，2010. Draft Guidance for Industry：Investigational New Drug Applications（INDs）-Determining Whether Human Research Studies Can Be Conducted Without an IND.

Förstermann U，Sessa W C，2012. Nitric oxide synthases：regulation and function. European Heart Journal，33（7）：829-837，837a-837d.

Franke R M，Gardner E R，Sparreboom A，2010. Pharmacogenetics of drug transporters. Current Pharmaceutical Design，16（2）：220-230.

Garcia D，Shaw R J，2017. AMPK：mechanisms of cellular energy sensing and restoration of metabolic balance. Molecular Cell，66（6）：789-800.

Gilbertson T A，Damak S，Margolskee R F，2000. The molecular physiology of taste transduction. Current Opinion in Neurobiology，10（4）：519-527.

Godfraind T，Miller R，Wibo M，1986. Calcium antagonism and calcium entry blockade. Pharmacological Reviews，38（4）：321-416.

Gogiraju R，Bochenek M L，Schäfer K，2019. Angiogenic endothelial cell signaling in cardiac hypertrophy and heart failure. Frontiers in Cardiovascular Medicine，6：20.

Grace M S，Dubuis E，Birrell M A，et al，2013. Pre-clinical studies in cough research：role of Transient Receptor Potential（TRP）channels. Pulmonary Pharmacology & Therapeutics，26（5）：498-507.

Gupta H，Sharma A，Kumar S，et al，2010. E-tongue：a tool for taste evaluation. Recent Patents on Drug Delivery & Formulation，4（1）：82-89.

Gurley B J，Gardner S F，Hubbard M A，et al，2005. Clinical assessment of effects of botanical supplementation on cytochrome P450 phenotypes in the elderly：St John's wort，garlic oil，*Panax ginseng* and *Ginkgo biloba*. Drugs & Aging，22（6）：525-539.

Habecker B A，Landis S C，1994. Noradrenergic regulation of cholinergic differentiation. Science，264（5165）：1602-1604.

Hansen A K，Indrevik J T，Figenschau Y，et al，2015. Human articular chondrocytes express functional leukotriene B4 receptors. Journal of Anatomy，226（3）：268-277.

Hao H P，Zheng C N，Wang G J，2009. Thoughts and experimental exploration on pharmacokinetic study of herbal medicines with multiple-components and targets. Acta Pharmaceutica Sinica，44（3）：270-275.

Hasnat M A，Pervin M，Cha K M，et al，2015. Anti-inflammatory activity on mice of extract of *Ganoderma lucidum* grown on rice via modulation of MAPK and NF-κB pathways. Phytochemistry，114：125-136.

He L C，Wang S C，Yang G D，et al，2007. Progress in cell membrane chromatography. Drug Discoveries & Therapeutics，1（2）：104-107.

He N，Edeki T，2004. The inhibitory effects of herbal components on CYP2C9 and CYP3A4 catalytic activities in human liver microsomes. American Journal of Therapeutics，11（3）：206-212.

Hopkins A L，2007. Network pharmacology. Nature Biotechnology，25（10）：1110-1111.

Horai H，Arita M，Kanaya S，et al，2010. MassBank：a public repository for sharing mass spectral data for life sciences. Journal of Mass Spectrometry：JMS，45（7）：703-714.

Huang X D，Kong L，Li X，et al，2004. Strategy for analysis and screening of bioactive compounds in traditional Chinese medicines. Journal of Chromatography B，Analytical Technologies in the Biomedical and Life Sciences，812（1/2）：71-84.

Hurwitz L，1986. Pharmacology of calcium channels and smooth muscle. Annual Review of Pharmacology and Toxicology，26：225-258.

Inada H，Kawabata F，Ishimaru Y，et al，2008. Off-response property of an acid-activated cation channel complex PKD1L3-PKD2L1. EMBO Reports，9（7）：690-697.

Inoue A，Yanagisawa M，Kimura S，et al，1989. The human endothelin family：three structurally and pharmacologically distinct isopeptides predicted by three separate genes. Proceedings of the National Academy of Sciences of the United States of America，86（8）：2863-2867.

Ishii S，Misaka T，Kishi M，et al，2009. Acetic acid activates PKD1L3-PKD2L1 channel：a candidate sour taste receptor. Biochemical and Biophysical Research Communications，385（3）：346-350.

Ishimaru Y，Inada H，Kubota M，et al，2006. Transient receptor potential family members PKD1L3 and PKD2L1 form a candidate sour taste receptor. Proceedings of the National Academy of Sciences of the United States of America，103（33）：12569-12574.

Itoigawa A，Fierro F，Chaney M E，et al，2021. Lowered sensitivity of bitter taste receptors to β-glucosides in bamboo lemurs：an instance of parallel and adaptive functional decline in TAS2R16？ Proceedings Biological Sciences，288（1948）：20210346.

Ivanenkov Y A，Balakin K V，Lavrovsky Y，2011. Small molecule inhibitors of NF-κB and JAK/STAT signal transduction pathways as promising anti-inflammatory therapeutics. Mini-Reviews in Medicinal Chemistry，11（1）：55-78.

Ivell R，Walther N，1999. The role of sex steroids in the oxytocin hormone system. Molecular and Cellular Endocrinology，151（1/2）：95-101.

Jang H J，Kokrashvili Z，Theodorakis M J，et al，2007. Gut-expressed gustducin and taste receptors regulate secretion of glucagon-like peptide-1. Proceedings of the National Academy of Sciences of the United States of America，104（38）：15069-15074.

Juberg D R，Loch-Caruso R，1992. Investigation of the role of estrogenic action and prostaglandin E2 in DDT-stimulated rat uterine contractions *ex vivo*. Toxicology，74（2/3）：161-172.

Kataoka M，Tokuyama E，Miyanaga Y，et al，2008. The taste sensory evaluation of medicinal plants and Chinese medicines. International Journal of Pharmaceutics, 351（1/2）：36-44.

Kataoka S, Yang R B, Ishimaru Y, et al, 2008. The candidate sour taste receptor, PKD2L1, is expressed by type III taste cells in the mouse. Chemical Senses, 33（3）：243-254.

Keely S, Walker M M, Marks E, et al, 2015. Immune dysregulation in the functional gastrointestinal disorders. European Journal of Clinical Investigation, 45（12）：1350-1359.

Kiank C, Taché Y, Larauche M, 2010. Stress-related modulation of inflammation in experimental models of bowel disease and post-infectious irritable bowel syndrome：role of corticotropin-releasing factor receptors. Brain, Behavior, and Immunity, 24（1）：41-48.

Kida T, Sawada K, Kobayashi K, et al, 2014. Diverse effects of prostaglandin E2 on vascular contractility. Heart and Vessels, 29（3）：390-395.

Kim H G, Shrestha B, Lim S Y, et al, 2006. Cordycepin inhibits lipopolysaccharide-induced inflammation by the suppression of NF-κB through Akt and p38 inhibition in RAW 264.7 macrophage cells. European Journal of Pharmacology, 545（2/3）：192-199.

Ko W H, Law V W Y, Wong H Y, et al, 1999. The simultaneous measurement of epithelial ion transport and intracellular free Ca^{2+} in cultured equine sweat gland secretory epithelium. The Journal of Membrane Biology, 170（3）：205-211.

Kretz O, Barbry P, Bock R, et al, 1999. Differential expression of RNA and protein of the three pore-forming subunits of the amiloride-sensitive epithelial sodium channel in taste buds of the rat. The Journal of Histochemistry and Cytochemistry：Official Journal of the Histochemistry Society, 47（1）：51-64.

Kruse A C, Hu J X, Pan A C, et al, 2012. Structure and dynamics of the M3 muscarinic acetylcholine receptor. Nature, 482（7386）：552-556.

Kupittayanant S, Luckas M J M, Wray S, 2002. Effect of inhibiting the sarcoplasmic reticulum on spontaneous and oxytocin-induced contractions of human myometrium. BJOG：an International Journal of Obstetrics and Gynaecology, 109（3）：289-296.

Laffitte A, Neiers F, Briand L, 2014. Functional roles of the sweet taste receptor in oral and extraoral tissues. Current Opinion in Clinical Nutrition and Metabolic Care, 17（4）：379-385.

Lai Y R, Sampson K E, Stevens J C, 2010. Evaluation of drug transporter interactions in drug discovery and development. Combinatorial Chemistry & High Throughput Screening, 13（2）：112-134.

Lappin G, Stevens L, 2008. Biomedical accelerator mass spectrometry：recent applications in metabolism and pharmacokinetics. Expert Opinion on Drug Metabolism & Toxicology, 4（8）：1021-1033.

Lee K, Chae S W, Xia Y, et al, 2014. Effect of coumarin derivative-mediated inhibition of P-glycoprotein on oral bioavailability and therapeutic efficacy of paclitaxel. European Journal of Pharmacology, 723：381-388.

Lei Y, Tan J, Wink M, et al, 2013. An isoquinoline alkaloid from the Chinese herbal plant *Corydalis yanhusuo* W.T. Wang inhibits P-glycoprotein and multidrug resistance-associate protein 1. Food Chemistry, 136（3/4）：1117-1121.

Levêque D, Lemachatti J, Nivoix Y, et al, 2010. Mechanisms of pharmacokinetic drug-drug interactions. Rev Med Interne, 31（2）：170.

Levine J D, Alessandri-Haber N, 2007. TRP channels：targets for the relief of pain. Biochimica et Biophysica Acta, 1772（8）：989-1003.

Levit A, Nowak S, Peters M, et al, 2014. The bitter pill：clinical drugs that activate the human bitter taste receptor TAS2R14. FASEB Journal：Official Publication of the Federation of American Societies for Experimental

Biology，28（3）：1181-1197.

Li B，Yang Z B，Lei S S，et al，2017. Beneficial effects of paeoniflorin enriched extract on blood pressure variability and target organ damage in spontaneously hypertensive rats. Evidence-Based Complementary and Alternative Medicine：ECAM，2017：5816960.

Li C G，Yang L P，Zhou S C，2007. Interactions between Chinese herbal medicines and drugs. Aust J Acupunct Chin Med，2（1）：17-24.

Li C R，Hou X H，Xu Y Y，et al，2020. Manual annotation combined with untargeted metabolomics for chemical characterization and discrimination of two major crataegus species based on liquid chromatography quadrupole time-of-flight mass spectrometry. Journal of Chromatography A，1612：460628.

Li F M，Lu X M，Liu H P，et al，2007. A pharmaco-metabonomic study on the therapeutic basis and metabolic effects of *Epimedium* brevicornum Maxim. on hydrocortisone-induced rat using UPLC-MS. Biomedical Chromatography：BMC，21（4）：397-405.

Li J W，Liu Y F，Fan L P，et al，2011. Antioxidant activities of polysaccharides from the fruiting bodies of *Zizyphus* Jujuba cv. Jinsixiaozao. Carbohydrate Polymers，84（1）：390-394.

Li L，Zhao Q，Kong W，2018. Extracellular matrix remodeling and cardiac fibrosis. Matrix Biology，68/69：490-506.

Li X L，Xiao H B，Liang X M，et al，2004. LC－MS/MS determination of naringin，hesperidin and neohesperidin in rat serum after orally administrating the decoction of Bulpleurum falcatum L. and Fractus aurantii. Journal of Pharmaceutical and Biomedical Analysis，34（1）：159-166.

Li X Y，Wang Y，Wang K，et al，2018. Renal protective effect of Paeoniflorin by inhibition of JAK2/STAT3 signaling pathway in diabetic mice. Bioscience Trends，12（2）：168-176.

Liman E R，Kinnamon S C，2021. Sour taste：receptors，cells and circuits. Current Opinion in Physiology，20：8-15.

Lin L，Zeng L，Liu A，et al，2020. L-Theanine regulates glucose，lipid，and protein metabolism via insulin and AMP-activated protein kinase signaling pathways. Food & Function，11（2）：1798-1809.

Lindpointner S，Korsatko S，Köhler G，et al，2010. Glucose levels at the site of subcutaneous insulin administration and their relationship to plasma levels. Diabetes Care，33（4）：833-838.

Liu C X，Yi X L，Si D Y，et al，2011. Herb-drug interactions involving drug metabolizing enzymes and transporters. Current Drug Metabolism，12（9）：835-849.

Liu J X，Ren J G，2004. Approach on material foundation of medicinal effectiveness of compound prescriptions of Chinese medicine . Res Inf Tradit Chin Herb，6（12）：8-11.

Liu J，Marino M W，Wong G，et al，1998. TNF is a potent anti-inflammatory cytokine in autoimmune-mediated demyelination. Nature Medicine，4（1）：78-83.

Liu W Y，Zhou C，Yan C M，et al，2012. Characterization and simultaneous quantification of multiple constituents in Aurantii Fructus Immaturus extracts by HPLC-DAD-ESI-MS/MS. Chinese Journal of Natural Medicines，10（6）：456-463.

Liu Z D，Zhang X H，Wu H Y，et al，2011. Preparation and evaluation of solid lipid nanoparticles of baicalin for ocular drug delivery system *in vitro* and *in vivo*. Drug Development and Industrial Pharmacy，37（4）：475-481.

Locatelli M，Gindro R，Travaglia F，et al，2009. Study of the DPPH-scavenging activity：development of a free software for the correct interpretation of data. Food Chemistry，114（3）：889-897.

LopezJimenez N D，Cavenagh M M，Sainz E，et al，2006. Two members of the TRPP family of ion channels，

Pkd1l3 and Pkd2l1, are co-expressed in a subset of taste receptor cells. Journal of Neurochemistry, 98 (1): 68-77.

Lossi L, Castagna C, Merighi A, 2018. Caspase-3 mediated cell death in the normal development of the mammalian cerebellum. International Journal of Molecular Sciences, 19 (12): 3999.

Lu M, Hu Q M, Zhang Y T, et al, 2019. Comparative chemical profiling of three TCM drugs in the Paeoniaceae family by UPLC-MS/MS combined with chemometric methods. Biochemical Systematics and Ecology, 83: 121-129.

Luo N C, Li Z H, Qian D W, et al, 2014. Simultaneous determination of bioactive components of *Radix* Angelicae *Sinensis-Radix* Paeoniae Alba herb couple in rat plasma and tissues by UPLC-MS/MS and its application to pharmacokinetics and tissue distribution. Journal of Chromatography B, Analytical Technologies in the Biomedical and Life Sciences, 963: 29-39.

Lyall V, Heck G L, Vinnikova A K, et al, 2004. The mammalian amiloride-insensitive non-specific salt taste receptor is a vanilloid receptor-1 variant. The Journal of Physiology, 558 (Pt 1): 147-159.

Maack C, Böhm M, 2011. Targeting mitochondrial oxidative stress in heart failure throttling the afterburner. Journal of the American College of Cardiology, 58 (1): 83-86.

MacDonald A J, Holmes F E, Beall C, et al, 2020. Regulation of food intake by astrocytes in the brainstem dorsal vagal complex. Glia, 68 (6): 1241-1254.

Machuki J O, Zhang H Y, Harding S E, et al, 2018. Molecular pathways of oestrogen receptors and β -adrenergic receptors in cardiac cells: recognition of their similarities, interactions and therapeutic value. Acta Physiologica, 222 (2): e12978.

Malati C Y, Robertson S M, Hunt J D, et al, 2012. Influence of *Panax ginseng* on cytochrome P450 (CYP) 3A and P-glycoprotein (P-gp) activity in healthy participants. Journal of Clinical Pharmacology, 52 (6): 932-939.

Mariño G, Niso-Santano M, Baehrecke E H, et al, 2014. Self-consumption: the interplay of autophagy and apoptosis. Nature Reviews Molecular Cell Biology, 15 (2): 81-94.

Marnett L J, Rowlinson S W, Goodwin D C, et al, 1999. Arachidonic acid oxygenation by COX-1 and COX-2. Mechanisms of catalysis and inhibition. The Journal of Biological Chemistry, 274 (33): 22903-22906.

Marrache S, Dhar S, 2015. The energy blocker inside the power house: Mitochondria targeted delivery of 3-bromopyruvate. Chemical Science, 6 (3): 1832-1845.

Masuda K, Koizumi A, Nakajima K I, et al, 2012. Characterization of the modes of binding between human sweet taste receptor and low-molecular-weight sweet compounds. PLoS One, 7 (4): e35380.

Matsunami H, Montmayeur J P, Buck L B, 2000. A family of candidate taste receptors in human and mouse. Nature, 404 (6778): 601-604.

Matzi V, Lindenmann J, Porubsky C, et al, 2010. Extracellular concentrations of fosfomycin in lung tissue of septic patients. Journal of Antimicrobial Chemotherapy, 65 (5): 995-998.

Maxson W S, Rosenwaks Z, 2000. Textbook of gynecology. Phila2delphia: W B Saunders: 513-514.

McGarvey L, 2014. Update: the search for the human cough receptor. Lung, 192 (4): 459-465.

Melamed E, Lahav M, Atlas D, 1976. Direct localisation of β -adrenoceptor sites in rat cerebellum by a new fluorescent analogue of propranolol. Nature, 261 (5559): 420-422.

Meng Z H, Li W L, 2015. Analysis of the constituents in *Semen* Descurainiae by UPLC/Q-TOF-MS/MS. Journal of Chinese Pharmaceutical Sciences, 24 (5): 303-309.

Meyerhof W，2008. Sour taste cells functionally identified. The Journal of Physiology，586（12）：2819.

Miki S，Suzuki J I，Kunimura K，et al，2020. Mechanisms underlying the attenuation of chronic inflammatory diseases by aged garlic extract：involvement of the activation of AMP-activated protein kinase. Experimental and Therapeutic Medicine，19（2）：1462-1467.

Miyamoto T，Fujiyama R，Okada Y，et al，2000. Acid and salt responses in mouse taste cells. Progress in Neurobiology，62（2）：135-157.

Morrison S F，Nakamura K，2011. Central neural pathways for thermoregulation. Frontiers in Bioscience（Landmark Edition），16（1）：74-104.

Mu Y，Zhang J N，Zhang S M，et al，2006. Traditional Chinese medicines Wu Wei Zi（*Schisandra chinensis* Baill）and Gan Cao（*Glycyrrhiza uralensis* Fisch）activate pregnane X receptor and increase warfarin clearance in rats. The Journal of Pharmacology and Experimental Therapeutics，316（3）：1369-1377.

Murata T，Murata E，Liu C X，et al，2000. Oxytocin receptor gene expression in rat uterus：regulation by ovarian steroids. The Journal of Endocrinology，166（1）：45-52.

Myatt L，Lye S J，2004. Expression，localization and function of prostaglandin receptors in myometrium. Prostaglandins，Leukotrienes and Essential Fatty Acids，70（2）：137-148.

Nandi S S，Katsurada K，Sharma N M，et al，2020. MMP9 inhibition increases autophagic flux in chronic heart failure. American Journal of Physiology Heart and Circulatory Physiology，319（6）：H1414-H1437.

Nelson G，Hoon M A，Chandrashekar J，et al，2001. Mammalian sweet taste receptors. Cell，106（3）：381-390.

Nguyen-Khuong T，White M Y，Hung T T，et al，2009. Alterations to the protein profile of bladder carcinoma cell lines induced by plant extract *MINA*-05 *in vitro*. PROTEOMICS，9（7）：1883-1892.

Ni K，Guo J，Bu B，et al，2021. Naringin as a plant-derived bitter tastant promotes proliferation of cultured human airway epithelial cells via activation of TAS2R signaling. Phytomedicine：International Journal of Phytotherapy and Phytopharmacology，84：153491.

Nicholson J K，Lindon J C，Holmes E，1999. 'Metabonomics'：understanding the metabolic responses of living systems to pathophysiological stimuli via multivariate statistical analysis of biological NMR spectroscopic data. Xenobiotica；the Fate of Foreign Compounds in Biological Systems，29（11）：1181-1189.

Nohria A，Garrett L，Johnson W，et al，2003. Endothelin-1 and vascular tone in subjects with atherogenic risk factors. Hypertension，42（1）：43-48.

Ogoina D，2011. Fever，fever patterns and diseases called 'fever'：a review. Journal of Infection and Public Health，4（3）：108-124.

Oshima H，Hioki K，Popivanova B K，et al，2011. Prostaglandin E□ signaling and bacterial infection recruit tumor-promoting macrophages to mouse gastric tumors. Gastroenterology，140（2）：596-607.e7.

Owumi S E，Bello S A，Idowu T B，et al，2022. Protocatechuic acid protects against hepatorenal toxicities in rats exposed to Furan. Drug Chem Toxicol，45（4）：1840-1850.

Palmqvist P，Lundberg P，Lundgren I，et al，2008. IL-1beta and TNF-alpha regulate IL-6-type cytokines in gingival fibroblasts. Journal of Dental Research，87（6）：558-563.

Pan Z F，Zhou Y，Luo X，et al，2018. Against NF-κB/thymic stromal lymphopoietin signaling pathway，catechin alleviates the inflammation in allergic rhinitis. International Immunopharmacology，61：241-248.

Pappano A J Drugs，2007. Cholinoceptor-activating And Cholinesterase-inhibiting . Singapore：McGraw-Hill：93-107.

Park J Y，Pillinger M H，Abramson S B，2006. Prostaglandin E2 synthesis and secretion：the role of PGE2 synthases. Clinical Immunology, 119（3）: 229-240.

Paul I M, Beiler J, McMonagle A, et al, 2007. Effect of honey, dextromethorphan, and no treatment on nocturnal cough and sleep quality for coughing children and their parents. Archives of Pediatrics & Adolescent Medicine, 161（12）: 1140-1146.

Pedersen S F, Owsianik G, Nilius B, 2005. TRP channels: an overview. Cell Calcium, 38（3/4）: 233-252.

Phillippe M, Saunders T, Basa A, 1997. Intracellular mechanisms underlying prostaglandin F2alpha-stimulated phasic myometrial contractions. The American Journal of Physiology, 273（4）: E665-E673.

Plock N, Kloft C, 2005. Microdialysis—theoretical background and recent implementation in applied life-sciences. European Journal of Pharmaceutical Sciences, 25（1）: 1-24.

Pronin A N, Tang H X, Connor J, et al, 2004. Identification of ligands for two human bitter T2R receptors. Chemical Senses, 29（7）: 583-593.

Pronin A N, Xu H, Tang H X, et al, 2007. Specific alleles of bitter receptor genes influence human sensitivity to the bitterness of aloin and saccharin. Current Biology: CB, 17（16）: 1403-1408.

Qi L W, Li P, Li S L, et al, 2006. Screening and identification of permeable components in a combined prescription of Danggui Buxue Decoction using a liposome equilibrium dialysis system followed by HPLC and LC-MS. Journal of Separation Science, 29（14）: 2211-2220.

Qiao M, Zhang J Y, 2014. Effects of inhaled LPS on inflammation and mucus hypersecretion in the airway of asthmatic mice. Journal of Sichuan University Medical Science Edition, 45（3）: 432-436.

Qiu W, Liu C X, Ju Y, et al, 2010. Pharmacokinetic interaction of plant preparations with chemical drugs. Chinese Journal of Natural Medicines, 8（2）: 137-144.

Reyes D R A, Gomes M J, Rosa C M, et al, 2017. N-acetylcysteine influence on oxidative stress and cardiac remodeling in rats during transition from compensated left ventricular hypertrophy to heart failure. Cellular Physiology and Biochemistry: International Journal of Experimental Cellular Physiology, Biochemistry, and Pharmacology, 44（6）: 2310-2321.

Roper S D, 2007. Signal transduction and information processing in mammalian taste buds. Pflugers Archiv: European Journal of Physiology, 454（5）: 759-776.

Ruttner Z, Ivanics T, Slaaf D W, et al, 2002. *In vivo* monitoring of intracellular free calcium changes during uterine activation by prostaglandin F2 α and oxytocin. The Journal of the Society for Gynecologic Investigation: JSGI, 9（5）: 294-298.

Sainz E, Cavenagh M M, Gutierrez J, et al, 2007. Functional characterization of human bitter taste receptors. The Biochemical Journal, 403（3）: 537-543.

Sakurai T, Misaka T, Ishiguro M, et al, 2010. Characterization of the beta-D-glucopyranoside binding site of the human bitter taste receptor hTAS2R16. The Journal of Biological Chemistry, 285（36）: 28373-28378.

Salazar H, Llorente I, Jara-Oseguera A, et al, 2008. A single N-terminal cysteine in TRPV1 determines activation by pungent compounds from onion and garlic. Nature Neuroscience, 11（3）: 255-261.

Sanematsu K, Shigemura N, Ninomiya Y, 2017. Binding properties between human sweet receptor and sweet-inhibitor, gymnemic acids. Journal of Oral Biosciences, 59（3）: 127-130.

Schena M, Heller R A, Theriault T P, et al, 1998. Microarrays: biotechnology's discovery platform for functional genomics. Trends in Biotechnology, 16（7）: 301-306.

Schiavone A, Brambilla A, 1991. Muscarinic M3 receptors mediate secretion from sweat glands in the rat. Pharmacological Research, 23（3）: 233-239.

Schneider G，2010. Virtual screening：an endless staircase? Nature Reviews Drug Discovery，9（4）：273-276.

Schuler，Barbara，Efferth，et al. 2015. Kaempferol Is an Anti-Inflammatory Compound with Activity towards NF-κB Pathway Proteins. Anticancer Research：International Journal of Cancer Research and Treatment，35（5）：2645-2650.

Seo B，Oemar B S，Siebenmann R，et al，1994. Both ETA and ETB receptors mediate contraction to endothelin-1 in human blood vessels. Circulation，89（3）：1203-1208.

Serasinghe M N，Chipuk J E，2017. Mitochondrial fission in human diseases. Handbook of Experimental Pharmacology，240：159-188.

Shah P P，Mashru R C，2008. Formulation and evaluation of taste masked oral reconstitutable suspension of primaquine phosphate. AAPS PharmSciTech，9（3）：1025-1030.

Shapouri-Moghaddam A，Mohammadian S，Vazini H，et al，2018. Macrophage plasticity，polarization，and function in health and disease. Journal of Cellular Physiology，233（9）：6425-6440.

Shehata M F，2009. Regulation of the epithelial sodium channel[ENaC]in kidneys of salt-sensitive Dahl rats：insights on alternative splicing. International Archives of Medicine，2（1）：28.

Shi Y，Yan W H，Lin Q Y，et al，2018. Icariin influences cardiac remodeling following myocardial infarction by regulating the CD147/MMP-9 pathway. The Journal of International Medical Research，46（6）：2371-2385.

Shimizu S，Akiyama T，Kawada T，et al，2009. *In vivo* direct monitoring of vagal acetylcholine release to the sinoatrial node. Autonomic Neuroscience：Basic & Clinical，148（1/2）：44-49.

Sjoqvist F，1962. Morphological correlate to a cholinergic sympathetic function. Nature，194：298.

Skjeflo E W，Christiansen D，Fure H，et al，2018. *Staphylococcus aureus*-induced complement activation promotes tissue factor-mediated coagulation. Journal of Thrombosis and Haemostasis：JTH，16（5）：905-918.

Sparreboom A，Cox M C，Acharya M R，et al，2004. Herbal remedies in the United States：potential adverse interactions with anticancer agents. Journal of Clinical Oncology：Official Journal of the American Society of Clinical Oncology，22（12）：2489-2503.

Sucharov C C，Nakano S J，Slavov D，et al，2019. A PDE3A promoter polymorphism regulates cAMP-induced transcriptional activity in failing human myocardium. Journal of the American College of Cardiology，73（10）：1173-1184.

Sullivan S L，Ressler K J，Buck L B，1995. Spatial patterning and information coding in the olfactory system. Current Opinion in Genetics & Development，5（4）：516-523.

Suzuki T，2007. Cellular mechanisms in taste buds. The Bulletin of Tokyo Dental College，48（4）：151-161.

Tanaka M，Kawamoto T，Matsumoto H，2010. Distribution of 14C-bisphenol A in pregnant and newborn mice. Dental Materials：Official Publication of the Academy of Dental Materials，26（6）：e181-e187.

Tao W Y，Xu X，Wang X，et al，2013. Network pharmacology-based prediction of the active ingredients and potential targets of Chinese herbal *Radix* Curcumae formula for application to cardiovascular disease. Journal of Ethnopharmacology，145（1）：1-10.

Triggle D J，Langs D A，Janis R A，1989. Ca^{2+} channel ligands：structure-function relationships of the 1，4-dihydropyridines. Medicinal Research Reviews，9（2）：123-180.

Van Opdenbosch N，Lamkanfi M，2019. Caspases in cell death，inflammation，and disease. Immunity，50（6）：1352-1364.

Vander A，Sherman J，Laciano D，2001. Human Physiology：The Mechanism of Body Function . Boston：McGraw-Hill.

Wang H L, Kong L, Zou H F, et al, 1999. Screening and analysis of biologically active compounds inAngelica sinensis by molecular biochromatography. Chromatographia, 50（7）：439-445.

Wang H L, Zou H F, Ni J Y, et al, 2000. Fractionation and analysis of *Artemisia capillaris* Thunb. by affinity chromatography with human serum albumin as stationary phase. Journal of Chromatography A, 870（1/2）：501-510.

Wang H, Liu Y, Shi J, et al, 2019. ORMDL3 knockdown in the lungs alleviates airway inflammation and airway remodeling in asthmatic mice via JNK1/2-MMP-9 pathway. Biochemical and Biophysical Research Communications, 516（3）：739-746.

Wang H, Zou H, Ni J, et al, 2000. Comparative separation of biologically active components inRhizoma Chuanxiong by affinity chromatography with α 1-acid glycoprotein and human serum albumin as stationary phasesglycoprotein and human serum albumin as stationary phases. Chromatographia, 52（7）：459-464.

Wang P, Liang Y Z, Zhou N, et al, 2007. Screening and analysis of the multiple absorbed bioactive components and metabolites of Dangguibuxue Decoction by the metabolic fingerprinting technique and liquid chromatography/diode-array detection mass spectrometry. Rapid Communications in Mass Spectrometry, 21（2）：99-106.

Wang X J, Shen C L, Dyson M T, et al, 2006. The involvement of epoxygenase metabolites of arachidonic acid in cAMP-stimulated steroidogenesis and steroidogenic acute regulatory protein gene expression. Journal of Endocrinology, 190（3）：871-878.

全书彩图二维码